トム・バンへ
　生徒の一人より

凡　例

本書は，エドワード・ショーター著『精神医学歴史事典』（*A Historical Dictionary of Psychiatry*, New York: Oxford University Press, 2005）の全訳である．

「はじめに」の部分の「配列」の項（p. xxxi）で，訳注を入れて示したとおり，原書ではアルファベット順に主要項目が並ぶが，日本語版では五十音（あいうえお）順に組み替えてある．大項目では，その下位概念の歴史が年代順に並んで登場しているので順番に変化はないが，関連する人物をアルファベット順に列挙するような個所では，日本語の五十音順に組み直して表示しているところがある．

またこの日本語版では，原書にはない目次をつけた．この目次に記した項目はいわば大項目であり，詳細な解説が紙幅をとって行なわれている．一方，たとえば「幻覚」「妄想」「PTSD」「身体表現性障害」等の重要な項目が，この目次に挙げられていないことに読者は気づかれるだろう．それらについては，（目次にはないが）五十音のしかるべき場所に項目名があり，それらが他のどの関連項目の中で論じられているかが分かるように参照指示がなされているので，注意していただければと思う．

凡例について記す．

原著における引用部は「　」で示し，訳者の注は〔　〕で記した．引用部内の原著者による注は［　］で記し，脚注部分は＊等の記号をつけ，それぞれの項目の最後か段落末に記すことにした．原著において文中に太字（ボールド体）で強調された用語は，独立項目として挙がっているものであり，日本語版でも太字（ゴチック体および太明朝体）で示した．

また文中イタリック体で示された文献や雑誌名は可能なかぎり邦訳に続けて原綴りを示すようにした．さらに文中の重要な概念や，地名や人名についても，できるだけ（　）等を使用して原綴りを示した．その項目への関心がさらなる探索につながりやすいように配慮したつもりである．

この『事典』で取りあげられた診断名や人物名や地名等はさまざまな国や語にまたがるため，単一の読みで示すことが難しい場合があった．その際には，できるかぎり原語に近いものを取り入れたが，日本の医学界や精神医学界，さらにはこれまでの訳書等で流通しているものについてはその用語を選んだ場合もある．

さらに広範囲の事項を扱う『歴史事典』であるため，まれに原著者の誤記や誤解にもとづくものと思われる記述もあったが，これらについては文中何の断りもなく訂正して記してある．

また現在では使用されない歴史的用語はそのまま変更できずに使用しているところが

エドワード・ショーター

精神医学歴史事典

江口重幸・大前晋
監訳

下地明友・熊﨑努・堀有伸
伊藤新・秋久長夫
共訳

みすず書房

A HISTORICAL DICTIONARY OF PSYCHIATRY

by

Edward Shorter

First published by Oxford University Press, 2005

エ

オ

カ

キ

ク

ケ

コ

サ

シ

ス

セ

ヤ

ユ

ヨ

ラ

リ

ル

レ

ロ

序　文

本書ははじめて出版される精神医学の歴史事典である．本書が必要なのは，今日の臨床精神医学が，すべての精神保健ケアの専門家と同じく，一つの混乱の時期から脱け出しつつあるからだ．過去 40 年は，精神医学を導いてきた偉大な知的パラダイムの一つ――精神分析学――の実質的な死と，それとまったく異なる種のパラダイム，すなわち疾病の理解に脳生物学を，そして治療の主要な有効性に精神薬理学を強調するものへの交代の時期と見ることができる．必然的に，このパラダイムの広範囲の変化の只中で，精神医学の多くのキーとなる概念や診断上の伝統は，歴史の連続性からの一種の解放を経て，概念的な混乱のうちに漂うことになっている．たとえば，精神医学がいまだにフロイトに恩恵を受けているものは何なのか．〔精神〕薬理学の強調はいったいどこから由来したのか．クレペリンとはいったい何者か（そしてその名はどう発音するのか）等である．

この『事典』は，これらをはじめとする疑問に対して即座に参考にできるものである．事項はアルファベット順〔日本語版は五十音順〕に並べられ，その主要なアルファベット順の一覧には含まれない歴史上の人物や概念については分かりやすい索引（インデックス）をつけて情報を示した．本書では数多くのキーとなる概念，たとえば「うつ病 depression」や「精神療法 psychotherapy」を取り入れ，それらの発展を年代順にたどることにした（その概念自体はアルファベット順に現れている）．この『事典』は，現在よく知られた概念の由来を知りたいと思う一般の読者はもちろんのこと，臨床家や研究者の啓発を目標としたものでもある．それは精神医学史における重要な出来事を記した百科事典として考えてはならない，何らかの理由で現在にその足跡を留めていない歴史の多くは省略されている．

こうした性格の事典における見出しは，これに続く「はじめに」で部分的に示されるような変化という骨格に肉付けをすることになるだろう．しかしながら，読者への忠告として，いくつかの領域については仮にあったとしても簡素にしか扱われていないことを述べておきたい．私の関心は，この『事典』を，今日の精神保健の専門家に役立つものにすることだった，そのため，歴史家に重要な――そしてその学会の年報では有名な――精神医学の歴史の多くは，本書では実際に現れることはない．私はまた 18 世紀中盤より以前の精神医学についてほとんど何も取り入れなかったし，残念ながら，それは精神疾患についての医学的著作の古代にまで及んでいる．19 世紀の精神病院（asylums），それは今日の精神医学にほとんどわずかしか伝えられていないが，これもまた本書の中で短い紙幅で扱われているにすぎない．他方で，診断の発達のような問題は，今日の医学において実際強い関心の的であり，精神薬理学の諸起源と同様に，明らかな理由から，大きな紙幅をとって扱われている．さまざまな人物に関しては，最も重要な精神医学の思想家たちはそれぞれ独立した項目を立てて紹介されるが，それ以外の過去の主要な精神科医の多くは，診断の解説文において言及されているだけなので，読者はそれらを索引にあたって見つけ出してほしい．

読者は，私が，以前普及していた考え方と比べて，精神医学における生物学的アプローチを優先していることにすぐ気づくだろう．しかし私は，生物学主義もまた一種の流行現象を示すものであり，生物学的モデルの還元主義——これは臨床的な疾患は機能不全を起こした分子に還元しうるという前提を意味するものだが——もまた，現在のところわれわれの前に明らかになっていない他のアプローチに，きっとその第一の地位を譲ることになるだろうということを，心に留めている．したがって，今日の生物学的精神医学を暫定的なものと考えるアプローチが重要であり，それは神経伝達物質仮説が人間の異常なふるまいを解読するロゼッタストーンであるかのように吹聴するのではなく，生物学的接近への不信を一時棚上げにするというだけのことなのである．

この『事典』における事項の選択には，必然的に著者の主観的な思惑が反映されている．というのも，過去において重要であったものを決定する定められた尺度というものがないからである．それは主要には，ある人が今日重要と思われるものから過去に遡って行なわれるのであり，それについて，評価はさまざまに変わるであろう．こうして行なわれた選択はたしかに，一人の人物によるものの見方，精神医学の歴史研究に年月を費やしてきた一人の著者の選択なのであるが，それにもかかわらず，それらは必然的にどこか恣意的なものである．いずれにしても，限られた紙幅で，重要なものの多くは省略されているので，好みの人物や概念を組み入れたいと考えている読者は，その願望が将来の版において認められることがあるかもしれない．

編集には非常に細心の注意を払ったが，こうした性質の著作において，誤りが入り込んでしまうことは避けられないことである．それらが引き続く版では削除されるようにするためにも，それらに気づいた目ざとい読者はどうか，私の以下のところ（History of Medicine Program, University of Toronto, 88 College Street, Toronto, Canada）に連絡をとるか，下記のアドレス（history.medicine@utoronto.ca.）にメールを送っていただきたい．

世界最良の研究助手であるスーザン・ベランジェには，この事典の資料を収集する際に非常に助けていただいた．トロント大学医学史プログラムの管理助手であるアンドレア・クラークは，彼女の有能さと忍耐で特別その名を挙げる価値がある人物である．ヒーザー・ディヒターとエレン・タルチンスキーは，トロント大学の膨大な蔵書から必要なものを手際よく探し出してくれた．初期の草稿を論評していただいた，スーザン・アビー，ゲンマ・ブロック，ガブリエル・A・カールソン，マックス・フィンク，コリン・ゲイル，シリル・グリーンランド，ジェレミア・ハイニック，ドナルド・クライン，ウォルター・クチャチック，アイザック・マークス，ハリー・オースターヒュイス，ロバート・スピッツァーに感謝の意を記したい．オックスフォード大学出版は社外の校正査読者としてこれ以上適切な人選はない，ジョエル・ブラスロー，マーク・ミカーレ，サイモン・ウェスレイという人選をしてくれた．この著作は彼らの，思慮深い入念なコメントによって，ずっと豊かなものになった．オックスフォード大学出版のジェフリー・ハウスとフィオーナ・スティーヴンスの助力にも感謝したい．彼らは，どう表現していいか分からないが，たんに一緒に仕事をしてすばらしい人たちであった．著作権代理人のビヴァリー・スローペンのおかげで進行がスムーズになった．本書は，個々の見出しをめぐるトム・バンとの数多くの長い会話から形作られた．トムは精神医学史の巨大な知識を私に分け与えてくれた．彼が変更したほうがよいと示唆したものの中には，そのとおり受容したものもあるし，そうしないものもあった．私は強情な性格であり，責任はただ私自身にある．

はじめに

精神医学は，脳と精神の障害によって引き起こされた精神症状にかかわる医学専門領域である．そうした症状への医学的な注目は古代にまで遡るため，精神医学には実際長い歴史があり，さらにそれはその時代の文化と社会を完全にとじ込んだ歴史なのである．文化へのこのような種の結びつきによって，精神医学は社会的変化にとりわけ影響を受けやすいものになり，精神医学の歴史は医学の他の分野では必ずしも生じるとは限らない不連続性と結びつけられている．しかし，このさまざまな出来事に富む性質が，精神医学の歴史にその魅力を与えているのである．その専門領域の進展における重要な転回点とは何だろうか？

精神医学の歴史

精神医学の歴史は，大まかに 3 つの期間に分けられるだろう．つまり，1770 年から 1870 年の精神病院の時代，この時代は生物学的概念が支配していた．ついで 1870 年代から 1970 年頃までの精神療法の時代，この時代フロイトの精神分析の教義が次第に前面に立った時代である．そして 1970 年代から現代までの，生物学的精神医学の第二の時代，この時代に生物学は捲土重来をはたし，精神力動的説明はほとんど払拭され，精神療法は精神科医から心理学者（心理士）の手へと知らぬ間に移動した時代である[1]．

必然的なことだが，このようなやり方で歴史の節目を切り分けることには大いなる単純化が伴う．実際には，たとえば精神分析学がコミュニティ精神医学において大流行したときであっても，精神病院に収容されている患者の数は上昇しつづけていた．さらにアメリカの精神分析学の絶頂期，すべての学部の教授職が精神分析家の手に握られた 1950 年代や 60 年代においても，精神薬理学や神経科学の中核的研究拠点が創設されつつあった．しかし大鉈を振るって記せば，振り子は生物学から心因論に振れ，そして再び生物学に戻るというイメージがこの主要な動向をとらえるものである．

学問分野としての精神医学が始まったのは，18 世紀の最後の 25 年間で，新たな種の精神病院――保護的な精神病院というより治療的な精神病院――の設立とともに始まった．中世以降精神病院〔＝施療院〕の存在は知られていたが，それは精神病者が，身体障害者，病者，老人，貧困者とともに手当たり次第に集められた収容所であった．

そうした収容所（ホスピス）には治療の装いもなく，家族がそのケアをできない精神病や認知症の人を，大都市の街路から単に取り除くためだけの存在にすぎなかった.

ヒポクラテスの時代から，医学がつねに精神医学的な病いに関心を抱き，その形態を識別し，それに対する治療を処方してきたことについては贅言を要しない．紀元前4〜5世紀のヒポクラテス学派の著述には以下のようなくだりがある．「ほとんどの憂鬱（メランコリー）症者は多くの場合てんかん症者にもなり，その逆もまた真である．その疾患がどちらに傾くかにしたがって，その一方が普及するのである」[2]（この引用は読者に，過去において，たとえば「憂鬱（メランコリー）」と「てんかん」は，今日その語によって理解されるのとまったく同一のものを意味するわけではないということを注意する絶好の機会を与える．わたしは，とりあえずは，全テクストを通してこれらの誤りやすい点を示そうと思う).

治療法としては，医師はギリシャ時代から，排便を促し脈拍を緩徐にするのに，白ヘレボロス（white hellebore）つまりヴェラツルム・ヴィリデ（veraturum viride）を投与した．オックスフォードの医師ロバート・バートン（Robert Burton）が，1621年に出版した『メランコリーの解剖学 *The Anatomy of Melancholy*』で述べている通り，「[白ヘレボロスは］憂うつ，意識を失う病い［てんかん]，狂気，痛風等々を和らげるが，老人や，若年者とくに虚弱で，内気で，柔弱な者に与えてはならない」[3]．このように精神医学的疾患はつねに存在し，個々の医師は苦労してそれらに立ち向かっていた.

しかし，医学の専門分野としての精神医学が興隆したのは18世紀末の治療的な精神病院（アサイラム）の誕生のときであった．というのもそのときはじめて，そうした新しい施設を運営するためにトレーニングを受けた医師の団体が設立され，たんに患者から社会を防衛するのとは反対の，患者にとって有益であるとわかるようなやり方での精神病院の運営に精通した人々が現れたからである．それには，精神医学的疾患についての知識と，精神的治療への理解と，環境を有益に利用する感覚が含まれている．これが部分的に現れたのは，1760年代のロンドンにおけるウィリアム・バティー（William Battie）によってであり，ついで1780年代のフィレンツェにおけるヴィンチェンツォ・キアルージ（Vincenzo Chiarugi）であり，さいごは新しい世紀への移行期のパリにおけるフィリップ・ピネル（Philippe Pinel）であった.

19世紀のはじめ，精神病院（アサイラム）の数は急速に増加した．それは，都市化した社会が公共の通りにいる精神病の人たちの存在により敏感になるにつれて，また市民の価値観がそれまではまったくののけ者だった人々の苦悩に対してより人間的になるにつれて，そして最終的に精神病者の数そのものが増加するにつれて，そうなった．精神的な異常（insanity）の発生における実際の増加は，アルコール症の増加（19世紀には蒸留酒の価格が急激に下落した）の結果であり，神経梅毒の発生率の急増の結果であり，そしておそらくは統合失調症の増加の結果であった（この最後の統合失調症の増加については多少議論の余地があるが[4]）．いずれにしても精神病院の収容者数は急上昇し，さらにそれに不可欠の巨大な精神病院はさらに増加し，多数の個人を施設に入れる出費のもと，公的財源は息を切らすほどだった．

同時に，富裕階級や上流階級の患者のために，私設（プライヴェート）の神経クリニックやサナトリウム，温泉保養地における滞在型療養センターが普及した．多くの私設の精神科クリニックが，「水治療」，あるいは「身体・食事療法」，さらには「神経的疾患の施設」，――そこでは神経が精神医学を意味するは誰の目にも明らかだった――といった曖昧な表現の宣伝文句のもとで運営された．このように，施設化の急増はけっして貧困者や恵まれない人々に限定されるものではなかった．

1870 年以前，精神医学という分野は，したがってほぼ施設に限定されていた．貧しい者のための精神病院（アサイラム）と富裕者のための私設クリニックである．個人開業の精神医療は，たしかに行なわれていただろうが，「水治療専門家」「電気治療師」あるいは「身体療法の専門家」の保護のもとであった．これらの専門分野が（オーストリアのような場所以外で）もはやほとんど存在しないことは，私設開業の精神医療が成功した証拠である．

19 世紀の最後の四半世紀，私設の開業は飛躍的に伸びたが，それは精神医学がますます心理的な理解を獲得するにつれてである．医学的精神療法の最初のシステムは，フィラデルフィアの神経学者ウィア・ミッチェル（S. Weir Mitchell）やスイスの精神科医ポール・デュボワ（Paul Dubois）のような人物によって導入された．ミッチェルは「休息療法 rest cure」を記述し，デュボワはその提唱する「合理的精神療法 rational psychotherapy」によって今日認知行動療法と呼ばれるものを予見した．

しかし，私設臨床の本通りを切り開き，精神病院（アサイラム）から脱皮する鍵は，ジークムント・フロイト（Sigmund Freud）によって提示された．フロイトの精神分析は精神病院ではほとんど意味をもたなかった．それは一対一の対話する治療法であり，精神科医は患者の話すことに十分関心を抱き，患者の話を聴くのに何時間もかけるというもので，患者もその料金を支払う十分裕福な者であった．1920 年代の最後には，医学的心理学はほとんど完全に精神分析学に支配された．それが都市部の中産階級やその個人開業の精神科医への影響力を失うのは，ようやく 1970 年代になってからである．

製薬企業の興隆は，精神医学の歴史の主要な章を代表する．ヘレボロスは，1870 年代のコールタールからの合成化合物の降臨以降，道端に置き忘れられた存在になった．その新たな産業はドイツ語圏の中央ヨーロッパに集中し，とくにバーゼルから北に延びたライン渓谷の工業地帯を中心に（ロッシュ，ガイギー，チバそしてサンド社），大ライン川が流れるルートヴィヒスハーフェン（BASF 社）とレバークーゼン（バイエル社）の進行に沿って，ロッテルダムの埠頭まで続き，そこから船にバイエル社のバルビツール系薬剤や，ロッシュ社のブロム剤をもとにしたセドブロール（Sedobrol）を，中産階級のアメリカの家々に輸送することになった．抱水クロラールは，有機化学産業が精神医学にその応用を見出した最初の製品であった（1869 年），しかし第一次世界大戦の頃には，あらゆる睡眠薬や安定剤が薬局の棚に並んでいた．したがって，製薬会社が精神医学にたどり着いたのはやっと 1950 年代になってからであると考えるのは誤りである．

しかし 1920 年代以降，この専門領域の自己像はますます精神薬理学ではなく精神療法になりつつあった．そしてその因果関係の理論は，変質や遺伝学を強調した 19 世紀の脳生物学理論よりも，フロイトの心因モデルをさらにいっそう力説するものになった．

精神分析学はもちろん，およそ 1900 年頃のフロイトのウィーンで起こった．それはすぐに一種の運動に転換した．そこでは後続の臨床家は上級者からの教育分析というコースで知識を獲得することになり，教科書や公的な講義から学ぶわけではなかった．精神分析学が伝道された際の熱狂，とりわけアメリカ精神医学における熱狂を理解するには，それを一種の世俗的宗教と理解するだけでよい．それは「エディプス・コンプレックス」のような概念への揺るぎない信条を宣言するような宗教だった．もっともその熟達したと言われる人でも，個々の体験を除いては，それらの存在をどのような方法でも経験的に示すことができないようなものであったが．

新世界での精神分析学の成功は，ヒトラー政権とホロコーストの悲劇によって大いに加速された．ドイツの精神分析学の主導者たちが，ニューヨーク，ワシントン D.C.，ロサンゼルスに避難場所を見つけたからである．これらの国際的に知られた人物たちの名声は高く，彼らが実際にアメリカ精神医学を支配するようになった．シャーンドル・ラド（Sándor Radó），フランツ・アレグザンダー（Franz Alexander），ヒルデ・ブルック（Hilde Bruch）は，アメリカのこの領域で計り知れない権威を獲得し，1950 年代には，実際の精神分析家の人数はむしろ少なかったが，精神分析的考え方が，セントルイスのワシントン大学と他の二，三の大学を除いて，実際に国中のどのトレーニング・プログラムにも盛り込まれた．

そうしている間に，精神薬理学の進展と神経科学（ニューロサイエンス）によって焚きつけられた反撃体制が醸成された．精神医学の歴史における注目に値する出来事の一つが，1952 年に薬剤クロルプロマジンの抗精神病効果が発見されたことである．世界の多くの国でラルガクティル（Largactil）として，合衆国ではソラジン（Thorazine）〔日本ではコントミン・ウインタミン〕として販売されると，クロルプロマジンは，以下のことを明らかにすることで，実際の革命ともいえるものを引き起こした．精神病や統合失調症の顕在期の症状――妄想，幻覚，焦燥――を，その患者を過度に鎮静することなく，多かれ少なかれ再度機能的にしながら，あるいは当時の教義が主張する精神療法を利用可能なものにしながら，化学的にコントロールすることが可能であるということである（製薬会社でさえも，その宣伝で，もちろん内心ほくそ笑みながら，フェノチアジン系抗精神病薬――クロルプロマジンはその一つであるが――は，それ自体としては治癒をもたらすものではなく，患者が精神療法，つまり精神医学における唯一の「本当の治癒」を手に入れることができるようにすると述べている）．クロルプロマジンは，フェノチアジン系抗精神病薬の大きなうねりのはじまりであり，うねりは 1960 年代の，抗精神病薬の他の系列の化学物質，たとえば（ブチロフェノン系，ハルドール Haldol〔日本ではセレネース〕として上市された）ハロペリドールのようなものの出現でさらに強化された．

はじめに

1950年代には，数多くの大当たりをとった「抗神経症 antineurotic」薬が新たに販売された．たとえばメプロバメイト（ミルタウン Miltown）とかメチルフェニデート（リタリン）のような薬剤である．しかし，1960年に，歴史上最も成功をおさめた系列の一つが初登場した．抗不安薬のベンゾジアゼピン系薬剤であり，リブリウム（Librium）〔日本名：コントール・バランス〕（クロルジアゼポキシド）が最初のものであった．ヴァリウム（Valium）〔日本名：セルシン・ホリゾン〕（ジアゼパム）は，おそらくプロザックに次いで，精神科製薬会社の歴史において，単一の最も売れた薬剤であったが，1963年に発売された．他の多くの「ベンゾ」がこれに次いで販売され，バルビツール系薬剤を舞台から少しずつ押し出すことになった．

精神薬理学における，クロルプロマジンと抗神経症薬に次ぐ，3番目に重要な発展は，入院しているうつ病に有効な薬剤が1957年から現れはじめたことだ．地域で暮らす不安 - 抑うつ患者は，1940年代から，アンフェタミンやアンフェタミンとバルビツール酸誘導体の組み合わせ[(5)]で治療可能なものになったが，入院しているメランコリーのうつ病は，——1938年以降やっと使用可能になった——電気けいれん療法（ECT）以外に治療法のないままであった．スイスの精神科医ローランド・クーン（Roland Kuhn）による，「生気的」うつ病への「三環系」抗うつ薬イミプラミン（トフラニール Tofranil）の効果は，気分障害のすべての領域のものを薬物療法へ開くものであった．三環系抗うつ薬はそのうちに他のクラスの抗うつ薬，たとえば1980年代や90年代の選択的セロトニン再取り込み阻害薬（SSRIs）に道を譲った．

しかし，うつ病や精神病のような——精神分析家によって「心因的」と考えられている——状態に対するこうした化学的治療戦略による成功は，何が実際に精神医学的疾患の原因なのかということについて広範囲の再考をもたらすものであった．それは，性的な本性をもつ無意識の葛藤から引き起こされた，精神の心因性障害だったのだろうか？　それとも，「化学的アンバランス」から引き起こされた，脳の神経因性障害だったのだろうか？　精神医学における流行という大きな輪は，長年精神分析家や深層心理精神医学のもとに引き留められてきたが，薬理学的治療戦略が適用される脳生物学的理論に向かってゆっくりと動きはじめている．

こうした薬理学的な成功によって拍車をかけられ，19世紀の「脳神話」という不評をこうむって以来急速冷凍状態に置かれていた神経科学（ニューロサイエンス）に対する関心が復活しはじめた．この時点ではじめて，アメリカの研究者がヨーロッパの研究者からバトンを引き継ぐことになった．1955年から続いて，国立精神衛生研究所（NIMH）と国立心臓研究所において——どちらもメリーランド州ベセズダに本部を置く連邦政府の国立衛生研究所（NIH）の一部門だが——脳化学分野で根本となる研究の進展がもたらされるようになった．アドレナリンの代謝や，神経伝達物質の性質やそれらを脳がどのように使用するかということの理解である．1950年代の半ば，NIMHの科学者は脳組織における神経伝達物質の在り処を検出するために蛍光分光光度計を開発した．基礎科学分野におけるこれらすべての発達は，薬品の開発を論理的発見という確固とした基盤に据えるために不可欠のものであった．

最終的に，精神医学における科学革命は臨床診断学や疾病分類学（ノソロジー）（診断分類の背後の理論）の領域で進むことになった．少し前に戻ると，19 世紀の最初の生物学的精神医学の時期，多数の診断体系が存在していて，精神医学の教科書はそれぞれの異なった診断体系を提案していた．それから，1893 年にはじまり，ハイデルベルクの精神医学の教授であるエミール・クレペリン（Emil Kraepelin）は彼独自の体系を提案した．彼の権威による――あるいは，彼の体系の本来備わった論理による――ところが大きいが，その体系は他のほとんどの診断体系を一掃し，数十年間にわたり最も有力な国際的診断体系となった．クレペリンは，数多くの異なった精神病の診断を一つのカテゴリーにまとめ，それに「早発性痴呆 Dementia praecox」という名前を付けた（1908 年にチューリヒの精神医学の教授オイゲン・ブロイラー Eugen Bleuler はそれに新しい名称を付け，シゾフレニー〔統合失調症〕Schizophrenie とした）．加えて，クレペリンは，気分障害の多くの異なった診断をひとまとめにして，単一のカテゴリーにし，それを「躁うつ病」と名づけた．その間ずっとクレペリンは，それらは完全に別個の疾患であると主張した．フランスの精神科医はクレペリン体系をそっくりそのまま受け容れることに乗り気ではなかった．しかしその他の国では，形容詞「クレペリン主義の」は，大きな耐久力を獲得したのである．

ここで時間に遅れずに話を進めよう．精神分析学が勝利を獲得したが，精神分析家は診断の精緻化にほとんど関心を払わなかった．彼らの考えによればこうであった．多くの人は健康から病いにいたる連続体のどこかに位置づけられる心的状態であり，患者の症状を枠組みへとカテゴリー化するのは意味がない，というのも症状の原因となっている基底にある心的状態こそが最も関心のあるものだからである．20 世紀の真ん中の三分の一の時期には，病いの徴候を知らせる諸症状を意味する精神病理学は，活気を失っていた．かつてはこう言われたものであった．症状の研究はアメリカ精神医学の最も面白くない側面を表すものだ，と．

1970 年代のはじめに，米国精神医学会は，その診断学ハンドブック『診断と統計のためのマニュアル *Diagnostic and Statistical Manual: DSM*』――その第 2 版は 1968 年に出版されていた――の改訂の時期であることを決定した．コロンビア大学の精神科医であるロバート・スピッツァー（Robert Spitzer）は，主要な関心は疾患の測定と分類であったが，その改訂の責任をもつ特別委員会（タスク・フォース）を率いることを依頼された．スピッツァーとその協力者は *DSM-III* を作り上げ，1980 年に出版したが，それはそれ以前の旧版のものとは劇的に異なるハンドブックであった．*DSM-III* は，患者が特定の診断のために満たさなければいけない操作的診断基準を明細に述べることで，診断を科学的基礎のあるものに据えようとした．同じく，*DSM-III* はクレペリンが気分障害と統合失調症との間に設けた隔壁を回復させ，クレペリンの診断と類似した巨大なバスケット方式の診断を提起した．つまりこの場合だと，「大うつ病」と統合失調症である．*DSM-III* とそれに続く版によって，科学的診断を達成するという希望がこの分野の関心の最前線にふたたび現れることになった．

疾病分類学（ノソロジー）が，1970 年代以降の精神医学をそれ以前の精神分析学の過去から隔てる一つの要素であったとするなら，もう一つの要素は精神薬理学である．精神薬理学とは，厳密な意味で言えば，薬を，新たな疾患単位（disease entities）の輪郭を描くための薬理学的松明（たいまつ）として使用することで，薬物への異なる反応を研究するものである．より広い意味では，それは投薬への臨床的反応の研究を意味する．いずれにしても薬剤は，クロルプロマジン，イミプラミン，ベンゾジアゼピン系をはじめとする他の数多くの系列の成功ののちに，精神医学における新たな重要な関心になった．

効果的な薬剤の到来により，この学問分野は，精神療法を行なうよりもますます薬剤を処方する方向へと関心を向けるようになった．たとえば「寝椅子（カウチ）」は精神科医の診察室から姿を消しはじめ，それに代わってアメリカの医師が処方する際に使用する「PDR」（『医師処方便覧 *Physician's Desk Reference*』）が確固とした必携物となった．1990年代までに，精神科における診療の圧倒的多数は処方することで終わるのが常になった．それは1970年代以前には珍しいことであった．向精神薬の製造と販売促進は巨大なビジネスになり，たとえばフルオキセチン（Prozac）やパロキセチン（Paxil）のような大衆的な薬品の年間の売り上げは数十億ドルに及んだ．それに従って，精神科医はますます製薬会社の注目の対象になり，企業の資金が精神医学の大きな学会の財源確保に必要不可欠になった．企業へのこの大いなる関わり合いには——新薬のより迅速な開発のような——ポジティヴな側面とともに，ネガティヴな側面（精神医学的診断をある会社が提案するような薬剤の方向に導く企業的取り組み）が存在する．しかしながら，21世紀のはじめには，専門領域としての精神医学は大企業部門と大きな規模で相互にからみあう関係になった．

このような精神医学の本性における大規模な変化は，多くの臨床家を混乱させるものとなった．1924年にすでに，ハイデルベルクの精神科医ウィリー・マイヤー゠グロス（Willy Mayer-Gross）は，この学問分野が，新たな方向性が現れるたびに過去の発見を完全に捨て去る傾向のあることを嘆いている．「不幸なことに精神医学においては，新たな視点が出現した後，われわれは再度すべてゼロからはじめるのがほとんど通例になっている［彼はおそらく精神分析学について言及している］，われわれは過去をただ破棄するだけなのである[(6)]」．19世紀の生物学的精神科医は，患者の症状を入念に記述することを自らの誇りとしたが，精神分析家が急激にやってきて100年間の蓄積された専門的知識に一瞥もくれないまま彼らを通り越して行ったとき，困惑したのである．精神分析家も，1980年代に*DSM-III*が「神経症」のような貴重な概念を捨て去り，その専門職の最も価値のある一つの診断名であった「神経症性うつ病」に終焉をもたらしたとき，突然途方に暮れたのである．社会精神医学やコミュニティ精神医学の主導者は，その声が1950年代や1960年代に進歩的な社会政策の代表としてとても大きく響いたが，その分野のエネルギーが，スラム街の一掃ではなく，薬理学へと流れ込んだとき，傷ついたように感じたのである．そして今日の精神薬理学者であっても，そうでなければ自分の専門領域の研究に専心しているにもかかわらず，心理学者が，入院を要しないうつ病の治療において，精神療法は抗うつ薬と同じくらい効果があるとする指摘に，落ち着かない気持ちになっている[(7)]．

こうして，この物語は暫定的に生物学の勝利で終わった．しかし，生物学化した精神医学もそれ自身が単に神経学の延長であると考えることをやめただけの話である——，その後者の学問分野にとって，精神は実際に脳と行動の間に介在するわけではないのである．精神医学をめぐって特徴的なものが残るとすれば，それは精神への関心であって，シナプスとか神経伝達物質への関心ではない．ジョンズ・ホプキンス大学のポール・マクヒュー（Paul McHugh）とフィリップ・スレイヴニー（Phillip Slavney）が指摘するように，「精神科医は，脳の構成要素（神経線維やシナプス）を知ることによって，直接意識的な経験の説明へと向かうことはできない」「換言すれば，脳の事実を精神の事実に置換することはできないので，精神医学が神経学によって取って代わられることも不可能なのである[8]」．

この学問分野の過去 200 年間をみたこの概説の基本的なメッセージは，精神医学は，歴史的にみて，心臓病学や腎臓病学のような他の医学専門分野ではあまり見られないような，激しい変化と非連続の影響を長らく受けてきたということである．この理由は，精神医学的疾患の基礎にある原因についてほんのわずかしか理解されていないことによるものである．確固とした「病態生理学」，つまり疾患のメカニズムの理解をもたないために，精神医学は，他の医学分野がそうしているように，解剖学的病理学の基礎にしたがって疾患単位を正確に描写することができない．こうして，この学問領域は流行主義（faddism），何ものも真理となりえず，反証しうるものもないようなものに左右されるのである．長年の間，精神医学は，科学的根拠にもとづいて無効とされることもなく，どうみても疑惑と学派の熱狂いずれかの対象としかいえないような，流行の新しい見解によって繰り返し人質状態に置かれてきた．この『事典』の読者は，「うつ病」や「統合失調症」，あるいは「精神療法」や「パーソナリティ障害」といった診断の解説文において，過去に根ざした構築がほとんど行なわれてこなかったようにみえ，知恵と経験の蓄積がその年月の間ほとんどなかったことに，直ちに衝撃をうけることだろう．その代わりに，新しい大胆な見解が舞台の中央に押し寄せ，そこで威張ったりいらいらしながら半時間ほどスポットライトを浴び，そして消えてゆく．こうした性質をもつ〔学問領域の〕事典であるが，過去の瓦礫の中に埋もれ今日忘れられているものの再検討に値する概念を，少なくとも指摘することができる．

国民的伝統

「フランス語が外交術の言語とするならば，ドイツ語は精神医学の言語であると言うことができるかもしれない」と，ある英国の上級精神科医は 1962 年に記している[9]．実際に，ヒトラー政権までの精神医学の歴史は，1871 年に一緒になってドイツ帝国を形成したさまざまな小国出身のドイツ語圏の著者，さらに加えて，オーストリア-ハンガリー帝国やドイツ語圏スイスの精神科医によって支配されていた．ハンガリーの（たとえばメトラゾールけいれん療法を記載したフォン・メドゥーナ Ladislaus von Medunaのような），あるいはスカンディナヴィア出身の（遺伝学のエリック・ストレムグレン Erik Strömgrenのような）主導的な権威のある研究者であっても，ドイツ語で論文を発表した．今日英語によって支配されている学術的コミュニケーションの世界において，ドイツ語の重要性は思いもよらないことに思えるが，そのことは単に世界が変わったということを示すにすぎない．

フランス人が，その重要性の一部をイタリア人と共有しながら，自らを精神医学の創始者であることを誇りにしているとしても，フランスは比較的速やかに精神医学界の「列強」であることをやめたが，一方アメリカや英国の若く熱心な臨床家が，顕微鏡を扱う要領や，精神病性うつ病から統合失調症を鑑別する識別力を学ぼうと群がったのはウィーンとベルリンであった．実際1854年には，ドイツの精神病院（アサイラム）の訪問から戻った，フランスの精神科医ジャック゠ジョセフ・モロー（Jacques-Joseph Moreau，通称「モロー・ド・トゥール Moreau de Tours」）は，ドイツ精神医学の進歩を認め「ドイツ精神医学における大きな科学的運動」[10]について語っている．〔しかし〕どの分野でドイツ人がリードし，フランス人や英国人が遅れをとったのであろうか．

一つには，ドイツの講壇的精神医学には圧倒的容量があった．34の医学校においてドイツ語で精神医学が教えられ，それはオーストリア - ハンガリー帝国のプラハからストラスブール（1871年以降再びドイツ領になった）まで，オーストリアのグラーツからドイツ北部のグライフスヴァルトにまで及んだ[11]．スイス・バーゼルの精神医学は製薬企業との密接な連携で際立っており，ハイデルベルクは現象学の運動によって特徴づけられ，ミュンヘンは大学の精神医学講座（このような講座は通常精神病院や「外来施設（クリニック）」を中心にしていることが多い）に加えて，脳解剖学研究の歴史とドイツ精神医学研究所が特徴となり，ウィーンはその人口に比してずっと高い割合ですぐれた精神科医や精神分析家を世界に送り出し[12]，チューリヒの，州立精神病院で大学精神科クリニックであるブルクヘルツリ病院からは，「統合失調症 Schizophrenie」という用語が生み出されることになった．

フランスではこれとは対照的に，実際に唯一の巨大な学問の中心であるパリ大学があり，19世紀の後半に精神医学講座を獲得したいくつかの地方の大学は，誰の視野にも入らなかった．もちろんこの分野の際立った学問的貢献はパリからもたらされた．それは1800年のピネルから，第二次大戦後のジャン・ドレイ（Jean Delay）と彼の才能のある共同研究者たちにまで至る．しかし定量的視点から見るとき，フランス人はドイツ人に圧倒された．それを広く医学一般の範囲で見るとき，たとえば『ドーランド *Dorland's*』のような医学事典を取り出して，「症状 signs」という項目を開くと，そこに出ているのはドイツ人かドイツ - ユダヤ人の名字であり，フランス人の名前はほとんどないのである．

しかしそれはドイツの学問的世界の容赦のない規模によるものだけではない．他の国では弱められるような研究をすることの刺激（インセンティヴ）がドイツには存在した．たとえば大学で教える資格を与えるために，ドイツの医学博士（M. D.）や博士号（Ph. D.）

取得者は大学教授の資格取得（Habilitation）を準備しなければならず，それは（それ以前に提出されるはずの博士論文に加えて）非常に実質的な博士号取得後の論文である．一方で，フランスでは，過酷な試験である一級教員資格試験（Agrégation）に合格するだけでよい．他者の知識を試験のために詰め込むことと，その人自身の新たな知識を創り出すこととの間には大きな違いがある．こういうわけで，昇進の階梯にいったん乗ると，ドイツの精神科医の研究者は，学閥を通してではなく，業績をもとにしてステップアップされることが多い，もちろん他国と同じように，前者の影響も多くあるのだが．完全に才能のない者を教授にまで昇進させるのは，文部科学省に対しても正当化できないし，実際に不可能である．たくさんの教授職があったために，ドイツ語圏の大学の最も才能のある者の多くは，学界のリーダーシップのための選り抜きの者であった．フランスのシステムにおける，一級教員資格試験（アグレガシオン）やそれ以外の多くの競合的試験も，もちろん聡明な人物を選択する傾向がある．しかし彼らには研究が必要とする深い学問的好奇心を欠いている場合がしばしばみられる．

多面的なドイツのシステムにおいては，したがって，たくさんの研究教育拠点（COE）があるのは，唯一の研究機関が国家レベルで一つの完全な学問領域を支配するのは不可能であるということなのである．高度に中央集権化されたフランスのシステムではこれが生じた．そのためその個人がたまたま奇矯な人物であったり，あるいは凡庸な人物であったりしたら，それは国家的な学問的大惨事になっただろう．これは19世紀末のフランスにおいて精神医学と神経学で，サルペトリエール病院の中心人物，ジャン＝マルタン・シャルコーという形態で生じた．シャルコーは確かに才能のない人物ではなかったが，彼の「ヒステリー」の教義は，1893年の彼の死とともに水泡に帰し，フランスの精神医学と神経学をおそらく約30年間遅らせることになった．

1930年代までの英国は，大陸からずっと遅れをとった状態だった．1933年に，ロンドンのモーズレー病院の病院長であるエドワード・メイポーザー（Edward Mapother）の少額の研究補助金（グラント）の申請に関して，ロックフェラー財団のある役員が以下のように指摘しているとおりである．「ベルギーやイタリアのような小国が，比較的質の高いいくつかの専門誌を支えているのに，英国では小さな専門誌一冊を満たすに足る学術的論文が現れていない．…ロンドンを除いて，なんらかの精神医学の研究が行なわれているような場所はほとんどない．…私はモーズレーの企画にやや失望の念を抱いている．実験室の機能は限られているし，動物実験のための用意もほとんどないのだ[13]」．

英国の遅れはどんな理由によるものであろうか．英国の場合，ドイツと同じく，医学教育は脱集中化されていたが，英国の専門教育課程で精神医学が果たす役割はほとんどなく，精神病院は，大学〔精神〕病院がほぼ国費で賄われているドイツとは正反対に，政府の金に関してはほとんど受け取っていなかった．1908年におけるドイツと英国の医学部学生の精神医学教育における差異は教訓的である．英国の大学で医学部を標榜している16校の大学で，オックスフォード，ケンブリッジ，ロンドン大学を含むかなりの数の大学では，医学部学生の最終試験に精神医学の問題を入れず，たった3校だけが別個の精神医学の口頭と臨床の試験をした．ドイツ帝国の19ある医学部においては，すべての学部で精神科クリニックの6カ月のローテーションと，試験における精神医学についての設問を必須のものとした．これに加えて，多くの学生は医師の資格取得後に3カ月からそれ以上の精神病院における臨床経験を積む者もあり，検死官や地方の保健所で働こうとする医師は誰でも精神医学の特別な試験に合格しなければならなかった[14]．明らかなことは，英国の医師は精神医学に接することはほとんどなく，そのためそれに貢献する研究を行なう機会もほとんどなかったということである．

さいごに，ドイツ人は，新たな疾患を定義するための周到な臨床観察という方法を開拓した．1990年代に，英国の精神薬理学者マルコム・レイダー（Malcolm Lader）はこう回顧している．「われわれはよくこう言っていたものだ．十分に歴史を遡って世紀の変り目のドイツ語文献を眺めるなら，きっと誰かがパニック障害やその他の障害を記述しているのを見出すだろう[15]」．ドイツ人が誇るのは，研究業績における広範囲にわかるケースヒストリーと，それぞれの症候群をその他から隔てる詳細な精神病理学的差異を引き出すことであったが，そのような差異が最終的には異なった疾患単位に行き着くかもしれないことを期待してのことである．それは英国人が注意深い観察者ではないということではない．国際的には，英国人はベッドサイドで卒のない対応をすることで知られているが，英国流の経験主義の精神によって，大胆な疾患単位を構築すること（その証明が科学的進歩の動力源であるが）から身を引いており，この『事典』の疾患をめぐる解説においても，英国人の貢献はどちらかというと少なく，一方ドイツ人があらゆるページに登場する．

第二次世界大戦の前までは，アメリカ合衆国は世界の精神医学の貢献においてほとんど重要な位置になかった．「世界のさまざまな地域で，誰がアメリカ人の本を読んでいるだろうか〔読む者は誰もいない〕」と19世紀の英国人の批評家シドニー・スミス（Sydney Smith）は嘲笑したが，その答えは，文学同様，アメリカの精神医学についても当てはまった．アドルフ・マイヤーが1910年にジョンズ・ホプキンス大学の精神科の主任教授になる以前，アメリカの精神科医が国外で引用されることは稀なことであり，マイヤーの影響力は主に英国における彼のそれ以前の弟子の間にもたらされた（ジョージ・ミラー・ビアード George Miller Beard は，1869年に「神経衰弱 neurasthenia」の診断を提案したが，電気治療師であった．またS・ウィア・ミッチェル S. Weir Mitchell は，有名な「休息療法 rest cure」を始めたが，神経科医であった）．ドイツの重鎮たちやフランスのオーガナイザーと対比されるとき，新たな共和国の臨床家はイソップ寓話の田舎のねずみのようなものだった．

すべてこれが第二次世界大戦のあとで変化した．まず何より，ドイツが精神医学的な「列強」としての姿を消した．そのユダヤ人の臨床家や研究者を殺害ないし追放することによって，ドイツ人は学問的世界において最も輝かしい光のいくつかを消すことになった．世界的に有名な精神分析家の合衆国への移住についてはすでに記した．

しかしドイツ人は多くの重要なユダヤ人の臨床家や基礎科学者を失った．それらの人物はロックフェラー研究所やコロンビア大学のような場所に再び姿を現したが，来たるべき世代の若いアメリカ人をいつでも教育できる状態になっていた．さらに，多くの非ユダヤ人で，ナチスの統治期間に「国内追放」を被り学問的生産活動を停止した者がいた．たとえばハイデルベルクの「現象学」派は，1933年以降ただ崩壊していった．こうして戦争の混沌と再建とがさらにドイツの科学に足枷を加え，ドイツ語は国際的な科学的言説の言葉ではなくなっていった．実際に今日，ドイツのほとんどすべての精神科医や神経科学者は，ドイツ語ではなく英語で出版していて，最も重要な中央ヨーロッパの学術雑誌は英語で出されている．

フランスやドイツにおいても同様に，第二次大戦後，精神病理学や精神薬理学のような精神医学の基礎的な構成部分が，1960年代に始まった精神分析学の流行とともにかなりの後退を強いられることになった．その当時精神分析は合衆国では衰退期に入りつつあった．新たな千年紀に入った現在，精神分析学は合衆国の精神医学からは事実上姿を消したが，ヨーロッパにおいては強力に残存し，ヨーロッパ人の遅れの有力な構成要素になっている．

よりよく疑問を呈するためには，どうしてヨーロッパは「後塵を拝する」ことになったのかではなく，どうして合衆国は精神医学における世界的なリーダーシップを突然担うことになったのか，と問うのがよい．その答えは，ヨーロッパの指導者たちがホロコーストをのがれたという先に記した移住の他に，二つの要素がある．第一の重大事は，アメリカ政府が国立精神衛生研究所（National Institute of Mental Health）の1949年の開設以降，精神医学研究に投入するようになった巨額の金である．政府の資金は他所では潤沢に与えられることはあまりなく，科学は富の朝露をふりかけられるのとともに成長する．

第二は，製薬産業が学術研究に多額の金を支出するようになったことである．産業界からの資金は，——規制の目的で必要であるものの——科学的には利害関係のない薬物の臨床試験に出資されることが多いが，基礎精神薬理学や神経科学の多くは産業界の資金で支えられている．この企ての結果である多くの薬物は，学術的出版物はもちろんのこと，確かに公衆衛生に利益をもたらしてきた（産業界の資金はヨーロッパよりもアメリカにずっと多く流れ込んだが，それはアメリカの市場が世界で最大であり，製薬会社は新たな製品に望むものを，他ではないような形で投入することができるからである）．

さいごは，アメリカ人や英国人は，伝統的に18世紀後半にカントやヘーゲルが記述しはじめた頃からヨーロッパの精神医学に吹き込まれた一種の哲学的思索に音痴であったがゆえに，現場からのとてもハードで有用な科学を断ち切ることが可能だった，と推測することは興味ぶかい．「精神病理学という言葉すら合衆国においては十分に理解されていない」，と，スペインの精神科医フアン・J・ロペス・イボール（Juan J. Lopez Ibor）は嘆いている．[16]

ハインツ・レーマン（Heinz Lehmann）は，ドイツでトレーニングを受け，いくぶん哲学的傾向を有するパイオニアの精神薬理学者であるが，1957年のチューリヒから北アメリカへ戻る飛行機の旅を回想して，こう記している．彼は英国人の同僚オールドウィン・ストロークス（Aldwyn Strokes）の隣の席に座っていたが，ストロークスは，皆が実存主義のことを騒ぎ立てると言い，レーマンに尋ねたという，「この全体像は何なのか？」と．

レーマンはこう考えた．「よろしい，ここに心を奪われた聴き手がいる．彼はそれについて聞きたがっている．彼は大学教授であり，明らかにきわめて聡明な人物である．そして私は始めた．それから約二時間私はそれについて話した，フッサールやハイデガー等々について．彼は注意深く，とても集中して耳を傾け，最後にこう述べたのである．「そうか，全体像は実際言葉のシンフォニーのようなものなんだね」と．それ以来私は，ヨーロッパ以外の人に実存主義を説明しようとすることをあきらめている[17]…」．

患者の症状の真の意味を推論することに影響されないこのアングロ‐サクソン系の経験主義は，たくさんの有用な薬物や，より見込みのある精神医学の疾病分類――*DSM-III* は今日ヨーロッパで広く受け容れられている――や，精神分析から脱却したいくつかの新たな革新的精神療法を生み出した．

これはおそらく，合衆国の精神保健に最大の貢献をした19世紀の「マインド・キュア mind-cure」運動と同様の民衆ベースのもので，第二次世界大戦以降の年月に興隆した，新たな人間学的な精神療法なのであろう．それらは精神科医ではなく，心理療法家からより多く由来したものである．1946年から，心理学者のカール・ロジャーズ（Carl Rogers）は，心理療法のシーンに巨大なインパクトを与えることになる「クライエント中心療法 client-centered therapy」を発展させた．グレゴリー・ベイトソン（Gregory Bateson）は，確かに人類学者で，――ドナルド・ジャクソン（Donald Jackson）は精神科医であったが――彼らが1950年代なかばに洗練しはじめたその「家族療法」は，統合失調症の管理にかなりのインパクトを及ぼした．そしてアーロン・ベック（Aaron Beck）の「認知療法」は，1963年以降公共の場で知られるようになったが，心理士や精神保健福祉士（PSW）によって広範に採用されはじめた．これらすべては明らかにアメリカ人が作り出したもので，精神分析学には何ものも負うものではなく，順番に，世界の心理療法シーンの多くに群生することになった．

精神医学の大きな歴史においては，こうして，国際的な優位性において際立った交代劇が示された．1860年から1920年の間の診断分類をめぐる熱烈な議論においては，――そこで今日の診断概念のほとんどが築かれたのだが――そのほとんどはドイツ‐フランス〔語圏〕の現象であった．精神（心理）療法についていえば，精神分析がわれわれのもとにもたらされたのはウィーンとベルリン経由であるが，20世紀中盤の個人の成長に力点をおく人間学的心理療法はアメリカご当地製のものである．フランス〔精神医学〕は，妄想と幻覚を人格の変質から区別する――したがって統合失調症を治療反応的な下位分類に当たるようなものに分解するような――診断システムの最先頭でありつづけている（ここでは「ウェルニッケ - クライスト - レオンハルト学派 Wernicke-Kleist-Leonhard pathway」という用語で示す．今日のドイツ語圏の研究も，このことを探究したものだが，その名前が冠された各人の業績はあまり知られていない）．英国人のプラグマティズムにしたがって，精神医学のストーリーへの英国人の貢献は，疫学や小児精神医学を特徴とする，より実用的な性格をもつものだった．英国人は，19 世紀にその頂点に達する，精神病院（アサイラム）建設のすべての時代にわたり世界の最先頭だった．しかし，（大学の外来よりも精神病院において始められたドイツ人の顕微鏡への情熱を除いて）精神病院は今日の精神医学にいかなる足跡も残していないために，多くの英国人の貢献者は不当にも忘れ去られている．

要約するなら，精神医学の歴史は，その学問領域の診断図式やその治療法における抜本的な変更はもちろん，さまざまな国がたえず交代して優位に立つことを特徴としてきた．こうした抜本的変更や優位な国の交代現象が今後もさらに待ちうけているのは間違いない．

配　列

この『事典』の配列は，主要項目はアルファベット順〔日本語版は五十音順〕に，下位項目は年代順になされている．読者は，精神医学における主要な歴史的人物の所在を，アルファベットの配列で見出すことができるが，たとえば神経画像（ニューロイメージング）や精神療法のような診断概念や診断手続きの発展については，年代順に理解することができるだろう．たとえば，主要概念としてのうつ病（depression）は，長い年月を超えて，神経症的抑うつ，大うつ病，精神病性うつ病等の用語によって展開し，「うつ病」の見出し項目では，これらの変化の簡単に利用できる概略を提示している．すべての概念，施設，個人，診断名は巻末の索引に含まれていて，相互参照を多用することで，読者は，たとえば「うつ病」と「メランコリー」の間を，あるいは「ウィーン」とその街を中心にした数多くの個々の精神科医との間を，縦横に行き来することができる．事典としては例外的であるが，重要な貢献が示された学術雑誌について記載し，そこからの引用の頁番号について示しているが，引用の全体的な組織だった学術的引用はしていない．さいごに，ボールド体〔日本語版ではゴチック体および太明朝体〕を多用することで，読者に主要項目を示そうとした．以下の点に注意していただきたい．英国連邦では，「医学士 Bachelor of Medicine」を表す「M. B.」の学位は，合衆国の「M. D.」と同等のものである．英国連邦における「M. D.」の学位は，合衆国の「Ph. D.」と同一のものであるが，医師にしか与えられないものである．

はじめに

注

(1) この短い記述は以下のものからの要約である．Shorter, Edward. (1997). *A History of Psychiatry from the Era of the Asylum to the Age of Prozac*〔邦題：精神医学の歴史〕. New York: John Wiley & Sons.
(2) 引用部分は，Jackson, Stanley. (1986). *Melancholia and Depression From Hippocratic Times to Modern Times* (p. 31). New Haven: Yale University Press.
(3) Burton, Robert. (1621). *The Anatomy of Melancholy.* (Reprint edition based on text of 1651, New York: Tudor, 1948, p. 575).
(4) Hare, Edward. (1988). Schizophrenia as a Recent Disease. *British Journal of Psychiatry*, 153, 521–531 を参照.
(5) Legge, D. & Steinberg, H. (1962). Actions of a Mixture of Amphetamine and a Barbiturate in Man. *British Journal of Pharmacology*, 18, 490–500 を参照.
(6) Mayer-Gross, W. (1924). *Selbstschilderungen der Verwirrtheit: die oneiroide Erlebnisform* (p. 111). Berlin: Springer.
(7) たとえば以下のものを参照．Greenberg, Roger P. & Fisher, Seymour. (1997). Mood-mending medicines: probing drug, psychotherapy, and placebo solutions. In S. Fisher & R. P. Greenberg (Eds.), *From Placebo to Panacea: Putting Psychiatric Drugs to the Test* (pp. 115–172). New York: Wiley. 以下のものも参照されたい．Kirsch, Irving, & Sapirstein, Guy. (1998). Listening to Prozac but hearing placebo: a meta-analysis of antidepressant medication. *Prevention and Treatment*, article 0002a. from http://journals.apa.org/prevention/volume1/pre0010002a.html
(8) McHugh, Paul R., & Slavney, Phillip R. (1998). *The Perspectives of Psychiatry*, 2nd ed. (p. 12). Baltimore: Johns Hopkins University Press.
(9) Anderson, E. W. による Fish, Frank J. (1962). *Schizophrenia* (p. ix). Bristol: Wright の序文.
(10) Moreau, Jacques-Joseph P. (1854). Notes sur les établissements d'aliénés de Siegburg. *Annales médico-psychologiques*, 2nd ser., 6, 428–439 (引用部 p. 430).
(11) 以下を参照．Eulner, Hans-Heinz. (1970). *Die Entwicklung der medizinischen Spezialfächer an den Universitäten des deutschen Sprachgebietes* (pp. 670–680). Stuttgart: Enke.
(12) 著名な精神分析家への聞き取りとしては以下を参照のこと．Mühlleitner, Elke. (1992). *Biographisches Lexikon der Psychoanalyse : die Mitglieder der Psychologischen Mittwoch-Gesellschaft und der Wiener Psychoanalytischen Vereinigung, 1902–1938.* Tübingen : Discord.
(13) 以下のものに引用されている．Angel, Katherine. (2003). Defining psychiatry: Aubrey Lewis's 1938 Report and the Rockefeller Foundation. In Katherine Angel et al. (Eds.), *European Psychiatry on the Eve of War: Aubrey Lewis, the Maudsley Hospital, and the Rockefeller Foundation in the 1930s* (pp. 39–56). London: Wellcome Trust Centre for the History of Medicine at UCL.

(14) Crammer, John L. (1996). Training and education in British psychiatry, 1770-1970. In Hugh Freeman & German E. Berrios (Eds.), *150 Years of British Psychiatry, vol. II: the Aftermath* (pp. 209-242). London: Athlone.
(15) Interview with Malcolm Lader. (1996). In David Healy (Ed.), *The Psychopharmacologists: Interviews* (vol. I, pp. 463-481). London: Chapman and Hall.
(16) Interview with Juan Lopez-Ibor. (1998). In David Healy (Ed.), *The Psychopharmacologists: Interviews* (vol. II, pp. 431). London: Chapman and Hall.
(17) Interview with Heinz Lehmann. (1996). In David Healy (Ed.), *The Psychopharmacologists: Interviews* (vol. I, pp. 169). London: Chapman and Hall.

ア

アイゼンク，ハンス・ユルゲン　EYSENK, HANS JÜRGEN（1916–1997）

俳優である（プロテスタントの）父親と映画スターでプロテスタントの母親（民族的背景はユダヤ人）との間の子としてベルリンに生まれたアイゼンクは，ベルリン大学入学を拒絶され，1934年英国に移住し，そこで1936年から1940年の間シリル・バート卿（Sir Cyril Burt: 1883–1971）の指導のもと，ロンドンで心理学を学んだ．1940年に心理学で博士号を取得．短期間空襲の監視員として務めたのち，1942年から1946年の間，ロンドンにあるミル・ヒル（Mill Hill）救急病院（**モーズレー病院**の外郭組織）で心理学の研究を行なった．1946年にはモーズレー病院の本部に合流し，1947年には病院の心理学部門の責任者になった．1948年にロンドン大学の博士号取得者の医学研究者連盟（postgraduate medical federation）が，モーズレー病院の研究部門を拡張して，精神医学研究所になった際に，アイゼンクはその心理学部門の責任者になった．1955年から1983年に名誉教授になるまで彼は心理学教授を務めた．

フロイト派の教義を拒絶し，生物学と行動主義を選ぶことで，アイゼンクは，英国における心理学の学問分野を心理テストから臨床心理学，遺伝研究，統計的方法へと変更した人物として考えられている．彼はイギリスにおける臨床心理学の創始者であり，フロイト以降最も多く引用される精神保健関連の執筆者であったといわれている．彼の行動療法の理論はパーソナリティの型（タイプ）を基礎に置くもので，なかでも内向性と外向性を重視するものであった（「**パーソナリティ障害：アイゼンクのパーソナリティの次元**［1948年］」を参照）．

アメリカの心理学者バルハス・フレデリック・スキナー（Burrhus Frederick Skinner: 1904–1990）とともに，アイゼンクは臨床心理学の大規模な拡張を統轄する役割をはたした．そのため行動主義は，1904年その条件反射の発見によってノーベル賞を受賞した．生理学者イワン・ペトローヴィッチ・パヴロフ（Ivan Petrovich Pavlov: 1849–1936）のようなロシアの研究者から，オフィスを構えて開業する心理学者・心理療法家の団体へと手渡されたのである．フェミニズムや左翼政治に対する態度だけでなく，犯罪における遺伝傾向やIQと人種との関連といった彼の物議をかもすアプローチにもかかわらず，アイゼンクはたくさんの著書や論文によって一般の人々にも有名になり，さらに『パーソナリティの生物学的基礎 *The Biological Basis of Personality*』（1967）のような画期的学術書によって，偉大な科学者としても目されるようになった．彼が1939年に「g」と呼んだ「一般知能要素 general intelligence factor」や，1952年に彼が「心理主義 psychoticism（「p」）」という用語で表した視点で，一世代の心理学者は研究の素材を与えられることになった．1964年に彼は，1959年彼が作ったモーズレー・パーソナリティ目録（インヴェントリー）をもとに，アイゼンク・パーソナリティ質問紙（Eysenck Personality Questionnaire）を登場させ，この「EPQ」は心理テストにおいて標準的な計測方法になった．行動療法を普及させるためにアイゼンクは，神経症がもともと不安を回避するために獲得された学習経験に由来するもので，獲得されたことについて本人が知らない場合があるという立場に立った．1965年，アイゼンクとカナダ人の心理学者スタンリー・ラックマン（Stanley Rachman）は『神経症の原因と治療：学習理論と条件付けの原理にもとづいた最新行動療法入門 *The Causes and Cures of Neurosis: An Introduction to Modern Behaviour Therapy Based on Learning Theory and the Principles of Conditioning*』を出版した（「**認知行動療法**［1963年以後］」を参照）．

アイデンティティ　IDENTITY　→「エリクソン，エリック」を参照

アカシジア，あるいは静坐不能　AKATHISIA, OR INABILITY TO REMAIN IN A SITTING POSTURE

アカシジアの最初の記述（1880年）　ニューヨークの神経科医であり電気療法医であったジョージ・ビアード（George Beard: 1839–1883）はその著書『神経疲弊（神経衰弱）の臨床論 *A Practical Treatise on Nervous Exhaustion (Neurasthenia)*』において，神経衰弱の特徴の一つとして「そわそわしてじっとしていることができないこと――ついにはそれが苦痛に至るような感覚――が，時として言い表せないほどの苦悩をもたらす．…このような感覚が下肢に生じると，患者は立ち上がって歩くか走らずにはいられない．…私の治療を受けていたある男性は静電気治療を施行する間すら椅子にじっと座っていることができなかった」（pp. 41–42）と記述した．

アカシジアという症候群の呼称（1901年）　ギリシャ語語源では，a（否定接頭辞）+ kathisis（静坐）．1901年11月，**ジャン＝マルタン・シャルコー**のもとで学んだことがあるプラハ出身の神経科医ラディスラウ・ハスコヴェック（Ladislav Haskovec: 1866–1944）は，パリ神経学会で，じっと座っていることができない患者二名を提示した．彼は当時その原因が分からず，フランス学派の「失立失歩 astasia-abasia［ヒステリー性運動失調 hysterical ataxia］」に近縁のものであると示唆した．続いて1901年の『神経学雑誌 *Revue neurologique*』に発表した論文で，彼は「こうした症状がもっと一般的に見られるようであるならば…それに「アカシジア」と名づけてもいいだろう」と述べている．翌年の7月，**ピエール・ジャネ**はこの「奇妙な神経学的疾患」を呈するある患者にさらに注目して精神医学の雑誌（『サルペトリエール新写真図像集 *La Nouvelle Iconographie de la Salpêtrière*』）にこの症例を発表した．こう

してアカシジアという新語は権威あるジャネの認めるところとなった．ハスコヴェックがこの障害をヒステリー性の失立失歩とはまったく正反対のものと考えた，とジャネは述べ，それに対し疑義を呈した．これらの患者は立っているときにさえ同じような不快を感じている．「要するに，患者がしたいことは際限なく歩くことであり，とくに行く当てもなくあちらこちらとさまようことである」（ジャネ Janet『強迫症と精神衰弱 *Les Obsessions et la psychasthénie*』II, p. 80）．言い換えると，アカシジアは意志によって制御できない症状であった．

精神作用薬（向精神薬）から生じる結果（1947 年以後）　パーキンソン病はつねにアカシジアと結びついて考えられていたが，1947 年の『神経学雑誌 *Revue neurologique*』においてパリのブルス（Brousse）精神病院のジャン・シグワルド（Jean Sigwald: 1903–）とその共同研究者たちは，初期のフェノチアジン系薬剤（「**クロルプロマジン**」を参照）の一つである塩酸ジエタジン（Rhône-Poulenc 2987）によってパーキンソン症状を伴う患者にアカシジアが引き起こされることを報告した．1950 年代初頭により強力な抗精神病薬が出現したことによって，アカシジアにおいて患者が感じる主観的な落ち着きのなさに客観的な運動的要素と同様の関心が払われるようになった．「神経遮断薬による急性アカシジア」は，『精神疾患の診断・統計マニュアル（***DSM***）』では ***DSM-IV***（1994）に登場し，「さらなる研究」という診断カテゴリーに加えられた．その『マニュアル（*DSM-IV*）』によると，「主観的な訴えには，下肢に最も感じられる内的な落ち着きのなさ，つまり自分の脚を動かしてしまう衝動…不快気分や不安が含まれる」．そこではさらに，「アカシジアは不快気分，いらいら感，攻撃性または自殺企図と結びつくことがある」（pp. 744–745）と指摘されている．*DSM-IV* によれば，抗うつ薬は抗精神病薬と同様にアカシジアを引き起こすことがある．神経科医であればアカシジアをパーキンソン症候群の初発症状として目にすることが多い．

1990 年代以後，**選択的セロトニン再取り込み阻害薬**（SSRIs）型の薬剤が，特定の患者群に一種のアカシジアを引き起こして自殺を含めた暴力的行動へと導く可能性があることに対する関心が高まった．その詳細については，デイヴィッド・ヒーリー（David Healy）の『抗うつ薬の功罪〔邦題〕*Let Them Eat Prozac*』（2003）に当たっていただきたい．

アルコール症　ALCOHOLISM（「**物質乱用**」も参照）

近代のはじまり以来，医学はアルコール症を道徳的欠陥というよりもむしろ疾病と見なしてきた．19 世紀に，安価な工場生産の蒸留酒が出現すると，精神病院（アサイラム）はアルコール性認知症とせん妄の患者で溢れ，アルコール症は大きな社会問題となった．自らは禁酒主義者であった**エミール・クレペリン**は彼の『精神医学教科書第 4 版』（1893）において，アルコール症を「中毒症 poisonings」の中で麦角中毒に並べて厳格に分類し，それを嗜癖（addiction）というよりもむしろ「悪癖 misuse」であると記した．ブレスラウ大学の精神神経科教授であったカール・ウェルニッケ（Carl Wernicke: 1848–1905）は『精神医学概説 *Grundriß der Psychiatrie*』（1900）で，一章全部を「アルコール性せん妄」とくに振戦せん妄に充てている（「**ウェルニッケ‐クライスト‐レオンハルト学派**」を参照）．このように精神医学の先駆者たちによって，アルコール症は特別な注意を払われてきた．

しかしながら20世紀後半になると，アルコールについての医学上の主たる関心は，毒性（toxic）よりもむしろ嗜癖性（addictive）に対して向けられるようになった．***DSM-I***（1952年）では重点は主に中毒，つまりせん妄，幻覚症，アルコール性認知症にあった．そして「アルコール症 alcoholism」の項が *DSM-I* に加えられた．「明らかな基礎障害は認められないままにすっかり嗜癖が形成されてしまっている症例」（p. 39）であった．***DSM-II***（1968年）では「アルコール症」の分類は大幅に拡大され，以前のような「嗜癖 addiction」だけでなく「挿話性の過度の飲酒」や「習慣性の過度の飲酒」までが含められた．こうしてアルコール症の病理は，脳への影響というよりも体内摂取のパターンとして展開されることになった．

その後 ***DSM-III***（1980年）では大きな転換をみせ，エタノール中毒の一般的な脳への影響をも含むような従来の「嗜癖」を超える概念が加えられ，アルコール症も「物質使用による障害 substance use disorders」の中に分類されるようになった．「依存 dependence」というのがその概念である．どの物質使用による障害にも共通するのは，依存が誘導されることである．「アルコール依存の本質的な特徴は，病的なアルコール使用のパターンあるいはアルコール飲用による社会的または職業上の機能低下があり，アルコールへの耐性あるいは離脱が存在することである」（p. 169）（自分が依存的であることを知るのは，――脳毒性をもつこととは反対に――同じ効果を得るために服用〔飲酒〕量を増やしつづけるか［耐性］，あるいは「離脱」症状がみられる場合である）．1987年の ***DSM-III-R*** では，「アルコール依存」は「精神作用 psychoactive」物質使用による障害となっている．

DSM-IV（1994年）ではアルコールの病理学の領域はさらに増大し，アルコールが原因となって生じる誘発性障害（脳毒性からうつ病に及ぶ）と，アルコール使用法についての使用障害：乱用（abuse）と依存（dependence）とを区別した．このように拡大された病理学はある意味では新クレペリン主義的であり，現代精神医学の創始者〔クレペリン〕の絶対禁酒精神へと回帰していると言える．

アルツハイマー，アロイス　ALZHEIMER, ALOIS（1864–1915）　その名にちなんで命名された初老期**認知症**の病型を記述したことで知られるアルツハイマーは，ドイツの南部フランケン地方にある小さな町に地方官吏の子として生まれた．1888年にヴュルツブルク大学で医学を修めたのち，同大学のルドルフ・アルベルト・ケリカー（Rudolf Albert Kölliker: 1817–1905）の研究室に短期間所属して神経組織学を専攻し，1888年後半にはフランクフルト市立精神病院の助手となった．同院院長のエミール・フランツ・ジオリ（Emil Franz Sioli: 1852-1922）は少なくとも顕微鏡を用いた科学的研究に対しては理解があった．その直後に，中枢神経組織に興味をもつ若き精神科医**フランツ・ニッスル**がフランクフルト精神病院に来てアルツハイマーの同僚として加わった（ニッスルはミュンヘンのベルンハルト・フォン・グッデン（Bernhard von Gudden: 1824-1886）のもとで学び，脳の微細な解剖学的構造についての研究を推し進めることに専意没頭していた）．引きつづく7年間ニッスルとアルツハイマーは緊密に協力しあい，ニッスルは中枢神経系組織の染色法（そのうちの一つは彼にちなんで命名された）を研究し，アルツハイマーは精神・神経障害に罹病した患者の死後脳の研究をした．1894年，アルツハイマーは神経梅毒の組織学的研究を報告しはじめたが，それは器質性の**認知症**〔**痴呆**〕を区分する初期の段階となった．彼は組織学的研究の多くをニッスルと共同で行ない，1898年には老年認知症患者の脳組織における特異な変化をいくつか発見した．

1895年，**エミール・クレペリン**は自身が主任を務めていた**ハイデルベルク**大学附属の精神科クリニックへニッスルを招き入れ研究に従事させた．そして1903年3月，アルツハイマーもニッスルに続いてハイデルベルクへ移った．クレペリンは両人の研究を注意深く見守ったのである．

1903年10月，クレペリンはミュンヘン大学の精神医学教授に就任し，アルツハイマーもクレペリンとともに移った（ニッスルは最初彼らと行動を共にしたが，やがてハイデルベルクに帰ってその精神医学教授となった）．3年後の1906年にアルツハイマーは初老期認知症の症例について論文を発表し，そこで「神経原線維変化 tangles と老人班 plaques」と後年呼ばれるものを記載した．1907年には，アルツハイマーのよく引用される論文「大脳皮質の特有な一疾患について Über eine eigenartige Erkrankung der Hirnrinde」が『精神医学総合雑誌 *Allgemeine Zeitschrift für Psychiatrie*』に登場した．こうした発見にたいへん関心をもったクレペリンは，彼の精神医学教科書の次の第8版（1910年出版）において，「初老期精神病 presenile insanity」という疾患分類を新たに生みだした．これは特有の組織学的変化を伴うが脳動脈硬化のない重度の認知症である「アルツハイマー病」としてのちに知られるようになる．これらの研究者すべてにとって，認知症を発見することが真の関心事ではなかった．真の関心は早発性痴呆と躁うつ病の解剖学的差異を見つけ出すことにあったが，それはうまくいかなかった．

アルツハイマー病　ALZHEIMER'S DISEASE　→「**認知症：アルツハイマーの初老期認知症**（1906, 1910年）」を参照

アンドレアセン，ナンシー・クーヴァー　ANDREASEN, NANCY COOVER（1938-）　統合失調症研究に新しい画像技術を導入したことで知られる

アンドレアセンは，ネブラスカ州リンカーンで生まれ，1963年にネブラスカ大学で英文学の博士号を取得した．ネブラスカのいくつかの教育機関で英語を教え，そして自ら産後の感染症に苦しむ経験をして（抗生物質が人命を救う力に感銘して），のち医学を志した．彼女は1970年にアイオワ大学で医学博士（M. D.）の資格を得て精神科医として研修し，同大学――すでにそこは生物学的精神医学の牙城であった――にとどまってその後の経歴を積んだ．1981年に彼女は精神医学の教授に就任し，のちにその主任教授となった．1992年に『米国精神医学雑誌 *American Journal of Psychiatry*』――1844年創刊――の第11代編集長となり，女性としてはじめてその職責を果たした．1986年，彼女は統合失調症の初の定量的磁気共鳴画像研究（「**神経画像（ニューロイメージング）**」を参照）を指揮し，統合失調症は，心因性に生じるあるいは成人生活での有害物質への曝露の結果であるというよりも，「前頭葉機能低下 hypofrontality」に関連した神経発達上の疾患であるという仮説を強固なものにした（「**統合失調症：最近の概念**」を参照）．彼女はまた統合失調症の陰性症状評価尺度を開発したことでも知られ，それは1982年の『総合精神医学アーカイヴズ *Archives of General Psychiatry*』に発表されて「標準的な引用文献」となった（「**陽性症状と陰性症状**」を参照）．

「アンナ・O」　“ANNA O.”　　ヨーゼフ・ブロイアー（Josef Breuer）の患者ベルタ・パッペンハイム（Bertha Pappenheim: 1859-1936）の仮名であり，フロイトとブロイアーの共著『ヒステリー研究 *Studien über Hysterie*』（1895）において記述されている（「**フロイト派の精神療法：技法：カタルシス法**［1893, 1895年］」を参照）．

アンフェタミン類　AMPHETAMINES　→「**抗うつ薬：第一世代抗うつ薬：アンフェタミン類**」「**ナルコレプシー**」を参照

アンヘドニア　ANHEDONIA〔快楽消失〕（1896年および以後）　　喜びへの関心の喪失は抑うつ症状の一つとつねに見なされてきたが，1896年になってようやく，パリ大学の実験心理学教授テオデュール＝アルマン・リボー（Théodule-Armand Ribot: 1839-1916）が『感情の心理学 *La Psychologie des Sentiments*』において「喜びにのみ関連した無感覚」を意味する「アネドニー anhédonie」（p. 53）という用語を造り出した．しかしこのリボーの新造語は直接的な影響を及ぼすことはほとんどなかった．

アンヘドニア（という概念）はドイツ精神病理学界の思潮に流れ込み，たとえば**カール・ヤスパース**が1913年に「もはや何の感情もないという感情 das Gefühl, man habe keine Gefühl mehr」という表現を用いた．「その患者たちは喜びも苦痛も体験できないと訴える」（『精神病理学総論 *Allgemeine Psychopathologie*』p. 67）．1922年，ボストンの精神科医エイブラハム・マイヤーソン（Abraham Myerson: 1881-1948）は『米国精神医学雑誌 *American Journal of Psychiatry*』において，喜びを感じるはずのことすべてに対する興味の喪失に加えて「エネルギー感覚の消失」を意味するもの，つまり「人生そのものが欲望と満足を失っている」（p. 91）こととしてアンヘドニアを定義した．マイヤーソンのこのより広い定義はアメリカの精神医学的著述における標準的定義となった（当時，統合失調症には感覚がないという考え方が浸透していて，これも同じく「アンヘドニア」と呼ばれることがあった）．

イ

依存（薬物） DEPENDENCE（DRUG）→「**アルコール症**」「**物質乱用**」を参照

遺伝学 GENETICS →「**精神遺伝学**」を参照

イド ID 「無意識 das Unbewußte」という用語は 19 世紀の中央ヨーロッパの精神医学において浸透していた．フロイトは彼の最初の著書から，その用語を使用していた（1888 年のアルベルト・フィラレ（Albert Villaret）の『総合医学中辞典 *Handwörterbuch der gesamten Medizin*』において，明らかな最初の記載がなされている）．しかしながら，イドと称される精神の無意識の層としての精神分析用語が，ゲオルク・グロデック（Georg Groddeck: 1866–1934）により精神分析の領域に紹介されたのは 1917 年になってからであった．彼はバーデン＝バーデンにあるヴィラ・マリエンヘーエという私設の療養所のオーナーであり，フロイト思想の愛好家であった．グロデックは，1917 年にライプツィヒで刊行された『器質的疾患に関する心的要因と精神分析療法 *Psychische Bedingtheit und psychoanalytische Behandlung organischer Leiden*』という本の中で以下のように述べている．「個人の気質についての議論において，「イドの配慮」とでもいうべき，人の無意識の，すなわちイドの特性に注目したい．事実，それは「イドの悟性」と表現したくなるほど，意識的な悟性の現れ方と似ている．しかし「イドの悟性」のほうが，はるかに強力である」（『著作集 *Schriften*』70）．1923 年，フロイトは自らの著書『自我とエス（イド）*Das Ich und das Es*』においてグロデックの用法に従うことを決めている．「個人は，現在のわれわれにとっては，未知で無意識のイドであり，そして自我はイドの表面上に在る…胚盤が卵にもとづくというほどの，包含関係はない」（『全集 *Gesammelte Werke*』XIII，p. 251）．

イプロニアジドとモノアミン酸化酵素阻害薬 IPRONIAZID AND THE MONOAMINE OXIDASE INHIBITORS（MAOIs）（1957 年以後） うつ病に有意な効果を示した初期の薬物の種の一つである．

前史：1937年，カーディフ市立精神病院の生化学研究室にいたシーシリア・プー（Caecilia Pugh）とユダ・ヒルシュ・カステル（Juda Hirsch Quastel: 1899–1987）は『生化学雑誌 *Biochemical Journal*』において，脳はアミン（アミノ基 NH group を含む化合物）を酸化（代謝）し，また高級アミンからアミノ基をとり，脱アミノ化するシステムをもつと述べた．このことは，主要な**神経伝達物質**がすべてアミノ基を包含し，「モノアミン」と呼ばれていることから重要である．1952年，ニュージャージー州ナトリーのホフマン＝ラ・ロシュ研究所の化学者 H・ハーバート・フォックス（H. Herbert Fox: 1912–?）は『有機化学雑誌 *Journal of Organic Chemistry*』において以下のような研究報告を行なっている．彼は結核治療のための新しい化合物を創ろうとして，イソニコチン酸の亜型から，のちにイソニアジドと称される薬物を合成した（二つのアミノ基が互いに繋がっている，ヒドラジン基から創った*）．イソニアジドの結核（TB）に対する効果が明らかとなり，イソニアジドからイプロニアジドと呼ばれる亜種が合成された（イプロニアジドのリン酸塩の商品名はマルシリド Marsilid とされた）．しかし特許権を得ることはできなかった．

* 1953年，シンシナティの精神科医ハリー・M・サルザー（Harry M. Salzer: 1906–）とマックス・L・ルーリー（Max L. Lurie: 1920–）の二人は『米国医学会・神経学および精神医学アーカイヴズ *A. M. A. Archives of Neurology and Psychiatry*』中の論文において，イソニアジドが不安と抑うつに治療効果を有すると示唆している．しかし，イソニアジドは MAO 阻害薬ではなく，他の研究者たちはイソニアジドによる結核患者の気分の改善を確認できなかった．振りかえってみると，イソニアジドの抗うつ効果はおそらく，薬理的な有効性というよりも，新薬を投与されたことへの患者の熱狂によるのだろう（このことにより，比較対象試験が精神医学におけるエビデンスのゴールドスタンダードとなった．サルザーとルーリーがもたらしたような，個人の実体験にもとづくエビデンスは印象的ではあるが，興味の域に留まるべきである）．

臨床医が結核患者にイプロニアジドを投与するようになると，彼らは精神医学的「副作用」に気づいた．1952年，最初の結核に対する臨床試験において，ニュージャージーのパターソン・クリニックにいたアーヴィング・セリコフ（Irving Selikoff: 1915–1992）は同僚らとともに『米国医学会雑誌 *JAMA*』中に，彼らの患者の中に「軽度の多幸感 mild euphoria」を経験するものがいることを記した．著者らはこれを「薬物の毒性」の例として報告していた（セリコフは1955年，結核治療の共同発見に関してアルバート・ラスカー賞を受賞した）．1956年，ブロンクスにあるモンテフィオーレ病院の呼吸器部門の精神科医ジョージ・E・クレイン（Grorge E. Crane: 1912–）は『米国精神医学雑誌 *American Journal of Psychiatry*』において，精神障害を有する結核患者にみるイプロニアジドの精神医学的「副作用」について記している．彼は患者の「高揚」や他の徴候を好ましいというよりも，むしろ問題であると見なしていた．「イプロニアジドは精神的な能力と生気が増大する方向に，ある心的機能に重大な変化を惹き起こす…しかしながら，この新たな生気によって，防衛が崩れ，抑圧された葛藤が活性化することで，情動的平衡をかき乱される人もいる」（p. 500）．

かくして，ニューヨーク州オレンジバーグにある州立ロックランド病院の**ネーサン・クライン**がイプロニアジドの精神科薬としての可能性について別の視点をもった際，それは新鮮なアプローチと考えられた．1957年4月，米国精神医学会の後援でニューヨーク州立大学のシラキュース北部キャンパスで開催された学会において，クラインと共同研究者らは彼らのうつ病の入院および外来患者がイプロニアジドにより非常に良好な回復を見せたことを報告した．それは「精神賦活薬 psychic energizer」のようであった．その論文は1957年12月，『精神医学研究報告 *Psychiatric Research Reports*』に掲載された．

時を同じくして，他の研究者たちも，イプロニアジドがどのように作用するのか示そうと試みていた．1938年，当時，バーゼル大学の生理学＝化学研究所の助手であったエルンスト・アルベルト・ツェラー（Ernst Albert Zeller: 1907–1987）は，ジアミン酸化酵素からモノアミン酸化酵素を分離し，同酵素を発見した（『スイス化学雑誌 *Helvetica Chimica Acta*』中の彼の論文を参照）．ツェラーは1948年にスイスから米国に移住した．1952年，当時，イリノイ州エヴァンストンにあるノースウェスタン大学の生化学教授となっていた彼は，イプロニアジドがモノアミン酸化酵素を阻害することを見出した（その酵素を阻害することにより，モノアミンの脳での有効性がより長く保たれる）（ツェラーほか Zeller et al.『経験 *Experientia*』1952, p. 349を参照）．

アルフレート・プレッチャー（Alfred Pletscher: 1917–）により導かれたきわめて重大な発見がある．それはうつ病におけるモノアミンと，それらに対するイプロニアジドのような薬物を用いた治療に関するすべての研究の解明の手がかりとなるものである．彼は，ロシュ社の科学研究者であったが，1955年にはベセズダにある国立衛生研究所（NIH）の一部である国立心臓研究所の化学病理学のバーナード・B・ブロディ（Bernard B. Brodie: 1909–1989）研究室の客員研究者となっていた．プレッチャー，パークハースト・A・ショア（Parkhurst A. Shore: 1924–），ブロディらは，ウサギにレセルピンを投与すると消化管組織におけるセロトニンの量が低下することを見出した．当時，すでに**レセルピン**の精神医学的有効性は実証されていたので，彼らは1955年8月26日，『サイエンス *Science*』誌に「レセルピンの中枢［脳］への効果の一部はセロトニンの分泌に媒介されている」（p. 375）と記した．しかし，レセルピンがセロトニンの量を低下させるのであれば，何がセロトニンを維持しているのであろうか？

その後すぐに，ブロディは首席著者（senior author）としての参加であったが，同じチームは，イプロニアジドが脳内のセロトニン量を維持する一方で，ラウオルフィア・アルカロイド（レセルピン）が脳内のセロトニン量を減少させることを確認した（1956年の『薬理学および実験的治療雑誌 *Journal of Pharmacology and Experimental Therapeutics*』における彼らの論文を参照）（1956年後半，バーゼルのロシュ社に戻ったプレッチャーと同僚のH・ベーゼンドルフ（H. Besendorf）はイプロニアジドの効果は脳内のセロトニンと確かに因果関係があることを証明した．1956

年の『スイス生理学雑誌 *Helvetica Physiologica Acta*』における彼らの論文を参照).このことが本当に薬理学的精神医学のはじまりとなった.つまり脳内のセロトニンを維持する薬物は臨床的に有用であろう,ということである.

脳内におけるモノアミン酸化酵素の重要性は,国立衛生研究所の国立心臓研究所にある化学薬理学研究室のシドニー・ユーデンフレンド（Sidney Udenfriend: 1918–）とその共同研究者が,1957 年にモノアミン酸化酵素がセロトニンを不活性体（5- ヒドロインドール酢酸）に変換することを立証した後,明確となった.彼らがイプロニアジドを動物に投与した際（こうしてモノアミン酸化酵素を阻害),動物たちのセロトニンは上昇した（ユーデンフレンドほか Udenfriend et al.『セロトニンの生化学的研究 *Biochemical Studies on Serotonin*』1957 を参照).

ロシュ社の科学研究者であったウィリアム・A・デイヴィス（William A. Davis: 1908–）が 1958 年の『臨床および実験精神病理学雑誌 *Journal of Clinical and Experimental Psychopathology*』において「精神賦活剤であるマルシリド［イプロニアジド］は脳中のセロトニン量を上げることができ,精神安定剤であるレセルピンは脳組織中のセロトニン量を減少させるという情報は,脳機能の生化学への興味を大いに刺激する」(p. 3）と説明した.実際,国立衛生研究所の研究室からのこれらの発見は,ある種の精神薬理学の王道を切り開き,その後に続く多くの発見を導いた.

さらに付言すべきは,国立心臓研究所におけるこうした進展は,研究所の技術開発研究室のチーフであったブローディ,ユーデンフレンドとロバート・L・ボウマン（Robert L. Bowman: 1916–）らが,脳内の少量のモノアミンの分析が可能な,蛍光分光計を創った数年間になしとげられた.こうして,彼らはレセルピンやイプロニアジドのような薬物投与後のセロトニンのレベルを追うことが可能となった.ボウマンを首席著者とした 1955 年の『サイエンス』の論文で蛍光分光計が最初に紹介されている.

1961 年,マルシリド〔前出〕は臨床に用いるには毒性が問題であったため,市場から姿を消した.しかし他の MAOI が発売されることになった.それには以下のものが含まれる.ニアラミド（レーリヒ・ファイザー社のナイアマイド,1959 年ファイザーが特許取得,同年米国発売),イソカルボキサジド（ロシュ社のマルプラン,1959 年ロシュが特許取得,同年米国発売),フェネルジン（パーク・デイヴィス社のナーディル,1959 年レイクサイドが特許取得,同年米国発売),トラニルシプロミン（スミスクライン・ビーチャム社のパルネイト,1961 年スミス・クライン & フレンチが特許取得,同年米国発売),そして,パルギリン（アボット社のユートニル,1962 年アボットが特許取得,1963 年米国発売）等である.ニアラミド,イソカルボキサジドとフェネルジンはすべて,ヒドラジンの誘導体である.

1968 年,国立心臓研究所のドナルド・S・ロビンソン（Donald S. Robinson: 1928–）と共同研究者らは『生化学的薬理学 *Biochemical Pharmacology*』誌に掲載された論文において,血小板にはモノアミン酸化酵素が豊富に含まれていることを発見し,彼らは血小板中の酵素量をモニタリングすることにより MAOI の血中濃度を測定できる簡便なテストを開発した．これにより，より効果的な投与量の調整が可能となった．この仕事を元に，ロビンソンと，ヴァーモント大学（その間に，ロビンソンもヴァーモント大学に異動）の精神科助教授アレグザンダー・ニーズ（Alexander Nies: 1930–1989）は，MAOI（フェネルジン）のプラセボ対照二重盲検試験を遂行し，そのはじめての抑うつ - 不安に対する効果を明確に立証した（1973年の『総合精神医学アーカイヴズ *Archives of General Psychiatry*』における彼らの論文を参照）．

モノアミン酸化酵素の科学的解明の過程には，MAO-A と MAO-B と呼ばれる二つの化学変異体を分ける重要な段階がある．このことは，どちらか一方にだけ作用する薬があることから重要である．この分化に関して，別々の研究室にいた二人の科学者がほぼ同時に報告をした．一人はムッサ・ユーディム（Moussa Youdim: 1940–）である．彼は**マッギル大学**の薬理学教室と英国でトレーニングを積んだ．ロンドンの複数の研究施設において化学病理学の教授であったマートン・サンドラー（Merton Sandler: 1926–）とともに1969年以降の多くの論文で，ユーディムはモノアミン酸化酵素の二つの型について記述している．プレッチャーとロシュ社の薬理学者であるウィリ・ヘフリー（Willi Haefely: 1930–1993）との共同研究では，ユーディムは感情障害に対する薬物，モクロベマイド（moclobemide）（一部の市場における商品名オーロリクス Aurorix）を開発した．それは，多くの既存の MAOI の問題となった致命的な副作用（「チーズ反応」として知られる）を認めない，初の「可逆性」（短時間作用型）の MAO-A 阻害薬であった．MAOI の亜型について同時期に研究していたもう一人は，ブダペストの薬理学者のジョゼフ・ノル（Joseph Knoll: 1925–）であった．彼は1972年にうつ病とパーキンソン病に対する薬物，セレギリン（selegiline）（商品名の一つとしてデプレニル Deprenyl がある）を開発した．セレギリンは MAO-B 阻害薬であり，チーズ反応を惹起しなかった（ノルと K・マジャール K. Magyar による『生化学的精神薬理学の発展 *Advances in Biochemical Psychopharmacology*』［1972年］に掲載された論文を参照．彼らは明らかにユーディムの研究を知らなかった）．

要約すると，イプロニアジドのストーリーは，脳神経伝達物質を変化させることが精神医学的疾患の経過に影響しうることを示した最初の発見であった．アルフレッド・プレッチャーものちに以下のように述べている．「イプロニアジドは抗うつ薬として商業上の成功を収めなかったが，薬物研究においては画期的な成功であった．それは MAO 阻害薬の研究から始まり，現在も続いている…イプロニアジドは生体内で［ヒトや動物において］脳神経伝達物質の力動に変化を惹き起こすことを示した，最初の現代的な向精神薬の一つである．この発見は，上述の変化とヒトにおける抗うつ薬の作用に因果関係があるという，普遍的な仮説を支持するものであった」（トーマス・バン Thomas Ban 編『20世紀精神薬理学についての見解 *Reflections on Twentieth-Century Psychopharmacology*』［2004］，pp. 177–178）．

イミプラミンと三環系抗うつ薬 IMIPRAMINE AND TRICYCLIC ANTI-DEPRESSANTS（1957年以後）　1950年代中頃にはメプロバメート（カーター＝ウォーレス社のミルタウン，1955年発売）やアンフェタミン（「**抗うつ薬：第一世代**」を参照），アンフェタミンと**バルビツール剤**の合剤といった，入院を必要としない〔軽症の〕うつ病に対していくらか効果のある多くの薬剤が使用可能となった．しかし入院を要する〔重症の〕うつ病に対しては，依然として**電気けいれん療法**しかなかった．「三環系」抗うつ薬――化学構造から，そう名づけられた――によって史上はじめて，重症うつ病に対する薬物療法が確立された．

ストーリーのはじまりは，1899年のことであった．当時，ミュンヘンにあるバイエルン科学アカデミー化学研究所の有機化学部門の責任者であったヨハネス・ティーレ（Johannes Thiele: 1856-1918）は共同研究者であるオットー・ホルツィンガー（Otto Holzinger）とともにイミノジベンジル核（二つのベンゼン環が窒素原子とエチレン架橋を挟んで接している）を合成した．これは，エチレンでなく硫黄で架橋されるフェノチアジン核とは異なるものであった（「**クロルプロマジン**」を参照）．彼らの論文は1899年『ユストゥス・リービッヒ化学年報*Justus Liebigs Annalen der Chemie*』に掲載された．1940年代後半には，バーゼルにあるガイギー製薬会社の化学者らが抗ヒスタミン薬開発のために，数多くのこれらの誘導体を合成した．

スイスのミュンスターリンゲン精神病院の精神科医であったローランド・クーン（Roland Kuhn: 1912-）は，彼らの薬物試験を行なうためにガイギー社と長期契約を交わしていた．1951年，睡眠薬としての抗ヒスタミン薬の潜在能力に大きな関心が寄せられるなか，クーンはガイギーの化合物（G22150）を検証し，催眠性は乏しいが，統合失調症性の精神病症状に幾分効果があることを見出した．1954年，彼はこの事実をガイギー製薬の社長ロバート・ドメンホス（Robert Domenjoz: 1908-1998）に知らせ，最近のクロルプロマジンの成功を考慮した上で，同社が更なる大規模試験を試行する希望があるか尋ねた．彼はまた，同社が保有しているであろう，他の化合物についても問い合わせた．のちに，クーンはドメンホスとチューリヒのホテルで会い，そこでドメンホスは40もの化学式に関する図表を広げ，クーンに試験に使用するものを選ばせた．クーンはG22355を選んだ．

1954年の晩秋，クーンはG22355の試験をミュンスターリンゲンで行なった．統合失調症に対する薬効ははっきりしなかったが，クーンは試験を継続し，「生気的」うつ病すなわち内因性のうつ病患者への投与を開始した．1956年1月18日の朝，6日間，G22355を投与されていたパウラ・I（Paula I）はうつ病が治癒して目覚めた．のちにクーンはこう述べている．「彼女は自身の病棟の看護師であるアンナ・ケラー（Anna Keller）にこのことを報告したが，アンナは患者の表情，ふるまいや全体の様子から，彼女のうつ病は完全に寛解したと認識した」（バン Ban『精神薬理学*Psychopharmacology*』III，p. 303）．その後，クーンはこれをガイギー社に簡潔に報告した．「G22355はうつ病に対しラルガクティル［**クロルプロマジン**］やセルパシル［**レセルピン**］よりも良い効果を示す，ということが起こりうる．しかし，現状では確実とは言えない．この印象は確認されるべきであり，重要なことである」．それにもかかわらず，会社側はあまり関心を示さず，G22355を「神経遮断薬」（抗精神病薬）あるいは睡眠薬とした試験を他のクリニックに勧めつづけた．

1956年の4月までクーンはうつ病に対するG22355の試験を継続し，今度は自信をもってガイギーに連絡した．「うつ病は精神疾患の中だけでなく，疾患全体の中にあっても最も高頻度に発症する病気であるので，ここには計り知れない可能性が秘められていると私は考える」と彼は書き送った．1957年の4月まで，ガイギーはG22355を関係する臨床試験施行者に送りつづけたが，統合失調症に対する試験用としてであった．一方，チューリヒにおいて第2回世界精神医学会の開催が，来たる1957年9月に迫っていた．クーンは，それと同時期に発刊となる『スイス医学週報 *Schweizer Medizinische Wochenschrift*』の8月31日号に論文掲載を依頼され，彼の生気的うつ病に対するG22355の使用経験を記した．9月6日，クーンは半分空席の会場で論文を発表した（クーンはのちに，**クルト・シュナイダー**の概念である「生気的うつ病」はドイツ語圏のヨーロッパの外ではあまり知られておらず，それについて説明しなかったのが，まずかったのだろうと述べた）（「**うつ病：出現：生気的うつ病**［1920年］」を参照）．その年の終わりに，ガイギー社はスイスでG22355をイミプラミン（imipramine），商標名トフラニール（Tofranil）として発売した．

しかし，ガイギー社の誰もが，自社がペニシリンほどの影響力をもった薬物を握っている事実に翌年まで気づかなかった．1958年9月，第1回国際神経薬理学会がローマで開催され（ガイギー社がシンポジウムを計画準備していたが，クーンを招待しなかった），クーンはガイギー社のオーナーの一人であるロベルト・ベーリンガー（Robert Boehringer）のもとに駆け込んだ．クーンはのちにこう述べた，「私が，2月16日［1958年］にバーゼルで，うつ病治療におけるG22355の重要な意義について彼に話したのち，家族にうつ病患者を抱えていたロベルト・ベーリンガーは彼の住むジュネーヴにいくらかの錠剤を持ち帰った．その一週間後，帰宅した際に，彼はその患者が回復していることを認識した．彼が会社の首脳陣に報告し，そこで私との協力関係を継続する同意がなされた」．

1959年，ガイギー社はイミプラミンをアメリカの市場に導入した（特許は1951年に取得していた）．モントリオールのヴェルダン・プロテスタント病院にいた**ハインツ・レーマン**は同僚の精神科医チャールズ・カーン（Charles Cahn: 1921-）とロジェ・ルイ・ド・ヴェルトゥイユ（Roger Louis De Verteuil: 1919-ca. 1971）とともに北アメリカ初の試験を行ない，『カナダ精神医学会雑誌 *Canadian Psychiatric Association Journal*』の1958年10月号に結果を掲載した．1965年の『薬理学レヴュー *Pharmacological Reviews*』誌では，**国立精神衛生研究所**の精神薬理学センターの後援を受けていた**ジェラルド・L・クラーマン**とジョナサン・O・コール（Jonathan O. Cole: 1925-）は，三環系抗うつ薬に対して，**電気けいれん療法**，**MAOIs**（「**イプロニアジド**」を参照），**クロルプロマジン**や他のフェノチアジン系薬剤等とさまざまな比較対照試験を検討し，イミプラミンの安全性や効果に関する大規模な再調査を行なった．

イミプラミンの大成功は他の多数の三環系抗うつ薬を生み出した．それらのいくつかについて，アメリカ市場での発売日とともに，特許取得年ごとに示す．

- 1960年　アミトリプチリン（amitriptyline）（1961年，メルク社からエラヴィル Elavil として発売）
- 1962年　デシプラミン（desipramine）（1965年，ガイギー社からパートフラン Pertofrane として発売）．イミプラミンの主な活性代謝産物の一つである．
- 1963年　クロミプラミン（clomipramine）（1990年，チバ・ガイギー社*からアナフラニール Anafranil としてアメリカで発売．他の市場での発売はさらに早く，1968年のスイスと西ドイツにおける発売が最初である）
- 1965年　ドキセピン（doxepin）（1969年，ファイザー社からシネクアン Sinequan として発売）
- 1965年　ノルトリプチリン（nortriptyline）（1965年，リリー社からアヴェンティル Aventyl として発売）．アミトリプチリンの主な代謝産物である．

多くの三環系抗うつ薬にはさまざまな副作用があるが，イミプラミンよりも明らかに効果のある薬はいまだにない．また，「**抗うつ薬**」の種類（三環系以外にも）も激増したにもかかわらず，イミプラミンは今日まで抗うつ薬療法のゴールドスタンダードでありつづけている．

その先駆的な仕事において，クーンは**マックス・ハミルトン**のうつ病評価尺度のような評価尺度を嘲笑し，精神病理学の知識をもって患者を周到に臨床観察することだけが，同種の薬物に反応するグループを判別することになると考えていた．

* チバとガイギー社は1970年に合併した．1996年にチバ＝ガイギーとサンドが合併し，ノバルティスとなった．

インスリン昏睡療法　INSULIN COMA THERAPY (ICT)（1927年および以後）

1922年にインスリンが発見されてから，精神医学でも亜昏迷に準ずる病態にインスリンを活用できないかと，すぐに考えはじめられた．マンフレート・ザーケル〔日本ではザーケルとして紹介されているが，ショーターは「ソーケル」と発音すると記している〕（Manfred Sakel: 1900–1957）は統合失調症の治療として，低血糖性の昏睡（けいれんを伴うこともあった）を惹き起こすためにインスリンを使用して（それを起源に「インスリンショック療法」の用語がある），その名を精神医学史上に残した．これは，たとえ効果が部分的であろうが，統合失調症に対する最初の治療であった．

ザーケルは1925年にウィーン大学を，医学博士を取得して卒業し，ベルリンのリヒターフェルデ（Lichterfelde）にある富裕層のための私立神経クリニックの助手となった．1927年，彼はモルヒネの離脱症状に対するインスリン療法を開始した．一人の患者で偶発的に昏睡を惹起し，その後，何人かの患者を計画的に昏睡に導いた．1930年，彼は『ドイツ医学週報 *Deutsche Medizinische Wochenschrift*』において，離脱症状に対するインスリン療法について発表した．その際，患者の昏睡状態を惹起したことについては触れなかった（1933 年，『神経学・精神医学総合雑誌 *Zeitschrift für die gesamte Neurologie und Psychiatrie*』においてより大規模な報告を行なっており，患者の多くが昏睡状態となったことにも言及している）．

1933 年，ナチスが支配権を奪取してのち，ザーケルは**ウィーン**に戻り，彼の統合失調症に対するインスリン治療の試みを容認させるべく，精神科の科長であるオットー・ペツル（Otto Pötzl: 1877–1962）を説き伏せた（明らかに，ザーケルはベルリンのときと同様に上手く統合失調症者の治療を行なった．このことを記述しないで，昏睡が惹起されたのは偶然だと述べる者もいた）．1934 年の 11 月初旬，『ウィーン医学週報 *Wiener Medizinische Wochenschrift*』の 13 回にわたる連載において，ザーケルはウィーンの地元住民はすでに統合失調症の「奇跡の治療」として称賛しはじめていると記述している．1935 年にザーケルは彼の知見を『統合失調症治療の新たな方法 *Neue Behandlungsmethode der Schizophrenie*』という本にまとめた．翌 1936 年，ザーケルは富裕なプライベート患者にこの新しい治療法を施す目的で渡米し，その後，ほどなくニューヨークに移住した．しかしながら，この治療手法をアメリカに紹介したのはザーケルではなく，ジョセフ・ウォルティス（Joseph Wortis: 1906–1995）であった．ニューヨークのベルヴュー病院に勤務する精神科医であったウォルティスは，ウィーンでザーケルがインスリン昏睡療法を実施しているのを見学したのち，1934 年にこの治療を開始し，1936 年 11 月の学会で治療の初回結果報告を行ない，1937 年には『神経および精神疾患雑誌 *Journal of Nervous and Mental Disease*』の中で報告している．ニューヨークのオシニング（Ossining）にある私立精神病院ストーニー・ロッジにいたバーナード・グレック（Bernard Glueck: 1883–）についても触れておかねばならない．彼はスイスのミュンジンゲン（Münsingen）にある州立病院を訪れ，マックス・ミュラー（Max Müller: 1894–1980）が行なうインスリン昏睡療法を見学し，1936 年 9 月の『米国医学会雑誌 *Journal of the American Medical Association*』において，同療法に対する非常に好意的な印象を記述している．

ICT の実際の効果について，当時多くの議論がなされたが，今日に至っても歴史家の間では議論の的である．この治療の効果の要素は，治療により時に惹き起こされるけいれん発作にあり，インスリンそのものにはないということは，かなりはっきりしている．ザーケルは症例数を絞ったため，彼の報告から ICT がプラセボよりもどの程度すぐれた有効性をもつのかを示すのは困難であった．ミュンヘンの精神科教授クルト・コレ（Kurt Kolle: 1898–1975）は，『ドイツ医学週報』のザーケルの追悼記事において，ミュンヘン大学診療所における統合失調症患者のうち自然経過で回復するものが 10％であるのに対し，45％が ICT により「持続的な完全寛解」に至ったと述べた．**リンフォード・リーズ**は 1950 年に，歴史的な対照群を用いた試験（トライアル）では，統合失調症治療において ICT は**電気けいれん療法**や**ロイコトミー**に勝ると述べている．しかし 1953 年，ロンドンのファウンテン病院のレジデントであったハロルド・ボーン（Harold Bourne）は，インスリン治療と電気けいれん療法とを比較する文献を調べていたが，『ランセット *Lancet*』中の「インスリン神話」と題される論文において，インスリン治療の効果が勝るわけではないと結論づけた（ボーンは，あらゆる身体療法にほとんど支持を示さず，後に「治療共同体 therapeutic communities」運動の中心人物になっていた）．この論文は，インスリン治療で非常に有効な結果を経験している，**ウィリアム・サーガント**，**リーズ**，**ウィリー・マイヤー゠グロス**などから大いに反駁された．やがて，インスリン昏睡治療は世界中の精神病院で流行した．しかし，**マックス・フィンク**はニューヨークのグレンオークスにあるヒルサイド病院において，**クロルプロマジン**と ICT の無作為対照試験を主導し，1958 年に『米国医学会雑誌』に発表したが，それは ICT の「死刑宣告」を意味していた．著者らは以下のことを見出した．「クロルプロマジンは治療を施行する上で，安全性，簡便さにおいて有利であり，長期の治療管理にも，より適している」（p. 1846）．

1941 年，**サーガント**とネリー・クラスク（Nellie Craske 旧姓ウィルソン，1929 年に医学士 M. B. となった）は，戦争神経症にみる強度の不安に対する「修正型インスリン療法」，あるいはインスリン亜昏睡（サブコーマ）療法を『ランセット』誌上に発表した．彼らの基本的手法は，「傾眠状態」を生み出す少量かつ十分量のインスリンを投与し，そして一，二時間後に甘い紅茶を患者に与えることで，その治療セッションを終えるといったものである．それは「フランドル［ダンケルク］から撤退中に，もしくは他の重度の戦争ストレスの結果として発症した」兵士にみられた「反応性の，不安，ヒステリーや抑うつ症状」に対して非常に有効であった（p. 213）．

その後，少量のインスリンを長期にわたって統合失調症者に投与することも流行した．

歴史的に見て，ICT は，統合失調症や躁うつ病等の「機能的精神病」に対する最初の身体的治療法であったことから重要である．

ウ

ウィクラー，エイブラハム　WIKLER, ABRAHAM（1910-1981）　精神薬理学への橋渡しを形成した最初のアメリカ人の精神科医ウィクラーは，ニューヨーク市に生まれ，1935年にロングアイランド医科大学から医学博士号（M. D.）を取得，ミズーリ州セントルイスにある合衆国公衆衛生病院で精神医学のトレーニングを受けた．1940年に，ケンタッキー州レキシントンにある公衆衛生局のレキシントン麻薬中毒者病院（Lexington Narcotics Hospital）（1935年に開設され「麻薬中毒者療養所 Narcotic Farm」として知られる）において研究職を得た．1948年，『米国精神医学雑誌 *American Journal of Psychiatry*』誌において，環境的な刺激（cue）がヘロイン嗜癖の再発に重要であることを示唆し，その後刺激反応性と嗜癖をめぐる大規模の研究指針を提出した．1952年にウィクラーはその病院の精神医学部門の主任になった（病院は1942年に神経精神科の患者を受け容れはじめていた）．1967年，その病院は**国立精神衛生研究所**（NIMH）のもとに置かれ，臨床研究センターの役割を果たすことが示された．ここにウィクラーは，のちに国立薬物乱用研究所の施設内研究プログラムになるものを開設した（病院それ自体は1974年に刑務局に移管された）．1947年から1962年の間に，ウィクラーはシンシナティ大学で精神医学の講義をし，その後ルーイビル大学で精神医学と薬理学の講義をした．彼が嗜癖研究で知られるのは，主要に薬理学的現象に注意を向けるより，習慣づけられた渇望（craving）や自制（abstinence）に注意を喚起したことによるものと，1957年に精神薬理学の最初の教科書の一冊『精神医学の精神薬理学との関係 *The Relation of Psychiatry to Psychopharmacology*』を書いたことによる．**ジョエル・エルクス**は，ウィクラーの精神薬理学への貢献をのちになってこう述べている．「依存と嗜癖をめぐる彼の仕事は，厳格さと明快さの手本であった，しかし研究所（ベンチ）とクリニックの両方で仕事をした者の視点から，彼は，われわれの多くよりずっと以前に，われわれの研究領域の真の重要性を見据えていたのである」（エルクス Elkes『精神薬理学 *Psychopharmacology*』1995, p. 101）．

ウィノカー，ジョージ　WINOKUR, GEORGE（1925-1996）　気分障害の遺伝学の重要な研究者であるウィノカーは，フィラデルフィアに生まれ，1947年にメリーランド大学から医学博士号を取得し，1948年から1950年の間ボルティモアにあるシートン研究所（Seton Institute）で精神医学のトレーニングを受けた．ウィノカーが**セントルイス**にあるワシントン大学に来たのは1951年，精神医学科の講師としてであり，1971年にアイオワ大学の精神医学の主任教授に就任するまでそこにとどまった．アイオワ大学では，レイモンド・クロウ（Raymond Crowe: 1942-）が述べるように，「彼はワシントン大学モデル，つまり精神医学は経験的なデータを基礎にした医科学であり，持論や挿話的事実を基礎にするものではないというモデルを基に講座を形成した」（故人略伝『精神遺伝学 *Psychiatric Genetics*』1998, p. 128）．ウィノカーは，精神遺伝学を確固とした経験的基盤に据える取り組みで知られるようになり，1969年には画期的な著書『躁うつ病 *Manic Depressive Illness*』を刊行した．1974年から始められたが，『国際薬理精神医学 *International Pharmaco- psychiatry*』における論文で，彼はうつ病を，「純粋 pure」うつ病（その家族に感情障害をもつ者がいる），「スペクトラム spectrum」うつ病（家族に何らかの障害をもつ者がいる），そして「散発的 sporadic」うつ病（家族に精神病が見られない）に分けた．ウィノカーが，彼とともにセントルイスからアイオワに移ったミン・T・ツァン（Ming T. Tsuang: 1931-）と行なった研究から，1996年に『躁病，うつ病，統合失調症の自然経過 *Natural History of Mania, Depression and Schizophrenia*』が刊行されたが，これはアイオワ「予後 follow-up」研究を基にしたものであった．ウィノカーはまた，グーゼとロビンス（Guze and Robins）と行なった「セントルイス診断基準 St. Louis criteria」の研究で知られるが，**ファイナー**がその筆頭著者であった．

ウィング，ジョン　WING, JOHN（1923-）　ウィングは，**モーズレー病院**の社会医学における中心的人物の一人で，ロンドン大学で医学博士（M. D.）と哲学博士（Ph. D.）号を取得した．第二次大戦で英国海軍に従軍したのち，モーズレー病院の精神医学研究所に合流し，1965年から1989年までそこのMRC社会精神医学部門の部長を勤めた．1989年から1994年まで，彼は王立医科大学（the Royal College of Physicians）の研究部門を率いた．

ジョン・ウィングの監督のもと，1965年1月に，その社会精神医学部門はキャンバーウェル・レジスター（Camberwell Register）（1964年にローナ・ウィング Lorna Wing によって着手された）を開始した．それは，入院患者と外来患者による精神医学的サービスの理解についての情報の貯蔵庫になった（キャンバーウェルはロンドンの一地域である）．さらに，社会精神医学部門は，統合失調症の患者が再発する社会的・心理的環境の研究に取りかかった．その予後にとくに好ましくないのは，家庭内で高度の「感情表出 expressed emotion」に晒されること，つまり患者がそこから退却する過剰な情動的巻き込みである．統合失調症の精神病理を測定するために，1961年にウィングは，『精神科学雑誌 *Journal of Mental Science*』に，「慢性統合失調症の簡潔で信頼のおける下位分類 A Simple and Reliable Subclassification of Chronic Schizophrenia」を著した．これによって開始された研究は，1967年の『英国精神医

学雑誌 *British Journal of Psychiatry*』(『精神科学雑誌 *Journal of Mental Science*』が新たに改名したもの）に掲載された，ウィングと彼のグループによる「「精神医学的現症」の測定と分類」についての論文を生み出した．この論文の初期の草稿が，1965 年に開始された世界保健機関による，統合失調症の国際的パイロットスタディの基礎となった．1970 年，ウィングと，ロンドン大学，ベッドフォード・カレッジ社会研究部門の教授で社会学者のジョージ・ウィリアム・ブラウン（George William Brown: 1930–）は，広く引用される研究『インスティテューショナリズムと統合失調症 *Institutionalism and Schizophrenia*』を著し，施設内であれ，施設外であれ，刺激の少ない環境への統合失調症患者の脆弱性を明らかにした．同じ 1970 年に，彼はロンドンの精神科医エドワード・H・ヘア（Edward H. Hare: 1917–1996）と共著で，標準的な教科書『精神医学的疫学 *Psychiatric Epidemiology*』を刊行している．

ウィーンの精神医学 VIENNA: PSYCHIATRY IN（1870 年以後）　ヨーロッパの中型の首都であったために，ウィーンでは，よく知られ非常に生産的な，大学の（アカデミック）〔正統的な〕精神科医が驚くほど連続して輩出した．大学に関係しない者としても，多くのウィーンの研究者がおり，たとえば**ジークムント・フロイト**やパウル・フェダーン（Paul Federn: 1871–1950）の名を挙げることができる．後者はのちに，精神分析による統合失調症治療のパイオニアとなったが，両者ともユダヤ人であり，完全な（正教授の）教授資格をもたなかったが，彼らの貢献は国際的な影響のあるものだった．

テオドール・マイネルトは一連のアカデミックな精神科医のはじまりであった．病理学教授のカール・フォン・ロキタンスキー（Karl von Rokitansky: 1804–1878）のもとで神経解剖学を学び，マイネルトは，1865 年に中枢神経系の構造で教授資格を獲得し，ウィーンに新たに建てられた南オーストリア精神病院のスタッフ医師の職に任命されていた．1868 年には精神医学の講義をすることも認められ，1870 年，ロキタンスキーの強い勧めで，マイネルトはその精神病院の精神科クリニック（医学生に教育するという意味のクリニック）の所長に就いた．1873 年に彼は精神医学で教授職を獲得したが，それはウィーンでははじめてのことだった．

こうした筋書きがウィーンで少し複雑になったが，それは二年後の 1875 年に，二番目の精神科クリニックがマイネルトのために一般病院（Allgemeines Krankhaus）に開設され，その後マイネルトと南オーストリア精神病院の院長の間で激しい相互の反目が続いた．マックス・ライデスドルフ（Max Leidesdorf: 1816–1889）は，高級私立神経科クリニックを所有していたが，マイネルトの後にその精神病院クリニックを引き継いだ．ウィーンには，いまや，二人の精神医学教授がいることになり，その状況は 1911 年まで解消しなかった．マイネルトは 1892 年に死ぬまで，一般病院のクリニックで精神医学の教授としてのポストに就いたままだった．

一般病院の精神科クリニックでは，**リヒャルト・フォン・クラフト＝エービング**が

1892年から1902年までの間マイネルトに代わり，その後，1902年から1928年まで，**ユリウス・ワグナー・フォン・ヤウレッグ**（通常，ワグナー＝ヤウレッグ Wagner-Jauregg と綴られる）に引き継がれた．1928年から1945年の間は，オットー・ペッツル（Otto Pötzl: 1877–1962）が精神医学の教授となった．彼は，マンフレート・ザーケル（Manfred Sakel）の**インスリン昏睡療法**をめぐる研究を奨励した．彼はいち早くナチス政権に帰依したことで記憶されている．戦後の1945年から1949年までの間，オットー・カウダース（Otto Kauders: 1893–1949）が講座を引き継ぎ，1949年から1969年までの間はハンス・ホフ（Hans Hoff: 1897–1969）が講座を担当した．1938年に移住を強いられたこともあり，ホフは講座を担当して以降，精神衛生運動に積極的に参加した．

ホフの後で，講座は神経学と精神医学とに分けられた．精神医学の講座を1971年から1991年までの間担当したのはペーター・バーナー（Peter Berner: 1924–）であった．彼の二つの主要な学問的貢献は，1965年に『パラノイア性症候群 *Das paranoische Syndrom*』として上梓されたパラノイア性患者の追跡調査と，彼の「多軸分類」つまり多元診断の体系であり，コンピュータ化されたデータベースからどの大きな診断体系が患者の特定の症状の組合せを明らかにするのかを示すものであり，これは共同研究者と共著論文で，1982年『オタワ大学精神医学雑誌 *Psychiatry Journal of the University of Ottawa*』に掲載された．

1873年に精神科医ハインリヒ・オーバーシュタイナー（Heinrich Obersteiner: 1847–1922）が神経病理学の教授になり，1882年には世界的に有名なウィーン神経学研究所（Wien Neurologisches Institut）を設立した．1919年にその研究所は彼の生徒で神経学者のオットー・マールブルク（Otto Marburg: 1874–1948）によって引き継がれ，マールブルクは同時に神経学の教授になった．

ウィーンには数多くの国際的に知られている精神分析家がいて，ウィーン精神分析協会の会員名簿を読むとその家族全体の名前が書かれた名簿のようである．**ジークムント・フロイト**がもちろんその中で最も有名である．しかし，同様に国際的な支持者をもつ者としては，その神経症理論によって記憶されているオットー・フェニヘル（Otto Fenichel: 1897–1946），現代の精神分析学的「自我」心理学の創始者であるハインツ・ハルトマン（Heinz Hartmann: 1894–1970），亡命してアメリカの最も有名な小児精神科医の一人になったマーガレット・S・マーラー（Margaret S. Mahler: 1897–1985），『出産時外傷 *Das Trauma der Geburt*』をめぐる1924年の著作で有名な医師でない精神分析家オットー・ランク（ローゼンフェルト）（Otto Rank [Rosenfeld]: 1884–1939）がいる．

精神分析家ではない（資格をもった教授にも決してならなかった）ウィーンの精神科医について，特別述べるに値することがいくつかある．アーウィン・ステンゲル（Erwin Stengel: 1902–1973）はのちに英国で有名になった．ワグナー＝ヤウレッグとペツルのもとで助手として働いていていたが，ステンゲルが国際的な評価を獲得したのは1938年に彼がロンドンに移住してからのことである．医学研究をやり直した後，彼は**モーズレー病院**に就職し，最終的に1956年にシェフィールドで精神医学の教授になった．1958年に，ステンゲルは『自殺企図 *Attempted Suicide*』をめぐる影響力のある研究を書いた（彼は，以前に精神分析学を学んだことがあり，それを「誤りをおかした神」と考えていたが，それと神経精神医学を和解させようと試みた）．

ベルンハルト・ダットナー（Bernhard Dattner: 1887–1952）とヨーゼフ・ゲルストマン（Josef Gerstmann: 1887–1969）は，対照的に，最終的にニューヨークに落ち着くことになった．ダットナーは精神分析を学んでいたが，神経梅毒治療の権威でもある折衷的な人物で，1938年に移住して，ニューヨーク大学で役職に就いた．

ゲルストマンは1921年にウィーンで精神医学と神経学を教える資格を取り，重要な私立神経症クリニックである，ウィーンのマリア・テレジア館の精神科医長を務めた．彼は1938年に英国に移住し，そこからメリーランドのスプリングフィールド州立病院と，ニューヨーク市の多くのコンサルティングの職に移った．彼はゲルストマン症候群の記述で有名である．それは，脳の特定部位の損傷と関連した指の視覚失認を（他の症状にもまして）特徴とするものであり，彼は1924年，『ウィーン臨床週報 *Wiener Klinische Wochenschrift*』誌にこれを提出した．ゲルストマンの妻マルタの回想によれば，ワグナー＝ヤウレッグが1927年にノーベル賞を受賞したとき，ワグナーは神経梅毒の治療に関するゲルストマンの著作をスウェーデン国王に贈ったということであった（**マックス・フィンク**は，彼自身ウィーン生まれであるが，このことについて以下のように述べている．「師（メンター）がいたのです！」と）．

精神分析学への確固たる非友好的態度を示した人物にヨーゼフ・ベルツェ（Josef Berze: 1866–1957）がいる．彼は長い間ウィーンの市立精神病院「アム・シュタインホーフ Am Steinhof」の医長であり，統合失調症における「心的活動性の一次的機能不全」について記載し，1914年に同名の著書（*Die primäre Insuffizienz der psychischen Aktivität*）を上梓している．

最後の，20世紀初頭のウィーンから姿を現した最も著名な神経科学者は，コンスタンティン・フォン・エコノモ（Constantin von Economo: 1876–1931），サンゼルフ男爵（Freiherr von San Serff）であった．ギリシャの高貴な家庭出身のフォン・エコノモは，トリエステで育ち，その後ウィーンで医学を学び，その地に留まった．1906年，彼は精神科クリニックでワグナー＝ヤウレッグの助手になり，基本的な神経科学（嚥下の神経生理学）と臨床医学との双方で画期的な研究に身を捧げた．彼は，「嗜眠性脳炎 encephalitis lethargica」の発見で世界的な名声を獲得したが，それが発表されたのは1917年の『ウィーン臨床週報』誌であった．彼はその死の少し前に，精神医学クリニックに付属した脳研究所を開設した．

ウィーンのような一都市がこうした精神医学的思考の中心地にどうしてなりえたのかは明らかではない．研究者の中には，第二次大戦後にこの都市が以前の状態を回復できなかったことを心に留めながら，以下のように論じる者がいる．つまりウィーンの卓越性は，数多くのユダヤ人の臨床医と科学者が存在したことによるものであった，と．これが重要なのは，その当時，ユダヤ人の家庭では，非ユダヤ人の家より，本を読んで学ぶことと学問をすることにより重点が置かれていたからである．しかし，クラフト＝エービングやワグナー＝ヤウレッグなどの高名な教授は非ユダヤ人であった．ウィーンがその輝きをもったのはおもに精神分析学に拠るものであるとするのはおそらく真実ではない．ワグナー＝ヤウレッグ，ライデスドルフ，ベルツェ，ザーケル等の，フロイトの考え方に関心をもたなかった精神科医もいたからである．最も適切な説明は，ウィーン大学の存在である．国家によって潤沢に資金が供給され，18 世紀の終わりに目を見張る医学部と教育的（アカデミック）な病院システムが建設されはじめ，1938 年にドイツとの併合を強いられるまで，才能ある人々を引きつけるものとして存在しつづけた．読者はエルナ・レスキー（Erna Lesky）の著作『19 世紀のウィーン医学学派 *Die Wiener Medizinische Schule im 19. Jahrhundert*』（1978）を参照されたい．

他のウィーン出身者については以下の通り．

アイヒホルン（Aichhorn）→「**精神療法：環境療法**（1925 年）」を参照
アスペルガー（Asperger）→「**自閉症**」を参照
クライン（Klein）→「**クライン，メラニー**」を参照
コフート（Kohut）→「**フロイト派の精神療法：技法**（1971 年）」を参照
ザーケル（Sakel）→「**インスリン昏睡療法**（1930 年）」を参照
シュテーケル（Stekel）→「**フロイト派の精神療法：技法：シュテーケル**（1919 年）」を参照
シュトランスキー（Stransky）→「**統合失調症：概念の出現：シュトランスキーの精神内界失調**（1903 年）」を参照
シルダー（Schilder）→「**シルダー，ポール・フェルディナンド**」を参照
スタインバーグ（Steinberg）→「**女性研究者，精神医学における：ハンナ・スタインバーグ**」を参照
ドイッチュ（Deutsch）→「**女性研究者，精神医学における：ヘレーネ・ドイッチュ**」を参照
ビエラー（Bierer）→「**精神療法：治療共同体**（1939 年）」を参照
フォイヒタースレーベン（Feuchtersleben）→「**精神病：概念の出現**（1845 年）」を参照
フロイト，アンナ（Freud, Anna）→「**フロイト，アンナ**」を参照
ベッテルハイム（Bettelheim）→「**精神療法：環境療法**（1948 年）」を参照
モレノ＝レヴィ（Moreno-Lewy）→「**精神療法：集団精神療法**（1911 年）」を参照
ライデスドルフ（Leidesdorf）→「**うつ病：出現：心気症（ヒポコンドリー）**（1860 年）」を参照

ウェルニッケ - クライスト - レオンハルト学派　WERNICKE-KLEIST-LEONHARD PATHWAY（1900 年 -）　この学派の中心的テーマは，精神病性の疾患を，クレペリンのように転帰をもとにするのではなく，基礎にあると仮定される神

経学的機能障害（impairment）や共通の家族歴をもとに分類することである．この学派は，統合失調症の診断を著しく限定し，数多くの統合失調症類似の疾患や循環病を差異化する効果をもったが，クライストとレオンハルトは少なくとも26の亜種を列挙し，それぞれ治療に異なった反応をすることがあるものとされた．

ウェルニッケの「接合離脱 Sejunktion」理論（1900年）　カール・ウェルニッケ（Carl Wernicke: 1848-1905）はブレスラウにおいてハインリヒ・ノイマン（Heinrich Neumann: 1814-1884）のもとの研究者であったが，1885年にノイマンの後続者としてブレスラウ大学の精神医学・神経学の教授に就任した．ウェルニッケは，1874年の側頭葉に感覚言語中枢が存在することの発見で，すでにその高名を轟かせていた．この発見でウェルニッケは，人の行動を理解するのに神経学が重要であることに注意を向けることになり，精神医学的疾患の基礎にある脳の機能についての仮説――後日**カール・ヤスパース**によって「脳神話」と揶揄されたが――を入念に練り上げることに向かった．1900年の臨床講義の教科書（『臨床講義における精神医学概説 *Grundriß der Psychiatrie in klinischen Vorlesungen*』）において，ウェルニッケは，精神病の基底にある原因としての「接合離脱 Sejunktion」――つまり連合線維の連続性の弛緩――を仮定した．彼が医学生に述べたように，「この弛緩〔Loslösung〕の過程を示すのに「接合離脱 Sejunktion」という適切な用語を当てようと思う．そうすればそこに，特定の連合結合の機能停止と対応するはずの，〔器質的〕荒廃，連続性の断絶を見ないわけにはいかないのである」（1906年，第2版，119ページ）．ウェルニッケはこう主張した．「見当識障害はすべての精神病の根本的な症状」であり，臨床的にはその患者の「困惑 Ratlosigkeit」の表出によって最も有効に診断できる，と（210ページ）．1904年，ウェルニッケはハレ大学の精神医学の教授になった．彼のこの学派への貢献はまさに彼の細心の注意を払った観察の才能の賜物であった．

カール・クライスト（Karl Kleist: 1879-1960）**の「類循環性精神病 zykloide Psychosen」**　クライストは短期間ハレ大学においてウェルニッケ（その1905年の死去に先立つ期間）の助手であった．クライストはウェルニッケの関心である，脳病理について（クライストの生涯の著作の約半分は実際神経学的なものであった）と精神病理についての関心の双方を共有していた．クライストは，まず「心的疾患体系 psychic disease systems」を考案した．1908年から09年までフランクフルトの神経学者ルートヴィヒ・エディンガー（Ludwig Edinger: 1855-1918），ミュンヘンの**アロイス・アルツハイマー**とともに研究した．彼はエアランゲン（Erlangen）のグスタフ・シュペヒト（Gustav Specht: 1860-1940）とともに慢性精神病の研究を体系的に始めながら，その教授資格申請論文（Habilitation）を著した．1920年にはフランクフルト大学の精神科の教授と同市精神科クリニックの所長に就任した．ここで彼は，フランクフルト脳病理学・精神病理学研究所（Frankfurter Forschungsstelle für Gehirnpathologie und Psychopathologie）を設立した．

クライストは，**クレペリン**学派による**躁うつ病**と**統合失調症**との間の厳密な区別に深い疑いを抱き，その二つの診断名の間の境界領域に，複数の独立した疾患単位

(disease entity) があることを突き止めようとした．クライストの考えでは，これらすべての独立した疾患単位は，少なくとも理論上は，〔それぞれ〕脳の部位に局在化されうるということであった．1911 年に，クライストは運動性〔Motilität〕に関する一連の診断を考案した．それは「多動性運動精神病」から昏迷（「無動性運動精神病」）にわたるものであったが，運動性とは内包される運動諸症状を意味するものである（彼が以下の雑誌に書いた論文を参照．『神経学・精神医学総合雑誌 *Zeitschrift für die gesamte Neurologie und Psychiatrie*』1911）．

1921 年頃，クライストは，クレペリンの躁うつ病とは異なる，反復性の，突発性，「自生身体性精神病 autochthone konstitutionelle Psychosis」の一群を提案した．この一群の精神病は荒廃にいたらず，時がたてば安定した臨床像を示し，主に周期性躁病，周期性メランコリー，いくつかの循環精神病を含むものであった（クライストは「変質 degeneration」という用語を身体〔因〕性と同義の，体質的という意味で使用しており，その多くは明らかに遺伝的なものであった．彼はその研究を要約して，『神経学・精神医学総合雑誌 *Zeitschrift für die gesamte Neurologie und Psychiatrie*』の 1921 年の論文に記している）．

1926 年，クライストは『精神医学・神経疾患アルヒーフ *Archiv für Psychiatrie und Nervenkrankheiten*』において「類循環性変質精神病 zykloide Degenerations-psychosen」の概念を提案し，二つの極の間を循環する（しかしクレペリンの躁うつ病とは異なる）さまざまな種類の精神現象を特徴づけようとした．基本的には二種類のものがあり，一つは焦燥的困惑と昏迷とを交互に示す困惑精神病，もう一つは，多動と無動を交互に示す運動精神病である．その後の著作において彼はそれ以外のいくつかの循環性精神病を確認している．

この学派の 3 人のうちで，クライストだけが基底にある神経学的機能障害 (impairment) を大きな問題にした．ウェルニッケは仮説上の脳の情報伝達により深い関心を抱き，レオンハルトは遺伝に関心をもった（英語圏の読者は，クライストとレオンハルトの分類の明快な説明を，ヴュルツブルク大学――ウェルニッケ - クライスト - レオンハルト学派に共感を示す研究センターであるが――のゴットフリート・タイヒマン (Gottfried Teichmann) が 1990 年に『精神病理学 *Psychopathology*』誌に書いた論文で読むことができる）．

フランクフルトの精神科医エッダ・ネーレ (Edda Neele: 1910–) は，クライスト研究チームの一員であったが，1938 年から 1942 年までの間にフランクフルト・クリニックに来院した「類循環性」精神病をもつすべての患者の分析をしている．彼女の 1949 年のモノグラフ『現在症と家族歴から見た相性精神病 *Die phasischen Psychosen nach ihrem Erscheinungs- und Erbbild*』は，この研究を要約し，クライストの疾患カテゴリーが部分的に自然界の遺伝子型 (genotypes) に対応しているという根拠を提示している（彼女は，この研究をもとにして，ドイツにおいて教授資格申請論文を書いた精神医学における最初の女性研究者であったようだ）．ネーレは，クライストの概念である「単極病」と「二極病」（“einpolige und zweipolige Erkrankungen”）を使用したのである．

1953 年，クライストは循環型精神病を（彼が「周期精神病 Phasophrenien」と呼んだ精神病のグループについて）「単極 unipolar」ないし「双極 bipolar」と呼称する用語の洗練を，『精神医学・神経学月報 *Monatsschrift für Psychiatrie und Neurologie*』において披露した．これはのちに，***DSM*** 分類体系における用語の基礎をかためる堡塁となった．

要約すると，この学派へのクライストの貢献は，ウェルニッケの症候群から疾患を構築し，次にそれらの正しさを追跡調査において証明しようとしたことである．クレペリン学派の統合失調症と躁うつ病以外に，クライストは，良好な予後をもつ数々の「周辺精神病 Randpsychosen」をはっきり識別したのである．

カール・レオンハルトの内因性精神病（endogene Psychosen）（1957 年）　レオンハルトはクライストの努力を引き継いで，「予後良好 gutartig」な精神病の分類上の位置を確定しようとした．

カール・レオンハルト（Karl Leonhard: 1904–1988）は，1936 年，フランクフルト市精神医学クリニックにおいてクライストに合流し，1937 年には，老年の患者に見られる不安〔苦悶〕・抑うつについての彼自身のモノグラフ（『退行期の特発性の不安うつ病 *Involutive und idiopathische Angstdepression*』）を著した．緊張病，類循環精神病，妄想型統合失調症の遺伝学についてのこの著作こそが，すべての双極性と精神病性の現象をあらたに統合する理論のはじまりに導いた．それはレオンハルトが 1957 年に達成した『内因性精神病の分類 *Die Aufteilung der endogenen Psychosen*』であるが，彼がまだエルフルト大学の精神医学の教授であったときに出版されたものである（同年に彼は辞職して東ベルリンにあるフンボルト大学のシャリテ病院の教授になった）．レオンハルトは基本的に，クレペリンによる，症候群から躁うつ病や早発性痴呆という形態の「実際の疾患」への繰り上げに賛成であった．「不運ながら」と，彼は 1957 年のライプツィヒにおける講義で述べ，こう続けた．「この進行は，臨床的現実の恐ろしいまでの単純化によって達成されたのである」と．

クレペリンをよりよく改良するために，レオンハルトは，ウェルニッケ - クライストの教義を洗練して「内因性精神病」を以下の 3 つの大きなグループにまとめた．(1) 情動性，あるいは相性精神病（「単極性 monopolar」から区別された「双極性 bipolar」;「相性 phasisch」とは躁病かうつ病かのどちらかを意味する），(2) 類循環性精神病（これには運動精神病が含まれる），(3) 統合失調症性精神病，これをレオンハルトは二つに分け，「体系的」（いったん確立されると諸症状は顕著な変化をほとんど生じないということを意味する）と非体系的（重症度と症状の全体像が変動することを意味する）精神病に分割した．この体系は，「メランコリー」という用語を復権させたことで有名であるが，レオンハルトの「純粋メランコリー」は，彼のさまざまな種類の「純粋うつ病」とは区別されるものである．

こうした下位類型（サブタイプ）を公式化するに当たって，レオンハルトはまず慢性的な患者からはじめ，それから疾患のより早期にある患者でその下位類型の存在を証明した．ガボール・ウングヴァリ（Gabor Ungvari）が1993年に述べているように，「彼の診断には予後の予測，つまり一生にわたる真の診断が含まれている．彼の診断体系のこの「遡及的」方向性によって，レオンハルトは最も持続している徴候や症状を，その自然経過におけるある特定の下位類型の特徴として同定することが可能になったのである」（『生物学的精神医学 *Biological Psychiatry*』1993, p. 750）．

エディンバラ大学のフランク・フィッシュ（Frank Fish）は，『季刊精神医学 *Psychiatric Quarterly*』（1964）において，レオンハルト〔分類〕体系における統合失調症について以下のように記述している．体系的精神病の中には，体系的パラフレニー（7つの下位形態を含む），破瓜病（4つの下位形態），体系的緊張病（6つの下位形態）がある．レオンハルトは非体系的精神病を以下のように分割した．つまり情動負荷性パラフレニー（affect-laden paraphrenia）（本と映画『ビューティフル・マインド *A Beautiful Mind*』に描かれた数学者ジョン・ナッシュ John Nash の診断であると多くの人に考えられている），カタファジー（Kataphasie）（これについてレオンハルトは一度スキゾファジー Schizophasie と呼称したことがある），そして周期性緊張病（periodische Katatonie）である．情動負荷性パラフレニーとは，その用語が示唆するように，症状に高度の情動の荷重が加わったものという特徴をもつ（たとえば，迫害をめぐっての「苦しい bitter」という訴えや，誇大妄想をめぐっての「熱狂性 enthusiasm」等）．カタファジーは，その患者がそれ以外の場面ではある程度合理的にふるまうことを続けられているのに，言語や思考において破綻をきたすという特徴をもつ．周期性緊張病は，昏迷と興奮の交互の出現を伴う，その交替性の経過という特徴をもつ．

「レオンハルトの体系を使用するのは容易ではない」と，フィッシュは控え目な調子で言及している．実際，この体系では患者へのきわめて細やかな観察と，（多くは相互に混じり合っている）その下位カテゴリー間の小さな差異を識別する能力が要求される．しかし，注意深い臨床家であったら，そうした努力は払う価値のあるものと考えるかもしれない，というのも精神病の中心群はきわめて異なった予後をもつからである．体系的精神病群はよくないが，非体系群はある程度良好な予後をたどる．さらに興味深いことに，1952年の**クロルプロマジン**やその他のフェノチアジン誘導体抗精神病薬の導入以降，非体系的精神病群は薬物療法に高度に治療的反応を示すが，その一方，体系的精神病群はほとんどまったく反応を示さないことが明らかになった．クリスティアン・アストラップ（Christian Astrup: 1921–1989）は，この事実を，ノルウェーのオスロにあるゴースタッド（Gaustad）病院で行なった調査で発見した．のちにその病院で彼はフランク・フィッシュの加入を得ることになる．アストラップの最初の発見は，1959年の『スカンディナヴィア精神医学雑誌 *Acta Psychiatrica Scandinavica*』に掲載された．その論文ではレオンハルトの構想した5つの疾患モデルを使いながら，「軽度の妄想型欠陥状態」を伴う慢性統合失調症患者は薬物によく反応し，「系統的緊張病」を伴う慢性統合失調症患者はほとんど反応しないことを発見している．フィッシュはその後1964年に，『脳 *L'Encéphale*』誌において，追加の事例を発表している．これらの結論は，一旦は精神医学の文献において広範に見逃されてきたものだが，今日注意深く再検討が加えられている（レオンハルト体系の精神病における条件反射についてのアストラップの研究は，1962年に『統合失調症：条件反射研究 *Schizophrenia: Conditional Reflex Studies*』として刊行されている）．

この学派のさまざまな考え方への包括的な評価と，それらに何らかの信頼性を与える根拠については，ヴュルツブルク大学精神科教授ヘルムート・ベックマン（Helmut Beckmann: 1940-）が編集した著書『内因性精神病：精神医学に与えたレオンハルトの衝撃 *Endogenous Psychoses: Leonhard's Impact on Psychiatry*』（1955）を読まれたい．

ウェルニッケ - クライスト - レオンハルト学派の診断〔名〕は，***DSM*** 様式のアメリカ精神医学にほとんど何も影響を与えなかった．しかし，それらは世界保健機関による『国際疾病分類第10版 *International Classification of Diseases, tenth edition: ICD-10*』においてささやかな影響を及ぼしていて，そこには「統合失調症状を伴わない急性多形性精神病性障害 acute polymorphic psychotic disorder without symptoms of schizophrenia」（F23.0）が記載され，その診断を満たすために，**ヴァランタン・マニャン**の「急性錯乱 bouffée délirante」や，統合失調症状を伴わない「類循環精神病 cycloid psychosis」を認めようとしている．

ウェルニッケ - コルサコフ症候群 WERNICKE-KORSAKOFF SYNDROME　ウェルニッケとコルサコフは，つい最近になって結びつけられた二つのきわめてよく知られた名祖（なおや）である．第一のものがコルサコフである．コルサコフ症候群，あるいはコルサコフ精神病とも呼ばれるものがあり，それはロシアの精神科医セルゲイ・S・コルサコフ（Sergei S. Korsakoff: 1853-1900）が1887年に発見したものである（「**認知症：コルサコフ**［1887年］」を参照）．この症候群は，主要には時間と空間についての記憶障害と，作話，多発性神経炎を示す（人格は保たれている）．これはビタミンB1のチアミンの欠乏によって生じ，典型的には慢性アルコール症に見られる．

もう一つウェルニッケ病〔脳症〕がある．これは，1881年にブレスラウ大学の精神医学の教授カール・ウェルニッケ（Carl Wernicke: 1848-1905）が自身の神経学の教科書（『脳疾患教科書 *Lehrbuch der Gehirnkrankheiten*』）に記載した疾患で，本人は「急性上部出血性脳灰白質炎 acute, hemorrhagic polioencephalitis superior」と呼び，脊髄の灰白質炎と類似の病理組織を意味するが，それは脳に限局され，臨床的には眼球運動障害，失調性歩行，見当識障害という特徴をもつ．彼がその教科書で検討した3例は，急速に致死的経過をたどった．その3例のうち二例は長年の重度の飲酒歴があった．これがのちに「ウェルニッケ病〔脳症〕」，時に脳線維の壊死という致死的な形態をとることがあるものとして知られるようになる疾患の最初の記載である．

遡って見ると，ウェルニッケ病〔脳症〕の急性状態の基礎的病理は，チアミンの欠乏によって引き起こされ，したがって典型的には栄養状態の悪い重症のアルコール症患者に見られるが，同様に脳の辺縁系，とりわけ乳頭体やその他の脳領域を含む病変であることは明らかである．

先に述べたように，ウェルニッケの記載から6年後の1887年に，コルサコフはロシアの雑誌に記憶障害と多発神経炎を含む症候群を記載した．コルサコフはそのときには知らなかったが，彼が記述したのはウェルニッケ病〔脳症〕慢性期のものを示すものであり，その顕著な症状もまた記憶障害であった．

これら二つの記憶障害を生じる疾患は同一のものだろうかという疑いが増大しはじめた．1904年に，当時**ハイデルベルク**大学の精神医学の教授であったカール・ボンヘッファー（Karl Bonhoeffer: 1868–1948）は『精神医学総合雑誌 *Allgemeine Zeitschrift für Psychiatrie*』に，コルサコフ症候群の臨床像とウェルニッケ脳症とが，それらが同一の疾患であると主張することはないものの，どれほど酷似しているかを記していた．

1947年に，聖トマス病院内科のヒュー・エドワード・ドゥ・ワーデナー（Hugh Edward de Wardener: 医学士 M. B. 1939）と，ロンドン大学医学部大学院の病理解剖学の講師バーナード・レノックス（Bernard Lennox: M. B. 1936）は，両者ともシンガポールで日本軍捕虜になり，劣悪にちがいない状態で収容された経験があったが，『ランセット *Lancet*』に掲載された「脳のベリベリ Cerebral Beriberi（ウェルニッケの脳症：シンガポール戦時捕虜病院における52症例の検討）」という論文で，ウェルニッケ脳症をチアミン欠乏症が原因であるとした．なかば皮肉な調子で，著者たちは以下のように記している．「健康な成人の大集団を同時に標準化された栄養不足の食事の場に置き，その結果を年余にわたって観察する機会は，ビタミンB複合体について研究する多くの者が熱望するにちがいないものである」（p. 11）．

二つの疾患を一つにまとめたのは，ハーヴァード大学の神経学者レイモンド・アダムズ（Raymond Adams: 1911–）と，彼の長年の共同研究者で，のちにクリーヴランドのケース・ウェスタン大学の神経学教授になったモーリス・ヴィクター（Maurice Victor: 1920–）であった．1961年，『米国臨床栄養学雑誌 *American Journal of Clinical Nutrition*』掲載の論文において，二人の著者は，ドゥ・ワーデナーとレノックスの貢献を引用することなく，ウェルニッケ脳症におけるチアミン欠乏の果たす役割について間違いのないものだと確言し，「コルサコフ精神病と，アルコール性認知症あるいは偽性不全麻痺は，ウェルニッケ脳症の共通の精神症状」であり，少なくとも部分的には「チアミンの欠乏」（p. 394）に帰すことができるものでもある，と記している．そののち，ヴィクターとアダムズは，彼らの著書『ウェルニッケ - コルサコフ症候群 *The Wernicke-Korsakoff Syndrome*』（1971）において，ジョージ・コリンズ（George H. Collins: 1927–）とともに，コルサコフ精神病（ないし認知症）とウェルニッケ脳症は同一の疾患であることを論証した．彼らの教科書である『神経学の基礎 *Principles of Neurology*』の中で，アダムズとヴィクターは簡潔にこう述べている．「換言すれば，コルサコフ精神病はウェルニッケ脳症の精神症状なのである」と

(1981 年，第 2 版 p. 704 からの引用).

うつ病と気分障害：出現　DEPRESSION AND MOOD DISORDERS: EMERGENCE　「depression〔うつ病，抑うつ，デプレッション〕」という単語は各専門分野に従って多くの意味をもつ．デプレッションは神経生理学では，たとえば「皮質機能低下 cortical depression」を引き起こす脳の電気的活動の減衰を表す．薬理学者にとって，デプレッションとはバルビツール剤や麻酔薬のような，中枢神経系の活動を減少させる薬物効果を意味する．心理学においては，デプレッションとは精神運動の活動性あるいは知的な敏活さのような遂行能力の何らかの減少を意味する．精神医学にいたっては，デプレッションは正常な人間の情緒，過度に長期にわたったり過度に深いものとなれば病的になりうる気分状態の象徴，抑うつ気分（depressed mood）を含んだり含まなかったりする抑うつ症候群（depressive syndrome）あるいは一定のライフイベントによって誘発される反応性抑うつ（reactive depression）のいずれをも意味することができる．最初に**メランコリー**として記述された，この非常な広がりをもつ術語は，精神医学史の至るところに反響している．ここではうつ病（depression）診断の出現における重要な概念をいくつか記述する（より近年の出来事については，**うつ病と気分障害：最近の概念**を参照されたい）．

伝統的なうつ病等価物　「濛気症 vapors」や「ヒステリー性発作 hysteric fits」といった，19 世紀中盤以前の医学における診断術語は，歴史的にみてうつ病の等価物といえる．1707 年，ロンドンの内科医ジョン・パーセル（John Purcell: 1674?–1730）は「濛気症」の患者について「この不調 distemper のもと長期に労働してきた者たちは，恐ろしい精神的苦痛と深いメランコリーに苦しめられており，これらは常に何よりも彼らを悩ませ，怖がらせ，調子を狂わせていることを反映している，そのために彼らはついに回復が不可能だと思い込む．…彼らはあらゆる気晴らしを拒否する」「ヒステリー的な人々におけるメランコリーは，その初期ならば容易に治癒されうるが，それが根深いものとなり患者が仲間を回避し遠ざけるようになると…彼らが自身を消去しようと努力することが危惧されるようになる」（『濛気症あるいはヒステリー性発作の治療 *A Treatise of Vapours or Hysterick Fits*』第 2 版，pp. 13–14, 170）と述べた．このような術語は明らかに，慣例的にデプレッションに対して数えあげられたものよりも多くの他の症状を含むが，それらはうつ病を包含している．

18 世紀中盤までに，スプリーン（spleen）と「ヒプ hyp」［ヒポコンドリア］が流行の診断となった．その頃バース（Bath）〔イングランド南西部〕の温泉地で上流階級を診る内科医として診療していたジョージ・チェイン（George Cheyne: 1671–1743）は，1742 年に小説家サミュエル・リチャードソン（Samuel Richardson: 1689–1761）に宛てた手紙で以下のように説明している．「われわれは，消化不良による鼓腸…頭痛，あるいはすべての神経の弛緩状態であろうと，意気消沈を伴った，麻痺し，虚弱な，びくついた，身震いするような状態等々を伴った不調をヒプと呼んでいる．ヒプはそれがどのような症状を伴っていたとしても，ある種の神経障害の簡潔な表現に過ぎない」（マレット Mullett 編『書簡集 *Letters*』p. 108）.

1786 年，バースで上流階級向きの診療を神経性の患者について行なっていたジェイムズ・M・アデア（James M. Adair: 1728–1802）は，スプリーンとヒプが当時のアン女王の神経的病いの原因であるとし，女王が「意気消沈 depression of spirits にしばしばとらわれており，宮廷の内科医はそれを命名したのちに，レイリー Rayleigh の砂糖菓子や真珠の強壮剤を処方している．この事情は，疾患と治療の双方を，評価する自負をほとんどもたない者すべてに譲り渡すに十分である」（『病者の研究のための医学上の警告 *Medical Cautions for the Consideration of Invalids*』p. 13）と記している．

術語としての「うつ病」（1850 年以前） 不快気分（dysphoria）や狂気の表現として**メランコリー**が好まれていたにもかかわらず，ラテン語の「de」（下へ）と「premere」（圧する）に由来する「depression」という術語が，17 世紀には気分障害あるいは情緒障害の文脈で医学文書に現れるようになった．1765 年に，神経生理学の創始者の一人であるエディンバラの内科医ロバート・ホイット（Robert Whytt: 1714–1766）は，著書『一般に神経的，ヒポコンドリー的あるいはヒステリー的と呼ばれる疾患の本質，原因そして治療について *Observations on the Nature, Causes, and Cure of those Diseases which Have Been Commonly Called Nervous, Hypochondriac or Hysteric*』において，ヒポコンドリアと不快気分を伴う「精神の降下 depression of mind」を記述した（p. 312）．彼はつけ加えた．「意気消沈が月経あるいは痔疾の抑制から発生するとき，もしこれらの排出が回復できなければ，何か他のものがそこに置き換えられなければならない．しかし出血のように即席で良好な効果をもつものはない」（p. 519）．

「精神の降下は忘れられた原因によって引き起こされるのかもしれない」と米国の精神科医**ベンジャミン・ラッシュ**は，1812 年に『精神の疾患に関する医学的探究と観察 *Medical Inquiries and Observations upon the Diseases of Mind*』（第 3 版，1827 年，p. 44 から引用）で言及した．

1818 年に，ライプツィヒの精神病院の精神科医ヨハン・クリスティアン・アウグスト・ハインロート（Johann Christian August Heinroth: 1773–1843）（「**ドイツ「ロマン主義」精神医学**」を参照）は，『精神生活障害の教本 *Lehrbuch der Störungen des Seelenlebens*』において，気分障害の記述の中ではじめて「降下 depression」と「昂揚 exaltation」という術語を用いた精神医学の著述家の一人となった．「有害なものの本質と刺激は，ちょうど毒物が二つの正反対の方法で作用するように，肯定的あるいは否定的，仰天あるいは麻痺させる，こうした二つのやり方で人に影響を及ぼす．第一の種によって影響された生は昂揚によって区別され，第二によって影響されると降下となる」（モーラ Mora による英訳，I，125）．

ドイツのジークブルク精神病院の院長だったカール・ヴィーガント・マキシミリアン・ヤコービ（Karl Wigand Maximilian Jacobi: 1775–1858）は，臨床例の記述において現代の意味における「デプレッション」という用語をしばしば用いた．1844年の教科書『精神障害の主要形態 *Die Hauptformen der Seelenstörungen*』で，ヤコービは錯乱（delirium）を伴う「騒々しく荒れ狂うエピソード」と「デプレッション」を交互に呈す一人の患者を記述した（I, p. 121）．

デマンス（démence）からのうつ病（depression）の鑑別診断（1814年）　**エチエンヌ・エスキロール**は，うつ病の形態をデマンス〔**認知症**を参照〕から区別した最初の一人であり，それをリペマニー（lypémanie）と命名した．『医科学事典 *Dictionnaire des sciences médicales*』における「デマンスについて De la démence」という論考で，彼は違いを説明した．「[デマンス患者の］怒りはわずかの間しか続かない．それはマニーの粘着性とは関係ないし，とりわけリペマニー［メランコリー性うつ病］の粘着性には及ばない」(pp. 221-222)．

リペマニー（lypémanie）（1820年）（「**精神病：概念の出現：エスキロールのモノマニー**」も参照）　**エスキロール**はその初期に「リペマニー」という術語をメランコリーの実質上の同義語として紹介したが，1820年の論考「リペマニーあるいはメランコリーについて De la lypémanie ou mélancholie」では，彼はその障害を十分に特徴づけて他の疾患から区別した．彼はリペマニーを本来的にメランコリーの感情あるいは情緒の形態と見なし，「胆汁」を含む疑わしい体液学説を連想させる「メランコリー」という用語自体は拒絶した．エスキロールのリペマニーは，著名な精神科医がメランコリー性うつ病を「狂気」の一形態でなく感情の障害として示した最初である．

ディスチミア（dysthymia）（1844年）　ドイツのシュヴェリーンに近接するザクセンベルク（Sachsenberg）で新しく開設された精神病院の医長だった，カール・フリードリヒ・フレミング（Carl Friedrich Flemming: 1799-1880）は，種々雑多な症状の寄せ集めになっているメランコリーという用語に代えて，「ディスチミア・アトラ dysthymia atra」を提案した（アトラはギリシャ語で黒を意味し，黒胆汁 atrabile はメランコリーに対する古代ギリシャ語だった）．それは「悲しみ，恐怖と不安，不信，そして悪意 Übelwollen」から成り立っていた（『精神医学総合雑誌 *Allgemeine Zeitschrift für Psychiatrie*』p. 114）．フレミングは「ディスチミア」を「感情の障害 Gefühlskrankheiten」と見なした．しかし，この新たな概念に対するフレミング自身の情熱は気の抜けたものであり，1859年に大冊の教科書『精神病の病理と治療 *Pathologie und Therapie der Psychosen*』(p. 66）を書いた頃までに，彼は「気分の降下 Gemüths-depression」を選んでディスチミアを放棄した．

循環性精神病（1851年）　→「**躁うつ病：循環性精神病**」（1850年）を参照

心気症（ヒポコンドリー），デプレッションの下位形式としての（1860年）　心気症（ヒポコンドリー）は古代よりメランコリーと関連づけられていたが，それまでメランコリーのもとで理解されていたものはデプレッションとほとんど関係がなく，鑑別困難な狂気（madness）と多く関係していた．19世紀初期に，あらゆる世代の精神科医が「デプレッション」と「メランコリー」を現代の意味で用いはじめた．ここからデプレッションの心気症（ヒポコンドリー）に対する関係が新たな関心の的となった．心気症のような状態を稀にしか見ない公立精神病院の精神科医とちがって，私立の精神科施設の医師たちはこれをよく観察していた．**ウィーン**の精神科医マックス・ライデスドルフ（Max Leidesdorf: 1819-1889）は私立の精神科クリニックで広範な体験を重ねており，そこでは病気の閾値は低かった．1860 年，大学での講義にくわえてウィーンのオーバー - デブリング（Ober-Döbling）近郊の名声ある私立クリニックに参加したまさにその頃，ライデスドルフは精神医学の教科書『精神疾患の病理と治療 *Pathologie und Therapie der psychischen Krankheiten*』を上梓した．「精神的デプレッション状態」のセクションで彼は，軽症段階のヒポコンドリーとより重症段階のメランコリーとを区別した．ヒポコンドリーにおいて，「患者の感覚は完全に健康の方へ転じており，その状態はすべての注意を占めている」．ライデスドルフが述べたヒポコンドリーとメランコリーの違いは，「ヒポコンドリー患者はたえず医学的助言と援助をさがし求める．彼は関係をつくって，乏しくはかないものであっても保証を得る．メランコリーの患者は医学的助言を求めない，そして彼らの頭の中は自殺の計画に占められている」（『精神疾患教科書 *Lehrbuch der psychischen Krankheiten*』と題されて 1865 年に出版された第 2 版，p. 154）．

ディスチミア（復活）（1863 年）　**カール・カールバウム**は，感情障害を産出しうる基礎的な疾患と，彼がディスチミアと呼ぶ，メランコリーの実際に生じる症状とを系統的に区別した．彼は『精神疾患の分類 *Die Gruppierung der psychischen Krankheiten*』と呼ばれる疾病分類学の大作において，この区別を行なった．カールバウムはこのように，フレミング（Flemming）らによってはじめられた（「**精神病：概念の出現：…区別**［1844 年］」）原発的疾患と一時的な病像との区別を明確にした．カールバウムのディスチミアが「内因性うつ病誕生のときである」（シュミット = デーゲンハルト Schmidt-Degenhart，p. 65）との意見をもつ学者もいる．この著書で，カールバウムはまた精神病性のメランコリー（ヴェザニア Vesania，彼はこの綱に**ウィリアム・カレン**の術語を借用した）と非精神病性のディスチミア（彼が「ヴェコルディア Vecordia」という術語をつくりあげた部分的狂気の一種．ヴェコルディ vecordy は 17 世紀英国の狂気 madness の表現）とを区別した（他の場所で，カールバウムはさらに，のちに統合失調症と呼ばれるものの構成要素を浮きぼりにすることで，ディスチミアを「狂気 madness」の同義語ではなく，情緒的障害という現代の意味に限定した）（「**緊張病**［1874 年］」「**統合失調症：概念の出現：ヴェザニア・ティピカ**［1863 年］」を参照）．また「知性の障害」である「パラノイア」がヴェコルディアに含まれていた（彼がのちに「ディアストレフィア diastrephia」と呼んだ，妄想性障害という意味での**パラノイア**ではない）．「部分的精神疾患」としてのディスチミアとパラノイアでは，ヴェザニアと違って人格は無傷で保たれていることは注目に値する（p. 90）．

周期性メランコリー（1875 年と続く年代）　ファルレ（Falret）とバイヤルジェ（Baillarger）が 1854 年までにメランコリーとマニーの周期的な変化を記載していたが（「**躁うつ病**」を参照），反復性単極性うつ病の特徴が記載されたのはロシア移民の内科医でニューヨークの電気治療医ウィリアム・ベイジル・ネフテル（William Basil Neftel: 1830–1906）による1875年の研究がはじめてである（1875年の『医学記録 *Medical Record*』における彼の論文「周期性メランコリーについて On Periodical Melancholia」を参照）．明らかにネフテルの論文を知らずに，クリスティアン・F・W・ロラー（Christian F. W. Roller: 1802–1878）の教え子で，イレナウ（Illenau）精神病院の精神科医だったルートヴィヒ・キルン（Ludwig Kirn: 1839–1899）は，その著書『周期性精神病 *Die periodischen Psychosen*』において，はっきりと定義されたあらゆる周期性感情障害の病像を記述しており，そこには循環性精神病も含まれていた．このように，キルンはこれら反復性の疾患に対して一種の共通のラベルを提供した．

1886年に，コペンハーゲン大学の病理解剖学の教授であり，デンマークの「最初の神経学者」と見なされる，カール・ゲオルク・ランゲ（Carl Georg Lange: 1834–1900）は，「周期性精神的うつ病」を，突然の発病，制止，そして食欲不振や身体的衰弱のような数多くの身体的変化を伴う独立した病気として記載した．これは，デンマークの精神科医ハンス・ヤコブ・スコウ（Hans Jacob Schou）（1886年生まれ1952年没のH・J・スコウは，モーエンス・スコウ――**リチウム**を参照――の父である）の言葉によれば，内因性うつ病が身体的原因の可能性をもつという「エネルギッシュな宣言」になった（ランゲは患者の尿中における尿酸値の上昇を発見した）．（ランゲのこの研究はデンマークで出版された．デンマーク版第2版の独訳『周期性うつ状態 *Periodische Depressionszustände*』（1896）を参照．スコウによる『スカンディナヴィア精神医学・神経学雑誌 *Acta Psychiatrica et Neurologica Scandinavica*』（1927）によるその要約も参照．ヨハン・A・シオールダン（Johan A. Schioldann）が編集した英訳（2001）も入手可能である）．

1898年に，ドイツ，ヴィースバーデンの私立神経サナトリウムの医長だったエーヴァルト・ヘッカー（Ewald Hecker: 1843–1909）は，周期性うつ病症例のほとんどが実際には**カール・カールバウム**の気分循環症（Cyklothymie）（「**躁うつ病**［1882年］」参照）（「チクロチミー：循環性気分障害 Die Cyclothymie, eine circuläre Gemütserkrankung」，『総合実践医雑誌 *Zeitschrift für praktische Ärzte*』p. 7）と一致するのではないかという疑いを表明した．

デプレッションの基本的要素としての不安（1880年）　つねに臨床医はデプレッションと不安が一緒に起こることを注意していたが，はじめてデプレッションを不安を含むものとして特徴づけた精神科著述家の一人は，クリスティアン・F・W・ロラー（Christian F. W. Roller: 1802–1878）の息子であり，シュトラスブルクの私立精神病院で勤めていたクリスティアン・ロラー（Christian Roller: ?–1897）である．『精神医学総合雑誌 *Allgemeine Zeitschrift für Psychiatrie*』における記載で，ロラーは「もし，われわれがメランコリーの名のもとに一括して分類したいと考える精神障害の大グループに何か典型的なものがあるとするならば，それは不安である」（p. 197）と論じている．後の世代の精神科医たちは，不安とデプレッションが本当は同一の障害なのか二つの別個の障害なのかについて論争した.

→「**軽躁病と躁病**（1881 年)」を参照

「**気分循環症（チクロチミー）**（1882 年)」→「**躁うつ病**」を参照

→メランコリーの晩年の合併症としての「**パラノイア**（1883 年)」を参照

外因性対内因性（1893, 1909 年）　ライプツィヒの神経学者パウル・ユリウス・メビウス（Paul Julius Möbius: 1853–1907）は，1893 年の神経疾患についての教科書において，特異的で限定できる原因をもつ病気を意味する「外因性 exogenous」神経疾患と，「唯一の本質的な前提条件は，一定の生得的な素因であり，これが存在するならば，疾患はさまざまな要因によって引き起こされる」（『神経疾患の学説の概説 *Abriß der Lehre von den Nervenkrankheiten*』p. 140）という「内因性 endogenous」神経疾患の区別を導入した．実践使用に適したシステムを考案したという誇りをもっていたメビウスは，「実践的な見地からみれば，あらゆる内因性の疾患に対してわれわれはほとんど無力だと強調せねばならない．…ひとたび疾患が現れれば，それに直接的な影響をおよぼすことは不可能である」（p. 141）と述べている．

この区別は，これらの術語が再び 1909 年に当時のブレスラウの精神科教授であったカール・ボンヘッファー（Karl Bonhoeffer: 1868–1948）によって採りあげられるまでは，広く注目されることはなかった．彼は感情障害の外因性の原因（アルコール症，中毒症あるいは末梢性の器質疾患等の，外部から来る器質的原因を意味する）と内因性のもの（生来的，内在的あるいは体質的を意味する）を区別した．感情障害では，ある種のマニー（熱性のような）は外因性と見なされ，躁うつ病と純粋なうつ病は内因性とされた．『神経学・精神医学中央雑誌 *Zentralblatt für Nervenheilkunde und Psychiatrie*』の論文において，ボンヘッファーは内因性精神障害を感情障害に限定していない（原註：ボンヘッファーの議論において，外因性とは生物学的原因に限られている．これは「反応性」を意味しない）.

→「**アンヘドニア**（1896 年および以後)」を参照

退行期メランコリー involutional melancholia（1896 年）　**エミール・クレペリン**は，その影響力のある教科書『精神医学 *Psychiatrie*』の 1896 年版（第 5 版）で，中高年のメランコリーのような（病前の気質を要しない「退行」の結果）後天性のメランコリーの形態と，体質的あるいは生来的で素質による他の形態すべてのマニー，デプレッションそして循環性精神病を区別した（この版でクレペリンは，「メランコリー」そのもの以外のすべてに「メランコリー」でなく「デプレッション（うつ病)」という術語を用いはじめた)．しかしクレペリンは，ゲオルゲス・L・ドレイフス（Georges L. Dreyfus: 1879–1957）による，退行期メランコリーのほとんどすべての症例が実際のところは躁うつ病の特徴を示したという発見（『メランコリー *Die Melancholie*』1907）を知ったのちに，彼の教科書第 8 版において退行期メランコリーの概念を断念した．しかし退行期メランコリーの概念それ自体はクレペリンの教科書の範囲を越えて頑強な生命をたもち，1970 年代の，初老期のデプレッションが薬物療法において他の世代群と同様に反応するという証明によってはじめて葬られることになった.

躁うつ病（das manisch-depressive Irresein）（1899年）　**→「躁うつ病：クレペリン（1899年）」を参照**

「デプレッション」が「メランコリー」よりも好まれるようになる（1904年頃）　**エミール・クレペリン**が教科書の第5版（1899年）でデプレッションのためにメランコリーを捨てて以降，彼はその大いなる威信をこの変化に賭けた．そのすぐ後に合衆国では，ジョンズ・ホプキンス大学の精神科教授の**アドルフ・マイヤー**が決定的な推進力を与えた．1904年，彼はニューヨーク神経学協会の総会において，速記者によれば，こう語った．「総じて彼は，われわれのもたない何らかの知識という含みをもつメランコリーという術語を消去しようと切望している．…すべての種類に対してメランコリーの代わりにデプレッションを適用するならば，それは意味されているものを正確に，控え目なやり方で指し示すことになるだろう」（『神経および精神疾患雑誌 *Journal of Nervous and Mental Diseases*』1905，p. 114）．

神経症性抑うつ neurotic depression（1911年）　ベルリンの精神分析家にして精神科医のカール・アブラハム（Karl Abraham: 1877-1925）が『精神分析中央雑誌 *Zentralblatt der Psychoanalyse*』に発表した精神分析の論文でこの概念を使いはじめた．「満足を目指す欲動が抑圧によって達成を禁止されると，神経症者は不安に圧倒されるようになる．抑うつは，それが不成功で不満足な状態で，性的な目標を断念したときに生ずる」．アブラハムはこの論文が「神経症性抑うつの心理学について著しく少しのもの」しか含んでいないとも注記している（p. 303）．

生気的うつ病 vitale Depression，内因性うつ病 endogene Depression の一側面としての（vs. 反応性うつ病）（1920年）　哲学者マックス・シェーラー（Max Scheler: 1874-1928）による精神の層構造の研究をもとに，ケルン大学の精神科医**クルト・シュナイダー**（1887-1967）は，1920年に内因性と反応性うつ病を区別した．彼は「内因性」という術語を1913年のクレペリン教科書第8版から借用したが（「**統合失調症：概念の出現：クレペリン**」参照），そこでクレペリンは「内因性」を早発性痴呆（統合失調症）に限定する用語として用いていた．シュナイダーの見解における内因性うつ病とは，生命力のまさに身体的水準に位置づけられる，身体の「生気的」感情の障害をあらわす．シュナイダーは生命のこの生気的感情（Lebensgefühl）に関するシェーラーの見解を以下のように要約した．「［それは］いかなる特定の部分に局在することなく，統一された身体の全領域の感情 Gesamtausdehnungscharakter des Leibes に関係する」「そのような感情のもとでわれわれは生命それ自体を把握し，そしてこの感情のもとで何事かがわれわれに分与される．それは上昇，減退，健康，病気，［そして］危険などである」．そのために内因性デプレッションは誘発されない，つまり自律的（「無動機 motivlose」）な，これらの生気的感情の障害である．反応性デプレッションは心的水準（seelische Gefühle）それ自体の障害であり，しばしば外的な問題によって引き起こされる．内因性うつ病は，日内変動（朝に不調を感じる），体重，月経等身体の生理的機能の障害によって特徴づけられる．シュナイダーにとって，生気的うつ病と内因性うつ病は同義語だった．対照的に「反応性うつ病」は，生気的水準における動機のない不機嫌（motivlose Verstimmung）ではなく，「情緒的感情 Empfindungsgefühle」の水準における悲哀（Traurigkeit）を引き起こす．しかし，生気的うつ病は外的な出来事に反応して発症することができる．シュナイダーにとって「反応性」と「生気的」の違いとは，異なった「情動層」において発生するということであって，一方が出来事によって引き起こされ，他方が引き起こされないということではない．1920 年に『神経学・精神医学総合雑誌 *Zeitschrift für die gesamte Neurologie und Psychiatrie*』に掲載されたシュナイダーの論文は，欧州においてその後の世代の精神科医に大きな影響を及ぼし，「内因性うつ病」という術語は，1980 年の ***DSM-III*** の登場まで気分障害の標準的用語リストの一部でありつづけた．

生気的うつ病それ自体は，のちにうつ病における身体症状あるいはうつ病における心身問題として理解されるようになった（1965 年の『精神医学・神経学・脳神経外科学 *Psychiatria, Neurologia, Neurochirurgia*』誌における，ロッテルダム・デルタ病院のマールテン・H・コーエン＝ステュアート（Maarten H. Cohen-Stuart: 1922–）の論文を参照）．

良性昏迷 benign stupor（1921 年）　**クレペリン**主義の体系という拘束服とその二大疾患単位——早発性痴呆と躁うつ病——から脱出しようという試みとして，バーゼルに生まれ 1887 年に合衆国に移住した，ニューヨークの精神科医オーガスト・ホック（August Hoch: 1868–1919）は，早発性痴呆に特徴的な一種の緊張病性昏迷である「悪性昏迷」と対照的な，躁うつ病に類似しており良好の予後をもつ「良性昏迷」を疾患単位として提案した（昏迷とは環境に対して無反応で，不注意な状態を意味する）．ホックは，当時ニューヨーク州立病院の精神医学研究所と呼ばれていた施設の所長として，スイス生まれの**マイヤー**の後継者となった．彼はマイヤーそしてネフテルと並んで——すべては中央ヨーロッパの疾病分類学の伝統から到来した——うつ病と統合失調症の国際的な説明に貢献した．彼の著書の『良性昏迷 *Benign Stupor*』は，彼の死後二年目の 1921 年に出版された．

心因性うつ病（抑うつ）psychogene Depression（1926 年）　初期の著述家たちは「後天的神経衰弱 acquired neurasthenia」という非体質的な形態の存在をほのめかしていたが，ミュンヘンのドイツ精神医学研究所（Deutsche Forschungsanstalt für Psychiatrie）で，**エミール・クレペリン**門下の研究者であるヨハネス・ランゲ（Johannes Lange: 1891–1938）は，『神経学・精神医学総合雑誌 *Zeitschrift für die gesamte Neurologie und Psychiatrie*』における 1926 年の論文で，メランコリー性うつ病に対立する「心因性のうつ状態 psychogene Depressionszustände」という概念を具体化させた．彼が言うには，心因性うつ病は（メランコリーと違って）本質的に反応性であり，制止によって特徴づけられず，患者の状況が変化すれば改善する．日内変動，頑固な便秘，全身を巻き込んだ何らかの感情といったメランコリーの身体的事象はすべて心因性うつ病では欠けており，そこでは悲哀はもちろん，疲労，易刺激性そして作業に取りかかれないことが主要な症状である．

抑うつ神経症 depressive neurosis（1927 年）　**シャーンドル・ラド**はメランコリ

ーと抑うつ神経症を区別し，1927年の総会で，「[抑うつの] 人目をひく特徴は自己評価と自己満足の下降である．抑うつ神経症は…この障害を隠そうとする．それはメランコリーにおいては患者の自己非難と自己中傷として騒々しく表現されており，これをわれわれは「モーラルな劣等妄想 the delusion of moral inferiority」と呼ぶ」（『国際精神分析学雑誌 *International Journal of Psychoanalysis*』1928，p. 421）と述べた．

「二つのうつ病（抑うつ）」対「一つのうつ病（抑うつ）」に関する英国の論争（1920年代）　内因性うつ病対反応性うつ病というドイツの概念が英国に浸透すると，それらは論争に火をつけた．1929年，その3年前にロンドンのガイ病院で心理学的医学の医師になっていたロナルド・ディック・ギレスピー（Ronald Dick ("R. D.") Gillespie: 1897–1945）は『ガイ病院報告 *Guy's Hospital Reports*』において，彼が以前にペンズハースト（Penshurst）のキャッセル（Cassel）病院で学生として観察したうつ病（抑うつ）患者に関する論文を執筆した．彼はそれらを主たる二つのグループに分類した．「精神神経症的」特徴をもつ「反応性 reactive」うつ病は非常に不安が強く，自らの健康について何もかもを心配している．一方，「自律性 autonomous」うつ病は，よい報せを聞いても晴れることがなく，無価値であるという観念を表現する傾向があり，自身の問題について環境を責めることがない．彼らの暗い気分は，自身の以前のパーソナリティからというよりはむしろ，晴天の霹靂のごとく到来するように見える．このように，ギレスピーの研究から「反応性 - 自律性」の二分法が発生した．

それに対して，当時ロンドンの**モーズレー病院**の初代医学総監となったエドワード・メイポーザー（Edward Mapother: 1881–1940）は1926年，まったく異なった見解を持ち出した．彼はクレペリンに賛成して，そこにはただ一つの障害，躁うつ病があるだけで，見かけ上のうつ病（抑うつ）の種類は程度の違いにすぎないとした．「クレペリンは，誰がこの問題を考察しようが，「躁うつ病 manic-depressive psychosis」という術語が意味する状態は何かという問題を解決する権限をもっている．私は全面的に彼の…この問題に関する見解に…賛成する」（『英国医学雑誌 *British Medical Journal*』p. 872）．

これら二つの異なったロンドンの有力なセンター——ガイズとモーズレー——の大権威者が論争する中で，1934年**オーブリー・ルイス**（モーズレーの助手）は寄稿論文を発表した．それは彼がレジデント（「医学実習生 registrar」）としてモーズレーへ赴任して以降，1928年から1929年に収集した症例をもとに1931年に書いた「メランコリー」についての論文だった．若い学者にしては桁外れに自信に満ちたルイスは，下位分類することは「有機体と環境の相互作用」のために非常に困難であることを表明した（p. 370）．「ギレスピーはむしろ，一般医と学生が診断行為を容易に行なえるように，相違を記した一覧表を示している．しかしこの研究のさまざまな部分で，これらの基準が失敗していることが十分に明らかとなっている」（p. 374）．ルイスにとっても，そこには一つのうつ病（抑うつ）があるだけだった．

うつ病と気分障害：最近の概念 DEPRESSION AND MOOD DISORDERS: RECENT CONCEPTS　20 世紀の中盤三分の一にはじまり，うつ病の診断は何倍にもふくれあがった．この増加のいくらかは製薬会社による診断の組織的なマーケティングによるものだが，増加の他の要素としては精神科疾病分類学それ自体の重点が変化したことがある．「ヒステリー」「神経衰弱」「神経質」等の古典的診断は時流に遅れはじめた．精神分析学は「神経症性抑うつ」あるいは「抑うつ神経症」を日常診断として普及させたが，1980 年の ***DSM-III*** とともに起きた精神科診断の大いなるラベルの貼り替えが「大うつ病」を突出したものにまで持ち上げた．20 世紀の終わりまでに，「うつ病」は臨床実践における全精神科診断の半数以上を示すまでになっていた．

「植物神経性」うつ病 "vegetative" Depression（1949 年）　自律神経の障害を伴う感情障害の伝統は，マックス・ローゼンフェルト（Max Rosenfeld: 1871–1956）による『神経学・精神医学中央雑誌 *Centralblatt für Nervenheilkunde und Psychiatrie*』に掲載された 1906 年の論文にまで遡ることができる．東ドイツのイエナ大学の精神科教授ルドルフ・レムケ（Rudolf Lemke: 1906–1957）が 1949 年にこれについてそれとなく言及し，新しく創始された雑誌『精神医学・神経学・医学的心理学 *Psychiatrie, Neurologie, Medizinische Psychologie*』において，不安 - 抑うつ気分と自律神経症状によって特徴づけられる「植物神経性うつ病 vegetative Depression」という診断を提案した．これは，自殺のリスクがある「植物神経失調症 vegetative dystonia」（**ヒステリー**：**「植物神経失調症**［1934 年］」を参照）とは異なる．

ロペス・イボール Lopez Ibor の「不安サイモパシー anxious thymopathy」(timopatia ansiosa)（1950 年）　不安を躁うつ性障害の一部分と見なす**クレペリン**流の伝統から離れ，マドリード大学の精神医学教室のメンバーであり，以前に**カール・ヤスパース**や**クルト・シュナイダー**のもとで学んだこともあるフアン・J・ロペス・イボール（Juan J. Lopez Ibor: 1907–1991）は 1950 年，不安と苦悶は完全に「内因性」の性質をもつ一つの自律的な疾患に相当すると論じた．不安サイモパシーは，深い身体性の根をもち，まったく心因的ではない．それは身体の「生気的」水準から到来する．1950 年に出版された著書『心身病不安 *Patologia General Psicosomatica*』で，彼はこの複合事象全体に対して「生気的不安 la angustia vital」という用語を提案した（サイモ thymo- は，精神あるいは意志を意味するギリシャ語から派生している．しかし現代の語法では，「サイモパシー」とは胸腺の疾患を表す*）．彼はこれが「循環性」疾患（"el circulo timopatico"）の一部であると考え，患者の中にはこれが内因性うつ病とオーバーラップし，「特発性不安うつ病 idiopathic anxious depression」を生じさせる者があると語った．

＊　**オイゲン・ブロイラー**が 1916 年に『精神医学教科書 *Textbook of Psychiatry*』（ニューヨークの精神分析家エイブラハム・アーデン・ブリル（Abraham Arden Brill: 1874-

1948）——彼はフロイトの著作の初期の翻訳者でもある——によって英訳された（1924））で述べたように，「情緒的傾向 affective dispositions は人の集団が違えば大きく変動するので，それらの多くはまた「正常」の境界をあっさりと越えてしまう．いわゆる精神病質 psychopaths は実際にはほとんどすべて例外なくあるいは主要にはサイモパス thymopaths である」（『精神医学教科書 *Lehrbuch der Psychiatrie*』ドイツ語版第4版の訳，1923，p. 117）．

クレペリンの躁うつ病は独立した疾患から構成されているらしい：双極性と単極性障害（1957年）→「**躁うつ病**（1957年）」を参照

非定型うつ病 atypical depression（1959年）　ロンドンの聖トマス病院心理学的医学講座の**ウィリアム・サーガント**のグループは，うつ病患者の一部は脳内モノアミン酸化酵素阻害剤である薬剤**イプロニアジド**（マルシリド Marsilid）に良好に反応するということを発見した．この部分集合の特徴をもつ患者は，自己非難と早朝悪化を伴う内因性うつ病の古典的病像をもたず，むしろ不安，恐怖が非常につよく，たいへん疲労している．サーガントの「実習生 registrars」（レジデントに対する英国の用語）エリック・ダグラス・ウェスト（Eric Douglas West: 1951年医学士 M. B.）とピーター・ジョン・ダリー（Peter John Dally: 1953年医学士）が，これを1959年の『英国医学雑誌 *British Medical Journal*』に発表した．それからサーガント自身も共著で数本の論文をひきつづいて刊行し，たとえば1960年には『心身医学 *Psychosomatics*』誌で，「[これらの患者は]…機嫌が悪く，易刺激的で，過剰に反応し攻撃的であり，内因性うつ病寄りの患者の多くとはまったく似ていないことが多い」（p. 15）と述べている．サーガントの研究は，与えられた薬剤への反応が異なるうつ病患者についての下位分類を突き止めようとした最初の試みの一つである．マルシリドはその後毒性があるとして市場から引き上げられた．

テレンバッハの「メランコリー親和型 typus melancholicus」（1961年）　ハイデルベルクの准教授であり臨床精神病理学講座の長だったフーベルト・テレンバッハ（Hubert Tellenbach: 1914–）は自著『メランコリー *Melancholie*』（1961）の中で，個人を臨床的メランコリーに罹病しやすくさせる一定の「メランコリー親和型」性格が存在すると提案した．その主要な特徴は，「自分自身の達成に関する高度な要求」につらなる，高度に発達した意味での秩序志向性（Ordentlichkeit）である．「メランコリーの人は多くのものを達成しようとし，そしてそれを規則正しくなそうとする．しかし彼は自らの達成を同時に最高限度の水準で保とうとする」とテレンバッハは述べている．このように，メランコリー者は「可能なもの」にのみ興味をもつ一方で，「不可能にみえるものなど決して熱望などしない」．「これがおそらくメランコリー親和型性格がほとんど滅多に高い社会的地位につかない理由である」（pp. 53–54）．この診断は米国精神医学では決して取り上げられることはなかったが，中央ヨーロッパでは影響をもちつづけている．

生気的うつ病 vital depression 対個人的うつ状態 personal depression（1965年）　ロッテルダムのデイクジグト（Dijkzigt）病院にいたヘルマン・ファン・プラーグ

(Herman van Praag: 1929-）とその同僚たちは，これら二つのうつ病の形態を比較した．これは「内因性うつ病」対「反応性うつ病」と等価物だが，「内因性」対「反応性」のセットは何らかの種（「体質的」対「外的出来事」）の因果性を含意する一方で，ファン・プラーグはうつ病の原因を不可知なものと見なしていた．生気的うつ病の典型的な特徴は「動機を欠いたmotiveless」性質，つまり説明できない，突然の発症である．さらに，患者は必ずしも悲しいと感じておらず，むしろ身体的に引きずりおろされたように感じている．「ある人は継続する二日酔いと評したり，あるいは**シュナイダー**（『臨床精神病理学 *Klinische Psychopathologie*』1959）とともに抑うつなきうつ病と言うかもしれない」．この論文はオランダの医学雑誌である『精神医学・神経学・脳神経外科学 *Psychiatria, Neurologia, Neurochirurgia*』に掲載された（引用部はp. 331）．ファン・プラーグは生気的うつ病の測定尺度を考案した最初の人物である．

「一次性」対「二次性」うつ病（1969年） ロバート・ウッドラフ（Robert Woodruff: 1934-）とその同僚たちの研究を援用して，**セントルイス学派**のメンバー，**イーライ・ロビンス**と**サミュエル・グーゼ**は，1969年に，**米国国立精神衛生研究所（NIMH）**の大きなカンファレンス「うつ病の精神生物学 the psychobiology of the depressive illnesses」において，感情障害（うつ病と躁病）の部分を一次性と二次性の形態に分類した．それによると「一次性 primary」とは患者が先行する精神医学的病歴をもたないことを意味し，「二次性 secondary」患者とは「先行する一次性の感情障害以外に，診断可能な既存の精神医学的疾患をもつ」（1972年に出版されたトマス・A・ウィリアムズ Thomas A.Williams 他編によるそのカンファレンスのプロシーディングス p. 292）．その著者たちはこの分類が，他の慣習的な感情障害分類，「内因性」対「反応性」，「神経症性」対「精神病性」よりも優っているとしている．

独立した疾患単位としての精神病性うつ病 psychotic depression（1975年および以後） ヨーロッパにはあらゆる重篤なうつ病を「精神病性」として扱う伝統がある．精神病性うつ病の研究は，少なくとも1874年の**カールバウム**による緊張病研究にまで遡ることができる，そのとき彼は，うつ病であり精神病でもある緊張病の患者を記述した（**統合失調症：概念の出現：緊張病**［1874年］を参照）．長い年月のあいだ，一般的に緊張病や妄想のような症状を呈するうつ病患者が，他の種のうつ病患者よりも治りにくいことが一般的に認められていた．しかし，こういった患者について，特異的な治療あるいは家族集積性が見られない中で，明らかとなったことはわずかだった．また，これらのうつ病群が等しく電気けいれん療法によく反応するため，下位群が何かということは実際には問題にならなかった．

さて，コロンビア大学とつながりがあったニューヨーク州立精神医学研究所のアレグザンダー・グラスマン（Alexander Glassman: 1934-）とその同僚が『米国精神医学雑誌 *American Journal of Psychiatry*』で報告したように，標準的な抗うつ薬では奏功しない――精神病性妄想症状をもつ――下位群が確かに存在することが，1975年以来明らかとなりはじめた．またパロ・アルト退役軍人管理病院のデイヴィッド・

エイヴェリー（David Avery: 1946-）とアルド・ルブラーノ（Aldo Lubrano: 1950-）が，ECT を三環系抗うつ薬**イミプラミン**と比較した初期のイタリアでの研究の再解析から発見したように，これらの患者はECT によりよく反応した（『米国精神医学雑誌』1979）．

1992 年，その頃ハーヴァード医科大学の精神医学講座にいたアラン・F・シャッツバーグ（Alan F. Schatzberg: 1944-）とアンソニー・J・ロスチャイルド（Anthony J. Rothschild: 1953-）は，『米国精神医学雑誌』の論文で，「精神病性（妄想性）うつ病：*DSM-IV* に別個の症候群として含まれるべきか？」と問うた．彼らの答えはイエスだった．「[データは] *DSM-IV* において精神病性大うつ病を別個の症候群として明示する合理性と必要性を証拠づけている」（p. 743）（しかし，「精神病の特徴を伴う重症」は，*DSM* においてはかろうじて「大うつ病エピソード」の特定用語でありつづけている）．

精神病性「うつ病」の概念は，緊張病における並外れた動作の遅れがうつ病の制止と同じではないと信じる研究者に，疑いを呼びさますことになった．このように，緊張病を含む精神病性うつ病は，国際的な疑いをいくつか引き起こしている．マックス・フィンクのリーダーシップのもとで，精神病性うつ病の ECT 治療の意味は明確になった（ジョルジオ・ペトリデス（Georgios Petrides: 1957-）と**マックス・フィンク**『ECT 雑誌 *Journal of ECT*』2001 を参照）．

→**「ファイナー診断基準」**（1972 年）を参照

「大うつ病 major depression」の導入（1978 年）　**セントルイス学派**（**「ファイナー診断基準** [1972 年]」も参照）の研究を続けながら，**ロバート・L・スピッツァー**と，ニューヨーク州立精神医学研究所とコロンビア大学の精神医学講座で**イーライ・ロビンス**とともに働いていた心理学者ジーン・エンディコット（Jean Endicott: 1936-）は，1978 年に彼らの精神疾患分類学を拡張し，「大うつ病性障害」（11 のサブタイプをもつ）と「明白な不安を伴う小うつ病性障害」を含む 25 の主要な診断カテゴリーまで拡張した――現在彼らはそれを研究診断基準（Research Diagnostic Criteria: RDC）と呼んでいる．『総合精神医学アーカイヴズ *Archives of General Psychiatry*』に掲載されたこの論文は，***DSM-III*** の理論的な足場の一部となった．

非定型うつ病 atypical depression（復活）（1979 年）　治療特異的なうつ病のサブタイプを探索するにあたって，コロンビア大学の精神医学講座とニューヨーク州立精神医学研究所のフレデリック・クィットキン（Frederic Quitkin: 1937-）とマイケル・リーボヴィッツ（Michael Liebowitz: 1945-）によって主導され，**ドナルド・クライン**とアーサー・リフキン（Arthur Rifkin: 1937-）を含む研究グループは，モノアミン酸化酵素を阻害する薬物（モノアミン酸化酵素阻害薬すなわち MAOIs）（**イプロニアジド**の項参照）に対して特異的に反応すると考えられる患者群の集合を明らかにした．その診断「非定型うつ病 atypical depression」（**ウィリアム・サーガント**による初期の英国の研究を考慮して）を与えられた患者は以下のような特徴をもつ．研究診断基準にもとづくある程度の不快気分（dysphoria）プラス「気分の反応性

mood reactivity」（物事が変化すれば患者は改善する），プラス以下の症状から二つかそれ以上：過食，体重増加，過眠，鉛のような疲労感覚，〔対人関係の〕拒絶をうまく受けとめられない．1979年，クィットキンとその同僚たちはこれらのことを『総合精神医学アーカイヴズ *Archives of General Psychiatry*』において発表しはじめた．リーボヴィッツらはもう一つの鍵となる論文を『臨床心理学雑誌 *Journal of Clinical Psychology*』に1984年に書いた．非定型うつ病は ***DSM-IV*** において公式の精神医学的診断（「非定型の特徴の特定用語」）として受理された（1994年）．

DSM-III は「大うつ病 major depression」を祭りあげ，「気分変調症 dysthymia」を復活させた（1980年）　1980年，**ロバート・スピッツァー**によって導かれた米国精神医学会の用語と統計に関する特別委員会（Task Force）は，『**精神疾患の診断と統計マニュアル**』第3版を出版した．多くの障害が再構成され，うつ病（感情障害）もそのうちの一つであるが，1978年の研究診断基準とははっきりと異なったやり方が用いられた（上記参照）．***DSM-III*** は気分の領域に3つの新たな診断ラベルを作成した．(1)「大うつ病」（1978年に先行されていた），これは精神病性と非精神病性うつ病の混合である，(2)「気分変調性障害 dysthymic disorder」（1844年にフレミングによってつくられた術語，「**うつ病：出現**」を参照），これは「神経症性抑うつ」として知られたものに貼られた新しいラベルである，(3)「抑うつ気分を伴う適応障害」，精神療法のみで治療可能と考えられる小うつ病（草案記述者の文書が示した通り）．*DSM* の草案記述者たちがカール・クライストのラベル「双極性障害 bipolar disorder」（「**ウェルニッケ - クライスト - レオンハルト学派**」を参照）を採用したために，躁うつ病は，無傷で残った．*DSM* は重篤度の低い躁うつ病に，**カールバウム**のラベル「気分循環性障害cyclothymic disorder」を採用した（「**躁うつ病**［1882年］」を参照）．ファイナーの論文にあるように（「**ファイナー診断基準**［1972年］」を参照），「操作的基準」はこれらの診断それぞれを認めるために規定された．したがって，大うつ病エピソードの基準を満たすためには，患者は一定期間の不快気分プラス他の8つの基準のリストから4つをもたなければならない，そのリストは，食欲低下，不眠，そして以前は喜ばしかった活動に対する喜びの喪失（起草者たちは「アンヘドニア」という術語を使用しなかった）等の症状を含む．***DSM*** の続く版は，感情障害診断の性質に重大な変更を加えなかった．

雑多な症状像のチェックリストをもち，患者の既往歴に対する言及のない，この新しい「大うつ病障害」という *DSM* 診断に対して，批判がなかったわけではない．デューク大学の精神科教授バーナード・ジェイムズ（「バーニー」）・キャロル（Bernard James ("Barney") Carroll: 1940–）が，1982年にチューリヒのジュール・アングスト（Jules Angst: 1926–）によって召集され，ベルリンで行なわれたカンファレンス『うつ病の起源 *The Origins of Depression*』で発言したように，大うつ病障害の概念はあまりにも非特異的すぎる．また，「これらの基準はもう一つの重要な点においても不十分である――これらは昔の臨床医が大きな重点をおいた特徴――たとえば家族歴，以前のエピソード，以前の治療への反応，そして軽躁あるいは躁病相の病歴への配慮をしないために，患者の病いに対して平面的な，二次元の見方しか与えないのである」(p. 166)．それにもかかわらず，「大うつ病」は精神医学においてただ一つの最重要な診断となった．

重複うつ病 double depression（1982 年）　当時マサチューセッツ総合病院の精神医学部門にいたマーティン・B・ケラー（Martin B. Keller: 1946-）と，その名が死後につけ加えられたロバート・W・シャピロ（Robert W. Shapiro: 1938-1980）は，重複うつ病を，研究診断基準（RDC）の二つのうつ病カテゴリーがオーバーラップするものとして特徴づけた（上記参照）．ある患者の基底にある慢性うつ状態（「気分変調性障害」）に，同時に大うつ病性障害が重畳する状態である．『米国精神医学雑誌 *American Journal of Psychiatry*』に掲載されたこの論文は，したがって ***DSM*** のインサイダーが草案を通して議論したオーバーラップという問題を，公然と明らかにしたことになる．ケラーとシャピロは，重複うつ病患者の予後が大うつ病単独の患者のそれよりも不良であると論じた．

「季節性感情障害 seasonal affective disorder」（SAD）（1984 年）　決まりきったようにに冬季に悪化する一定の種のうつ病患者の存在は，1984 年，ノーマン・E・ローゼンタール（Norman E. Rosenthal）――彼自身がそれで苦しんでいた――と**米国国立精神衛生研究所（NIMH）**の共同研究者たちによって『総合精神医学アーカイヴズ *Archives of General Psychiatry*』において提案され，命名された．明るい光が SAD に対して「顕著な抗うつ効果」をもつといわれた．この概念は 1987 年の ***DSM-III-R*** において大うつ病（上記参照）と双極性障害（「**躁うつ病**」参照）の「特定用語」として組み入れられ，「気分エピソードの発症と一年のうち特定の 60 日の病期の間の，規則的で循環性の関係」，とくに 10 月初旬から 11 月下旬までの期間，として定義された．この診断には国際的に疑問が提出されているが，これは ***DSM-IV***（1994 年）に再登場した．

反復性，短期うつ病 recurrent, brief depression（1985 年）　チューリヒにおける若年成人の縦断的コホート研究の文脈から，チューリヒ大学の精神科病院（**ブルクヘルツリ**）の研究部門の部長であるジュール・アングスト（Jules Angst: 1926-）は，患者の多くが，***DSM*** の術語の「大うつ病」あるいは「気分変調症」として認定するには短期に過ぎる反復性のうつ病発作に苦しんでいることに気がついた．1985年の『欧州精神医学アーカイヴズ *European Archives of Psychiatry*』誌上で，アングストは感情障害のサブタイプとして「反復性，短期うつ病」（RBD）を提案した（この診断を示唆した一連の論文は，1984 年に始まっている）．

→「**うつ病のカテコールアミン仮説**」も参照

うつ病のカテコールアミン仮説　CATECHOLAMINE HYPOTHESIS OF DEPRESSION

（1965 年）　ハーヴァード医科大学精神科のジョゼフ・シルドクラウト（Joseph Schildkraut: 1934-）は，『米国精神医学雑誌 *American Journal of*

Psychiatry』に発表された論文中最も引用頻度の高い論文の中で，うつ病は**神経伝達物質**であるカテコールアミン類（それらにはドパミンやノルアドレナリン〔米国名：ノルエピネフリン〕といった「カテコール」核がある．これらとセロトニンのような「インドール誘導体」とを合わせて「モノアミン」と総称される）に関連した疾患であると論じた*．シルドクラウトは1959年にハーヴァード医科大学を卒業して医師となり，マサチューセッツ精神保健センターで精神医学を研修してのち，1963年から1967年まで神経精神薬理学を研究するために**米国国立精神衛生研究所（NIMH）**に転じた（その後再びマサチューセッツ精神保健センター“Mass Mental”に戻り，そこでその後の経歴を積んでいった）．NIMH時代に得た新たな認識にもとづいて，神経化学的な障害がうつ病の原因であるとの確信がシルドクラウトの中で形成されるようになった．それ以前のマサチューセッツ精神保健センター時代に，彼は，うつ病患者のモノアミン酸化酵素阻害剤フェネルジン（phenelzine）（パーク・デイヴィス社のナルディルNardil）への反応に強い印象をもっていた（「**イプロニアジド**」「**神経伝達物質**」を参照）．これによりうつ病に深く関与しているものとしてモノアミン類に照準が定められた．これらを分解する酵素を阻害することができれば，患者の症状は改善するであろう．その後の実験により，フェネルジンがノルアドレナリン（モノアミンの一つ）に作用すると彼は結論し，三環系抗うつ薬**イミプラミン**が同様に作用することをNIMHにおいて発見した．この事実やその他のエビデンスから，ノルアドレナリンがうつ病において鍵となる役割を担っていることは明らかであると彼は推論した．彼は次のように結論している．「モノアミン酸化酵素阻害薬も，イミプラミン類似の薬剤も，ともにその抗うつ効果はカテコールアミン類を介して伝わり，両薬剤クラスは異なる生化学的な作用機序によってアドレナリン受容体部位でのカテコールアミン活性を増大させる．このような見解を支持するに十分なエビデンスがある」「カテコールアミン仮説は，現在のところ気分障害の最も強力で有用な病態生理学的仮説であると思われる」(pp. 516, 517)．これがその後の創薬研究や学術的な精神薬理学を長く支配することになるうつ病の「カテコールアミン」理論であった．しかしながら現在では，気分障害においてノルアドレナリンが特権的な役割を果たしているとはもはや信じられてはいない（「**選択的セロトニン再取り込み阻害薬**」を参照）．だがこの仮説が引き金となり数多くの研究が生まれた．精神医学史家デイヴィッド・ヒーリー（David Healy）はシルドクラウトの1965年の論文を「フロイトの『夢判断』と同じだけの価値をもつ1960年代における業績」と評した．

* 今ではすっかり忘れられてしまっているが，1959年にサスカチュワン公衆衛生局の精神医学研究部長で精神科医のエイブラム・ホッファー（Abram Hoffer: 1917-2009）は，マッギル大学におけるうつ病についてのカンファレンスで「カテコールアミン類は，うつ病の因果関係において決定的かつ悪玉的役割を演じているに違いないことをエビデンスが示している」と指摘し，この仮説の基となる生化学的なエビデンスを提示した（『カナダ精神医学会雑誌 *Canadian Psychiatric Association Journal*』増刊号，pp. S118-S119）．

エ

エー，アンリ　EY, HENRI（1900–1977）　第二次世界大戦後のフランス精神医学における「器質力動」論学派の創始者であるエーは，南西フランスの村で生まれ，パリで医学を学び，セーヌ県（パリ）の精神病院でアンテルヌ（interne）〔病院寄宿研修医〕となった．1925年，彼は，**サン＝タンヌ精神病院**で**アンリ・クロード**（1869–1945）教授の〔アンテルヌの〕指導医（chef de clinique）（小病院の役職ももった准教授に匹敵する）になり，その後1931年，ボンヌヴァル（Bonneval）精神病院（ウール＝エ＝ロワール県）に精神科医長として移った．彼はボンヌヴァルにその後30年留まることになった．エーは，精神医学の「器質力動論」的視点を普及させたが，それは（ヒューリングス・ジャクソンの「階層構造の解体」をモデルにした）大脳生物学が精神分析学と融合するような視点であった．彼の肩書は地方の病院のものであったが，エーのパリでの影響力は強いままであった．それは彼がサン＝タンヌ病院で行なった水曜講義によってであり，その講義は1950年代と60年代に成人に達したあらゆる世代のフランスの精神科医に大きな影響を与えた（これらの講義を行なった図書館は現在アンリ・エー図書館と呼ばれている）．

エーは，1950年代以降に導入された新たな精神薬理学的作用をもつ薬剤（それらはボンヌヴァルで彼の臨床に大変革をもたらしたが）を軽視してはねつけたと言われている．彼の精神病理学についての考え方は，精神病や神経症の全領域を横断するジャクソン流〔ネオ・ジャクソニズム〕の**陽性症状と陰性症状**を含むものであるが，1948年と1954年の間に刊行された彼の3巻の『精神医学研究 *Études psychiatriques*』に示されている．1960年に，エーは，サン＝タンヌ病院医長のポール・ベルナール（Paul Bernard: 1938年就任）とロートシルド病院院長のシャルル・ブリセ（Charles Brisset: 1944年就任）と共著で，重要な『精神医学マニュエル〔邦題〕*Manuel de psychiatrie*』を出版している．そして1947年から1971年の間『精神医学の発展 *L'évolution psychiatrique*』誌の編集に携わった．スイスの精神科医クリスティアン・ミュラー（Christian Müller: 1921–）は，エーの影響についてこう語っている．「もし自分が選択して，… 1960年前後にヨーロッパの精神医学に最も影響を与えた権威が誰かを言わなくてはならないとしたら，私はきっと，ドイツでは**クルト・シュナイダー**を，英国では**オーブリー・ルイス**を，そしてフランスではアンリ・エーの名を挙げたであろう」．

エスキロール，ジャン＝エチエンヌ＝ドミニク　ESQUIROL, JEAN-ÉTIENNE-DOMINIQUE（1772–1840）　フランス伝統の精神医学的疾病分類学の創設者であるエスキロールは，トゥールーズの貴族の家庭に生まれ——彼の父は商業会議所の所長であった——，1792年当地で医学の勉強を始めた．1799年，彼はパリに上京し，**サルペトリエール病院**で行なわれていた**フィリップ・ピネル**の講義の聴講をはじめた．「それは彼の運命を決定した日であった」と，ずっと後になってそのフランスの精神科医についてまとめた事典において精神科医のルネ・スムレーニュ（René Semelaigne: 1855–1934）は記している．「この二人の選ばれし者は，お互いに魅かれるものを感じた．エスキロールはピネルのお気に入りの学生になった．毎日エスキロールはサルペトリエール病院に通い，彼の師の回診に同伴し，その研究を手伝った．ピネルの著書『臨床医学 *La médecine clinique*』を書いたのはエスキロールであり，その初版は1802年に出版された（I, p. 126）．こうした中断の結果，エスキロールが，「精神病の原因としての…情念 Les passions considérées comme causes... de l'aliénation mentale」についての医学博士学位論文の試問をかろうじて通り，医学博士として卒業したのは，1805年，33歳になってのことであった．彼は，ピネルが行なったように，精神病の患者にやさしい治療をすることに賛同し，彼らが他の種類の医学的疾患をもつ患者とは異なると述べた．

1811年，エスキロールはサルペトリエール病院の医療スタッフとしてピネルに合流し，そこで1825年まで，つまりパリ郊外のシャラントン（Charanton）国立精神病院の主任医師のポストが空くまで留まった．その間に，1802年，エスキロールは，サルペトリエール病院の向かい側にある自宅に何人かの裕福な患者を受け容れることを始めた．1827年には，この施設をイヴリ（Ivry）にある新しい広い土地へと移転させ，後年には，時間をシャラントン病院と私邸のサナトリウムに分け，後者では彼の弟子たちに思い出深い食事がいつも供された（スムレーニュはジャック＝ジョセフ・モロー，通称モロー・ド・トゥール（Moreau de Tours: 1804–1884）が，80歳のときに，ほとんど涙を浮かべながらこれらの日曜の夕食会について語ったのを記憶にとどめていた）．エスキロールは医学教育（彼は1817年にフランスの最初の精神医学の講義を開始した）とフランスの精神病院の改革に深く携わったが，ふり返ってみると，彼が主に記憶にとどめられるのは，たとえば「モノマニー monomanie」や「リペマニー lypémanie」という用語で，精神医学的診断を洗練させようとしたその試みによるところが大きい（「**うつ病：出現：リペマニー**［1820年］」「**精神病：概念の出現：エスキロールのモノマニー**［1816, 1838年］」を参照）．1838年に出版された3巻の著作『精神疾患論 *Des maladies mentales*』において，彼は以前の数多くの論文を再録し，そのいくつかに新たな知見を加えている．**ウィリアム・カレン**がほとんど経験のないまま，抽象的な原理に従って分類した人物であったことを考慮に入れたとしても，エスキロールは実際に精神医学におけるあらゆる分類のはじまりを象徴する人物である．

NIMH →「国立精神衛生研究所，米国」を参照

エリクソン，エリック　ERIKSON, ERIK（1902-1994）　人間の発達は生涯にわたって続くと述べた精神分析家エリクソンは，ドイツのフランクフルトで非嫡出子として生まれた．彼は実の父親のことをまったく知らなかったが，しかしデンマーク人である彼の母親が，彼が3歳のときに小児科医であるテオドール・ホンブルガー（Theodor Homburger）と結婚したとき，彼はエリック・ホンブルガーという名前になった．

彼が養子となった父親はユダヤ人で，彼の母親はルター派であった．そしてエリック・ホンブルガーはユダヤ人として育った．正真正銘の北欧人の顔立ちにもかかわらず，学童期に「ユダヤ人」として嘲られたことで，エリック・ホンブルガーは若い時期から「自己同一性の危機 identity crises」に関心があった．カールスルーエの高校の卒業時，彼は最高位の成績であった．1927年，友人のペーター・ブロス（Peter Blos）の提案で，エリック・ホンブルガーはウィーンに行き，ブロスとアメリカ人の精神分析家ドロシー・ティファニー゠バーリンガム（Dorothy Tiffany-Burlingham: 1891-1979）が子どものための〔個性尊重に基づく〕進歩的学校を創設するのを手伝った．そこで彼は，子どもたちを扱うに際して，彼の言葉で言えば「特技 knack」があることを示したが，**アンナ・フロイト**がその学校に参与するようになり，エリクソンの教育分析も行なった（彼はその後ウィーン精神分析協会教育研究所でトレーニングを受けた）．ナチスによる大変動がやがて起こりそうなのを感知して，1933年彼は合衆国に移住し，マサチューセッツ州ケンブリッジで小児精神分析家として身を立てることになった．彼は同時にハーヴァード大学医学部に加わることになった．イェール大学で医学部および人間関係研究所の教授として滞在したのち，1938年に西海岸に向かい，そこで彼は，性欲によって内面的に駆り立てられるのではない，社会的刺激への反応としての子どもの発達について理論化することを始めた（1939年，彼は自分のことをホンブルガーではなくエリクソンと名乗るようになった）．

1950年，エリクソンは『幼児期と社会〔邦題〕*Childhood and Society*』を書き，それによって広く名を知られることになったが，発達とは，5歳までに何らかのしっかりとした性格になって終了するのではなく，生涯にわたって続く一連の8つの段階――それぞれの段階に同一性の「危機」がある――のものであると述べている．この著書はまた，精神分析学から文化人類学や社会心理学へと橋渡しするのを促進した．エリクソンはさらに，二つの「心理学的伝記 psychobiographies」（これは彼の造語ではない）である『青年ルター〔邦題〕*Young Man Luther*』（1958）と『ガンジーの真理〔邦題〕*Gandhi's Truth*』（1969）で有名になった．1950年，彼は忠誠の誓いに署名することよりもカリファルニア大学を去ることを選び，上席スタッフとしてマサチ

ューセッツ州ストックブリッジ（Stockbridge）にあるオースティン・リッグス・センター（Austen Riggs Center）に赴いた．1960年，人間発達学の教授としてハーヴァード大学に戻り，1970年に退官した．エリクソンは，合衆国における最初の小児の分析家であると言われた．

エルクス，ジョエル　ELKES, JOEL（1913-）　精神薬理学者のパイオニアであるエルクスは，リトアニアの都市コヴノ（Kovno）の高名な医師の息子として，ドイツのケーニヒスベルクで生まれ，彼の父親は，コヴノ・ゲットーにおけるユダヤ人コミュニティの長であり，1943年ダッハウ〔の強制収容所〕で死んだ．彼の母親は裕福な穀物商の娘であったが，ホロコーストを生き延び，イスラエルで死んだ．1930年，エルクスは，ロンドンの聖マリア病院で医学を学ぶためにコヴノを離れ，戦時中の交通輸送機関の途絶による経済的困難のときを経て，1941年に卒業した．彼は，バーミンガム大学薬理学部のアリスター・フレイザー（Alister Frazer: 1909-1969）のもとで研究助手として加わり，すぐに精神疾患の研究部門の担当になり，そこで1940年代の最後に，「薬物と精神 Drugs and the Mind」プログラムを立ち上げた．アメリカで一年間，スミス・クライン＆フレンチとフルブライトの特別研究生として過ごした後，1951年にエルクスは，基礎研究と臨床精神医学の橋渡しの使命を帯びて，世界最初の実験精神医学部門の責任者としてバーミンガムに戻った．その部門は，ロックフェラー財団と英国医学研究評議会（the Medical Research Council of England）の援助によって支えられていた．そこには，動物実験研究室に加えて，40床を有する臨床部門「ユフカルム・クリニック Uffculme Clinic」が含まれた．バーミンガムのかつてのキャドベリー住宅〔英国クェーカー教徒の実業家リチャード＆ジョージ・キャドベリーがチョコレート会社を設立し，従業員のためにバーミンガムに設立した住宅都市〕に位置するそのクリニックは，ロンドンの「ペッカム・エクスペリメント Peckham Experiment」をモデルに造られ，総合的ケアを提供するように企画されたもので，外来患者部門，デイホスピタル，訪問サービスを含むものであった．その部門は，中でも精神薬理学における世界初の研究施設であった．1951年に開始された研究（それは『臨床神経生理学 *Clinical Neurophysiology*』誌に1953年に報告された）において，エルクスとフィリップ・ブラッドレー（Philip Bradley: 1919-）は，神経薬理学研究のために動物に電極を埋め込むことをした．チャーミアン・エルクス（Charmian Elks）とジョエル・エルクスが精神病患者における**クロルプロマジン**の最初の二重盲検試験を行なったのはバーミンガムにあるウィンストン・グリーン（Winston Green）病院においてであり，それは1954年の『英国医学雑誌 *British Medical Journal*』に掲載された（「**女性研究者，精神医学における：チャーミアン・エルクス**」を参照）．

1957年，エルクスは合衆国に移ったが，それは**米国国立精神衛生研究所**のシーモア・ケティ（Seymour Kety: 1915-2000）とロバート・A・コーエン（Robert A.

Cohen: 1909-?）の招きで，ワシントンD. C.にある**聖エリザベス病院**に臨床精神薬理学研究センター（CNRC: Clinical neuropharmacological research center）を立ち上げるためのものであった．彼は同時に，ジョージ・ワシントン大学の精神医学の教授にもなった．CNRCでは，**ドパミン**の動態における初期のいくつかの重要な研究が行なわれ，ドイツから移り，それまでデラウェアの精神病院にいたフリッツ・フレイハン（Fritz Freyhan: 1912-1982）や，ロンドンでトレーニングを終えたばかりの英国の精神科医アンソニー・ホーダーン（Anthony Hordern: 1925-）のような臨床試験研究者が，臨床試験を引き受けた．エルクスは，1963年には，シーモア・ケティの跡を継いで，ジョンズ・ホプキンス大学のヘンリー・フィップス（Henry Phipps）精神医学教授に就任した．精神医学における研究を実験から臨床へと拡張するというエルクスの意向に沿って，彼はその学科を「精神医学」から「精神医学および行動科学」へと改名した．彼がそのポストから退いたのは1975年のことである．その伝記を記したトマス・バン（Thomas Ban）が述べているように，「その専門職のトレーニングを通じた神経精神薬理学の発展へのエルクスの本格的な活動は，他に並ぶもののない影響力を及ぼした．彼の実験室を経験した研究者のリストをみると，アメリカ精神薬理学の人物年鑑を読むようである」（『エルクス論文選 *Elkes Selected Writings*』p. 20）．1958年，エルクスは，神経伝達物質（「神経体液伝達物質 neurohumoral transmitter substances」）が脳の異なる種類の受容体で特異的な効果をもたらすかもしれないという洞察とともに，まだ当時関心をもつ者がほとんどいなかったレセプター（受容体）研究（receptorology）の全体像の解明に着手した（この論文はチバ財団の『行動の神経学的基礎についてのシンポジウム *Symposium on the Neurological Basis of Behavior*』に所収され刊行されている）．

エロトマニー　EROTOMANIA　エロトマニーとは，ある人の他者への恋愛が，相手側からも愛され相互的なものであるという妄想的信念を言う．今日のフランス語圏以外の世界では，エロトマニーはパラノイアか統合失調症の一部分と考えられているが，フランスでは「クレランボー症候群」として，独立した精神医学的診断の地位を保持している．過剰な性欲という意味での「エロトマニー（色情狂）」という用語には長い歴史があって，少なくとも17世紀にまで遡ることができる．19世紀初めに，**エチエンヌ・エスキロール**がもう一つの意味を加え，自分が他者に愛されているという妄想的確信を意味するようになった．彼の1838年の「モノマニー」についての論文では，こう記している．「エロトマニーは医学的障害に属するものである．これには，よく知った対象の場合も，想像上の対象の場合もあるが，その人物への過剰な愛情を特徴とした慢性的な脳の障害である．この障害においては，想像力のみが損なわれており，思考の機能障害は見られない」（『精神疾患論 *Des maladies mentales*』II, p. 32）．エディンバラ精神病院の院長トマス・S・クロウストン（Thomas S. Clouston: 1840-1915）は，その著書『精神疾患の臨床講義 *Clinical Lectures on*

Mental Diseases』（1883）において，「老嬢の狂気 old maids' insanity」と呼び，卵巣由来の障害と考えた．**エミール・クレペリン**は1896年の教科書で，エロトマニーを一種の「パラノイア」として考えている．その当時の国際的な文献では，過剰な性的欲望や妄想的な性的観念をどちらもエロトマニーの諸形態と考えていた．

パリで生まれ育った精神科医ポール・セリュー（Paul Sérieux: 1864-1947）とジョゼフ・カプグラ（Joseph Capgras: 1873-1950）が1909年に書いた「理性的狂気 Les folies raisonnantes」についての研究によって（「**フランス学派の慢性妄想状態**」を参照），エロトマニーのテーマで書かれたフランス語の著作は，国際的な文献とは異なる方向に向かった．つまり「色情的妄想 le délire érotique」は，幻覚を伴わず，狂気への進行のない解釈妄想（délire d'interprétation）の特徴的な形態になった．このフランス語圏のものは第一次世界大戦のはじまりの頃にははっきりとその輪郭を現すようになった．すなわち，治ることのない，犠牲者であるというロマンティックな話についてよく手の加えられた妄想体系をもつが，痴呆症状もなく，「妄想的」統合失調症でもなく，その他の種の統合失調症でもないような患者である．

1920年，パリ警察特別医務院の主任であったガエタン・ガティアン・ド・クレランボー（Gaétan Gatian de Clérambault: 1872-1934）は，特定の妄想的確信が強烈な感情に支えられているという意味で，エロトマニーを「熱情精神病」というものに属するものとした．これ以降，エロトマニーは「クレランボー症候群［De］Clérambault's syndrome」としても知られるようになった（「**フランス学派の慢性妄想状態；精神自動症**［1920年］」を参照）（クレランボーの正確な姓はガティアン・ド・クレランボーであることに注意，ただしこれはほとんど用いられない）．彼は，英国の国王が自分を愛していると信じている一人の女性症例を記述している．クレランボーがその障害に対して提起した機制は，彼が「精神自動症 automatism mental」と呼ぶ脳への有害な衝撃である．エロトマニーを，「熱情精神病 les délire passionnels」という，自立した精神医学的疾患のカテゴリーの一部にする過程で，彼は，それが，妄想的思考とは異なる独自の特徴的な発展法則を有することを主張した．そのようにするうちに，彼はパリの神経学者**ジャン＝マルタン・シャルコー**の伝統と結びつくようになった．シャルコーは，ヒステリーのようなおそらく生来の障害を決定する堅固な規則を突きとめようとした（クレランボーは，エロトマニー事例の最初の報告を1920年12月号の『［パリ］臨床精神医学会雑誌 *Bulletin de la société clinique de médecine mentale*』で行なっているが，その障害の必然的発展についての自説を詳述したのは，1921年2月号になってである）．

クレランボー以降，エロトマニーは，アングロ - サクソン圏では，統合失調症かパラノイアの一形態と見なされてきた．それは，「妄想性障害：エロトマニー型」として，***DSM-III-R***（1987）においてふたたび姿を現したが，フランスにおいては明確に区別される疾患単位として留まりつづけている．この障害自体は各界の有名人——たとえばブラッド・ピット，マドンナ，グウィネス・パルトロー，スティーヴン・スピルバーグといった人物等——へのストーカーとして，メディアに多く現れる傾向があるが，彼／彼女らが裁判所の命令や監禁の対象になるまで，その病いの犠牲者の人生を不幸なものにするのである．

エンゲル，ジョージ・L ENGEL, GEORGE L.（1913-1999） 「生物・心理・社会モデル biopsychosocial model」という表現の考案者であるエンゲルは，ニューヨーク市に生まれ，1938年ジョンズ・ホプキンス大学医学部を（医学博士 M. D. として）卒業した．彼は，ボストンにあるピーター・ベント・ブリガム（Peter Bent Brigham）病院で内科学の研修を受け，1946年にはロチェスター大学の内科学と精神医学科に任命され，そこに留まることになった．自身の精神分析学への関心が強まるにつれ，1949年から1955年の間，エンゲルは，ニューヨーク精神分析研究所とシカゴ精神分析研究所でトレーニングを経験した．エンゲルは，精神分析学の教養を，適切な場面で，医学的病いに適用することを手がけ，心理社会的な問題を内科で習慣的に提供されているケアに注意深く統合することで注目されるようになった（「**せん妄**」を参照）．しかし，彼の名を最も有名にしたのは，1977年の雑誌『サイエンス *Science*』の論文における――「医学モデル medical model」の対立概念である――「生物・心理・社会モデル」という用語の提唱による．論文のタイトルは「新しい医学モデルの必要性：生物医学への挑戦 The need for a new medical model: a challenge for biomedicine」であり，その基本理念は，単にケアの社会的側面が考慮されねばならないというものに留まらず，ケアのシステム自体が改修されるべきであるというものであった．エンゲルはとくに，精神医学が重大な岐路にさしかかっていることを主張した．「精神医学の危機は以下の問いを中心に展開している．つまり精神医学が関わる人間の苦悩のカテゴリーは現在概念化されている「疾患」としてきちんと考えられているか．医師の伝統的な権威行使がその援助するという機能に相応しいものだろうか」．エンゲルの結論はこうであった．「今日の主要な疾患モデルは生物医学的（バイオメディカル）なものであり，その枠組みのうちに病いの社会的，心理的，行動学的次元を残す余地はない」（pp. 129, 135）．こうした言葉は，**セントルイス学派**の教義や，**サミュエル・グーゼ**の「精神医学は医学の一部分である」という視点に激しく矛盾するものであったが，多くの医療改革者が医療をより患者中心のものにしようと奮闘する際の旗印になり，精神科医はこの「BPS」モデルを使用することを誇りにするようになったのである．実際，ロンドンの精神医学研究所のアンソニー・W・クレア（Anthony W. Clare: 1942-）は，のちにこうした BPS 的思考を和らげてこう述べている．「医学に反対する声がある．この声は「全体的治療（ホーリズム）」を説き，精神医学をゲシュタルト心理学やエンカウンターセラピーといった緩やかで柔らかな領域に誘導して，人々の欲求を，病いというよりは満足のいかない状態として，障害されたものというより士気低下をきたしたものとして，より適切に分類されるもののようにした」．彼は，BPS モデルがそういうものであると名前を挙げずに，**マイケル・シェパード**が編集した1982年の書物『世界の精神科医は語る〔邦題〕*Psychiatrists on Psychiatry*』 （p. 21）の中で先のように述べている．

オ

オランダの先駆的精神科コミュニティ・ケア　DUTCH PIONEER COMMUNITY CARE IN PSYCHIATRY（1945年以後）　オランダの精神衛生協会（Nederlandsche Vereniging ter Bevordering der Geestelijke Volksgezondheid）は1924年に設立されたが，それはわずかな影響力しかもたない弱体組織にすぎなかった．しかしまさに戦争が終結する1945年の8月，社会問題省大臣が精神衛生家たちに，戦時の出来事によってひどく動揺させられた国家を再び引き締めるべく精神衛生の国家的プログラムを提唱するよう求めた．組織はグループ治療，初期治療，そしてコミュニティ・ケアに焦点を当てた提案で応えた．1948年ロンドンでの国際精神保健会議において，1936年から1963年までユトレヒト大学の精神科教授を務め，現象学と人間学の「ユトレヒト学派」において著名だったヘンリクス・コルネリス・リュムケ（Henricus Cornelis Rümke: 1893-1967）に率いられた大オランダ代表団は，たんに精神衛生だけでなく精神の健康も推進する決意をもって帰国した．この改革者の精力は，有名なオランダの社会の縦割り組織化によって当時分裂していたオランダ社会，種々のローマ・カトリック，プロテスタント，そして「無信仰non-confessional」の「縦割り組織pillers」のヘルス・ケアに浸透した．ある研究者はこう記している．「60年代にはじまって，ほとんどの［縦割り化された］精神病院は，あらゆる種類の治療共同体，リハビリテーション・ユニット，短期と長期の治療プログラム，物質乱用クリニック，そして行動上の問題とパーソナリティ障害の人々へのサービス等が，驚くほどに増殖していくさまを目撃した」（ポーターPorter編『精神医学の文化*Culture of Psychiatry*』p. 32にあるシュナーベルSchnabelのことば）．しかしこれらは，のちのオランダで始まった脱施設化とは違う．

その後1982年に，さまざまな縦割り組織の結合は切断され，ロッテルダムの社会精神医学の教授ケース・トリンボス（Kees Trimbos: 1920-1988）による影響のもと，カトリックにおいてリュムケがそうしたように，外来精神科サービスは，精神療法に焦点を当てたコミュニティ・ヘルスケアセンターに組織化され，「RIAGGSs: Regionale Instelling voor Ambulante Geestelijke Gezondheidszorgs」と呼ばれるようになった．これは外来精神保健ケアの地域施設という意味のオランダ語である．RIAGGSはより小さい精神医学的問題をもつ患者の方に調整され，重篤な障害をもつ患者からは距離をおいた．しかし，ほぼ60のRIAGGSが，おそらくは世界ではじめての満足のいく統合された外来精神保健ケアのシステムを発展させた．最終的に

1990 年代，それらは脱施設化の文脈のもとで病院と近い関係をもつようになった.

カ

外傷後ストレス障害　POSTTRAUMATIC STRESS DISORDER (PTSD)（「**精神病：概念の出現：心因性［反応性］精神病**［1916 年］」も参照）　外傷のもたらす精神医学的な帰結に関しては，健康と事故についての保険制度法制化への関心が 19 世紀の後半に高まったのに続いて，大きな関心が向けられるようになった．事故の結果について法廷で争われるようになったのである．最初に訴訟で争われるようになったのは「鉄道脊椎症 railway spine」で，これは鉄道事故後に脊髄に現れる障害と考えられた．

「鉄道脊椎症」（この語の起源は不明であるが，1860 年代から一般に使われていた）．1866 年，ロンドン大学の外科学教授であったジョン・エリック・エリクセン（John Eric Erichsen: 1818–1896）は，6 回の講義内容を『鉄道などによる神経系の障害 *On Railway and Other Injuries of the Nervous System*』として出版し，鉄道その他の事故後に生じる身体的な症候には，実際には対応する器質的な損傷部位が見出されないことを論じた（「いかなる頭部外傷も些細なものであるとあなどることはできない」）．彼は 1875 年に出版した『脊椎震盪：神経性ショックなどの神経系の不明瞭な損傷について *On Concussion of the Spine: Nervous Shock, and Other Obscure Injuries of the Nervous System*』の中で自分の考えを詳細に説明した．「ある一群の症例へと読者の興味を向けていただきたい．それらの症例では，背中への損傷がきわめて軽微であり，それよりも強い外傷を受けた場合でもそれが脊椎以外の身体の部位に及び，脊椎への直接の影響は直接的でない性質をもっている．そのような症例で必ず共通して認められるのは，ひどい外傷が背中に生じた数日後まで脊椎に関する奇妙な症候が出現しないことである」(pp. 36–37)．この後しばらく脊椎震盪は「エリクセン病 Erichsen's disease」と呼ばれた．この「器質性」をめぐる議論は，次の 10 年間に心理学寄りの研究者からの非難の対象となった．エリクセンは「「鉄道脊椎症」という愚かしい用語の使用」を控えることを宣言し，それを使用しなくなった．

1881 年，ベルリン・シャリテ（Berlin's Charite）病院のスタッフ精神科医だったカール・メリ（Carl Moeli: 1849–1919）は，エリクセンの業績には言及せずに，鉄道事故後にその受傷が軽微であった 4 症例に生じた精神医学的に明確な変化について議論した．その事故に関する心理面での外傷的な経験こそが，明らかに精神医学的な変化を生じさせていたのである．これはおそらく後に「(心的) 外傷後ストレス障害」あるいは PTSD と呼ばれるもの（1980 年の ***DSM-III*** 以降）の部分的だが最初の記述であった．メリの「鉄道事故後の心的障害について Über psychische Störungen nach Eisenbahnunfällen」は『ベルリン臨床週報 *Berliner Klinische Wochenschrift*』に掲載された．

英語圏ではハーバート・ペイジ（Herbert Page: 1845-1926）が『明確な機械的な損傷と神経性ショックを欠く脊柱と脊髄の損傷についての外科および法医学的視点からの考察 *Injuries of the Spine and Spinal Cord Without Apparent Mechanical Lesion and Nervous Shock in Their Surgical and Medico-Legal Aspects*』（1883）で，とくにエリクセンに対する反論を試みている．1870年に医学部を卒業したペイジは，聖マリア病院に外科医として勤務すると同時に，ロンドン繁華街のハーレイ通り（Harely Street）で開業し，いくつかの鉄道会社からの診察にも応じていた．「「脊椎震盪 concussion of the spine」という表現には，定義が曖昧な複数の事柄が同時に含まれてしまっている．「脊椎」は一般には筋肉・靭帯・骨・関節・骨膜・脳脊髄液・脊髄・そこから分岐する神経をまとめた用語として使用されている．そのために私たちが「脊椎震盪」の用語を使用すれば，それが科学的に不正確になってしまうのは必然なのであり，「脊椎」を構成する要素の一つだけの損傷を記載する方が正確だろう」（p. 52）と述べ，この不正確さは訴訟を増加させるだけであると論じた．神経性のショックは，ペイジによれば，必然的に心理的なものとなる．「重篤な身体の損傷によって生じるショックは，その損傷と同時に起きるか，あるいはその直後に起きるものである．しかし，そのショックが純粋に心理的な原因による場合には，その出現はおそらく遅れるであろう」（p. 148）．

エリクセン，メリそしてペイジによって提起された問題は，その後数十年にわたって法医学の分野で議論された．事故による外傷のどの程度が心理的でどの程度が身体的なものであるのかは，現代でも裁判で争われることがある．

「外傷後ヒステリー（外傷性神経症）」（1877年以後）　1877年12月の**サルペトリエール病院**における講義で**ジャン＝マルタン・シャルコー**は，軽微な外傷後に生じる身体の部位の機能不全を「局在ヒステリー local hysteria」として記載した．シャルコーはイギリスの外科医であるベンジャミン・ブロディ（Benjamin Brodie: 1783-1862）がすでに1837年にその概念を提出していたことを認めていた．しかし，シャルコーの記述はそれよりも包括的であった．その講義の要旨は1878年5月4日の『医学の進歩 *Progrès médical*』誌に掲載された．

1888年，当時の卓越した神経科医であったベルリンのヘルマン・オッペンハイム（Hermann Oppenheim: 1858-1919）は，『ベルリン臨床週報』で，鉄道事故に関連して「外傷性神経症」という用語を使用した．彼は精神医学的な症状について，「最も中心的な症状は，心的領域と，特に感情的な領域に関連している．気分の変動と反応性がこの障害の精神面の中心である」（p. 167）と述べた．しかしながら，彼は神経学的な変化の明らかなものについては器質的に引き起こされたと考えた．1889年に首相のオットー・フォン・ビスマルク（Otto von Bismarck: 1815-1898）が健康保険についての法律を制定した後には，帝国保険局は「外傷性神経症 traumatische

Neurosen」を公的な診断名として受け容れた．オッペンハイム自身も1889年に『外傷性神経症 *Die traumatischen Neurosen*』を出版し，事故後に生じる機能的な症状は器質的な基盤をもつ場合と非常に類似していると主張した．彼はこのような症状がヒステリーの一部であるとする考えに反対であった．この著書はこの主題についての唯一の権威ある書物となったが，第一次世界大戦をきっかけにオッペンハイムの器質的な基盤があるという考え方には疑惑がもたれるようになった．

1893年の教科書『精神医学 *Psychiatrie*』の第4版以来，**エミール・クレペリン**はオッペンハイムの外傷性神経症をその分類体系に取り入れたが，「驚愕神経症 Schreckneurose」と呼ぶことをクレペリンは好んだ．

戦争神経症：「砲弾ショック shell shock」等々（1915年以後）（「**不安と恐怖症：「心臓過敏症」**［**兵士の心臓**］［1871年］」も参照）　オッペンハイムの伝統に従って，以前は外傷後の障害は，主に疑似神経学的な症状に依拠して診断されていた．戦争神経症の概念が確立されてくると，精神医学的な症状が外傷と関連づけられるようになった．第一次世界大戦以前から，「兵士の心臓 soldier's heart」「戦争神経症 war neuroses, Kriegsneurosen」「全般性神経性ショック general nervous shock」等の用語が戦争で心理的に負傷した兵士のために用いられていた．1915年に，医師の資格をもつ心理士で，フランスに英国派遣軍とともに出征したチャールズ・S・マイアーズ（Charles S. Myers: 1873–1946）は『ランセット *Lancet*』に掲載した論文で，1914年12月にはすでに多数であった心理的に負傷した兵士を表すための新しい軍隊用語として，「砲弾ショック shell shock」を使用した（戦争がはじまったのは1914年の8月であった）．この用語は兵士たちの外傷後のストレスを「ヒステリー」とせずに説明する方法として非常に広範囲で用いられるようになった．

合衆国では国立精神衛生委員会（National Committee for Mental Hygiene）（「**クリフォード・ビアーズ**」を参照）の会長であった医師のトマス・W・サーモン（Thomas W. Salmon: 1876–1927）は，合衆国軍の精神医学的な管理システムの設立に貢献した．『神経の戦争 *A War of Nerves*』の著者である歴史家のベン・シェパード（Ben Shepherd）によると，サーモンは砲弾ショックを減らすために軍隊から「すべての精神病者，知的障害者，精神病質と神経症的な人物」（p. 125）を追い出すことを主張していたという．

第二次世界大戦中に，合衆国軍は「戦争消耗 operational fatigue」（あるいは「戦闘消耗 combat fatigue」）の用語を，それ以前は「砲弾ショック」と呼ばれた病態に対して用いた．空軍の医官であったロイ・R・グリンカー卿（Roy R. Grinker, Sr.: 1900–1993）とジョン・ポール・スピーゲル（John Paul Spiegel: 1911–?）は，1945年の著書『ストレス下の人間 *Men Under Stress*』で，「この病いに対して通常適用される用語は神経症であるが，この用語〔戦争消耗〕はその神経症的な性質を隠すための手段として一時的に用いられている．…多くの偏見を向けられている神経症という診断とは異なり，この診断はある兵士を飛行禁止にし，その後に飛行可能な状態に戻すことを許すことができる」（p. 208）と述べた．しかし，グリンカーもスピーゲルも「戦争消耗」という表現が「戦争神経症 war neuroses」と同じものであることを認めている（グリンカーとスピーゲルについては「**バルビツール剤：睡眠分析療法**」を参照）.

「急性悲嘆 acute grief」（1944 年）　1942 年 11 月 28 日にボストンのココナッツ・グローブというナイトクラブで火災が発生し，491 人が死亡し，生存者や犠牲者の親族に精神医学的な症状が出現した．ハーヴァード大学の精神科医エリック・リンデマン（Erich Lindemann: 1900–1974）は悲嘆の後に生じる胃腸障害の研究をそれまでに行なっていたが，その傷ついた人々の相談役を依頼された．1944 年には『米国精神医学雑誌 *American Journal of Psychiatry*』に，「急性悲嘆」に対する予防的な介入措置としてカウンセリングと「罪悪感を言語化すること」について報告した．リンデマンはこう記している．「悲しむ人は過大な反応を示しているだけではなく，反応が乏しくなっていることにも注意を向けることが非常に重要である．なぜなら思いもよらないときに遅れて反応が起きることがあるからである．最初は目立たなかった悲嘆反応が，後から歪んで現れ，きわめて破壊的なものとなることがあり，それは予防できるかもしれないのである」（p. 147）と．この論文によって外傷（トラウマ）はアメリカ精神医学の症候学において重要な位置を占めるようになった．彼の技法はのちに心的外傷後ストレス障害へのカウンセリングの一部となった（以下を参照）.

「心的外傷後ストレス障害」（1980 年および以後）　イェール大学教授のロバート・ジェイ・リフトン（Robert Jay Lifton: 1926–）らに一部主導されたベトナム帰還兵たちによる粘り強い政治的な働きかけによって，米国精神医学会はその新しい診断マニュアルである ***DSM-III*** の中に「心的外傷後ストレス障害（PTSD）」を，急性と「慢性もしくは遅発性」の類型とともに収録した．不安に関する分類の中で，PTSD は「通常の人間の経験の枠組みを超えた心理的な外傷的出来事の後に」起こるとされた．この症候群は，(1) 夢やその出来事が再び起きているという突然の感覚を通じて明らかになる「心的外傷の再体験」がなされていること，(2) 通常の出来事への興味が失われること，他の人から疎遠になった感覚があること，収縮した感情等で特徴づけられる心理学的な「麻痺 numbing」，(3)「過度の驚愕反応」や「集中困難」などの 6 つの症状から二項目以上，等の基準で定義された（pp. 237–238）.

DSM-III-R（1987 年）　たとえば，「外傷と関係のある日（記念日）に反応があること」，その外傷となんらかの似たところのある環境への過敏性や反応性といった「持続する覚醒亢進症状」（p. 250）等々，症状の数が増え，そのどれでも二項目が当てはまれば患者を診断することが可能とされた.

DSM-IV（1994 年）　小児の PTSD において起こりうる「外傷が表現されたテーマを，遊びの中で繰り返すこと」等の特徴が追加された（p. 428）.

医学史家のマーク・ミカーレ（Mark Micale）とポール・ラーナー（Paul Lerner）の『外傷的な過去 *Traumatic Pasts*』という著書によると，「21 世紀の初めにおいて，PTSD はアメリカ精神医学において，おそらく最も急速に拡大し，影響力を増している診断」（p. 3）である．PTSD のクリニックは増加しているし，1985 年に創設された合衆国外傷性ストレス学会（U.S. Society for Traumatic Stress）は，国際的な外傷性ストレス学会のネットワークへと拡大しつつある．この概念に対しては疑念が残されているが，読者はマッギル大学の人類学者アラン・ヤング（Allan Young: 1938–）が，以前には砲弾ショックと呼ばれたものが巨大な産業へと転換したことを論じた『PTSD の医療人類学〔邦題〕*the Harmony of Illusions: Inventing Post-Traumatic Stress Disorder*』（1995）を読むのがよいだろう．2000 年にファイザー社は，1992 年に最初は抗うつ薬として発売を開始したゾロフト（Zoloft）（サートラリン sertraline）という製品の，「心的外傷後ストレス障害」への適用を表示しはじめた（「**選択的セロトニン再取り込み阻害薬**」を参照）．

解離性障害 DISSOCIATIVE DISORDERS →「**多重人格障害**」「**離人症**」を参照

学習障害 LEARNING DISABILITIES →「**自閉症**」「**精神遅滞**」を参照

過食症 BULIMIA 国民が慢性的な栄養失調状態にあるような経済的窮乏下にあっては，発作的な過食エピソードが決まったように繰り返される．この過食という語は，ギリシャ語由来で牛一頭を食べるほどの空腹感を意味し（“bous” = ox；“limos” = hunger），その症状の記述は古代にまで遡ることができる．しかし，**モーズレー病院**のジェラルド・F・M・ラッセル（Gerald F. M. Russell: 1928–）が「神経性過食症 bulimia nervosa」なる症候群を記載したのは 1979 年の『心理学的医学 *Psychological Medicine*』誌における論文であり，比較的近年のことと言える．ラッセルは，神経性過食症は神経性無食欲症（anorexia nervosa）から生まれ出てきた明らかな現代病である，と主張した．神経性過食症では詰め込み食いのエピソードと拒食症が交互に起こり，患者は自己誘発嘔吐や下剤を用いて正常体重を維持することになる．ラッセルの神経性過食症は 1980 年の ***DSM-III*** において単に「過食症」となって，マニュアル上では摂食障害の一つとして神経性無食欲症から分離されることになった（無食欲症は身体像の障害，過食症は病的な食欲の制御不能）（「**身体像（ボディイメージ）：その障害：神経性無食欲症**」を参照）．1987 年の ***DSM-III-R*** では，「神経性過食症」という用語が導入され，これが神経性無食欲症とは別のものであるという考えは退けられた．1994 年に ***DSM-IV*** 作成委員たちは，過食症と拒食症の項目を小児思春期の章から新たに設けた「摂食障害 eating disorders」の章へと完全に移した．ここでは神経性無食欲症の過食型が取り入れられたが，神経性過食症はそれまで同様に独立した疾患であり「排出 purging」型と「非排出 nonpurging」型に分けられた．

ガティアン・ド・クレランボー，ガエタン＝アンリ GATIAN DE CLÉRAMBAULT, GAETAN-HENRI →「**エロトマニー**」「**フランス学派の慢性妄想状態：精神自動症**（1920年）」を参照

カルジアゾールショック療法 CARDIAZOL SHOCK THERAPY →「**けいれん療法：化学的**」を参照

カールバウム，カール・ルートヴィヒ KAHLBAUM, KARL LUDWIG（1828-1899）　**ベネディクト＝オーギュスタン・モレル**や**エミール・クレペリン**に次ぐ統合失調症概念の創設者の一人であり，また疾病分類学の先駆者であったカールバウムは，プロイセンの小さな町の御者の家庭に生まれた．彼は自然科学に傾倒していたが，現実的に考えた末医学を志し，1854年にベルリン大学で医学博士の学位を得た．1856年，カールバウムは東プロイセンにあるアレンベルク（Allenberg）精神病院に入職し，患者への注意深い観察で名を揚げた．1863年にケーニヒスベルク大学において精神医学教授の資格を得た．3年後の1866年，プロイセンの省庁から精神医学の臨床教授資格を否認され，彼はゲルリッツ（Görlitz）にある私立の神経クリニックにポストを得て，1867年には院長となった．彼はそこで，小児・思春期精神科（Pädagogium für jugendliche Nerven-und Gemüthskranke）を立ち上げ，彼がアレンベルクから助手として招き入れたエーヴァルト・ヘッカー（Ewald Hecker: 1843-1909）とともに数多くの統合失調症急性期の若年患者を診察する機会を得た（カールバウムはヘッカーのいとこと結婚した）．

カールバウムは〔疾患の〕経過を基礎にして，精神医学における異なった疾患単位を区別しようとした最初の研究者の一人である（「**統合失調症：概念の出現**［1863年以後］」を参照）．神経梅毒のモデルがすべての世代の研究者たちの刺激となった．どの瞬間も，絶えず変化しつづける症状をもつ他の疾患が見出されるが，それらのすべてが不可避に死や痴呆に至る（またいくらか違った状態に至ることもあるが，それらは共通の経過を示す）．1863年，彼が出版した教授資格申請論文『精神疾患の分類 *Die Gruppierung der psychischen Krankheiten*』では，痴呆に至る進行性の変性としての「ヴェザニア・ティピカ Vesania typica」を同定した．1874年，彼は著書『緊張病 *Die Katatonie*』において，運動症状を精神病症状の病像として位置づけた．さらに，1882年には『精神病の友 *Der Irrenfreund*』誌の論文で気分循環症（Zyklothymie）を記述した（「**躁うつ病**」を参照）．今日の研究者らが編集した膨大な業績目録の中にあっても，カールバウムの業績は注目に値し，カール・ウェルニッケ（Carl Wernicke）（「**ウェルニッケ‐クライスト‐レオンハルト学派**」を参照）をして，**テオドール・マイネルト**に次ぐただ一人の者と評されているが，生涯に出版し

たのは 16 冊の本と論文であった．

カレン，ウィリアム　CULLEN, WILLIAM（1710–1790）　とりわけ精神医学の分野で疾病の系統化をなした偉大な啓蒙者．カレンはハミルトン伯爵家の資産管理者の家族として，スコットランドのハミルトンに生まれた．何年かの学習と臨床医としての巡回の仕事ののち，彼は 1740 年にグラスゴー大学を卒業して医学博士となった．1744 年にグラスゴー大学で教鞭をとりはじめ――ほとんどは医学というより化学だった――そこで 1751 年に医学教授となった．1755 年に彼は化学の教授としてエディンバラ大学に移り，1766 年から死ぬまで医学研究所と実地医学の教授をつとめた．精神医学の疾病についてはし少しか経験がなかったが，エディンバラで 1777 年とその後何年かに出版された『実地医学の第一方針 *First Lines of the Practice of Physic*』において，カレンは臨床的観察と病理学的理論を基礎として，体液という古い概念を「神経症 neuroses」という現代的な概念に置きかえ，精神医学と神経学の障害の新たな分類学を展開した．神経症の 4 種類の一つはヴェザニア（Vesaniae）つまり「知的機能の障害」だった．ヴェザニアはさらに下位分類され，(1) アメンチア，「判断の愚かさ」を意味する，(2) メランコリア，「部分的狂気」を意味する，(3) マニア，「全般的狂気」を意味する，そして (4) オネイロディニア（oneirodynia），「睡眠中の想像力の興奮と障害」を意味する，とされた．エディンバラは当時英国最高の学術的センターであり，カレンは最も有名な教授であったことを考えると，彼の分類は，精神医学の疾病分類学が千年におよぶ伝統的な体液説から離れ，そして，関節に従って本質を切り分けよという原理に基礎をおく分類学に向かって舵をきるべく，大きな影響を与えるにいたった．

環境療法　MILIEU THERAPY　→**「精神療法：「治療共同体」**（1939 年以後）」を参照

感情障害　AFFECTIVE DISORDERS　→**「うつ病と気分障害：出現」「うつ病と気分障害：最近の概念」「軽躁病と躁病，現代的な意味における」「躁うつ病」**を参照

キ

キアルージ，ヴィンチェンツォ　CHIARUGI, VINCENZO（1759-1820）　最初期の治療的収容施設の一つの院長であったキアルージは，トスカーナ地方エンポリ（Empoli）で医師の子として生まれた．1779 年にピサ大学を卒業して医師となり，1785 年にピエトロ・レオポルド大公（Grand Duke Pietro Leopoldo: 1747-1792）による昔ながらのボニファツィオ（Bonifazio）病院の改革に関わり，1788 年には（犯罪者，貧困者，足の不自由な者，高齢者それに精神病者が雑多に収容されていた当時の標準的な「施療院 hospice」を改めて）それを精神科患者専用の施設とした．当時の北イタリアを席捲していた啓蒙思潮の原則に従って，キアルージは施設収容の実践を単なる保護管理的なものではなく現実に治療的なものにすることを目論んだ．彼はこれらを 1789 年の著書『聖マリア・ヌオーヴァ病院とボニファツィオ病院のための運営ガイド *Regolamento dei Regi Spedali di S. Maria Nuova e di Bonifazio*』で詳細に記し，庭園について詳述し，疾病の程度にもとづいて患者を病棟ごとに配分し，彼らに適切な食事や人間的な治療を保証した．1793 年から 1794 年にかけて，彼は精神医学教科書『精神病とその分類（狂気について）*Della pazzia*』全 3 巻を著し，その大部分を精神病の「原因」と主要な疾病の分類に充てている．治療に関する短い章でキアルージは治療上のアイデアのいくつかを具体的に挙げている．心理的な鎮静のためには患者を平穏で静かな環境に置いておく必要がある．「優しい感動的な曲の美しい歌声は，多くの場合に治療法の第一選択となるだろう」（第 I 巻，pp. 211-212）．刺激を与える治療に関しては，患者は精神病院でも家庭でも適度な身体的トレーニングをするべきとされた．メランコリーの治療では，「[医師は] 患者の心の中へ入り込み，その信用と信頼を得る…ことが断然必要である」ことに気づいたキアルージは，この接近法を「心理的治療法 la cura morale」と呼んだ（第 II 巻，pp. 67, 75）．この教科書を出版したのち，キアルージは精神医学そのものについての研究には興味を失って，皮膚科学の研究——ペラグラや性病は当時精神疾患の原因のうちのかなりを占めていた——に専念し，そして 1817 年にはボニファツィオ病院の院長職を退いた．

季節性感情障害　SEASONAL AFFECTIVE DISORDER（SAD） →「**うつ病：最近の概念：季節性感情障害**（1984 年）」を参照

気分障害　MOOD DISORDER　→「**ウェルニッケ - クライスト - レオンハルト学派**」「**うつ病：出現**」「**うつ病：最近の概念**」「**軽躁病と躁病，現代的意味における**」「**躁うつ病**」を参照

急速眼球運動睡眠　RAPID EYE MOVEMENT SLEEP　→「**レム睡眠**」を参照

境界状態　BORDERLINE STATES（1909 年以後）　「境界 borderline」という用語は近年の精神医学の歴史においてさまざまな使われ方をしてきた（「**境界性パーソナリティ障害**」を参照）．長年にわたり精神病院長を務め，1908 年にボン大学精神科教授へ就任したばかりのカール・ペルマン（Carl Pelman: 1838–1916）は『精神の境界状態 *Psychische Grenzzustände*』（1909）なるいささかとりとめのない報告書の題名ではじめてこの用語を使用した．そこではこの語は事実上，性的逸脱，アルコール症，病的虚言，ホームレス等，本来の精神病の枠外にある精神医学上のほぼすべてのことを意味した．

1924 年，ロベルト・ヴェルダー（Robert Wälder）は精神分析学的概念としての「境界性精神病 border-line psychosis」について言及した（「**フロイト派の精神病と統合失調症の解釈：「境界性」精神病**［1924 年］」を参照）．

1938 年にアドルフ・スターン（Adolph Stern: 1879–1958）はパーソナリティ障害のある形態（精神分析に反応しない者）を「境界性パーソナリティ障害 borderline personality disorder」として記述し，数度の名称変更を経てのち ***DSM*** シリーズのパーソナリティ障害の章に最終的に落ち着いた（「**境界性パーソナリティ障害**［1938 年］」を参照）．

1949 年，ニューヨーク州立精神医学研究所のポール・ホック（Paul Hoch: 1902–1964）とフィリップ・ポラティン（Phillip Polatin: 1905–1980）は，妄想や幻覚を伴わない統合失調症の一型である「偽神経症性統合失調症 pseudoneurotic schizophrenia」を記述するために「境界性 borderline」という語を用いた（「**統合失調症：最近の概念：偽神経症性統合失調症**［1949 年］」を参照）．

境界性パーソナリティ障害　BORDERLINE PERSONALITY DISORDER
境界性パーソナリティ障害（BPD）は 1980 年代以降たいへん大衆的な診断名となって，以前であれば「ヒステリック」と呼ばれていた若年女性に対してもっぱら適用されるようになり，その重要性が高まった．

「境界性パーソナリティ障害」のはじまり（1938 年）　ニューヨークの精神分析家アドルフ・スターン（Adolph Stern：1879–1958）は『季刊精神分析 *Psychoanalytic*

Quarterly』の論文で，「精神病群にも精神神経症群にも素直には当てはまらない多数の患者がいる．…この境界患者群は，いかなる精神療法的手法を用いても効果的に対処することがきわめて困難である」(p. 467) と記載した．これらの患者たちは非常に自己愛的で不安定であるため「接触をもつようになった人たちからの何気ない意見にもつねに深く辱められ傷つけられていて，ときには軽い妄想様観念を発展させることもある」(p. 471)．彼の記述には 10 の特徴が挙げられているが，それらは存在することもしないこともあるようなかなり非特異的なものであった．

「境界性パーソナリティ」が明細に記載される（1967–1968 年） 1967 年にメニンガー財団の精神分析医オットー・F・カーンバーグ（Otto F. Kernberg: 1928–）は『米国精神分析学会雑誌 *Journal of the American Psychoanalytic Association*』において「境界パーソナリティ構造 borderline personality organization」と彼が呼ぶところの精神病理について詳細に述べた．それは安定したパーソナリティ構造であって「神経症と精神病の間を揺れ動くような一時的な状態」ではない，と彼は確信していた．彼は操作的診断基準の一覧を提示し，そのうちの二つないし三つが存在すればその診断を下すのに十分であるとした．その一覧には，不安，「多彩な症状を呈する神経症 polysymptomatic neurosis」「明らかな性的逸脱」等が含まれていた．このパーソナリティ構造のパターンを引き起こすもとになるのは，不安耐性の低さ，衝動コントロールの不十分さ，欲動を他の手段によって昇華できないこと等といったさまざまな「自我脆弱性の諸側面」であるとされた．

1968 年にシカゴ大学の神経科医で精神分析医であるロイ・R・グリンカー（シニア）(Roy R. Grinker, Senior: 1900–1993）とその同僚は，定量解析により境界患者を特徴づけることを試みた．彼らは，精神医学的診断が不確定な若い成人を多数入院させ，長大なテストバッテリーを実施し，二週間にわたって詳しい観察を行なった．データの因子分析によって，境界患者たちは怒りの爆発，一貫しない自己同一性，罪責感よりも孤独感によって特徴づけられる抑うつ等に集約されるような，情動的関係における欠陥をもっている，という結論が得られた．彼らはこれらの患者たちを，衝動的に怒る者，対人関係が不安定な者，自発性が低く閉じこもりたがる者，不安が「子供じみた依存性の強い抑うつ」と入り混じった者，という 4 つのカテゴリーに下位分類した．グリンカーのモノグラフ『境界性症候群 *The Borderline Syndrome*』(1968) によって BPD が世に流布することになった．

境界性パーソナリティ障害：ガンダーソンの定義（1978 年以後） 1978 年の『米国精神医学雑誌 *American Journal of Psychiatry*』における論文で，ともに**マクリーン病院**に勤務していたジョン・G・ガンダーソン（John G. Gunderson: 1942–）とジョナサン・E・コルブ（Jonathan E. Kolb: 1943–）は，低学力，衝動性，操作的な自殺のそぶり，情動性の高ぶり，軽度の精神病様体験，社交性の高さ（一人でいることへの耐性の低さ），そして親密な対人関係の障害を含むものとして BPD を定義した．のちにガンダーソンは ***DSM-III-R*** のパーソナリティ障害のための諮問委員会に加わって，1984 年には広く影響を与えた手引書である『境界パーソナリティ障害〔邦題〕

Borderline Personality Disorder』を著した．

境界性パーソナリティ障害の *DSM-III* への登場（1980年）***DSM-III*** での定義は近年の研究水準を反映し，BPDの特徴を「対人行動，気分，自己像といったさまざまな領域での不安定さ，…自らの身体を傷つけてしまうかもしれないような衝動的で予測できない行動がしばしばみられる．…一人でいることへの耐性の問題，慢性的な虚無感や倦怠感が存在する場合もある」（p. 321）とした．

強迫行為　COMPULSIVE BEHAVIOR　→「強迫性障害」を参照

強迫性障害　OBSESSIVE-COMPULSIVE DISORDER

医師も医師でない者も同様に，前々から強迫観念と強迫行為の存在を認識してきた．さまざまな時代を通して，宗教で強迫的に祈ったり，救済あるいは地獄行きについて強迫的にくよくよ考える例はよくあるが，宗教的な習慣は慣例的に精神医学的診断から除外される．ジェームズ・ボズウェル（James Boswell: 1740–1795）は1791年に，彼の友人で有名な英語辞書編集者サミュエル・ジョンソン（Samuel Johnson: 1709–1784）の「入念の注意 anxious care」について語った．「戸口や通路に出入りする際に或る特定の点から一定の歩数でそこに至るようにし，少なくとも彼の右か左の特定のどちらか一方（そのどちらかは分らないが）の足が戸口や通路に最初に到達するように」する．ジョンソンが数え間違いをしたとき，「途中で後戻りして，この儀式を始める然るべき姿勢を取ってそこを通り過ぎて初めて，…急いで歩き出し，一座の者と合流する情景を目撃した」（『サミュエル・ジョンソン伝 *Life of Johnson*』邦訳I. p. 359）．

同様に，医師も長い間，強迫の患者を見慣れていた．たとえば，ピネルの「狂気を伴わないマニー manie sans délire」というあいまいなカテゴリーの中に，強迫観念をもつ患者が隠れていた．だが，19世紀から20世紀にかけて，精神医学は強迫という大きな現象をより小さい記述的な単位に分割してきた．便利なように，この『事典』では**不安‐恐怖**（anxiety-phobic）型の病気と，**パニック**と，強迫性（obsessive-compulsive）の病気とを区別する．だが実際には，この3種類の障害は混合し同じ患者に起きやすい．

エスキロールの「本能的モノマニー monomanie instinctive, monomanie sans délire」（1838年）**エチエンヌ・エスキロール**はその著書『精神疾患論 *Des maladies mentales*』第2巻に「ときに意志の病変がある」と書いた．エスキロールは（この病変において）知性は保たれていると指摘した．「異常な行動をとるとき，患者は理性からも感情からも指令を受けていない．彼の良心は間違っていると告げるが，彼の意志の力には，もはや抑制する力がない．行動は非自発的で，本能的で抵抗できない．これは，狂気を伴わないモノマニー（monomanie sans délire）あるいは本能的モノマニーである（p. 2）（エスキロールのモノマニーは一般的に妄想や幻覚が存在しても構わないということに注意されたい.「**精神病：概念の出現：モノマニー**（1816, 1838年）」).

モレルの「情動デリール délire émotif」（1866年）　**ベネディクト＝オーギュスタン・モレル**は1866年『医学総合アルシーヴ *Archives générales de médecine*』に「情動デリール délire émotif」を記載した. これは不安とともに強迫のある患者を指すカテゴリーであった（「**不安と恐怖症：モレル**［1866年］」を参照). たとえばモレルの患者の一人は,「生活が常同的なばかげた習慣に限定されており, 奇妙な癖で知られていた. …この人物は銅貨に触ることができず, 一人でタクシー馬車に乗るときには, 友人が先に御者に支払いをするか, お金を紙で包まなければならなかった. 彼は手に布を巻かなければ, ドアや窓を開けることができなかった」. この患者が至ったような「ばかげた自動的な行動を, 私は「情動的な」患者たちに見出した. その行動とは, ドアを開けられずその前でじっと立ち止まる, ペンを紙につけることができず宙をなぞる, 踏み台に乗れず馬車の前で立ち止まる等である」(p. 400). モレルは, これらの患者たちは「強まった情動的な状態」に苦しんでいると考えていた.

ファルレ（子）の「恐怖症 maladie du doute」（1866年）　これは強迫性障害に関するはじめての完成した文献的記載である. ただし, **ジャン＝ピエール・ファルレ**の子, ジュール・ファルレ（Jules Farlet: 1824-1902）は, 実際にはこの功績を正当に認められてはいない. というのも彼はこの疾患の標識を,「理性的狂気 la folie raisonnante」の漫然とした記述の中に埋もれさせ, それを「外的対象との接触を恐れる部分狂気 l'aliénation partielle avec prédominance de la crainte du contact des objets extérieurs」(p. 413）と定義したからだ. にもかかわらず,『医学＝心理学年報 *Annales médico-psychologiques*』(1866）の論文に, 彼は明確に強迫行為と強迫観念を記述した. その病理的な性質を患者は完全に気づいているが, それでもやめることができない. ファルレは, 汚染の恐怖からハンカチを使ってしかドアノブに触れないことを, 例として選び出した. 彼は恐怖症の「恐れ」の多様性を指摘した.「これらの患者は自らの状態について完全な自覚をもっている. 彼らは自らの恐怖のばかばかしさを認識しており, それから距離をとろうとするが, それにもかかわらずつねに同じ観念に立ち戻り, 同じ行為を繰り返すよう強いられる」. ファルレは,「この種類の精神的障害は思ったより多く見られる」が, 単に患者が精神病院の医師の注意をほとんど引かないだけだ, とも述べた. ファルレ（父）が「恐怖症 maladie du doute」という用語を提案したのは,「永続する内的な躊躇」のためだと, ファルレ（子）は述べた（フランス語の douter は何よりも「恐れる」ことを意味している).

クラフト＝エービングの「強迫観念 Zwangsvorstellungen」（1867年）　1867年に出版された教科書『病的な精神状態の認識への寄与 *Beiträge zur Erkennung... krankhafter Gemütszustände*』の中で, 当時イレナウ精神病院（Illenau asylum）のスタッフ精神科医だった**リヒャルト・フォン・クラフト＝エービング**は, ドイツ語で強制を意味する "Zwang-" から「強迫観念 Zwangsvorstellungen」という用語を造った.「一つの観念 eine Vorstellung がより強く頻繁に前に出る程度に応じて, それは意志に対して影響力を行使する．このことは健康な個人においてさえ本質的には自由な選択行為を押さえつけるが，病気の場合には患者を単なる自動機械にしてしまう」(p. 19)．1872年の『精神医学教科書』の中で，クラフト＝エービングは彼の概念を展開した．強迫は「一次的」であり，何か他の病気の二次的結果を意味しない．強迫には強い体質的要素があり，神経衰弱と同じ土壌から生ずる．「観念の内容が病理的である妄想と比較して，強迫観念においては観念の形式のみが病理的である．この型の障害を偏執狂 die Verrücktheit に分類することを正当化するのは，この病気は真に体質的であり，したがって長期間続き比較的変化に乏しいが，精神的荒廃に進行する状態の一部には属さないからである．それに，強迫観念は一次的であり，つまり，情動的な基礎をもたず，無意識の精神生活の深みから湧き出てくるからだ」(1879年版，第II巻，p. 95からの引用)（著者らにとって，「情動的基礎」とはメランコリーあるいはマニーから生ずることを意味していた）．

グリージンガーの「詮索癖 Grübelsucht (obsessional brooding)」（1868年）　**ヴィルヘルム・グリージンガー**は，最後の論文の一つで，ばかげた問いについて熟考しつづける少数の患者を記述した．彼は，精神病院ではそのような患者に遭遇したことはなく，その頃地域医療で数例をみたことがあった．ファルレ父子の「恐怖症 maladie du doute」（上記）と同類だと認めつつも，グリージンガーはこれに「詮索癖 Grübelsucht」と名前をつけた（grübeln は何かについてくよくよ考えることを意味し，sucht は嗜癖を意味する）．この名称は，「私はくよくよ考えること (Grübeleien) から永遠に自由になれない．この観念がつねに私を苦しめ，短い休息すら与えない」と自ら診断を下した一人の患者に従ったものである*．論文「ほとんど認識されていない精神病質的状態について Über einen wenig bekannten psychopathischen Zustand」は，グリージンガーの新しい雑誌『精神医学・神経疾患アルヒーフ *Archiv für Psychiatrie und Nervenkrankheiten*』の第1巻に発表された．

* 1903年，**ピエール・ジャネ**は，グリージンガーのプライオリティを認め（ただし「1848年」として勘違いしていた），無意味な問いで絶え間なく自らを苦しめつづける患者を「疑問マニー la manie d'interrogation」あるいは「探索マニー la manie de la recherche」と呼んだ（『強迫症と精神衰弱 *Les obsessions et la psychasthénie*』第II巻，pp. 291–292）．

ルグラン・デュ・ソールの「恐怖性狂気 la folie du doute および接触精神病 délire du toucher」（1873年）　ここでは，ファルレの「恐怖症」（上記）ではなく「恐怖性狂気」の話である．アンリ・ルグラン・デュ・ソール (Henri Legrand du Saulle: 1830–1886) は以前，サン＝ティヨン精神病院 (St. Yon asylum) で**ベネディクト＝オーギュスタン・モレル**の弟子だった．1873年までに彼は，**エルネスト・ラセーグ**率いるパリ県警察の精神科救急病棟〔特別医務院〕の助手となっていた．1873年，彼はパリの『病院雑誌 *Gazette des hôpitaux*』に一連の論文を発表し（二年後の1875年にそれらは著書として出版された），その中で，特定の行為をしたかどうかについて精神病的な不確実感（恐怖性狂気）および対象に触ることの恐怖（接触精神病）の抵抗しがたい考えに襲われる患者を記載した．彼はモノグラフで次のように指摘した．「これらの部分狂気の患者の多くを研究するのは実際非常に興味深い．彼らは自らの状態に非常に深い個人的な自覚をもっており，しかもそれによって不幸が軽減しない．彼らは明らかな診断を下されないまままさまよい，限られた正気のもろい基盤の上に不安をもちながら進んでいく」（p. 5）．

疾患の経過に関して彼は書いている．「不確実感で幕が開かれる」「かなり後になって，ものに触ることについての奇妙な癖で幕を閉じる」（p. 7）．彼は，障害は3段階で進行すると考えており，第3段階は「深刻で永続的な病的状態で特徴づけられる．患者の症状は日々より耐え難くなる．すべての社会的接触が失われる傾向にある．日常生活の多くの日課が不可能になる．家から離れることが非常に不快なことになり，さらには絶対に拒否するようになる．患者の活動はだんだん緩慢になり，服を着る行為や一回毎の食事に何時間もとられるようになる」（p. 8）．ルグランが救急病棟でみた患者は大部分は精神病であり，それゆえファルレ（子）（上記）と異なり，彼はこれを狂気（folie, délire）の公式な一変種と解釈した．ここから強迫性障害を妄想的と考えるフランスの伝統が始まった．

情動ではなく知性の障害としての「強迫観念 Zwangsvorstellungen」（1877年）当時ベルリン大学精神科教授となっていたカール・ウェストファル（Carl Westphal: 1833–1890）は，1877年に強迫観念を次のように定義した．「健全な知性をもち，かつ情動生活ないし感情の障害のない状態で，その個人の意志に反して意識の前面に侵入してくる観念．これらの観念は消し去ることができず，また通常の思路を妨げ，進路を転換する．患者は健康な意識でじっくり考えるとき，これらの観念を異常で異質なものと理解する」．ウェストファルはクラフト＝エービングには言及しなかったが，ルグランが同じ病気を恐怖性狂気（folie du doute）としてすでに記載していることを認めていた．彼は，グリージンガーの1868年の詮索癖（Grübelsucht）の記述は広義の強迫観念の概念の亜型を示していると述べた．比較的知られていなかった1867年のクラフト＝エービングの著作と異なり，『ベルリン医学週報 *Berliner Medizinische Wochenschrift*』に発表されたウェストファルの論文は，国際的に広範な人々にひろまった．その結果，強迫性障害をはじめて記載したプライオリティが長い間彼に誤って与えられたのも，無理もない．ウェストファルは強迫性障害を十分に特徴づけたことで記憶されている．

カーンによる治療可能な神経衰弱と強迫観念との区別（1892年） 研究者によって，強迫を狂気に至りうる遺伝的特徴として記述する者もいれば，完全に治療可能な後天的な神経衰弱の一つの病型として記述する者もいる．ハンス・カーン（Hanns Kaan: 1861–?）は，以前グラーツ大学のクリニックで**リヒャルト・フォン・クラフト＝エービング**の助手をし，当時ウィーンの個人神経クリニックのスタッフ精神科医となっていたが，1892年に二つの病型は別個のものであると述べた．神経衰弱の多様性を理解するために，カーンは，**モレル**が1866年に示した，内臓（交感神経）「神経節 ganglia」の障害としての強迫という概念に立ち戻った．カーンは，神経衰弱の病理的な不安が，交感神経系を経由して，大脳の強迫性の身体的基盤を提供すると述べた．著書『強迫観念ならびに一次性詮索強迫における神経衰弱症性不安情動 *Der neurasthenische Angstaffekt bei Zwangsvorstellungen und der primordiale Grübelzwang*』においてカーンは先天的な要素を控え目に見積もり，強迫観念は神経衰弱の影響による交感神経系の障害によって形成された一般的な恐怖から生じると述べた．恐怖症の中で，強迫衝動（Zwangsimpulse）と思考形式の障害を区別し，カーンは，強迫のメカニズムは脳の「運動中枢の過敏性」であると仮説を立てた．「皮質による抑制の弱まった感覚が，この有害な感覚に抵抗する能力への不信を通して，自分自身への恐怖を生み出す」．この対照的な心理的「連合」の結果「忌まわしい冒瀆的な強迫観念」（p. 49）が生じる．

第二の病型としてカーンは，1868年に**クラフト＝エービング**が強迫観念（Zwangsvorstellungen）と並んで記載した「一次性詮索強迫 primordialer Grübelzwang」もあると述べた．これは強迫衝動と同じものではない．一次性詮索はクラフト＝エービングがしばしば狂気に至ると考えていた遺伝的状態である．カーンは，強迫のこの一次的な病型が，ルグランの精神病的な「恐怖性狂気」にもなりうると付け加えた．予後良好な強迫と予後不良な強迫とのこの区別は治療者にとって重要であった．また，カーンは，強迫にはウェストファルが否定した感情的要素があると指摘した．カーンの病態生理的な考え方には推測にすぎない部分が多く，取り上げられなかった．

強迫の精神分析的解釈（1896年以後）→**「神経症」「フロイト派の強迫の解釈」**を参照

ジャネの「精神衰弱」における「強迫観念」（1903年）「心的緊張の低下」と「無為 aboulie」あるいは意志の喪失を強調する精神疾患理論の文脈の中で，**サルペトリエール病院**の実験心理部門の部長**ピエール・ジャネ**は，強迫観念は中核症状だと主張した．彼の二巻本の著作『強迫症と精神衰弱 *Les Obsessions et la psychasthénie*』の第2巻は，フルジャンス・レイモン（Fulgence Raymond: 1844-1910）と共著だった．レイモンは，**サルペトリエール病院**〔かつての〕**シャルコー**講座の神経病学教授だった．この著作でジャネは，不随意的に意識に侵入する強迫観念は，精神衰弱の進行した段階を示すと記した．彼は，病気・恥・罪・冒瀆は強迫観念の主要な内容だとした．彼は強迫の「病型」について個別の分析を行なった．ジャネは包括的な治療プログラムを計画し，それは患者の生活を簡素にすること，催眠およびその他の暗示，そして「心的緊張 tension psychologique」を上げることを含んでいた．

DSM-I* の「強迫性反応 obsessive compulsive reaction」**（1952年）DSM*** シリーズの第1版は，この症状を「強迫性 obsessive compulsive」と呼ぶ，今や一般的となった用語法を受け容れ，**マイヤー**主義的な用語である「反応」を付け加えた．この『マニュアル』は，この障害のことを「望まない観念と，当の患者によって病的と見なされうるような行為をする反復的な衝動が持続することと結びついている」（p. 33）と述べた．この『マニュアル』は「強迫的パーソナリティ compulsive personality」の存在も受け容れていた（p. 37）．

マイヤー＝グロスらは「強迫的 obsessional（体質的）状態」と「強迫的 compulsive（小神経症的）症状」とを区別した（1954 年）　重要な教科書『臨床精神医学 *Clinical Psychiatry*』において，**ウィリー・マイヤー＝グロス**，**エリオット・スレイター**，マーティン・ロス（Martin Roth）は，さまざまな疾病の患者および正常者に広くみられる「強迫症状 compulsive symptoms」と，生まれつき「強迫的 obsessional」傾向をもち，さまざまな精神医学的症候群（「状態」）に陥りやすい患者とを区別した．強迫的（compulsive）パーソナリティの特徴について彼らは次のように述べた．「この型のパーソナリティにおいて目立つ特徴は，その硬さ，融通の利かなさと，適応性の欠如である．その秩序と規律への誠実さと愛である．そして，その障害物に直面しても存在する粘り強さと耐久力である」（p. 143）．重い強迫にとらわれた強迫（obsessional）的パーソナリティをもつ重症患者についてはこう述べられている．「人生のより早い時期に，実際の神経衰弱や，不安状態，軽症抑うつや強迫状態の既往が存在する場合がある」（p. 146）．

DSM-II* の「強迫神経症 obsessive compulsive neurosis」**（1968 年）「神経症 neurosis」と呼ばれるようになったほかは，要点は ***DSM-I と同様である．「強迫的パーソナリティ obsessive compulsive personality」の項では，それは「制縛パーソナリティ anankastic personality」とも呼ばれた（これは，1897 年にブダペスト大学の精神科講師でのちに教授となったギュラ・ドナート（Gyula（Julius）Donath: 1849–1945）が『精神医学・神経疾患アルヒーフ *Archiv für Psychiatrie und Nervenkrankheiten*』において造語した「制縛性 Anancasmus－精神的強迫状態 Zwangszustände」という用語に従っている）．

DSM-III* の「強迫性障害 obsessive compulsive disorer」**（1980 年）「障害 disorder」という用語を除いては，以前の版と本質的には変わらない．これは「強迫性パーソナリティ障害 compulsive personality disorder」についても言える．DSM-III-R***（1987 年）と ***DSM-IV***（1994 年）でも重要な変更はなかった．

強迫性障害（OCD）の脳画像，動物モデルを用いた科学的研究が始まる（1989 年頃）　**国立精神衛生研究所**の小児精神科長ジュディス・ラパポート（Judith Rapoport）は，核磁気共鳴画像など最新の**神経画像**技術を用いた OCD の研究に関わっている（「**女性研究者，精神医学における**」を参照）．彼女とそのグループは，OCD 研究のための最初の動物モデルを開発した．この研究は OCD の研究を科学的な基盤の上に置き，この障害に対する注意を喚起した．その結果，現在合衆国全体には OCD 専門のクリニックが約 500 ある．1989 年，彼女はベストセラーとなった『手を洗うのが止められない：強迫性障害〔邦題〕*The Boy Who Couldn't Stop Washing*』を書いた（「**女性研究者，精神医学における：ラパポート**」を参照）

強迫性障害の脳局在（1994 年）　マサチューセッツ総合病院精神科のスコット・L・ローチ（Scott L. Rauch: 1960–）とマイケル・A・ジェニケ（Michael A. Jenike: 1945–）率いる研究グループは，半減期の短いトレーサーである酸素 15 で標識した二酸化炭素を用い，最初にOCDの患者に清潔なタオルを渡したときに脳血流を測定し，次にタオルが「排便のあとに触って汚染された」後の脳血流を再び測定した．このような負荷刺激は患者に汚染されたという強迫を引き起こし，トレーサーはこの強迫において右尾状核を含む脳の数個所にみられる脳血流増加の局在を示した．この研究は『総合精神医学アーカイヴズ *Archives of General Psychiatry*』に発表され，脳のこれらの部位がOCDの症状を媒介する「ループ」の一部だという強い状況証拠を提示した．

恐怖症　PHOBIA　→「**不安と恐怖症**」を参照

緊張病　CATATONIA　緊張病は気分や思考の重篤な障害に関連した運動の異常である．緊張病性興奮とは自動的で無目的な運動の増加を意味し，これは障害の中でもとりわけ躁病の特徴である．緊張病性昏迷は運動の減少を伴う環境への反応の低下であり，とりわけうつ病の特徴である．緊張病は独立した疾患として観察されることもある．

「カタトニー」という用語は**カール・ルートヴィヒ・カールバウム**により1874年のモノグラフ『カタトニーまたは緊張病 *Die Katatonie, oder das Spannungsirresein*』の中ではじめて使用されたが，すでに彼は1868年以降公開講義でその語を用いていた．しかしその現象は精神医学において古くからよく知られていて，弛緩性メランコリー（melancholia attonita）（attonita＝肝をつぶした）と従来呼ばれていたような無動性アパシーの一部として認識されていた．

エミール・クレペリンは当初，緊張病は独立した疾患であるというカールバウムの意見を受け容れていた．彼は『精神医学 *Psychiatrie*』の第4版（1893年）の中で，カールバウム独自の分類は原因，臨床像，予後の点であまりに多様であるが，「それにもかかわらず，臨床経験にもとづけば「緊張病」のカテゴリーから特定の症例群を一つの独特の疾患として選び出すことは理にかなっていると思われる．私が言いたいのは，あの一種独特な興奮の急性ないし亜急性な形態についてであり，それは困惑様の妄想や散発性の幻覚を伴う昏迷あるいは痴呆へと至る」（pp. 444–445）と述べている．ここで彼は緊張病を早発性痴呆と並んで「精神の変質過程」の一形態とした．

しかし1899年の第6版でクレペリンは考え方を変え，緊張病は早発性痴呆の亜型であり，早発性痴呆の臨床表現型には，破瓜型，妄想型，緊張型があると述べている．彼自らの手になる最終版である1913年の教科書第8版においては，「経過すなわち終末に，そして明らかに解剖所見にもとづいて言えば，[緊張病と早発性痴呆の間には]はっきりとした違いはなにも存在していない．したがってカールバウムの緊張病を主に早発性痴呆の特有な経過型と見なすことが妥当である」（第8版，第Ⅲ巻，[2]，p. 809）との記述がある．

オイゲン・ブロイラーにとっても同様に，緊張病は「統合失調症群」の亜型の一つであった（妄想型，破瓜型，単純型統合失調症と並んで）．彼は『精神医学教科書 *Lehrbuch der Psychiatrie*』（1916年）においてこう述べている．「急性緊張病発作の後ではかなり良好な状態に回復することが期待されるが，潜行性に発症した患者はみな寛解することなく予後不良である，ということに注意しておきたい」（ドイツ語第4版のブリル A.［A. Brill］による1924年英訳，p. 417）．このようにクレペリンとブロイラーは，カールバウムの緊張病概念を換骨奪胎して自らの統合失調症概念にとり入れた（以来緊張病は統合失調症の中に位置づけられて現在に至っている）．

1930年ウィスコンシン精神医学研究所副所長のウィリアム・J・ブレックウェン（William J. Bleckwenn: 1895-1965）は『米国医学会雑誌 *Journal of American Medical Association (JAMA)*』において，アモバルビタールの静脈注射によって緊張病が改善することを指摘した．彼は「統合失調症」のカテゴリーのもとに「緊張病患者はきわめて興味深くかなり際立った反応を示すことがあった」「4から14時間の「正常清明期」が治療成果として安定的に得られた」（p. 1169）と述べている．これらの報告によって緊張病は「心的防衛 psychological defenses」という概念のうちから除外された．ブレックウェンの手法こそ**精神薬理学**の真のはじまりであると評価する者もいる．

緊張病の最近の歴史について言うならば，***DSM-III*** はクレペリン主義的伝統を継承して緊張病を統合失調症の一種とみている．1980年の *DSM-III* には「昏迷，拒絶症，筋強剛，興奮，奇妙な姿勢」に特徴づけられる統合失調症の「緊張型」の存在が記されている（p. 190）．1994年の ***DSM-IV*** では緊張病症状の可能性を気分障害にまで拡大し，「特定用語」として次のように付記している．「無動，運動面での過剰な活動性，極度の拒絶，無言症等の一部あるいはすべてを含む顕著な精神運動性の障害によって臨床像が特徴づけられる場合」（p. 382）．

1973年，当時アイオワ大学にいたジェイムズ・R・モリソン（James R. Morrison）は『総合精神医学アーカイヴズ *Archives of General Psychiatry*』に，1920年から1971年までの間にアイオワ州立精神病院において統合失調症の診断で入院治療を受けた2500名の一連の患者のうち約10%に緊張病が生じたと報告した．これを機に1970年代には，統合失調症から独立したものとしての緊張病への関心が再び高まった．モリソンは緊張病が気分障害患者においてもかなり一般的にみられることを見出した．「緊張病興奮型と診断された患者のおおよそ4分の1は，実際には気分障害であると言っていいだろう」（p. 41）．1976年の『総合精神医学アーカイヴズ』誌においてリチャード・エイブラムズ（Richard Abrams: 1937-）とマイケル・アラン・テイラー（Michael Alan Taylor: 1940-）は，ニューヨーク大学医学部（メトロポリタン病院）勤務時代に集めたデータを用いて，緊張病の徴候をもつ一連の入院患者群の3分の2が実際には気分障害，それもほとんどは躁病であることを報告している．

2003年にテイラー（現在ミシガン大学）と**マックス・フィンク**は『米国精神医学雑誌 *American Journal of Psychiatry*』において，緊張病をそれだけで独立した症候群と見なすよう提案している．「[それは] 精神科急性期入院患者の約10％に認められ，統合失調症患者よりも気分障害患者においてより一般的に観察される．それはさまざまな状態でみられ，主として制止－昏迷（retarded-stuporous）型か興奮－せん妄（excited-delirious）型として現れる」（p. 1233）．これは，緊張病は「まれ」であるという従来の一般的な見解とは相反するものである（より関心のある読者はフィンクとテイラー Fink and Taylor『カタトニア：臨床医のための診断・治療ガイド〔邦題〕*Catatonia: A Clinician's Guide to Diagnosis and Treatment*』［2003］で概観を得ることができる）（周期性緊張病については，「**精神病：概念の出現**［1932年］」を参照）．

ク

グーゼ，サミュエル・バリー GUZE, SAMUEL BARRY（1923-2000）　グーゼは，ニューヨーク市に生まれ，1945年にセントルイスにあるワシントン大学で医学博士号を取得した．彼は，（ワシントン大学の教育病院の一つである）バーンズ（Barnes）病院と，コネチカットにある退役軍人管理局（Veterans Administration）病院で内科のトレーニングを受けた．彼が精神医学に興味を抱くようになったのは，バーンズ病院のコンサルテーション゠リエゾン部門で働いたことによる．そこで彼はスタッフ精神科医のジョージ・サスロー（George Saslow: 1906-）に出会ったが，サスローは精神分析学に非常に反感を抱いていた．

1951年に，グーゼはワシントン大学精神科に専任講師として加わり，最終的には1975年に**イーライ・ロビンス**の跡を継いで精神科の主任教授（ヘッド）になった．彼がそのポストを退いたのは1989年だった．**セントルイス学派**の創設者の一人であるグーゼは，ロビンスと同様，精神医学は医学の部門に再統合されるべきであるという確信を抱いていた．彼は，ロチェスター大学の内科医で精神科医であった**ジョージ・L・エンゲル**が普及した精神医学の「生物・心理・社会」モデルを拒絶し，1992年の著作『精神医学はなぜ医学の一部門なのか *Why Psychiatry is a Branch of Medicine*』で医学モデル（medical model）推進の論陣を張った．

グーゼの名がとくに知られるのは，慢性の**ヒステリー**，のちに身体化障害と呼ばれたものについての研究においてである．その中で彼は，家系図の女性側のヒステリーの家族歴を，男性側の反社会的（sociopathic）行動の家族歴と関連づけた．その論文は『ニューイングランド医学雑誌 *New England Journal of Medicine*』に掲載され，寛大にも，グーゼのレジデントであったマイケル・パーリー（Michael Perley: 1936-）の名がメインオーサーとして記されたものであった（パーリーは内分泌学と腎臓学を専門としてキャリアを続けた）．1970年，グーゼは慢性ヒステリーに「ブリッケ症候群 Briquet's syndrome」という名前をつけた．それはフランスの精神科医ピエール・ブリッケ（Pierre Briquet: 1796-1881）にちなんだもので，彼が1859年に書いた『ヒステリーの臨床と治療論 *Traité clinique et thérapeutique de l'hystérie*』は，この障害の定量的な研究の嚆矢となるものの一つだった（ブリッケが慢性の家族的疾患としてのヒステリーという自らの考えを表明したのは1881年になってからであったが）（「**ヒステリー：「ブリッケ症候群」**［1881年］」を参照）．グーゼは，レジデントのジョン・ファイナー（John Feighner）と共著で，1972年の『総合精神医学アー

カイヴズ *Archives of General Psychiatry*』に，鑑別のための操作的診断基準を導入する精神医学的診断の論文を書いた．1974年に，グーゼと，セントルイス学派のもう一人のメンバーであるドナルド・グッドウィン（Donald Goodwin: 1931-1999）は，セントルイス学派の「マニフェスト」として評されている『精神医学的診断 *Psychiatric Diagnosis*』を出版した．その年にグーゼはジョンズ・ホプキンス大学の精神医学の主任教授のポストを提案されたが，ワシントン大学に留まり，「イーライ〔・ロビンス〕の世話をする」ことに決めた．ロビンスとグーゼは，精神医学的診断の「妥当性 validation」という概念を重視した．グーゼは「外的な＝第三者的な external」妥当性をとりわけ力説した．これによってセントルイス学派と，**ロバート・スピッツァー**と，〔診断マニュアル〕ユーザーの間の合意を意味する，「信頼性 reliability」を求める ***DSM-III*** の草稿起草者との間の論争につながった．

クライトン＝ブラウン，ジェームズ　CRICHTON-BROWNE, JAMES

（1840-1938）　英国の精神病研究のパイオニアであるクライトン＝ブラウンは，ダンフリース（Dumfries）のクライトン王立協会（スコットランドの主要な精神病院だった）の最高責任者ウィリアム・A・F・ブラウン（William A. F. Browne: 1805-1885）とシェークスピア学者であるマグダレーネ・ハウデン（Magdalene Howden）の息子としてエディンバラに生まれた（クライトン＝ブラウンは，ダンフリース精神病院の後援者であるジェームズ・クライトンに敬意を表して第二の洗礼名として「クライトン」を受けとった，のちに彼はこれを姓に付けくわえた）．彼はエディンバラ大学で医学を専攻して1861年に軍医の資格を獲得し，1862年に幻覚にまつわる学位論文で医学博士を取得した．いくつかの地方の精神病院で医療スタッフとして勤めたのち，1866年に彼はウェイクフィールド（Wakefield）にある大規模なウェストライディング精神病院の医学管理者となり，またリーズ大学では精神医学の講義をした．彼は『ウェストライディング精神病院医学報告 *West Riding Lunatic Asylum Medical Reports*』年報を創刊し，そこには注目すべき科学的な論文が含まれていた（クライトン＝ブラウンはまた1878年から1885年まで『ブレイン *Brain*』誌の共同編集者でもあった）．彼は1875年にウェストライディング精神病院を去ってロンドンに移住し，「狂気の訪問者 Visitor in Lunacy」つまり精神病院の視察官となり，1922年に引退するまでその役割を果たした．ロンドンにおいて，彼はまた大規模な個人開業医院をもつ英国精神科医の最初の一人だった．

クライトン＝ブラウンは英国の精神病院に精神医学の科学的研究を紹介したことで知られており，彼の客員研究者で最も名高いのはおそらく1870年代前半にウェイクフィールドで研究を行なった神経生理学者デイヴィッド・フェリアー（David Ferrier: 1843-1928）である．1920年代後半から1930年代前半にかけて，クライトン＝ブラウンは生活と医学に関する情報を含む一連の興味深い一般書を出版した．それは『ヴィクトリア朝メモ *Victorian Jotting*』（1926）および『医者が考えること

What the Doctor Thought』(1930) 等で，その多くは魅力的な書物である．「クライトン＝ブラウンにとっての真の信仰は脳だった」と伝記作家マイケル・ネーヴェ (Michael Neve) とトレヴァー・ターナー (Trevor Turner) は書き，その言葉を引用して「脳細胞は，その面前で霊魂の統合がなされる祭壇であり，そこで最も神聖な場所が祭られる礼拝所である」(『医学の歴史 *Medical History*』1995, p. 417) と記している．

クライン，ドナルド・F　KLEIN, DONALD F. (1928-)　ニューヨーク市で生まれたクラインは，1960 年代以降のアメリカにおける精神薬理学と疾病分類学の開拓者の一人である．彼は州立クリードモア (Creedmoor) 病院でトレーニングを積み，1953 年から 1958 年の間，ケンタッキー州レキシントンにある合衆国公衆衛生局麻薬中毒治療病院 (Narcotics Hospital) に勤務した．1959 年から 1976 年まで，彼はニューヨーク州グレンオークスにあるヒルサイド病院の研究精神科医 (research psychiatrist) であった．そこでは**マックス・フィンク**が 1956 年に設立した実験精神医学部門に属し，研究と評価の管理者に昇進した．1974 年，ヒルサイド病院は合併を経て，ロングアイランド・ユダヤ＝ヒルサイド医療センターとなった．1976 年，彼はコロンビア大学医学部の精神科教授となり，またニューヨーク州立精神医学研究所の所長となった．ニューヨーク精神分析研究所においても 1957 年から 1961 年まで所長の候補となっていたが，クラインの興味は，彼が述べたように「より前途有望な方向に転換した」．

1962 年，ヒルサイドのクラインとフィンクは，プラセボ対照無作為試験において，フェノチアジン系抗精神病薬である**クロルプロマジン**によりうつ病患者が，初の三環系抗うつ薬である**イミプラミン**で治療された患者と同様の治療的恩恵をうけることを見出した．この調査結果は，『総合精神医学アーカイヴズ *Archives of General Psychiatry*』に掲載され，「抗精神病薬」と「抗うつ薬」の種類の区別が，さらに深く追求された*．二年後の 1964 年，『精神薬理学 *Psychopharmacologia*』誌中の論文において，クラインは二重盲検プラセボ対照試験にもとづき，「不安」がただ一つの情動 (affect) ではないことを示した．自然発生的なパニックと予期不安は，薬物反応性から区別が可能であった．入院中の広場恐怖を伴う患者の自然発生的なパニック発作は，イミプラミンによる治療中には軽減したが，予期不安と恐怖症性の回避については重度の状態で残存した．さらに，これらの患者には，極度の不安によると捉えられる精神病症状としての精神病性不安に対する強力な薬剤とされるクロルプロマジンがあまり効かなかった．

この論文は，独立した疾患単位としての**パニック障害**の出現のはじまりを示すものとなった．さらに，これにより疾患の正確な位置を示す過程における「分類 dissecting ツールとしての，薬物反応パターンの使用法」という精神薬理学の新たな章が開拓された．最も早期に出された向精神薬の使用法に関する教科書である『精神障害の診断と薬物治療 *Diagnosis and Drug Treatment of Psychiatric Disorders*』（1969）はクラインと国立精神衛生研究所の精神薬理学者であったジョン・M・デイヴィス（John M. Davis: 1933-）との共著である．

1974年，クラインは『総合精神医学アーカイヴズ』誌上で「内因性形態のうつ病 endogenomorphic depression」を提唱している．この診断はうつ病の疾病分類学を見直すものとして，反応性と内因性の区別に影響を及ぼした．しかし ***DSM-III*** において，診断基準の中核である興味・喜びの喪失については承認されたが，「内因性形態のうつ病」の診断については採用されなかった．また「内因性形態のうつ病」は「非定型うつ病」の研究にも繋がった（「**うつ病：最近の概念：非定型うつ病（復活）**［1979年］」を参照）．コロンビア大学精神科と関連するニューヨーク州立精神医学研究所において，クラインの率いる研究グループにはフレデリック・クィットキン（Frederic Quitkin: 1937-）やマイケル・リーボヴィッツ（Michael Liebowitz: 1945-）も属していた．彼らは抑うつや不安障害の見方に関する，「社交不安障害 social anxiety disorder」を含む，革新的な方法を考案した．彼らはまた，当時忘れ去られていた抗うつ薬の一群であるモノアミン酸化酵素阻害薬の有益性にも注意を喚起した（「**イプロニアジド**」を参照）．

＊1959年，**モーズレー病院**の上級医師であったジョン・マーク・ヒントン（John Mark Hinton）（のちに，デニス・ヒル（Denis Hill）の後任者としてミドルセックス病院の精神科教授となった）は，抗精神病薬のペルフェナジン（perphenazine）〔ピーゼットシー PZC〕がうつ病に有効であることを『精神科学雑誌 *Journal of Mental Science*』においてすでに示していた．1953年のジャン・シグワルド（Jean Sigwald）による臨床試験も，個人の実体験にもとづく証拠として，クロルプロマジンが抗うつ薬として有効であることを示している．

クライン，ネーサン・シェレンバーグ　KLINE, NATHAN SCHELLENBERG

（1916-1983）　クラインはニュージャージー州のアトランティックシティでチェーン展開するデパートのオーナーの家庭に生まれた．母フローラ（Flora）・シェレンバーグは内科医であった．1930年代の後半にハーヴァードの大学院で心理学を学んだ後，クラインは医学の道に進み，1943年にニューヨーク大学を卒業し医学博士となった．彼はワシントンD. C.の**聖エリザベス病院**において精神科のトレーニングを始め，第二次世界大戦の軍務に携わったのち，1946年，コロンビア大学医学部の研究助手として勤務した．1950年，彼はアメリカで最も古くからある州立病院の一つである，マサチューセッツのウースター（Worcester）州立病院の研究部長となった．彼は最終的に1953年に精神科認定専門医（board-certified）となり，ほどなくウースターを離れ，ニューヨークのオレンジバーグにあるロックランド（Rockland）州立病院の研究部長となった．ニューヨークにおいて大動脈瘤で死去するまでの残りの日々を，彼はロックランドで過ごした．1975年，彼の研究部門はロックランド研究所となった．

クラインはまた1957年から1980年の間，コロンビア〔大学〕との学術的協力体制を保っていた．

アメリカにおける精神薬理学の開拓者の一人であるクラインは二つの大きな発見をした．1954年に，彼は植物のインド蛇木（Rauwolfia serpentina Benthan）に含まれるさまざまな抽出物やアルカロイド，とくに**レセルピン**（すでに高血圧に対して用いられていた）が，慢性期の精神病患者に有効であることを確証した．プラセボ対照試験を行ない，インド蛇木が精神病患者の不安を顕著に減少させ，彼らが「精神療法中に，より障害なく話せる」ようになることを見出した．またそれは，**インスリン昏睡療法**が不要となる場合が出るほど，落ち着かず緊張の強い患者に対して「強力な緊張緩和と鎮静効果」を及ぼした．同様に，「夢が鮮明になり，容易に想起されるようになった」．『ニューヨーク科学アカデミー年報 *Annals of the New York Academy of Sciences*』におけるクラインの報告は，その副作用（うつ病が惹起されるという報告が相次ぎ，非難された）のために精神医学において忘れ去られるまで，短期間ではあったが抗精神病薬，抗不安薬としての経歴をレセルピンにもたらした．1957年，クラインはこの業績によりラスカー賞を受賞した．

1957年，クラインと二人の同僚はある精神医学会において，病院やマンハッタンにある彼自身の診療所で無気力や抑うつ的な患者に対して抗結核薬である**イプロニアジド**を用いた彼らの臨床経験について報告した．クラインはまた，彼自身への薬効についても詳述した．それまでの研究者たちが信じていたのとは反対にイプロニアジドはさまざまな精神神経症に有効なようであった，そして研究者たちは――後日彼らの役割をめぐって訴訟にまでいたったが――それを「精神賦活薬 psychic energizer」と呼んだ．イプロニアジドは脳内でモノアミン酸化酵素に作用する最初の薬の一つであり，ゆえにモノアミン酸化酵素阻害物質や MAOIs と称され，うつ病の治療においてとりわけ有用であった．クラインは1958年6月に，『臨床および実験精神病理学雑誌 *Journal of Clinical and Experimental Psychopathology*』にこの研究成果を掲載し，これにより1964年に二度目のラスカー賞を受賞した．

アカデミックな精神医学という，多くの場合は地味な世界において，クラインは珍しく並外れて個性的な人物に見えた．彼はしばしば「軽躁 hypomanic」と評された．「彼の診療所はハリウッド映画の中から飛び出してきたようであった」と**マイケル・シェパード**は述べている．彼に大いに感謝した一人の患者〔資産家のデングハウゼン夫人〕によって，クラインとその精神薬理学者の仲間たちは年に一回，魅力的なカリブ海で集うことが可能となった．その集まりは彼女〔患者〕に敬意を表し「デングハウゼン・グループ the Denghausen Group」と名づけられた．このグループから，最初の大規模な国際的リチウム試験の発想が持ち上がった．1955年，クラインは米国議会で，長期にわたる高額の資金が**国立精神衛生研究所**の財源に流入する以前に，精神薬理学に対する政府の援助が必要であると先陣を切って証言した．クラインの主導者としての役割が，精神薬理学を，精神分析が支配的であった当時の米国精神科臨床の主流にするべくせきたてたことは疑いの余地がない．

クライン，メラニー・ライツェス　KLEIN, MELANIE REIZES（1880–1960）

幼児期の早い段階の無意識に関する主要な理論家である．メラニー・クラインはウィーンで内科医の娘として生まれた．彼女はウィーン大学で芸術と歴史を学んだが，卒業することなく，21歳のときに化学者であったアーサー・クラインと結婚し，彼に付いてブダペストに渡った．同地で，彼女は精神分析という新しい学問分野に次第に熱中し，フロイトの信奉者であったシャーンドル・フェレンツィ（Sándor Ferenczi: 1873–1933）から教育分析を受け，1919年にはブダペスト精神分析学会で小児の発達に関する論文の発表も行なった．1921年，彼女はスウェーデンに移住する夫と離婚し，精神分析家であるカール・アブラハム（Karl Abraham: 1877–1925）の招待を受け，ベルリンに移住した．そこで，彼女は小児の精神分析に取り組み，精神分析的な遊戯技法を導入したことで知られるようになった．1925年，英国の精神分析医である**アーネスト・ジョーンズ**に招かれ，ロンドンで精神分析に関する講義を行ない，また翌年には同地に移住した．彼女は英国で，児童分析学者としての大きな名声を高め，のちには成人の精神分析についても同様に名声を得ている．彼女の理論は，まだ発足してまもない英国精神分析学会の多くの会員を，彼女の取り込み（introjection）や投影（projection）といった概念を支持する「クライン学派 Kleinians」と，**アンナ・フロイト**の対抗する理論の支持者に分裂させた．1932年，彼女は，自身の主要な業績となる『児童の精神分析〔邦題〕*The Psycho-Analysis of Children*』を出版した．ジョン・アーノルド・リンドン（John Arnold Lindon）は彼女の伝記作家として以下のように説明している．「取り込みや投影の機制は自我の活動と同様に，生後最も早期に始まる．取り込みは外界を暗示しており…自身に取り入れ，そうして乳幼児の内界の一部になることとして経験される」「投影は乳幼児の外界に対する印象を変え，そしてこの変化した外界の印象が取り込まれることによって自身の心中に影響を及ぼす．このようにして内界は部分的に外界の反映により形作られる」（『精神分析学の開拓者 *Psychoanalytic Pioneers*』pp. 366–367）．クライン学派のそれ以外の概念として「分裂 splitting」や「投影性同一視 projective identification」のようなものがあるが，これらは医師以外の分析家であるクラインに，幼少期の体験と成人の精神医学的症状の形成とを結びつけることを可能にさせた．

クラフト＝エービング，リヒャルト・フォン　KRAFFT-EBING, RICHARD VON（1840–1902）　ドイツのマンハイムに生まれ，父は政府高官であったクラフト＝エービングは，1863年に**ハイデルベルク大学**の医学部を卒業し，1864年にバーデンにあるイレナウ（Illenau）精神病院において，クリスティアン・フリードリヒ・ヴィルヘルム・ロラー（Christian Friedrich Wilhelm Roller: 1802–1878）とともに，精神科のトレーニングを始めた．4年後に，彼は温泉地のバーデン＝バーデンに私設の精神科診療所を開業した．1870-1871年，普仏戦争に従軍したのち，クラフト゠エービングは学究的なトレーニングを再開し，1872年に（新生ドイツの）シュトラスブルク大学より准教授（außerordentlicher Professor）として招聘された．1873年，彼はオーストリアのグラーツ（Graz）近郊のフェルトホーフ（Feldhof）にある精神病院の院長に任命されると同時に，グラーツ大学の精神科教授にも任命された（彼はまもなく，大学での精神医学の教育（ほどなく神経学についても）に専念するために精神病院を辞した）．1889年，彼はウィーン精神病院の精神科教授であるマックス・ライデスドルフ（Max Leidesdorf）の交代要員として**ウィーン**に招聘された．1892年まで，**テオドール・マイネルト**（ウィーン総合病院の精神科教授であった）とともに仕事をした。1892年マイネルトの死去に伴い，彼は，関連した神経学クリニックを有するその病院の教授職として，マイネルトの後任となった．クラフト゠エービングは1902年に引退してグラーツに戻り，その6ヵ月後に逝去した．

1872年，クラフト゠エービングは重要な手引書である『臨床にもとづく精神医学教科書 *Lehrbuch der Psychiatrie auf klinischer Grundlage*』を出版し，1879-1880年には増補新版が出された．この著書では生体論的（organicist）な視点から精神の疾患を扱っており，またフランスの素養をドイツに取り入れた多くの症例記載が含まれた．しかし，彼の現在まで続く実質的な歴史的名声は，疑いなく彼の性科学の卓越した教科書『性的精神病質：臨床的 - 司法的研究 *Psychopathia Sexualis: eine klinisch-forensische Studie*』による．その初版は1886年に刊行され，ドイツ国内で16版も版を重ね，さらに英語（1893年），フランス語（1895年），そしてイタリア語（1896年）に翻訳された．回顧すると，この著作により精神医学領域の研究としての性科学が確立された．しかし当時に考えられた性的逸脱（sexual deviation）とクラフト゠エービングの名が世界的に同義語と見なされていた間，同著はオーストリアの学会を汚辱することになった．クラフト゠エービングは，彼があからさまに詳細に記述したさまざまな倒錯性欲が**モレル**の変質の結果であると考えていたが，のちの1900年に彼は，同性愛は変質者の営みであるとの考えを撤回した（「**同性愛，性同一性障害と精神医学**」を参照）．良くも悪くも，この業績により性科学に関する現代の科学研究の基礎が築かれた．クラフト゠エービングの生涯について，彼の同僚でウィーンの神経学者であるモーリッツ・ベネディクト（Moritz Benedikt: 1835-1920）は以下のように評価している．「彼は非常に文学的な才能溢れる人物であったが，批評的科学的な視点から見ると，知的障害というほどに無能であった」（『わが生涯より *Aus meinem Leben*』pp. 391-392）．

クラーマン，ジェラルド・L　KLERMAN, GERALD L.（1928-1992）　精神医学に十分に精通した人物「ジェリー Jerry」・クラーマンの主要な業績は，うつ病の疫学と精神療法の新しい形態を記述したことである．ニューヨーク市に生まれたクラーマンは1954年にニューヨーク大学を卒業し医学博士となり，精神分析の隆盛期にボストンのマサチューセッツ精神保健センターの精神科でトレーニングを積んだ．1959年から1961年の間，クラーマンはジョナサン・コール（Jonathan Cole: 1925-）の助手として**米国国立精神衛生研究所（NIMH）**の精神薬理学部門に勤務し，その後，精神科の専任講師としてハーヴァード大学に戻った．1965年，彼はイェール大学の精神科に准教授として加わり，同年，彼とコールは，『薬理学レヴュー *Pharmacological Reviews*』誌の論文において，**イミプラミン**がたしかにうつ病に対する治療効果を有することを示した．1970年から1977年までクラーマンはハーヴァード大学で精神科教授を務め，その後，短期間，ベセスダの国立精神衛生研究所の管理者となったのち，1980年から1985年の間，マサチューセッツ総合病院のスタンリー・コブ研究室の室長としてハーヴァードに戻った．1985年から糖尿病で死去するまでの間，彼はニューヨークのコーネル大学医学部精神科（ペイン・ホイットニー・クリニック Payne Whitney Clinic）の教授であった．また1972年より，彼はNIMHのうつ病の心理生物学に関する共同研究を統率した．それは大規模縦断研究であり，うつ病の発症率が増加していることを結論づけるものであった．また彼は，1977年に疫学的医療圏域研究（the epidemiologic catchment area study）を立ち上げ，その結果は1991年のリー・ロビンス（Lee Robins）（**セントルイス学派**）により編集された書物の中に示されている．1974年の年始に彼と，彼の妻であり疫学者であった**マーナ・ワイスマン**，他数名の共同研究者とともに，うつ病に対する心理療法の「対人関係」機制を記述した．「短期，集中的，具体的ストラテジー brief, focused, specific strategy」という副題をもつ著書（1984）として彼らの研究プロジェクトの最後に出版された（「**精神療法：対人関係療法**［1967年以後］を参照）．1982年，彼はアルプラゾラム（alprazolam）（ザナックス Xanax〔邦名：コンスタン，ソラナックス〕）の主要研究の先導者となり，アップジョン社から資金提供を受けた．彼の追悼記事を書いたブラウン大学の精神科医マーティン・ケラー（Martin Keller: 1946-）は同研究を「精神医学史上，最大の，複数の国および医療機関にまたがる臨床対照試験」と記述した（「**ベンゾジアゼピン**」を参照）．

グリージンガー，ヴィルヘルム　GRIESINGER, WILHELM（1817-1868）　その精神疾患の器質論をめぐる視点によって，生物学的精神医学の第一波の事実上の創設者と考えられているグリージンガーは，シュトゥットガルトで生まれた．1838年，感染症への格別の関心をもちながらテュービンゲン大学の医学部を卒業し，1840年から1842年の間，ヴィンネンタール（Winnenthal）精神病院で，エルンスト・アルベルト・ツェラー（Ernst Albert Zeller: 1804-1877）の助手として働いた．この経験をもとに，彼は1843年に「心的反射行動 psychic reflex actions」についての論文を『生理学的治療アルヒーフ *Archiv für physiologische Heilkunde*』誌に書き，この論文は，脳を，空間的にではなく（神経学は空間的視点を獲得するものである），生理学的に見る準備を整えるものとして重要と考えられるかもしれない．その後1845年，

28歳のときに，彼は精神医学の教科書『精神病の病理と治療〔邦題〕*Die Pathologie und Therapie der psychischen Krankheiten*』を出版した．それはグリージンガーの器質的視点を示す手引書（マニュアル）であり，彼はその中で，「あらゆる精神疾患［alles Irresein］は脳の疾患にもとづいている」（p. 7）と述べている．

しかし，その手引書は取り立てて顧られることがなかった．テュービンゲンに戻って，1847年に医学クリニックにおいて教授資格試験を終え，一般病理学の講義をする権利を得た．この時点でグリージンガーは一連の長い遍歴をはじめ，1849年には正教授と外来クリニックの部長としてキール（Kiel）に，その後1850年にはエジプトの医療業務の責任者としてカイロに，その二年後にはドイツに再度戻り，1854年にテュービンゲンの医学クリニックの所長に就任した．1860年，彼はチューリヒに呼ばれ，州立病院の院長になり，それに加えて市立精神病院の院長に就任．1863年には一連の精神医学の講義を開始した．1861年，彼は，以前の教科書を大幅に改訂した第2版を出版した．このずっと影響力のある版は，精神医学をさらに生物学的基礎の上に移し替える役割を果たした．グリージンガーの移動も，1865年に，彼がベルリンに移り，正教授およびシャリテ病院外来の大学医学クリニックの院長（その職を彼は1867年に辞した），兼精神医学クリニックの院長となることで終わりを迎え，そこが彼の最後の職場となった．ゲッティンゲン大学精神科教授ルートヴィヒ・マイヤー（Ludwig Meyer: 1827–1900），当時シャリテの精神科クリニックの助手であったカール・フリードリヒ・オットー・ウェストファル（*Carl* Friedrich Otto Westphal: 1833–1890）とともに，1867年に，彼は新しい重要な精神医学雑誌『精神医学・神経疾患アルヒーフ *Archiv für Psychiatrie und Nervenkrankheiten*』を創刊し，その第1巻が（タイトルページには「1868–70」と印刷されているが）その年の10月に出版された．1868年10月，グリージンガーは51歳で虫垂炎のため死去した．

グリージンガーの名が思い起こされる学問的業績は，主に彼の晩年の短い時期に詰め込まれている．第一は，彼が，ベルリン大学の前任者であったカール・ヴィルヘルム・イーデラー（Carl Wilhelm Iderer）に代表されるような，**ドイツ「ロマン主義」精神医学**の伝統と訣別し，他の医学専門分野と学問的に同等な，科学的で，臨床的志向性をもつ精神医学にし，実際に，郊外の田園地帯にある精神病院においてではなく都市の下町のクリニックで精神医学を教えることを復活させようとしたことである．第二の業績は，1861年にその第2版が刊行された教科書『精神病の病理と治療』であり，脳が精神疾患の座であるという概念を従来以上に拡張させたことである．第三は，グリージンガーの創刊した雑誌『アルヒーフ』が，マイヤーとウェストファルの手によって，瞬く間に主導的な精神医学の国際的研究雑誌になったことである．この雑誌は精神医学的疾患の基礎にある神経学的本質についての研究にだけ専念するものであった．回想してみると，グリージンガーは「生物学的精神医学」の第一波の創設者として登場している（第二波はわれわれ自身の時代に表面化している）．

クレッチマー，エルンスト　KRETSCHMER, ERNST（1888-1964）　西南ドイツ，シュヴァーベン地方の小さな町で司祭の家庭に生まれたクレッチマーは，教会の学校で学び，テュービンゲン大学の哲学科に入学した．彼はミュンヘンとハンブルクで医学を学び，1913年に医師の資格を得た．その後，彼はロベルト・ガウプ（Robert Gaupp: 1870-1953）のもと，テュービンゲン大学精神医学クリニックのレジデント（Assistentenstelle）となった．第一次世界大戦の間（1914-1918），彼は軍の精神科医となり，戦争神経症に対する臨床経験を深めた．彼は1918年にガウプのもとで教授資格を取得し，1926年にマールブルク大学の正教授（Ordinarius），および同精神医学クリニックの院長となるまで，テュービンゲンの常勤精神科医をつとめ，1946年，テュービンゲンに正教授として戻った．クレッチマーの最も著名な業績として，1918年の敏感関係妄想（「**精神病：概念の出現：敏感関係妄想**」を参照）についての研究と，1921年の著書『体格と性格 *Körperbau und Charakter*』がある（「**精神病：概念の出現：クレッチマーの体質性精神病**［1921年］」を参照．「**パーソナリティ障害，クレッチマーの性格類型**［1921年］」も参照）．

クレペリン，エミール　KRAEPELIN, EMIL（1856-1926）　現代精神医学の疾病分類学の創始者であるクレペリンは，ドイツ北部のメクレンブルク州で音楽教師の家庭に生まれた．彼は1878年にヴュルツブルク大学で医学を修了した．ベルンハルト・フォン・グッデン（Bernhard von Gudden: 1824-1886）のもと，ミュンヘンのオーバーバイエルン州立精神病院における4年間のトレーニングののち，クレペリンはライプツィヒのパウル・フレヒジヒ（Paul Flechsig: 1847-1929）教授のもとでスタッフ精神科医となり，同時に心理学者のヴィルヘルム・ヴント（Wilhelm Wundt: 1832-1920）の研究室で研究した．1883年に教授資格論文を執筆．その後，数年間，さまざまな土地で精神病院医師としての勤務を経て，1886年に彼は当時のロシア帝国（のちのエストニア）のドルパト（Dorpat）（タルトゥ Tartu）大学の精神科正教授に任命された．1891年，彼は**ハイデルベルク**の精神科正教授，および大学精神科クリニックの院長となってドイツに戻った．ハイデルベルクでは神経科は内科に属しており（神経科医ヴィルヘルム・エルプ［Wilhelm Erb: 1840-1921］によりそのポストは押さえられていた），クレペリンは自身の見識を追求し，精神医学に徹底して献身することが可能となった．彼が望んだのは神経学を取り除いた精神医学であり，過去の伝統の完全なる打破であった．

1903年，クレペリンは精神科正教授および大学精神科クリニック（翌年に新病棟が開設された）の院長としてミュンヘンに異動した．以降，彼はミュンヘンに留まり，1917年にミュンヘン郊外のシュヴァービング（Schwabing）において，のちに科学研究所の全国的な資金提供の後援のもとで皇帝（カイザー）ヴィルヘルム研究所となる，ドイツ精神医学研究所（Deutsche Forschungsanstalt für Psychiatrie: DFA）を設立した（第二次世界大戦後にマックス・プランク研究所と改名された）．彼は1922年に名誉退職した．

（クレペリンの学問的業績の詳細は以下で確認できるであろう．「**うつ病：出現：退行期メランコリー**［1896 年］；「**デプレッション**」**が**「**メランコリー**」**よりも好まれるようになる**［1904 年頃］」「**躁うつ病**［1899 年］」「**統合失調症：概念の出現：エミール・クレペリンの早発性痴呆**［1893 年以後］」「**パラノイア**」その他．索引を参照）．

クレペリンは，うつ病や精神病のような単位を症候群や症状の因子群から疾患に引き上げ，それまでの精神科医の考えていた主要な診断概念を完全に書き換えた（「**精神病理学**」を参照）．当時，科学者たちは学問的な論文よりも，教科書を書くことによって同業者に影響を及ぼしていたが，クレペリンはこの偉業を，彼の教科書の版を重ねることにより成し遂げた．

- 初版（1883 年）『精神医学教科書 *Compendium der Psychiatrie*』，ライプツィヒのアーベル（Abel）（初版から第 4 版までの出版社，その後はライプツィヒのバルト Barth が出版社となった）から出版された
- 第 2 版（1887 年）『精神医学：学生と医師のための小教科書　完全改訂版 *Psychiatrie: ein kurzes Lehrbuch für Studierende und Ärzte*』
- 第 3 版（1889 年）
- 第 4 版（1893 年）
- 第 5 版（1896 年）
- 第 6 版（1899 年）
- 第 7 版（1903–1904 年），2 巻
- 第 8 版（1909–1915 年），4 巻

クレペリンは彼が死去する 1926 年にも，ほどなく DFA の臨床部門の長となるヨハネス・ランゲ（Johannes Lange: 1891–1938）とともに第 9 版の改訂作業を行なっていた．第 9 版はランゲの編集で 1927 年に出版された．

またクレペリンは 1892 年に，初の薬理学 - 心理学に関する本である『薬物による単一心理過程への影響 *Über die Beeinflußung einfacher psychischer Vorgänge durch einige Arzneimittel*』を書いたが，そこで扱われた薬物は治療というより研究目的に使用されたものだった．その中の，さまざまな知的機能の遂行における易疲弊性に関する薬物の効果についての一節は，のちに続く多くの心理学的研究の出発点となった．

アメリカの精神科医クラレンス・B・ファラー（Clarence B. Farrar: 1874–1970）は博士号取得後の研究生としてハイデルベルクでクレペリンを知ったが，「彼の関心を惹き夢中にさせるのは，医学臨床よりも研究であった」と後日述べている．クレペリンは科学に関して誠実であった．さらに，彼は独断的ではなかった．「われわれはまだ，まさにスタート地点に立ったところである」．

その後，クレペリンや彼の業績に対する見解は大きく割れた．ニューヨークの精神科医スミス・イーライ・ジェリフ（Smith Ely Jelliffe: 1866–1945）は，1932 年の『神経学アーカイヴズ *Archives of Neurology*』において，「ビテュニアのアスクレピアデス」に遡る体系化を成した先達の中で，「現代の精神医学における最も偉大な総合を

成した人物」と彼を称している．一方で，より最近にロンドン精神医学研究所の社会精神医学者**マイケル・シェパード**は，アメリカの統合失調症研究者である**ナンシー・アンドレアセン**に対し，彼女のクレペリンの業績への熱狂を理解できないと述べている．「私は，あなたがこの人物を崇拝の対象にならしめたことが非常に残念であった．彼は莫大な害をもたらした怪物であった」（ヒーリー Healy『精神薬理学者 *Psychopharmacologists*』II，pp. 247-248）．

クレランボー症候群　CLÉRAMBAULT'S SYNDROME

→「エロトマニー」「フランス学派の慢性妄想状態：精神自動症（1920年）」を参照

クロウ，ティモシー・ジョン　CROW, TIMOTHY JOHN（1938-）

英国の卓越した生物学的精神医学者であるクロウは，ロンドン病院医科大学で医学を専攻して**モーズレー病院**で精神医学のトレーニングを受け，1966年に心理学的医学の学位（diploma）（D. P. M.）を得た．アバディーンとマンチェスターで教鞭をとってのち，1974年にクロウはノースウィックパーク（Northwick Park）病院の臨床研究センターの精神科部門の部長になった．1995年，彼は統合失調症とうつ病研究のためのプリンス・オブ・ウェールズセンターの研究所長に，1998年にはオックスフォード大学の精神科教授になった．彼には1980年の統合失調症の**陽性症状と陰性症状**の類型学，1976年の**神経画像（ニューロイメージング）**における生物学的研究，そして統合失調症の発症における遺伝の本質的な役割の理解等の業績がある．

クロード，アンリ＝シャルル＝ジュール　CLAUDE, HENRI-CHARLES-JULES（1869-1945）

パリ大学において精神疾患講座の教授を1922年から1939年の退官まで務めたクロードは，パリで生まれ，（**ジャン＝マルタン・シャルコー**に多大な影響を受けて）内科学と神経学を専攻し，1903年までに病院医長（médecin des hôpitaux）格の地位を得た．翌年彼は教授資格試験に合格し，**サルペトリエール病院**の神経疾患講座（以前はシャルコーが務めた）をもつフルジャンス・レイモン（Fulgence Raymond: 1844-1910）の助手となった．そこでクロードはレイモンに，非精神病圏の（小精神病 les petit mentaux としてよく知られる）外来患者部門を組織するように進言した．1922年にクロードは**サン＝タンヌ病院**に置かれている講座（フランスのシステムでは，これらの講座は特定の病院に置かれる）の精神疾患部門の教授に任命され，そこに1939年の退官まで在籍した．サン＝タンヌで彼はすぐに，精神医学の教育を医学生にとってより興味深いものにしようとした．それは**ジャン・ドレイ**がクロードの追悼文に記した「医学生にとって，その純粋な思索的な関心は到達しがたい領野にあり，深遠な語彙によって隔てられているように映った」（『脳 *L'*

Encéphale』1950, p. 389）というものではなく，精神医学は医学の一部であるという感覚であった．

クロードはマラリア熱治療（「**神経梅毒**」「**ワグナー・フォン・ヤウレッグ**」を参照），インシュリン昏睡そしてメトラゾールけいれん（「**けいれん療法：化学的**」を参照）といった身体的治療法をフランスへ紹介したことで知られ，また医学研究において解剖＝臨床的（anatomical-clinical）方法を基盤として精神医学を統合するために，器質‐力動的（organo-dynamic）思考と呼ばれるどちらかといえば成功しなかった努力（彼の生徒だった**アンリ・エー**に多大な影響を与えた方法）にも関与している．**ジークムント・フロイト**の教義との相性は悪くなく，クロードの指導した研修医のうちには，のちにフランス精神分析の卓越した象徴となる**ジャック・ラカン**，レイモン・ド・ソシュール（Raymond de Saussure: 1894–1971）そしてルドルフ・レーヴェンシュタイン（Rudolph Loewenstein: 1898–1976）がいる．クロードは1925年の『精神医学の発展』誌の親精神分析グループ（pro-psychoanalytic Groupe de l'Évolution psychiatrique）設立を奨励した．**ピエール・ピショー**はクロードのもとのサン＝タンヌを，「二つの大戦間におけるフランス精神医学の最も活発なセンターの一つ」と呼んでいる（『精神医学の20世紀〔邦題〕*Un siècle de psychiatrie*』1983, p. 104）．

1917年の脳炎の流行に多大な強化をうけた神経生物学志向にもかかわらず，——ピエール・モレルがフランス精神医学の伝記的事典において指摘したように——クロードは精神分析運動の偉大な後援者となった．1923年，クロードはルネ・ラフォルグ（René Laforgue: 1894–1962）に対して精神分析コンサルテーション・サービスをサン＝タンヌで組織するよう求め，のちにここでは将来パリの精神分析協会を創始する者たちが出会った．3年後に彼は病院の精神科クリニックにおいて，精神分析に関する一連の講義を開始した．ラカンのような，のちの精神分析家になる多くの者がクロードのクリニックで助手を経験した．しかしアンリ・バリュック（Henri Baruk: 1897–1999）の回想録では，クロードは狭量で虚栄心がつよく，精神医学の臨床にまったく似つかわしくないという忘れがたいイメージが記されている（『われわれのごとき人々 *Des hommes comme nous*』1976, pp. 28–33）．

クロルプロマジンとフェノチアジン系抗精神病薬　CHLORPROMAZINE AND THE PHENOTHIAZINE ANTIPSYCHOTICS（1952年以後）　前史：1883年にハイデルベルク大学化学教室の博士研究員アウグスト・ベルントゼン（August Bernthsen: 1855–1931）は，硫黄原子と窒素原子とで互いに連結した二つのベンゼン環をもつ炭化水素分子を合成した．『ドイツ化学協会報 *Berichte der Deutschen Chemischen Gesellschaft*』における報告において，ベルントゼンはこれを「チオジフェニラミン tiodiphenylamine」と呼び，のちの学者がそれを「フェノチアジン phenothiazine」と命名し直した．1934年になってようやく，この塩基は殺虫剤として開発された．

その後1944年に，ヴィトリ＝シュル＝セーヌにあるローヌ＝プーラン（Rhône-Poulenc）研究所のポール・シャルパンティエ（Paul Charpentier）率いる研究グループは，新しい駆虫剤を模索していて，フェノチアジン骨格から分岐する鎖式炭化水素にアミノ基を結合させるという発想に辿りついた．翌1945年，同研究所の別のグループがシャルパンティエの化合物を抗ヒスタミン薬の候補として検証しはじめた．これと前後してプロメタジン（promethazine）（RP3277）と呼ばれる薬剤が出現した．この薬剤は副作用として著しい眠気を伴ったことから中枢（脳）作用をもつのだろうと研究者たちは考えるようになり――実際にその通りであった．それは強力な鎮静作用をもつ抗ヒスタミン薬であり，今日でもなおフェネルガン（Phenergan）〔邦名：ピレチア，ヒベルナ〕として広く入手可能である．

1940年代後半，フランス海軍の外科医アンリ・ラボリ（Henri Laborit: 1914–1995）はプロメタジンを他の薬剤とともに「遮断カクテル lytic cocktail」として用い，自律神経系を抑制して手術におけるショックを軽減することに成功した．これに触発されたシャルパンティエはフェノチアジン核からさらなる化合物を合成し，1950年12月にその化合物の一つ RP4560 をシモーヌ・クールヴォワジエ（Simone Courvoisier）のもとに送って薬理学的検証を依頼した．彼がその化合物を開発したのは，抗ヒスタミン薬としてではなく中枢神経作用を大いに期待してのことであった．

RP4560 はすなわちクロルプロマジンのことであり，単一薬剤としては精神医学史上で最重要のものである．1952年に（ラボリの勧めにより）まずヴァル＝ド＝グラース（Val-de-Grâce）陸軍病院で，次いで**サン＝タンヌ精神病院**で**ジャン・ドレイ**と**ピエール・ドニケル**によって試験的に治療に導入されたその薬剤は，過度の鎮静を生じることなしに患者の精神病症状を緩和することがわかった．1953年，ブルス（Brousse）精神病院のジャン・シグワルド（Jean Sigwalt: 1903年生まれ．1932年医師資格取得）とダニエル・ブティエ（Daniel Bouttier: 1948年医師資格取得）は『医学新聞 *Presse médicale*』に論文を発表し，外来患者の幅広い状態に対して「クロロプロマジン chloropromazine（原文のまま）」が有効であることが報告された．しかしこの論文は統計学的な視点を欠いていたためにフランス国外ではほとんど無視された．彼らはとくにその薬剤の抗うつ作用を強調していた．

クロルプロマジンの発見に関連した人物は誰一人としてノーベル賞を受賞していない．しかしドニケルとラボリはこの貢献によって（**ハインツ・レーマン**とともに）1957年にラスカー賞を受賞した．彼らにより薬理学上の革命がもたらされ，主要な精神疾患は精神療法ではなく化学療法によって改善しうること，したがって精神疾患は心よりもむしろ脳にその座を有することが論証されていった．

フランス国外では，クロルプロマジンが検証された最初の国はスイスであった．1953年にバーゼル大学精神科クリニック教授ヨン・オイゲン・シュテーヘリン（John Eugen Staehelin: 1891–1969）と当時その助手であった（のちにシュテーヘリンを継いで同教授となった）パウル・キールホルツ（Paul Kielholz: 1916–1990）は『スイス医学週報 *Schweizer Medizinische Wochenschrift*』において，「自律神経的な緊張」が低下していたり，感情の衝動を「減少」させることが望ましかったりするような「精神的に動揺した状態」に対しては，その患者が精神療法をより受け容れやすくなるためにクロルプロマジンが有用であることを報告している．その言い回しはあいまいで分かりにくいが，彼らがその薬剤を主要な精神疾患をもつ患者に対して投与していたことは明らかである．

ローヌ＝プーラン社は1953年にアメリカで同剤の特許を取得し，その権利をフィラデルフィア州のスミス・クライン＆フレンチ研究所に売却した．カナダの**ハインツ・レーマン**と**マクリーン病院**のウィリス・H・バウアー（Willis H. Bower: 1916-2000）による臨床試験（後者は1954年の『ニューイングランド医学雑誌 *New England Journal of Medicine*』に発表）がとくに重要な役割を果たすことになった．スミス・クライン社は1954年に同剤をソラジン（Thorazine）として発売し，ローヌ・プーラン社がアメリカ国外でラーガクティル（Largactil）として発売した．興味深いことに，クロルプロマジンは発売当初，精神病以外の適応症に対してもかなり幅広く処方されていた，疼痛，著しい不安，嘔気，小児における多動，更年期障害等を含む多くの症状である（少なくとも疼痛や嘔気に対しては薬理学的に有効であった）．米国食品医薬品局が1968年から1972年までの間に行なった薬効再評価（Drug Efficacy Study Implementation: DESI）を経てようやく，クロルプロマジンの適応症が精神病にほぼ限定されるようになった．

クロルプロマジンが商業的に大成功を収めたことに続いて，フェノチアジン系薬剤がそれ以外にも短期間のうちに発売されていった．それらの薬剤はどれも治療効果においてクロルプロマジン――抗精神病薬療法のゴールドスタンダード――を上回ることはなかったが，副作用のプロフィールは異なっていた．主要なフェノチアジン系抗精神病薬を以下にアメリカでの特許取得年順に挙げておく．

・1956年　ペルフェナジン（perphenazine）（1957年にシェリング社がトリラホン Trilafonとして発売〔邦名：ピーゼットシー，PZC〕）
・1957年　プロクロルペラジン（prochlorperazine）（1956年［原文のまま］にスミス・クライン＆フレンチ社がコンパジン Compazineとして発売）．同剤は比較的すぐに精神科治療薬としては用いられなくなり，そのかわりに胃腸症状に対して処方されるようになった．
・1958年　チオリダジン（thioridazine）（1959年にサンド社がメラリル Mellarilとして発売〔邦名：メレリル〕）
・1959年　トリフロペラジン（trifluoperazine）（1957年初収載．1958年にスミス・クライン＆フレンチ社がステラジン Stelazineとして発売〔邦名：トリフロペラジン〕）
・1960年　フルフェナジン（fluphenazine）（1959年にホワイト研究所がパーミティル Permitilとして発売．1960年にスクイブ社がプロリキシン Prolixinとして発売〔邦名：フルメジン〕）

E・R・スクイブ＆サンズ社がプロリキシン・エナンテート（フルフェナジンの月

二回で済む注射剤）を発売開始した1967年に，抗精神病薬療法の歴史に新たな扉が開かれた．これは抗精神病薬としてははじめてのいわゆる「デポ剤 depot」（持効性注射製剤）であり，これにより統合失調症患者は一般社会の中で治療を受けることが可能となり，毎日の服薬を管理していく必要がなくなった．1973年，スクイブ社はさらにプロリキシン・デカノエート（3週に1回の注射剤）を発売した．

フェノチアジン系薬剤による治療においては当初，非常に高用量で投与されたことが特徴であった．ヨーロッパではクロルプロマジンは1日150mgが適量と考えられていた時代に，アメリカでは患者に対して1日3000mgに至るまで投与されることも稀ではなかった．1965年，デュッセルドルフ大学精神科教授ハンス＝ヨアヒム・ハーゼ（Hans-Joachim Haase: 1922–）とベルギーのベーアセ（Beerse）にある製薬会社の研究部長ポール・ヤンセン（Paul Janssen: 1926–2003）（同社名は彼の姓にちなんで名づけられた）が『神経遮断薬の作用 *The Action of Neuroleptic Drugs*』を出版したことによって，投与量の大幅な低下がはじまった．1955年に神経遮断薬による治療下での書字が小さくなることをハーゼが発見したことがその著作の基礎となった．彼らは1965年に，有効治療用量（「神経遮断閾値 neuroleptic threshold」）に達していると判断されるのは患者の書字が小さくなりはじめる時点である，と述べている．その閾値には以前の投与量よりもはるかに低用量で達していることが明らかとなった．

1991年，西ロサンゼルス退役軍人医療センターのスティーヴン・R・マーダー（Stephen R. Marder: 1945–）とその同僚たちが『統合失調症研究 *Schizophrenia Research*』誌において，**遅発性ジスキネジア**（TD）のような**錐体外路系副作用**（EPSE）の症状を抑制するためには「最低有効用量」を超えてはならないことを強調したことによって，高用量投与はさらに窮地に立たされた．そして1994年にハーヴァード公衆衛生大学・科学技術評価グループのパウラ・ボリーニ（Paula Bollini）（同名のジュネーヴの国際移民機構の人物とは別人）とその共同研究者たちによる22の臨床試験の「メタ解析」（データの蓄積）が『心理学的医学 *Psychological Medicine*』誌上に発表され，高用量の有害性が実証されて決定打となった．クロルプロマジン換算で375mgを超えると効果は頭打ちとなるが，副作用の出現率は有意に増大していく．

アメリカ精神薬理学の重鎮レオ・ホリスター（Leo Hollister: 1920–2000）は，自らの人生において3つの医学上の奇跡に遭遇したと述べている．第一はペニシリンであり，「この薬剤がなければ死に至るはずの疾患」であった細菌性心内膜炎の患者たちが救われていく光景を目の当たりにした．第二は副腎皮質ステロイドであり，関節リウマチのために車椅子生活を余儀なくされている患者たちが，これを用いた治療によって，立ち上がり病棟内を歩き回るようになるさまを見たことである．そして第三がクロルプロマジンであった（ヒーリー Healy『精神薬理学者 *Psychopharmacologists*』II, p. 235）．

ケ

軽躁病と躁病，現代的意味における HYPOMANIA AND MANIA IN THE MODERN SENSE（1881 年）

ベルリン郊外のパンコウ（Pankow）で有名な私立神経クリニックを率い，精神医学と神経学の双方を完全に習得した最後の精神科医と呼ばれたエマヌエル・エルンスト・メンデル（Emanuel Ernst Mendel: 1839–1907）は，躁病（マニー）についてのモノグラフ（『躁病 *Die Manie*』）の中で，「典型的な躁病の臨床像をもつがその程度は軽度の形態を示す」，彼が「軽躁病 Hypomanie」と呼ぶ疾患単位の存在を提案した*．その特徴は以下である．「患者たちは，彼らが言うところの「生活を本当に楽しむ」ようになる．以前なら避けていたバーや劇場やダンスパーティが探し求められ，旅行が計画されすぐに実行に移される」．メンデルは，（気分高揚，談話促迫，活動性の亢進という，のちに典型的な「軽躁病の三徴」と考えられるようになるものの部分ではない）一種の精神的自己中心主義（moral egotism）を強調している．「増大する自信によって，彼らは自分の計画が直面する起こりうる困難に対する疑念を無視し，さらなる議論も切り捨てる．これらの事例では，その自己中心的な性格がとくに際立っている．彼らは身内の者をよそよそしく扱う．すべてものが向かうのは…彼ら自身の願望と欲望の充足である」．こうして，躁病の特徴である乱行が現れる，メンデルはこう記している，「彼らは金銭にほとんど注意を払わず，無用に乱費する，そして非常に早く，実際驚くほどの金額を使い尽くすのである」（pp. 38–40）．

メンデルは躁病（Manie）を，気分障害としてではなく，「観念の推移における病的加速と脳の運動中枢の病的に亢進した興奮」（p. 175）として定義し直してもいる．メンデルより以前は，慢性的な躁病とは基本的に焦燥的なデメンチア（agitated dementia），つまり進行的に悪化していく疾患を意味していたが，メンデルの躁病や軽躁病は回復可能なものであった．メンデルは神経梅毒の病理学の権威でもあった，しかし彼の名は今日的な意味における躁病についての業績と軽躁病という用語の新たな鋳造によって記憶されている（「**躁うつ病**」も参照せよ）．

＊「ヒポマニー hypomania」という用語はそれ以前の著者においても，現代的意味での「躁病 Manie」ではなく，その程度が軽度の狂気（insanity）を意味するものとして使用されていた．たとえば，ヘンリー・ジョンソン（Henry Johnson: 1805–1877）の『精神障害の分類と用語について *On the Arrangement and Nomenclature of Mental Disorders*』（1843）において，著者は「ヒポマニー」を，**エスキロール**の概念であるモノマニーつま

り「部分的狂気 partial insanity」の有用な同義語と呼んでいる．

けいれん療法：化学的（メトラゾール） CONVULSIVE THERAPY: CHEMICAL (METRAZOL)（1934 年）　ブダペストの神経病理学者ラディスラス・フォン・メドゥーナ（Ladislaus von Meduna: 1896-1964）は，化学的手法によるけいれん治療の現代的実践を導入した．メドゥーナはゼンメルワイス医科大学を 1922 年に卒業し，ブダペスト大学相互間神経学的調査研究所で神経病理学者としてトレーニングを受け，そののち 1926 年に主任教授カーロイ・シャファー（Károly Shaffer: 1864-1939）――彼はあらゆる世代のハンガリーの精神科医たちに組織学（今日でいう生化学と同等のもの）を教えた――に従って大学の精神医学講座に進んだ．メドゥーナはまたブダペスト＝リポトメツォ（Budapest-Lipótmezö）にある州立精神病院の病棟医長になった．メドゥーナは顕微鏡下でグリア細胞（脳の結合組織）が統合失調症患者ではてんかん患者とはまったく違って見えることに気づいており，てんかんと統合失調症が同じ患者に起きることは稀にしかないために，この二つの病気の間に一種の対立関係があるという仮説を立てた．次いで彼の考えによれば，もし統合失調症患者にてんかん様の発作を誘発できるならば，その疾患を改善できるだろうということになる．彼ははじめ樟脳（camphor）をてんかん誘発剤として使用した（当時メドゥーナは知らなかったが，医療においてそれ以前から樟脳で発作を誘発しようとする試みは存在した）．そののちまもなく，メドゥーナはけいれん誘発剤を，融解しやすく早期に効果をだすペンチレンテトラゾール（pentylenetetrazol）に変更した，それは欧州ではカルジアゾール（Cardiazol），米国ではメトラゾール（Metrazol）の商品名で穏和な脳あるいは心臓刺激剤として販売されていた．

1935 年，『神経学・精神医学総合雑誌 *Zeitschrift für die gesamte Neurologie und Psychiatrie*』において，彼は最初の 26 例の患者を報告した．何人かは樟脳を投与され，他はカルジアゾールだった．26 例のうち，10 例が実質的な改善をとげた．これは統合失調症の治療法が事実上存在しなかったときのことである．1937 年，彼は『統合失調症のけいれん療法 *Die Konvulsionstherapie der Schizophrenie*』において，彼の治療の包括的な見解を呈示した．メドゥーナの治療法はまもなく**電気けいれん療法**（ECT）によって追い抜かれた．それは電気けいれん療法のほうが使いやすく，患者にとって耐えやすく，同等の効果をもっていたからである．また，外来患者はたいてい，遅れてけいれん発作が起きるという問題のためにメトラゾール療法を嫌った．彼らは自宅に帰って，そこでさらにもう一回けいれんを経験するのである．しかし，カルジアゾール（メトラゾール）はけいれん療法の最初のものとして重要である．

メドゥーナは 1939 年に米国に移住し，はじめロヨラ大学，のちにイリノイ大学医学部の精神科教授になった，両校ともシカゴに存在した．シカゴで彼は，夢幻精神病（oneirophrenia），つまり，意識混濁によって特徴づけられる統合失調症の一形態の理解に専心した（1950 年の彼のモノグラフを参照．**ウィリー・マイヤー＝グロス**の

1924年のモノグラフも参照）．彼はまた神経症の二酸化炭素療法の可能性に没頭し，これを主題にしたモノグラフを1955年に書いた．この方法は受け容れられるに至らなかった．

米国で最初にメトラゾールを報告したのはハンガリー生まれの精神科医エメリック・フリードマン（Emerick Friedman: 1910-?）だった．彼は1937年5月にバッファロー市立病院のスタッフ・カンファレンスでメトラゾールに関する論文を読み上げた．

けいれん療法：電気的　CONVULSIVE THERAPY: ELECTRICAL　→「**電気けいれん療法**（ECT）」を参照

ゲシュタルト療法　GESTALT THERAPY　「ゲシュタルト」は，この場合形態の全体性を意味するが，1960年代と1970年代のヒューマン・ポテンシャル・ムーヴメント（human potential movement: 人間性回復運動）に結びついた一種の治療法となった．形態の全体性という概念——その内容の変化にもかかわらず全体性は永続するというもの——は古代にまで遡るが，「ゲシュタルト」という用語が復活したのは1890年，ドイツの哲学者クリスティアン・フォン・エーレンフェルス（Christian von Ehrenfels: 1859-1932）によってであった．二つの世界大戦の間，ドイツの心理学者の一学派は，視覚と聴覚についての思考法としてこの概念を取り入れた．そしてそれは1952年，『ストゥディウム・ゲネラーレ *Studium Generale*』誌において，クラウス・コンラート（Klaus Conrad: 1905-1961）——ドイツの〔現在のザールラント州〕ザールブリュッケン（Saarbrücken）にあるホムブルク（Homburg）大学の精神医学の教授——が，心理学者による「形態 Gestalten」に関する近年の研究は，ヤスパースの「下心理的 infrapsychic」生物学的アプローチと，原型（archetypes）を「超心理的 ultrapsychic」に発動するアプローチに加えて，精神医学に有用な第三の方法になるかもしれないと示唆したことで，第二次世界大戦の後においてもかなり普及しつづけた．コンラートはこう記している．「ゲシュタルト理論から見た精神病理学的事象の分析を「ゲシュタルト分析 Gestaltanalyse」と呼ぶように私は提案する」（p. 49）．

しかし，「ゲシュタルト療法」という概念は，精神分析家フリッツ・パールズ（Fritz Perls: 1893-1970）を経て合衆国にもたらされた．パールズは，ベルリンで医学を学び，いくつかの教育分析を経験し，1926年，フランクフルト・アム・マインに引き寄せられ，そこで自分の分析を継続し，神経学者クルト・ゴルトシュタイン（Kurt Goldstein: 1878-1965）の神経学研究所で助手として働いた．パールズにゲシュタルト心理学を紹介したのはゴルトシュタインであった．1933年，パールズはドイツから南アフリカに移住し，そこで1941年から1942年にかけて草稿を書き，1945

年になってはじめてロンドンで『自我・飢餓・攻撃性 *Ego, Hunger and Aggression*』を出版した．それはゲシュタルト療法の原理を概説し，打ち壊された精神(プシケ)における全体性の再確立に向けられたものであった．1946年に，パールズは合衆国に移り，さまざまな遍歴の後の1966年，カリフォルニア州ビッグサー（Big Sur）にあるエサレン・インスティチュート（Esalen Institute）にレジデントの精神科医として落ち着いた．彼はまたゲシュタルト療法のための研究所を，ニューヨークとブリティッシュ・コロンビアに開設した．その著書『ゲシュタルト療法：人間のパーソナリティにおける動揺と成熟 *Gestalt Therapy: Excitement and Growth in the Human Personality*』（1951）によって，彼はヒューマン・ポテンシャル・ムーヴメント〔前記〕の先駆者となったが，そこでは「無限の自発性」を強調していた（「**精神療法：カール・ロジャーズ**」を参照）．ゲシュタルト療法の基本となる前提は，神経症者の概念領域は，ゲシュタルテン，つまり直観的形態が散乱した状態であり，彼／彼女が自分は現実に何を欲するのかについてはっきりとした分化をすることができないというものである．その治療は，彼を，必要な満足が起こりうるポジション（position）に復帰させることである．

月経前緊張症 PREMENSTRUAL SYNDROME (PMS) 月経のような通常の身体的な機能そのものが，精神医学的な病理性をもつということに抵抗を示す研究者もいるが，晩発性の統合失調症等の精神疾患で月経が混乱するのも事実である．てんかん患者の約40％に月経異常が認められる．しかし月経がどの程度まで精神疾患の発生に寄与しているのかは不明確なままである．婦人科学における心身関係という全体的問題にはひどい偏見がつきまとっていて，コロンビア大学の精神科医で心身問題を専門としたヘレン・フランダース・ダンバー（Helen Flanders Dunbar: 1902-1959）は，1935年の権威ある総説『情緒と身体の変化 *Emotions and Bodily Changes*』で，「医師たちはヒポクラテスとガレノスの昔から，病んだ生殖器官こそが，さまざまなヒステリー性の身体の変調についての病気の座（sedes morbi）であるという考えにとらわれていた」（第2版，p. 330）と述べた．この誤った考えにもとづいて，科学的な「目印となる」所見を確立しようとする細心の努力が積み重ねられた．

わかっているのは，医師たちは月経前症候群の存在を長い間信じてきたのであり，それに「月経性狂気 menstrual insanity」のような用語を割り当ててきたということである．**エミール・クレペリン**は1896年の彼の教科書の第5版で，「女性では月経における生理学的な過程に，神経と精神の過敏性の軽度な上昇が定期的に伴い，それはある種の女性においては（抑うつや興奮激越等）ほとんど病的な水準にまで高まるのである」「周期性のマニー periodic mania: Tobsucht を呈する症例があり，それは密接に月経と関連しているので，「月経性狂気 menstrual insanity」と呼ぶのがふさわしい」（p. 53）と述べた．

ニューヨークのパークアヴェニューで開業していた婦人科医ロバート・T・フラン

ク（Robert T. Frank 1875–1949）は，1925 年にマウント・サイナイ（Mt. Sinai）病院で内分泌研究所を立ち上げた医師であるが，1931 年に『神経学・精神医学アーカイヴズ *Archives of Neurology and Psychiatry*』誌の論文で次のように論じ，研究史に新たなページを開いた.「月経前の緊張 premenstrual tension」は子宮の局所的な変化というよりも，ホルモン環境の変化によるものであり，「血中に過剰な量の女性ホルモンが循環する状態が持続することが，不安定な人にとっては，心血管系，そして何よりも精神・（自律）神経系に深刻な変化をひき起こしうる．この周期的な変調は患者の能力を失わせ，非常な不幸や家族の不和につながることがある．これはまったくホルモンによる刺激の過剰に帰せられるのである」（p. 1056）.

「月経前緊張症」という用語は，1953 年にロンドン郊外のハムステッドの王立北部病院（Royal Northern Hospital）の内分泌医である（チャールズ・）レイモンド・グリーン（(Charles) Raymond Greene: 1901–1982）（小説家グレアム・グリーン Graham Greene の兄弟）と，ロンドンの家庭医であったカタリーナ・ドロシア・（キーパース・）ドルトン（Katharina Dorothea (Kuipers) Dalton: 1916–2004）によって『英国医学雑誌 *British Medical Journal*』においてはじめて用いられた．彼らは「今まで「月経前緊張 premenstrual tension」と呼ばれていたものは，軽度の内分泌障害の中で最もありふれたものであり」，女性たちが「毎月一週間の不快な時期を，通常は医師に相談することもせず家庭の平穏を乱さないように気をつかいながら，やり過ごそうとすることは」もはや必要ない，と論じた（p. 1007）．この著者たちはプロゲステロンによる治療を勧めていた．1953 年にドルトンは〔ロンドン〕大学病院（University College Hospital）に世界ではじめての「月経前緊張症クリニック Premenstrual Syndrome Clinic」を開設した（彼女はのちにベストセラーとなった『月経前緊張症 *Premenstrual Syndrome*』［1964］を書いた．1971 年には彼女は王立医学協会の一般臨床部門の代表となった）.

1960 年代以降に向精神薬の市場が拡大すると，「月経前緊張症（PMS）」も薬物療法の適応症として広く注目されるようになった.

月経前の失調に関連した全体的な概念は ***DSM*** の流れの中では奇妙に歪んだ扱いを受けることとなった．1980 年の ***DSM-III*** では一切触れられなかった．1987 年の改訂第 III 版 ***DSM-III-R*** でも，月経前緊張症については言及されなかった．付録に「黄体期後期不快気分障害 late luteal phase dysphoric disorder」の診断が，「黄体期の最後の一週間に起きる臨床的に重要な情緒および行動の症状の形式」（p. 367）として掲載されたが，この不自然な診断名が広まることはなかった．そして 1994 年の ***DSM-IV*** では，疾患の考案者たちは再び「月経前不快気分障害 premenstrual dysphoric disorder（すぐに PMDD と略されることとなった）」の項目を設置しようとした．この診断は当初はこの『マニュアル』の気分障害のセクションに含まれる予定であったが，フェミニスト団体からの一連の抗議を受けて，米国精神医学会はこれを再び付録の中に掲載させた.

1993 年，『国際精神医学雑誌 *International Journal of Psychiatry in Medicine*』に

掲載された論文で，バッファロー市にあるニューヨーク州立大学の精神科医ウリエル・ハルブライヒ（Uriel Halbreich: 1943-）は「月経前不快気分症候群の女性でセロトニンの活動性の異常が認められること」を発見したと述べた．これは**選択的セロトニン再取り込み阻害薬**（SSRI）の有用性を示唆するものであった．つまりPMDD（月経前不快気分障害）が承認される機会がいわば別の経路で訪れることになり，1999年11月に米国食品医薬品局〔FDA〕の向精神薬部会（the Psychopharmacologic Drugs Advisory Committee）は，リリー社の選択的セロトニン再取り込み阻害薬である抗うつ薬のフルオキセチン（fluoxetine: Prozac）のPMDDへの適応を正式に認めた．

幻覚 **HALLUCINATION**　→**「精神病：概念の出現」「統合失調症：概念の出現」「統合失調症：最近の概念」「フランス学派の慢性妄想状態」**を参照

幻覚剤 **HALLUCINOGEN**　実験的に，さらには治療的に，幻覚を引き起こす薬物は，1940年代に「精神異常作用剤psychotomimetics」や「精神異常発現薬psychodysleptics」というレッテルを貼られて精神医学に導入された．前史：1845年，パリの精神科医ジャック＝ジョゼフ・モロー（Jacques-Joseph Moreau: 1804-1884）（彼が医学の勉強を始めた都市にちなんで「モロー・ド・トゥールMoreau de Tours」と呼ばれる）は，その著書『ハシッシュと精神病：心理学的研究*Du hachisch et de l'aliénation mentale: études psychologiques*』を通して，実験的に精神病を創り出す研究を始めた．このテーマはその後長らく休止状態であったが，偉大なベルリンの薬理学の教授ルイス・レヴィン（Louis Lewin: 1850-1929）の1924年の研究書である『幻覚剤：鎮静と興奮の嗜好薬*Phantastica: die betäubenden und erregenden Genußmittel*』によって再開された．本書においては，とりわけアヘン，コカイン，大麻についての実験的な研究が行なわれている（レヴィンは，キリスト教への改宗を拒絶したままで，正式な教授資格を決して受け容れず，ベルリン工科大学［Technische Hochschule］の「肩書だけの教授titular professor」のみに留まり，本書執筆時は「名誉職教授honorary professor」であった）．

ハイデルベルク大学のクルト・ベリンガー（Kurt Beringer: 1893-1949）は，1927年に，その教授資格論文として，『メスカリン酩酊*Der Meskalinrausch*』についての古典的研究を書いたことで知られている．これは，精神病理の研究法として，実験的精神病を扱った最初の研究であった．1934年には『米国精神医学雑誌*American Journal of Psychiatry*』において，当時アイオワ大学のレジデントであったエリック・リンデマン（Erich Lindemann: 1900-1974）が，大学の精神科病院で，統合失調症や精神神経症の患者に，どのようにメスカリンや，ハシッシュや，コカインやアミタール・ソーダを使用したかを解説した．

しかし，脳の機能の探究に薬剤を使用する時代が始まったのは，おそらく，1943年のリセルグ酸ジエチルアミド，通称「LSD-25」の導入によってである．これはスイスのバーゼルにあったサンド（Sandoz）社の化学者アルベルト・ホフマン（Albert Hofmann: 1906–）が，麦角と同様な仕方で子宮に作用する薬剤を見出そうとした取り組みの過程で，1938年，同僚とともに合成したものであった．1943年，ホフマンはこの化合物に立ちもどり，それによって自分がめまいを起こすことに偶然にも注目した．こうして，それが脳に及ぼす作用に好奇心を抱き，組織的な自己実験を行なって，この化合物が強力な幻覚剤であることを発見したのである．その時点まで，知覚を変容させるそのような能力を有する化合物の存在は，精神医学において知られていなかった．1947年に，サンド製薬の重役だったアルトゥール・シュトール（Arthur Stoll: 1887–1971）の息子である，精神科医のヴェルナー・シュトール（Werner Stoll）は，**ブルクヘルツリ**精神病院で対照群を用いたLSDの臨床試験を（6名の統合失調症患者と16名の正常対照群で）行ない（その結果は『スイス神経学・精神医学アーカイヴズ *Swiss Archives of Neurology and Psychiatry*』誌に発表された），サンド社はその薬剤を研究用薬剤デリシド（Delysid）として利用できるものにして，精神療法において遠隔記憶を思い起こす患者の能力を改善するものであると述べた．1949年，ギオン・コンドロー（Gion Condrau: 1919–）は，ブルクヘルツリ病院で，より広範な診断の患者に投与を試み，『精神神経学雑誌 *Acta Psychiatrica Neurologia*』において以下のように報告している．対照群に及ぼした劇的な効果と違って，ほとんどの患者では実際まったく反応が見られなかった，と．

これ以降，幻覚剤の治療目的の使用は二つの方向に進んだ．一つは低用量の，神経症患者への「精神不安解消 psycholytic」作用である．これには，セントルイス州立病院のアンソニー・K・ブッシュ（Anthony K. Busch: 1905–）と，ワシントン大学のワレン・C・ジョンソン（Warren C. Johnson: 1923–）が1950年に行なった合衆国における最初のLSDの治療的研究を参照されたい．彼らは『神経系疾患 *Diseases of the Nervous System*』誌にこう結論を記した．「LSD-25は慢性の引きこもりの患者への接近をより容易にするような手段となるかもしれない．それは精神療法の期間を短縮する新たなツールとしても役立つかもしれない」（p. 243）．

もう一つの方向は，高用量の「催幻覚 psychedelic」作用である．この用語〔サイケデリック〕は，（カナダ・サスカチュワン州）ウェイバーン（Weyburn）にあるサスカチュワン病院の最高責任者，ハンフリー・フォーテスキュー・オズモンド（Humphrey Fortescue Osmond: 1917–2004）によって，1957年の『ニューヨーク科学アカデミー年報 *Annals of the New York Academy of Sciences*』において提案された．オズモンドはこう述べている．「議論になっている薬剤に適切な名称を見つけようとした…それは，精神を豊かにし想像力を拡張するような概念を含む名称である．私の選択は，それが明瞭で，耳に心地よく響き，他の連想と混じらないという理由から，つまり心が現れるという意味の，サイケデリック（psychedelic）という語である」（p. 429）．オズモンドは催幻覚剤を，まず何よりも慢性のアルコール症患者に使用した．それについては，かつてウェイバーンでオズモンドと一緒に働いたことがあり，当時サスカチュワン州サスカトゥーン（Saskatoon）の大学病院の精神医学研究者であったエイブラム・ホッファー（Abram Hoffer: 1917–）が，1965年に，『臨床精神薬理学と治療学 *Clinical Pharmacology and Therapeutics*』誌に書いた，LSDの医学的使用についてのレヴューを参照されたい．

1953年，よく知られているように，オズモンドは，小説家オルダス・ハックスリー（Aldous Huxley: 1894–1963）にメスカリンを紹介した．ハックスリーは精神変容作用をもつ薬剤に好奇心を抱きつづけ，それらを速やかに自分の小説である，民衆が薬剤によって統制される全体主義的社会『すばらしき新世界 *Brave New World*』（1932年）で取り上げている．『ニューヨーク・タイムズ』紙がオズモンドの死亡記事で報告したように，ハックスリーは，オズモンドに対して，こうした薬剤に対する彼自身の用語を提案していた．

この取るに足りない世界を崇高なものにするために，
グラム半量のファネロタイム（phanerothyme）を服用なさい．

オズモンドはこれを拒み，以下のように返答している．

地獄の深さを測ったり，あるいは天使のように滑空したりするためには，
ひとつまみの催幻覚剤（サイケデリック）を服用するだけでよい．

1954年に，ニューヨーク市のワーズ島（Wards Island）にあるマンハッタン州立病院のハーマン・C・B・デンバー（Herman C.B. Denber: 1917–2000）と，ロングアイランドにあるセントラル・アイズリップ（Central Islip）州立病院のシドニー・メーリス（Sidney Merlis: 1925–）は，メスカリンを治療的に使用する試みを始めた．彼らは，『季刊精神医学 *Psychiatric Quarterly*』誌に，さまざまな診断の患者にクロルプロマジンとともにメスカリンを摂取し，その後に脳波で研究された10名の患者の臨床試験を発表した．「一般的に言って，メスカリン - クロルプロマジン注射に続いて，不安や緊張は消褪した」と彼らは報告した．「焦燥感は充足感に取って代わった．抑うつが存在する場合，それは晴れて気分が明るくなった」（p. 639）．彼らは，製薬会社のスミス・クライン＆フレンチ・ラボラトリーズからの供給を受けており，そこはメスカリンを開発中であるらしかった．

1965年，サンド社はLSD-25の配給を中止した，というのも街路での使用が急速に蔓延したからである（しかし，スイスでは本書執筆時点においても医学的使用目的ならば依然入手可能なままである）．脳と精神機能を変容させる化学的化合物の能力の知識——とくにその時点で研究者が信じたのは，それが「モデル精神病」を生み出す能力であったが——は，**クロルプロマジン**と並んで，LSD-25をその学問領域を生み出す薬剤の一つとすることによって，精神薬理学における研究の引き金となった．

1964年，LSDが姿を隠す少し前に，一人の医師の読者が『米国医学会雑誌 *Journal of the American Medical Association*』誌にふざけて以下のような詩的文章を書いている．

リセルグ酸〔LSDの原料〕を一杯くれ

一日が終わった時一気に飲み干すために，
それで私は食らうかもしれない知覚の一蹴りを
私の間脳からもたらさせる
…
おーい！　それで奇怪な幻影がはじまり，
自我境界を超えて，
新しい精神医学のバーで，
幻覚剤を鼻から吸引するために．

幻肢　PHANTOM LIMB　→「**身体像（ボディイメージ）：その障害**」を参照

現実感喪失　DEREALIZATION　→「**離人症**」を参照

コ

抗うつ薬 ANTIDEPRESSANT　うつ病と呼ばれる疾患に特異的な効果が期待できる薬剤，という意味でいうならば，抗うつ薬という呼称は誤りになるだろう．なぜならうつ病にはしばしば抑うつだけでなく不安やその他の症状も含まれるからである．しかし「抗うつ薬」は精神薬理学用語の中で確固たる地位を得て，抗うつ薬と称される薬剤が数世代にわたって発展してきた．

第一世代抗うつ薬：アンフェタミン類とアンフェタミン - バルビツール合剤　1936年にスミス・クライン&フレンチ社からベンゼドリン（Benzedrine: 硫酸アンフェタミンのラセミ体）として上市されたアンフェタミンが地域（入院以外）のうつ病に有効であるというエビデンスが多数ある．1942年から同社はベンゼドリンを「軽症うつ病 mild depression」用として宣伝しはじめた．1946年にスミス・クライン社は硫酸デキストロ - アンフェタミン（デキセドリン Dexedrine）を他の適応症とともに軽症うつ病向けにも発売し，その二年後には，体重減少にも同様に幅広く用いられたこの化合物を「最上の抗うつ薬 the antidepressant of choice」と謳っていた．1950年にスミス・クライン社は，デキストロ - アンフェタミンとリリー社のアモバルビタール（アミタール Amytal）（「**バルビツール剤**」を参照）の合剤デキサミル（Dexamyl）を上市し，医療関係者にそれが「スムーズで深い抗うつ作用」をもつことを教えた．「スムーズ」と強調されたのは，多くの患者がアンフェタミンだけから得られる活性化の感覚を不快と考えていたからである（これは単にマーケティング用の誇大宣伝だけではなかった．1963年，ロンドン大学の薬理学部に所属していたルース・ラシュトン（Ruth Rushton）とハンナ・スタインバーグ（Hannah Steinberg）は次のようなことを見出した．「この二剤混合の効果は真の増強作用といえる．この混合物により生み出される最大効果は…それぞれ一剤ずつによる最大効果を大幅に上回り，単に薬剤を追加することから期待される効果よりも大きい」[『英国薬理学雑誌 *British Journal of Pharmacology*』p. 304]）（「**女性研究者，精神医学における：ハンナ・スタインバーグ**」を参照）．

最終的に，第一世代の抗うつ薬のうちで後年激しい非難に晒されることになるメタンフェタミン（methamphetamine）が1950年にいくつかの製薬会社から発売された（バーローズ・ウェルカム社「メセドリン Methedrine」，エンドー製薬「ノロジン Norodin」：「精神運動刺激薬および抗うつ薬」）．

その後すべてのアンフェタミンは適応症を厳しく制限されるようになり，メタンフェタミンは薬局方からすっかり姿を消した．しかしアンフェタミンはそれまで10年以上にわたり初期の「抗うつ薬」療法を代表する薬剤であった．アンフェタミン化合物が肥満に対して広く処方されるようになった頃には乱用薬物となりはじめていた．ボストン州立病院の研究員マーク・ファルコン・レセス（Mark Falcon Lesses: 1903–）と同病院研究部長のエイブラハム・マイヤーソン（Abraham Myerson: 1881–1948）は，1938年に『ニューイングランド医学雑誌 *New England Journal of Medicine*』で「肥満治療の補助薬としてのベンゼドリン」についての論文を発表し，これが破滅的な乱用期の幕開けとなった．

第二世代抗うつ薬：モノアミン酸化酵素阻害薬（MAOI）と三環系抗うつ薬（TCA） MAO阻害薬は，その最初のものは**イプロニアジド**（iproniazid）であるが，1952年に結核治療に導入され（ロシュ社のマルシリドMarsilid），1957年以降に精神科領域で用いられた．初の三環系抗うつ薬**イミプラミン**（imipramine）（ガイギー社のトフラニールTofranil）は1957年にまずスイスで，そして1959年にアメリカで発売された（詳細はこれら二剤の項を参照）．ちなみにイプロニアジドは当初「精神賦活薬psychic energizer」として，のちにようやく抗うつ薬として広告され，イミプラミン（トフラニール）はガイギー社によって「うつ病に特異的な感情調整薬thymoleptic」として世に送り出された．

第三世代抗うつ薬：神経伝達物質の「再取り込み阻害」理論にもとづいて開発された初の化合物　オルガノン社はモノアミンといわれる**神経伝達物質**セロトニンとノルアドレナリンの再取り込みを阻害することを予想して抗うつ薬ミアンセリン（mianserin）を開発した（製造設計ではない）．1967年に同薬剤はオランダで特許を取得した．フランスでアティミル（Athymil）（イギリスではノーヴァルNoval）として発売する1979年までに，同社はこの薬剤がモノアミンの再取り込みを阻害することをはっきりと理解していた．アメリカでは，臨床試験を行なった数名が不正なデータを提出して混乱したために認可されることはなかった．

ローマのイタリア人薬理学者ブルーノ・シルヴェストリーニ（Bruno Silvestrini）が抗うつ薬トラゾドン（trazodon）を合成した．彼はそれがセロトニンに作用すると推測したが生化学的あるいは薬理学的な検証を行なわなかった．それが特許を取得したのは1968年のアメリカにおいてであり，それを抗不安薬（anxiolytic）として開発したイタリアのアンジェリニ・フランチェスコ社によってであった．アメリカでの特許権はミード・ジョンソン社に売却され，1982年にデジレル（Desyrel）として発売するときまでには，再取り込み阻害作用がうまく理解され，同社はそれが「脳内でセロトニンの取り込みを選択的に阻害する効果をもつ」と主張した（実のところそのセロトニンへの効果は弱い）．

1968年にはまた，チバ社が抗うつ薬マプロチリン（maprotiline）の特許を得た．それは1975年にフランスでルジオミール（Ludiomil）の名で，そして1981年にはアメリカでも同名の薬剤として発売された．同社によれば，「主に神経末端においてノルエピネフリン［原文ではnorepinephrineではなくnorephinephrineと記載されている］の再取り込みを阻害することで作用し，抑うつ気分に有意な治療反応を生み出す」とのことである（広告文での誤字はこうした概念がいかに新しかったのかを示している）．

これら3つの第三世代抗うつ薬は，他の化合物と同様，製造設計（デザイン）された合成薬物として開発され，精神内で特定の神経体液〔神経末端から放出される神経伝達物質のこと〕に作用する，すなわちモノアミンである神経伝達物質セロトニン，ノルアドレナリン，ドパミンの再取り込みを阻害することが臨床的に検証された．

第四世代抗うつ薬　→「**選択的セロトニン再取り込み阻害薬**（SSRIs）」を参照

抗精神病薬　ANTIPSYCHOTICS　抗精神病薬とは，精神病性疾患とくに統合失調症を治療する薬剤全体を指す．それらは「神経遮断薬 neuroleptics」としても知られ，以前は「メジャー・トランキライザー」や「静穏剤 ataractics」と呼ばれた（「**クロルプロマジンとフェノチアジン系抗精神病薬**」を参照）．**ハインツ・レーマン**が1961年に『カナダ医師会雑誌 *Canadian Medical Association Journal*』で「抗精神病作用をもつ antipsychotic」という語を造り出した．「抗精神病作用をもつ薬剤とは，精神病的性質が明確な症状，たとえば，多くの統合失調症患者に出現する幻聴，妄想，自閉的な思考障害といったような症状に治療効果をもつ薬理学的作用物質と定義される」（p. 1145）．

行動療法　BEHAVIORAL THERAPY　→「**認知行動療法**」を参照

国立精神衛生研究所　NATIONAL INSTITUTE OF MENTAL HEALTH（NIMH）
米国（1949年以後）　公衆衛生局（Public Health Service: PHS）の麻薬部門が1929年に設立され，1930年に精神衛生部（Division of Mental Hygiene）と改名された（「**ウィクラー，エイブラハム**」も参照）．この部門は，のちのNIMHの中核を構成した．1934年，PHSの職員ローレンス・コルブ（Lawrence Kolb: 1881-1972）がその医務技官長に任命され，1938年には精神衛生部を担当する医務副長官となった．コルブは1944年に退職したが，彼は国立衛生研究所（National Institute of Health: NIH）の中にその頃設立されたがんと心臓病の研究所に倣って，国立神経精神医学研究所を立ち上げたいと考えていた．

第二次世界大戦後，多数の帰還兵にメンタルヘルス上の問題があったため，精神衛生領域に連邦政府の関心が向かった．1946年の全国精神衛生法（The National Mental Health Act）は，内部に研究計画をもった国立精神衛生研究所の設立を要請し，新しい研究所は1949年にはじめて国家予算を交付された．ロバート・フェリックス（Robert Felix: 1904-1990）は，コルブの跡を継いで精神衛生部長になっていたが，新しい研究所の所長となった．1951年以降，シーモア・ケティ（Seymour Kety: 1915-2000）が研究責任者となった．何年にもわたり，連邦政府の数十億ドルの予算が，「施設内の」精神衛生研究（NIMHにより行なわれる）および「施設外の」研究（外部研究者への補助金）に支給されることとなった．

1963年，NIMHは地域精神衛生センター設置法（Community Mental Health Centers Construction Act）にもとづき〔行政〕サービスを提供する新しい役割を与えられた．

精神医学が単に医学の一分野となることへの恐れにとりつかれて，1967年に所長スタンリー・ヨレス（Stanley Yolles: 1919-2001）は，施設内研究プログラムをNIHに残したまま，NIMHをNIHの組織の外に移管した（NIMHは1989年になってはじめて最終的にNIHに再編入された）．1973年，新設の国立薬物乱用研究所（National Institute on Drug Abuse: NIDA）の嗜癖研究がNIMHから連邦政府の新しい機関（アルコール・薬物乱用・精神衛生局 the Alcohol, Drug Abuse, and Mental Health Administration: ADAMHA[*]）に移管された．この機関の中にNIMHそのものおよび国立アルコール乱用・アルコール依存研究所（National Institute on Alcohol Abuse and Alcoholism: NIAAA）（1970年に創設）が入った[**]．

NIMHは合衆国における精神薬理学の発展に決定的な役割を果たした．1955年，フェリックスは精神薬理学特別委員会（Ad Hoc Committee on Psychopharmacology）を立ち上げた．当時NIMHの臨床科学研究室長だったケティと，臨床部長のロバート・コーエン（Robert Cohen: 1909-）が共同でこの会の委員長となった．翌1956年に，NIMHは精神薬理行政センター（Psychopharmacology Service Center: PSC）を設立した．**ネーサン・クライン**とロビイストのマイク・ゴーマン（Mike Gorman: 1913-1989）の証言に従って，このセンターは連邦議会から潤沢な予算を受けた．ジョナサン・コール（Jonathan Cole: 1925-）がPSCの長となり，**ジェラルド・クラーマン**が補佐となった（クラーマンは，イギリスを訪問して臨床試験がどのように行なわれるかをみてきた）．1967年にコールからジェローム・レヴァイン（Jerome Levine: 1934-）に交代した．PSCの治験部門は早期臨床薬評価ユニット・プログラム（the Early Clinical Drug Evaluation Unit program: the “ECDEU”）であった．ECDEUは1960年に始まり，1970年代半ばまで予算を交付された．1969年までに35のECDEユニットが177種の治験薬を研究した．1966年にPSCはNIMHの精神薬理研究部門（Psychopharmacology Research Branch）となった．

そのうえに，1957年，**ジョエル・エルクス**はNIMHの臨床神経薬理学研究センター（Clinical Neuropharmacology Research Center）を，ワシントンD. C.にある**聖エリザベス病院**のウィリアム・A・ホワイト・ビルの中に設立した（聖エリザベス病院は1987年にNIMHからコロンビア特別区〔ワシントンD. C.〕に移管されたが，NIMHはこれらの施設および後継の施設に対する権限を維持しようとした．研究所は1996年になってはじめてNIHのメイン「キャンパス」に移った）．

NIMHの所長の変遷はアメリカ精神医学の研究の方向性の変遷を反映している．

ロバート・H・フェリックス（Robert H. Felix: 1904-1990）（1949-1964まで所長）は精神分析家だった．スタンリー・ヨレス（Stanley Yolles: 1919-2001）（1964-1970在任），バートラム・ブラウン（Bertram Brown: 1931-）（1970-1977在任）はともにコミュニティ精神医療と薬物乱用に関心をもっていた．ハーバート・パーデス（Harbert Pardes: 1934-）（1978-1984在任），シャーヴァート・フレイジャー（Shervert Frazier: 1921-）（1984-1986在任）は精神分析家だったが生物学的精神医学に転向した．その後の所長たちは，実際に生物学的研究に人生を捧げてきた．ルイス・ジャド（Lewis Judd: 1930-）（1988-1992在任），フレデリック・グッドウィン（Frederick Goodwin: 1936-）（1992-1994在任），スティーヴン・ハイマン（Steven Hyman: 1952-）（1996-2002在任）らである．ハイマンはシナプス伝達と遺伝学の研究を行なった（レックス・W・カウドリー（Rex W. Cowdry）が1994年から1996年まで所長代理だった）．

* 行政上は保健教育福祉省（Department of Health, Education and Welfare: DHEW）により1973年に設立された．1974年に公法93-282により正式に認められた．

** 1989年に，ADAMHAは廃止され，NIMHの研究部門はNIHに戻った．NIAAAとNIDAの研究プログラムも同様にNIHに移った．3つの研究所の行政部門は新しい公衆衛生局の機関である，物質乱用・精神衛生行政局（the Substance Abuse and Mental Health Services Administration: SAMHSA）の一部となった．

コタール症候群　COTARD'S SYNDROME（否定妄想［le dérile de négation］）（1880年）　1880年，ジュール・コタール（Jules Cotard: 1840-1889）は，パリの医学＝心理学会（Société médico-psychologique）（フランス精神医学会）において，以下のような患者たちに関する論文を発表した．それは彼が勤める郊外のヴァンヴ（Vanves）にある私立神経クリニックの患者たちで，注意が向けられたあらゆるものの存在を習慣的に否定するのだった．「彼らに名前を聞きましたか？　彼らに名前はありません．彼らの年齢は？　年齢もありません．どこで生まれましたか？　生まれていません…彼らは頭痛か胃痛でしたか？　彼らは頭をもっていません，胃もありません」．**エルネスト＝シャルル・ラセーグ**と後継者たちが1852年に精神病の分類をしはじめたのと軌を一にして（「**精神病：概念の出現**」「**パラノイア**」を参照），コタールはこれを「精神病の特殊な発展形態（une évolution délirante spéciale）であり，迫害されているのではないメランコリー患者の，とくに不安を伴う者にきわめて多く当てはまるように私には見え，それは何よりも，患者たちがもつきわめて慢性的で否定的な傾向に基礎をもっている」（p. 153）と論じた．この症候群は統合失調症，精神病性うつ病，そして老年期認知症において頻繁にみられる．この論文は1882年に『神経学アルシーヴ *Archives de neurologie*』に発表された．

コノリー，ジョン　CONOLLY, JOHN（1794-1866）　コノリーは英国リンカンシャー（Lincolnshire）のアイルランド系の家庭に生まれた．彼ははじめ州の市民兵をつとめたが，経済的に困難となったので医学の道へ進んだ．彼はエディンバラ大学を卒業して医師となり，家庭医としてあちこち動いたのちロンドン大学で医学講師となった．1830年にミッドランド地方に帰り，州立精神病院の視察官をつとめ，その間ずっと州立医学外科学協会の共同創設者となっていた，これはのちに英国医学協会に転じる．1839年，コノリーはロンドン外縁のハンウェル（Hanwell）にあるミドルセックス精神病院の管理者となった．

ハンウェルに到着して以降，コノリーは機械的拘束の使用を廃止し，英国精神病院で継続していた革命的変化を促進した．精神病院の患者を寛大にそして「無拘束で nonrestraint」処遇するという実践は彼のオリジナルではない．この発想はヨークのクェーカー教徒の私営精神病院であるリトリート（Retreat）において，創設者**ウィリアム・テューク**（「**モラル療法**」も参照）によって始められたシステムに遡ることができる．他の精神科医たちの何人かは，すでにイギリス諸島において無拘束を実施していた．しかしコノリーの名声は以下のことが物語っている，すなわち1856年の著作『機械的拘束なしの精神病者処遇 *The Treatment of the Insane without Mechanical Restraints*』が自国と外国で広く従われるところとなり，コノリーの成功が知られるようになったのちには，精神病院の世界では患者の尊厳を保護し，より人間的なケアを提供しようと努力することが常識となったのである．著作で彼は「単に足かせと拘束具を廃棄するのは，厳密に無拘束システムと呼ばれるものの一部でしかない」，むしろそれは患者に「ひどい処遇はもはや恐れることではなく」，患者は清潔で心地よい衣服を与えられ，清潔なテーブルで適切な食器から食べ，患者の「過敏な脳」には寝室で，あるいは暴力的な患者には「〔壁に〕パッドの入った部屋」で，静寂と休息が与えられる，という「簡潔な心からの」保証等をもって患者を管理する「完全なシステム」である（pp. 35–43）．コノリーは，「古いシステムは，すべての暴力的あるいはやっかいな患者を危険な動物の地位に置いていた．新しいシステムは彼らを，脳と神経が障害されており，健康そして安らぎそして理性に向かって修復されるべき苦しむ人々と見なす」（p. 53）と述べた．

コミュニティ精神医学 COMMUNITY PSYCHIATRY（「**ビアーズ，クリフォード**」を参照．また「**精神療法：集団精神療法**；「**治療共同体**」」［ともに1939年］も参照）　コミュニティ精神医学の前提は，深刻な病気をもつ患者は閉鎖的な精神病院よりもコミュニティの中でこそ最もよい治療が受けられるであろうということである．この選択は19世紀と20世紀初頭を通じてずっと思い描かれてはいたのだが，一つの運動にまで拡大しはじめたのは1940年代のことである．コミュニティ・アプローチの発展における際立ったランドマークは以下のようなものである．

大英帝国の精神保健治療法 The Mental Health Treatment Act（1930年）　この法律により，精神科病院（mental hospital）における自発的〔任意入院〕治療が規定されたために，患者たちは自らの意志で退院できるということを条件として，以前ほど入院に抵抗しなくてもよくなった．この法律は精神病院（asylum）と総合病院を背後にする外来患者クリニックにも認可された．実際のところ，この法律は「asylum」という用語を放棄し，「mental hospital」を取り入れた．

「デイホスピタル Day Hospitals」（1946年以後）　第二次世界大戦後「治療共同体 therapeutic community」という考え方が広まるにつれ，退院患者が形式的に精神科病床に入院させられることなく，日中に治療を受けられるような場所がコミュニティにはとくに必要だということが明らかとなっていった．**マッギル大学**の精神科主任教授D・ユアン・キャメロン（D. Ewen Cameron: 1901–1967）は，モントリオールのアラン記念研究所に1946年，世界初のデイホスピタルを創設した．1948年に精神療法家ヨシュア・ビエラー（Joshua Bierer: 1901–1984）は，ロンドンの社会精神医学センターに，二年前からとりかかっていた英国初の「ソーシャルクラブ」を設立した．英国では他にもいくつかのデイホスピタルがこれに続き，1958年までには38以上の施設が存在した．この運動は，1959年の『ランセット *Lancet*』誌に掲載された以下のようなビエラーの哲学と，分かちがたく結びついていた．「治療には患者をとりまく社会環境すべてとあらゆる社会的関係が含まれなければならない．患者は単なる個人としてだけでなくコミュニティの一部として治療されなければならない」（p. 901）．

地域精神衛生センター設置法 The Community Mental Health Centers Act，米国における（1963年）　1961年の『メンタルヘルスのためのアクション *Action for Mental Health*』（「**精神療法：アメリカにおける「治療共同体」**」参照）に刺激をうけ，**国立精神衛生研究所**所長ロバート・フェリックス（Robert Felix）が述べたように，「10年から20年のうちに，精神病の…現代的な処遇法を適用することによって患者たちを救済できるようになったあかつきには，保護的ケアしか受けていない，あるいはまったくケアを受けていない患者の数を十分に削減するために」立案された法律が1963年の米議会を通過した．しかしそのプログラムが十分な資金援助を受けることは決してなく，センターの多くは退院したばかりの深刻な病いをもつ患者のケアをするのではなく，中流階級の人々の適応障害の精神療法にむかって転じていった．精神医学史家のジェラルド・N・グロブ（Gerald N. Grob）は，こう記している．「1963年に法律が通過して10年もたたないうちに，CMHC（地域精神衛生センター）は，もとの目的が何であろうとも，精神科病院にとって代わるわけでも，重篤な精神病への代替的サービスを提供するわけでもないことが明らかとなっていた」（『精神病院からコミュニティへ *From Asylum to Community*』p. 256）．

コペンハーゲンにおける世界保健機関欧州地方支部による「コミュニティ精神保健サービス」の促進（1970年以後）　世界保健機関（WHO）欧州地方支部による活動は，欧州のコミュニティ精神医学に対して大きなインパクトをもたらした，とくに（1）「ケアの継続性」（精神科病院からコミュニティへの紹介という階梯を上下する）の原理にもとづいたコミュニティ・ケア・プログラムの実行，（2）「統合的ケア」（数多くの異なった精神保健分野と施設が円滑に協力しあうことを意味する）の創出，そして

(3) 精神保健に与えられた資源の増大，という観点によってである．1971年のWHO報告にはこう記されている．「可能ならばどこでもコミュニティにおいて精神的な病いをケアしようという潮流と，患者を社会的環境という文脈において考えようという必要性に対する認識は，現代の現象である．このアプローチは，巨大な隔離された施設における保護的なケアと，精神の病いを身体疾患と同じ視点で治療しようとする排他的な医学的アプローチに対するアンチテーゼである」（WHO『精神医学的ケアの潮流：一般病院におけるデイホスピタルとデイユニット *Trends in Psychiatric Care: Day Hospitals and Units in General Hospitals*』p. 18）．

「デポ」抗精神病薬の到来（1973年以後）　コミュニティ精神医学に対する主要な障害は，退院した統合失調症患者の多くが，慢性的な抗精神病薬使用によってしばしばもたらされる「**錐体外路系副作用**」として知られる運動障害のために，抗精神病薬の内服を続けることを嫌うことだった（「**遅発性ジスキネジア**」「**パーキンソン症候群：神経遮断薬誘発性**」も参照のこと）．こうした患者たちがひとたび薬物療法を中断すると，容易に再発しコミュニティ・ケアへの援助に抵抗するようになる．そこでスクイブ社は1973年に持効性フルフェナジン（long-acting fluphenazine）を採用した．これは油に溶解され，緩慢に放出されるために（毎日内服しなければならない代わりに）一カ月以上効果が継続する注射製剤であり，プロリキシン・デカノエート（Prolixin Decanoate）〔邦名：フルデカシン〕として販売された．これはコミュニティ精神医学に対して大きなインパクトをもたらした．世界リハビリテーション基金報告が1986年に論評したように，「簡単にアクセスできるデポ剤神経遮断薬クリニックは，コミュニティに住む患者にこれらの薬剤を投与し，患者たちは処方の継続に対する抵抗を減じていったようである」．

コルサコフ精神病　KORSAKOFF'S PSYCHOSIS　→「**認知症**」を参照

サ

サーガント，ウィリアム　SARGANT, WILLIAM（1907-1988）　英国における，身体的および薬理学的治療のパイオニアであるサーガントは，敬虔なメソジスト教徒の実業家の息子として生まれた．サーガント自身は信仰心は薄かったが，患者の治療には熱狂的であったと言われている．ケンブリッジ大学で医学を修得後，資格を得て，ロンドンの聖マリア病院のインターンとなった．自分自身のうつ病の発作を経過した後，彼は内科から精神科へ方向を変え，1935年，**モーズレー病院**へ勤務し，エドワード・メイポーザー（Edward Mapother: 1881-1940）の指導を受けた．モーズレーは大戦中二つに分離されたので，サーガントと**エリオット・スレイター**は，結局サットン救急病院（Sutton Emergency Hospital）の部門で働いた．そこではスレイターが臨床責任者で，サーガントは彼の補佐であった．サットンで二人は多くの新しい身体療法を施行したが，それらはまさに使用可能なものとなったものである．**インスリン昏睡療法**，メトラゾールけいれん療法（「**けいれん療法：化学的**」を参照），**電気けいれん療法**，**深睡眠療法**，そして**ロイコトミー**である．

1941年，サーガントとネリー・クラスケ（Nellie Craske（旧姓ウィルソン Wilson, M. B. 1929））は，「修正インスリン療法」つまりインスリン亜昏睡療法を，戦争神経症に見られる強度の不安の治療として『ランセット *Lancet*』誌上に発表した．サーガントはあらゆることに熱心に取り組んだが，1944年，スレイターとともに『精神医学における身体療法入門 *An Introduction to Physical Methods of Treatment in Psychiatry*』というこの種のものでは最初のマニュアルの筆頭著者であった（身体療法や精神薬理学へのこうした関心は，社会精神医学やコミュニティ精神医学の擁護者である**オーブリー・ルイス**から強い反撃を受けたり，脳そのものを治療することについても不快感を招いた）．1948年，ロンドンの聖トマス（St. Thomas's）病院の精神科の科長となったが，そこで彼は，英国において精神薬理学的革命となる最初の薬物を導入することに貢献した．とくに抗うつ薬のモノアミン・オキシダーゼ阻害剤（「**イプロニアジド**」を参照），アミトリプチリン（amitriptyline）（詳細は「**イミプラミン**」を参照）のような三環系抗うつ薬や，「非定型うつ病 atypical depression」の診断などを導入した（「**うつ病：最近の概念：非定型うつ病**［1959年］」を参照）．サーガントは英国では『心への闘い *Battle for the Mind*』（1957）という著作でよく知られている．それは冷戦の緊張の中で「洗脳 brain-washing」の恐怖について書かれている．彼の熱狂は，英国の精神療法的で社会精神医学的傾向をもつ既成の側から見れば大袈裟な人物と映ったが，しかし彼は，多くの身体療法や新薬を経験するという満足を得た人生をまっとうした．

錯覚 ILLUSIONS →「**精神病：概念の出現：錯覚を幻覚から区別…**（1832年）」を参照

サディズム〔加虐性愛〕 SADISM　ちょうど**マゾヒズム**〔**被虐性愛**〕と鏡像関係にあるサディズムは，3つの意味をもつようになった．(1) 苦痛を意図的に与えること，(2) 精神分析においては，幼児の発達における肛門サディズム期への退行によって特徴づけられるある種の強迫的人格，(3)「SM」とか「サドマゾヒズム」と呼ばれる成人の合意にもとづくある種の性的プレイ，しかし痛みを実際に与えることよりも，性愛的な状況におけるコントロールの譲渡を意味している．

「サディズム」という用語は，フランスの小説家ドナスィヤン・アルフォンス・フランソワ・サド伯爵（Donatien Alphonse François, Count de Sade: 1740–1814）に関連しているが，彼は通常は「マルキ・ド・サド Marquis de Sade」として知られている．彼には多数の作品があるが，中でも有名な『ジュスティーヌ *Justine*』（1791）『ジュリエット *Juliette*』（1798）の二つの作品において，空想的な乱交を描いた．その中で，多くの登場人物は最後には死に至るが，男女とも，相手に対してきわめて様式化された暴力をふるっていた（場面は，自己慰撫的なものではなく，寓意的なものが企図されていた）．**リヒャルト・フォン・クラフト＝エービング**は，いくらか謹厳な人物で，寓意にはまったく無頓着にサドの意図を見落とし，そして1890年，『性的精神病質者の領域における新研究 *Neue Forschungen auf dem Gebiete der Psychopathia Sexualis*』において，「サディズム」という用語を提唱したが，その頃はすでにフランスでは一般的であり，他人への意図的な残忍行為を意味していた．1891年，『性的精神病質 *Psychopathia Sexualis*』の第6版で，クラフト＝エービングは，サディズムを，「活発な残忍行為や暴力と性的熱情との結合」として定義し，例として「性的殺人者 sex murders」を挙げている．

ジークムント・フロイトは，1905年，『性欲論三篇 *Drei Abhandlungen zur Sexualtheorie*』において，「サディズム」という用語を最初に使用したが，そこでは「性愛の相手に対して苦痛を与える傾向…すべての倒錯の中で最も普通にみられ最も重要なもの」としている．彼はクラフト＝エービングの「サディズム」という用語を採用した．「ほとんどの男性の性欲は，攻撃的な色彩や，征服への傾向を帯びていて，それら生物学的な意味は，求愛の行動以外の仕方でも性対象の抵抗を征服する必要があるからなのかもしれない」（『全集 *Gesammelte Werke*』V，p. 57）．のちの議論で，フロイトは，小児のリビドーの発達段階を素描した．最初は「口唇期 oral phase」が来る，次いで，「肛門サディズム期 sadistic-anal organization」である．「肛門領域にみられる排泄的役割やサディズムが優勢であるいうことは，〔この段階に対して〕きわめて元型的刻印を与えている」．フロイトが強調したのは，サディズムとマゾヒズムは，しばしば同時に見出されるということである（『全集 *GW*』V，p. 99）．

フロイトは，1920 年刊行の『快感原則の彼岸 *Jenseits des Lustprinzips*』において，サディズムを程度の差はあれ人間の心性の正常な要素であると見なしていた，つまり，「死の欲動 der Todestrieb」の要素であり，この存在をこの書物で公表した．「人間は，サディズム的衝動を，つまり，それは［愛の］対象を傷害することへ方向づけされているのだが，その衝動を生命付与の意味をもつエロスから，いかにして引き出すことが可能なのだろうか？　実際的には，このサディズムは死の欲動である，と想定することはできないのではなかろうか，この死の欲動は，自己愛リビドーの影響のもと，自我（the ego）から放出されるものであり，対象においてはじめてその姿を現すのである」（『全集 *GW*』XIII, p. 58）．

精神分析家のエーリヒ・フロム（Erich Fromm: 1900–1980）は，ドイツ生まれの社会学者で，フランクフルトの社会研究所の一員（「フランクフルト学派」）であったが，1934 年，アメリカ合衆国へ移住した．彼は，『自由からの逃走 *Escape from Freedom*』（1941）において，「サド - マゾヒズム的性格 sado-masochistic character」の存在を明らかにした．その当時の世相に影響を受けながら，彼は，「ドイツやその他のヨーロッパ諸国の中流下層の階級の大部分にとって，サド - マゾヒズム的性格は典型的なものであり，そして…この種の性格類型にとって，ナチスのイデオロギーというものははなはだ魅力的なものであった」．フロムはこの「サド - マゾヒズム的性格」という用語が神経症者にふさわしいものであると考えた．この性格類型が非神経症性の個人に認められるときには，フロムは，「権威主義的性格 authoritarian character」という表現を好んだ．「すなわち，彼〔権威主義的性格者〕は，権威に憧れ，それに従属する傾向をもつが，同時に自らが権威になることを欲し，そして他者が彼に従属することを欲望する」．このように「権威主義的性格」という用語は，ランク（Rank）のいう「ファシズムの人間的基礎にある人格構造」を表現している．

DSM シリーズにおいて，「サディズム」は，最初，1968 年の第 2 版の『マニュアル』で，いくつかの「性的逸脱 sexual deviations」の一つとして登場した．***DSM-III***（1980）では「性的サディズム」は十分に論じられ，(a) 相手が同意していない場合，(b) 同意している相手に対して，ひどく傷つけない場合，(c) 同意している相手に対してひどく傷つける場合に分けられている．1987 年の ***DSM-III-R*** において，性的サディズムは公式の診断から姿を消したが，「サディスティック・パーソナリティ障害」というものが，可能診断（「他者に向けられる残酷で恐怖を与える攻撃行動が広がるパターン」）として，付録において提案されていた．1994 年の ***DSM-IV*** では，サドマゾヒズムの大部分は，同意した成人間での性的プレイというサブカルチャーに属するものだとするありうる事実の認識のもとで，すべての問題に見切りをつけているが，それはマゾヒズムにおいても同様である．

性に関する歴史家であるロバート・ビエンヴェニュ（Robert Bienvenu）によるイ

ンディアナ大学の社会学博士論文によれば，「SM」の性的サブカルチャーが出現したのは，ヨーロッパにおいては1920年代後半，アメリカ合衆国においては1930年代であり，「ゲイ・レーザー gay leather〔皮製服を身につけるゲイ〕」グループ間では1950年代の初期の頃である．興味深いことに，リヒャルト・フォン・クラフト＝エービングの時代――1880年代――の性科学者の世代にはほとんどの性的行動は「精神医学化」されたが，その100年後には，*DSM*の改訂につれて「脱‐精神医学化」されるようになったのである．

サリヴァン，ハリー・スタック　SULLIVAN, HARRY STACK（1892–1949）

統合失調症患者への精神療法と「対人関係理論 interpersonal theory」の提唱者であるサリヴァンは，ニューヨークのノーウィッチ（Norwich）で生まれた．1917年，シカゴ医学校（Chicago College of Medicine and Surgery）で医学博士号を取得し，1917年から1918年には精神分析のトレーニングを受け，それから翌数年は兵役に服したり退役軍人のケアに従事した．1923年から1930年にかけて，ボルティモアのシェパード・アンド・イノック・プラット（Sheppard and Enoch Pratt）病院で臨床研究部長であったが，そこで彼は，統合失調症患者を精神分析の修正版で治療することを目的とした小ユニットを立ち上げた．1930年から1939年は，ニューヨークで個人開業を行ない，その後死亡するまでワシントンD. C.で過ごした．ワシントン滞在中，サリヴァンは，**アドルフ・マイヤー**の考え方に影響を受けていたが，その考えとは，精神症状は個人的環境への病的反応である，というものであった．サリヴァンは，精神医学，とりわけ統合失調症に対する「対人関係的 interpersonal」アプローチと結びつけて考えられる．1931年の『米国精神医学雑誌 *American Journal of Psychiatry*』で彼が説明しているように，「統合失調症は対人関係的文脈においてのみ意味をもっている．その特性は，その統合失調症者と，統合失調症者，あるいは統合失調症ではなくなった者，そして非統合失調症的他者〔健常者〕等との相互関係の研究によってのみ確立することができる」(p. 523)．治療についてサリヴァンが述べたのは，「[患者は] 他者に対する個人的な魅力としての自尊心 self-esteem を再度育成する，あるいは新たに *de novo* 育成することを援助するという，よく統合された目的によって，活性化されねばならない」(p. 531) ということであった．

サリヴァンが強調したことは「環境療法 milieu therapy」(「**精神療法：「環境療法」**［1925年以後］」を参照）と呼ばれたものの一形態であり，統合失調症への革新的なアプローチで，その当時は，他の精神分析的な志向をもつ私立クリニック，たとえば**メニンガー**・クリニック，メリーランド州ロックビル市のチェスナット・ロッジ（Chestnut Lodge）［私立精神病院］（そこではフリーダ・フロム＝ライヒマン Frieda Fromm-Reichmann［1889–1957］が筆頭精神科医であった），そしてマサチューセッツ州ストックブリッジのオースティン・リッグス・センター（Austen Riggs Center）等でも適用されていた．サリヴァンは『現代精神医学の概念〔邦題〕*Conceptions of*

Modern Psychiatry』（1940）で，統合失調症には二種類あり，一つは荒廃にいたる器質性脳疾患，もう一つは「生き方 living の障害で，器質的な基底はないもの」である，と述べている．彼の主著の出版のいくつかは死後のものであり，その中には『精神医学は対人関係論である〔邦題〕*The Interpersonal Theory of Psychiatry*』（1953）がある．

サルペトリエール病院　SALPÊTRIÈRE HOSPICE（Hosipital），パリ．　17 世紀，1656 年のルイ 14 世の布告によって，パリの四大施療院（hospice）の一つとして設立された．前身の「小火薬庫 little arsensal」（つまり硝石 Salpetry ―サルペトリエール la Salpêtrière）〔もとは硝石をもとにした火薬庫があったのでこの名がある〕は，病人，貧困者，老女等区別なく収容することが目的であった．いくつかの別棟がのちに追加されたが，その一つとして，1684 年には女性の罪人たちの棟が建造された．そこでは，18 世紀，売春婦が監禁されていた．18 世紀後半，医療部門（病室 infirmary）が公認されて精神科病棟が刷新された．**ピネル**はフランス革命の間穏やかな治療法を導入した．そして 1882 年，サルペトリエール病院に**ジャン＝マルタン・シャルコー**の神経病学講座が創設され，その後，その部門は著名な神経精神医学のトレーニングの中心となった．この講座のシャルコーの後任はフルジャンス・レイモン（Fulgence Raymond: 1844–1910）で，彼の死後はジュール＝ジョゼフ・デジュリヌ（Jules-Joseph Dejerine: 1849–1917）であった（1900 年，デジュリヌは『神経疾患の症候学 *Sémiologie des affections du système nerveux*』に関する重要な二巻本を刊行した．同様にその中には精神医学に関するものが大量に含まれていた）．

サン＝タンヌ精神病院　STE. -ANNE MENTAL HOSPITAL（1867 年）パリ．19 世紀の半ば頃になると，セーヌ県（パリ）は，ビセートル病院と**サルペトリエール病院**という二つの精神病院のみを配置し，1860 年にセーヌ県の知事ジョルジュ・オスマン男爵（Baron Georges Haussmann: 1809–1891）が，施設ケアの改善命令を出した．二年後，県の執行部はサン＝タンヌ「農園」にパリの中心的精神病院を建設することを決定した．この場所で臨床教育が行なわれ，分棟の建物では入院サービスを行なった（サン＝タンヌ農場は以前，ビセートル病院の付属施設で，精神病者の農作業の場所であった）．1867 年，新たなサン＝タンヌ精神病院がオープンした．そして**ヴァランタン・マニャン**と彼の医学校時代の友人であるルイ＝ギュスターヴ・ブーシェロー（Louis-*Gustave* Bouchereau: 1835–1900）が救急部門の責任者となった．この部門は，パリ市の多くの重篤な精神病症状を呈する患者の巨大な収容施設へと転換されたが，それは警察庁管轄の緊急部門（いわゆる特別医務院 L'infirmerie spéciale）から紹介されてきたり，そこを飛び越してやってくる患者たちであった．入院部門はまた，パリの一般病院（社会福祉局 l'Assistance publique）からも受け容れ，患者の家族からの直接依頼にも応じた．サン＝タンヌ病院の入院部門の患者は，サン＝タンヌ教育サービス部門を含め，セーヌ県の他の精神病院へと再移送された．

第二次世界大戦まで，教育部門の教授たちの中にバンジャマン・バル（Benjamin Ball: 1833–1893）がいたが，彼は新設された（1877年）「精神と脳の疾患 maladies mentales et de l'encéphale 講座」で1879年から指導を始めた．アリックス・ジョフロワ（Alix Joffroy: 1844–1908）は，死亡するまで講座を担当，ジルベール＝ルイ＝シメオン・バレ（*Gilbert*-Luis-Siméon Ballet: 1853–1916）は，慢性幻覚精神病（1911）（「**フランス学派の慢性妄想状態**」を参照）や他の神経疾患の詳細な記述で記憶に残っており，彼の死まで在任した．エルネスト＝フェルディナン＝ピエール＝ルイ・デュプレ（*Ernest*-Ferdinand-Pierre-Louis Dupré: 1862–1921）の主要な貢献は，空想妄想病（délire d'imagination）（1910）（「**フランス学派の慢性妄想状態**」を参照）に関するものであり，死亡まで在任，**アンリ・クロード**は1939年に退任し，翌年，ピエール・ルベノヴィッチ（Pierre Rubenovitch）とともに，身体療法，つまり『精神病の生物学的治療 *Thérapeutiques biologiques des affections mentales*』という入門書を出版した．ポール＝マリー＝マキシム・レイネル＝ラヴァスティン（Paul-Marie-*Maxime* Laignel-Lavastine: 1875–1953）は「内分泌精神医学 endocrine psychiatry」（1908）という用語を造りだし，1942年，定年で退任した．ジョゼフ・レヴィ＝ヴァレンシ（Joseph Levy-Valensi: 1879–1943）はユダヤ系であったが，1942年，教授会によってレイネルの後任として選出された——レヴィ＝ヴァレンシは，教育に当たることを許されず，1943年，アウシュヴィッツで死亡した．その後**ジャン・ドレイ**は1946年に精神医学講座の教授に昇任するまで暫定的な担当者を務めた．この講座は1970年のドレイの退任の時点で改編された（「**ドニケル，ピエール**」を参照），そして**ピエール・ピショー**が長の任にあたった．

シ

シェパード，マイケル **SHEPHERD, MICHAEL**（1923-1995）　英国の精神医学的疫学の創立者にして社会精神医学の中心人物であるシェパードは，英国のボーンマス（Bournemouth）で生まれた．オックスフォードで医学を修めた後，**オーブリー・ルイス**のもと，**モーズレー病院**で1949年心理学的医学の資格を得た．精神医学研究所の精神医学の准教授となったとき，シェパードは精神薬理学の重要な仕事のキャリアを開始し，無作為臨床試験（randomized clinical trial: RCT）の方法の開拓を進めた*．1955年の『ランセット *Lancet*』誌の先駆的な論文において，シェパードおよびモーズレー病院の同僚デイヴィッド・ルイス・デイヴィーズ（David Lewis Davies: 1911-1983）は，**レセルピン**に関するRCTを施行し，不安と抑うつの患者の治療における多少の効果を確かめた．後年，シェパードは英国医学研究会議の臨床試験委員会を組織する役割を担い，20年もの間，事務局長と委員長の任にあった．1968年，彼とマルコム・レイダー（Malcolm Lader: 1936-）――モーズレーの精神薬理学教授――とリチャード・ロッドナイト（Richard Rodnight）は，この分野の早期の教科書『臨床精神薬理学 *Clinical Psychopharmacology*』を著した．シェパードの故人略伝を書いたデイヴィッド・ヒーリー（David Healy: 1954-）が，2004年にバン（Ban）編集の『20世紀の精神薬理学者たち *Reflections on Twentieth-Cenury Psychopharmacology*』の中で書いているが，その判断によると，「この初期の［疫学的］仕事によってその後の膨大な文献が生まれていくが，そこには多くの傑出した名前が連なっている．たとえば…合衆国では**ジェラルド・クラーマン**と**マーナ・ワイスマン**である．合衆国の疫学的医療圏域研究は，シェパードのオリジナルの研究から直接的に由来している」（p. 578）．

後年，疫学的精神医学の教授として，シェパードはロンドンで重要な仕事をし，全科診療のサンプルを基にして，精神医学的罹病は一般人口において普通に見られること，そしてその大部分は決して精神保健システムには入ってこないこと等を突きとめた．彼と共同研究者たちはこれらの所見を『一般診療における精神医学的疾患 *Psychiatric Illness in General Practice*』（1966）という著書として出版し，英国における精神医学的疫学を確立した．シェパードは，家庭医が精神医学的問題によりよく対処できるようにトレーニングするために，モーズレー病院に一般診療研究ユニットを設立するのに尽力し，それは，モーズレーの同僚デイヴィッド・ゴールドバーグ（David Goldberg: 1934-）の言葉によれば，「すべての若い社会精神医学者たちのための育成環境を創る」ものであった（『心理学的医学 *Psychological Medicine*』1995, p. 1110）．シェパードは『心理学的医学』誌を共同で創刊し，**リチウム**の治療効果をめぐってモーエンス・スコウ（Mogens Schou）との有名な論争に巻き込まれたが，その効果に関してはきわめて懐疑的であった．シェパードは愛想のよい人物ではなかったが，業績は申し分なかった．後年，デイヴィッド・ゴールドバーグは彼とともに働いた経験を語っている．「時に私は，彼の病棟回診で眠らずにいることがとてもできなかったが，それは，彼の患者の診察模様が面白いものではなかったからだ．時々私は，もはや覚醒していることができなくなり，私はできるだけ彼の身近に寄り，その病棟回診の間，深いデルタ睡眠に入った．しかし彼は私に視線を向けることもなかったので，私は決して見つからなかったのだと思う」．

* RCT は，ロンドン大学公衆衛生学・熱帯医学大学院（London School of Hygiene and Tropical Medicine）の医学統計学教授オースティン・ブラッドフォード・ヒル卿（Sir Austin Bradford Hill: 1897–1991）によって最初に提唱され，ヒルとマーク・ダニエルズ（Marc Daniels）によって，1948 年に始まった肺結核の化学療法に関する臨床試験において施行された．その結果は 1952 年の『英国医学雑誌 *British Medical Journal*』に掲載されている．

シナプス　SYNAPSE　これは二つの神経細胞間の隙間であり，そこで神経インパルスはアセチルコリンのような化学的**神経伝達物質**によって伝達される．神経伝達物質の分子は，シナプスの遠端にある後シナプスの表面の受容体へ結合するために，前シナプス神経の終末球（軸索終末端 axon terminal）でシナプスへ放出される．神経伝達物質はそれから，「輸送 transport」または「再取り込み reuptake」として知られているプロセスにおいて，前シナプス神経へ再吸収される．

「シナプス」という用語をはじめて提唱したのは，ロンドンの神経生理学者のチャールズ・スコット・シェリントン（Charles Scott Sherrington 1857–1952）であるが，それは 1897 年，マイケル・フォスター（Michael Foster: 1836–1907）の『生理学教科書 *Text-Book of Physiology*』の中の論文においてであった．シェリントンの仮説では，神経細胞間には機能的結合が存在しなければならない．それを彼は「シナプシス synapsis」とはじめて命名した（ギリシャ語「接合する」に由来）．しかし，それはただちにシナプス（synapse）という綴りへと変更された．神経インパルスの化学的伝達の証拠は，1921 年，グラーツ大学の薬理学教授のオットー・レーヴィ（Otto Loewi: 1873–1961）によって厳密に論議されたが，それは「迷走神経物質 Vagusstoff」をもとにした画期的な論文においてである．それは，『総合生理学アルヒーフ *Pflügers Archiv für die gesamte Physiologie*』誌の論文「心臓神経の機序としての体液性の伝達 Über humorale Übertragbarkeit der Herznervenwirkung」において記述されている．レーヴィはのちに認めているが，「迷走神経物質」はアセチルコリンに相違なく，その生理学的作用は，彼の友人であるロンドンの生理学者ヘンリー・

ハレット・デイル（Henry Hallett Dale: 1875–1961）によって発見されたものであり，1914年の『薬理学および実験治療雑誌 *Journal of Pharmacology and Experimental Therapeutics*』において議論されている．1936年，その功績により，レーヴィは〔デイルとともに〕ノーベル賞を受賞した．

自閉症 AUTISM この用語は統合失調症の症状〔自閉〕にも，さらに一般的には，生後3年以内の小児の発達障害にも適用される．小児において脳の障害は社会的相互作用の質的な障害やコミュニケーションの重大な障害をもたらし，またしばしば柔軟性を欠く強迫的で儀式的な行動を伴うことがある．

「自閉 der Autismus」という語は，**オイゲン・ブロイラー**が1910年に『精神医学＝神経学週報 *Psychiatrisch-Neurologische Wochenschrift*』誌で発表した論文「統合失調症性拒絶症」の中で使ったのが最初である．さらに彼は，1911年の著書『早発性痴呆または統合失調症群 *Dementia praecox oder Gruppe der Schizophrenien*』において，自閉とは内的な空想世界と現実との識別能力の低下という統合失調症の基本症状であるとして次のように述べた．「自閉とは現実との接触の喪失であり，自己の内的生活が相対的あるいは絶対的に支配的になることである」（『早発性痴呆または統合失調症群』p. 52）．その後1916年に出版された『精神医学教科書 *Lehrbuch der Psychiatrie*』でブロイラーは，「自閉」と「自己中心性」との混同が大きく生じてしまったためにその用語を排し，代わりに「非現実的 dereistisch」思考という語を用いた．患者の空想世界が現実と争うときはいつも，優位になるのは空想世界のほうである．「〔空想世界の中で〕王女と婚約している労働者はもはや決して労働者ではない．彼は世界の支配者であるか，もしくはなんらかの偉大な人物なのである」（第8版より引用，p. 24）．

しかし，もとの1911年版の『統合失調症群』でブロイラーは，自閉が統合失調症ではない人々，とくに小児にも生じうることを認めている．「自閉思考の正常な形式というものがあって，それは現実を考慮せず感情［Affekten］に支配される思考である．遊びに用いる木片は，その子にとって，ある日は赤ちゃんとなり別の日には家となる」（p. 305）．

レオ・カナー（Leo Kanner: 1894–1981）は，ジョンズ・ホプキンス大学の精神科医でアメリカ小児精神医学の父と考えられている（アメリカ最初の小児精神医学の教科書『小児精神医学 *Child Psychiatry*』を1935年に著した）が，1943年，『神経過敏な小児 *Nervous Child*』誌上に「情緒的接触における自閉性障害」を記載した．「「この疾病特有の」顕著な基本的障害は，普通の子どもがするような具合に人々や状況とかかわりをもつことが，人生のはじめからできないということである．…最初から極端な自閉的孤立があって，外部から向かってくるものすべてに対して，できればつねに関心をもたず，無視し，締め出してしまう」（p. 242）．彼らに知能低下はみられず，むしろ「その顔立ちは際立って知的であり，同時に本気でものを考えている印象を与える」とカナーは強調した．また彼らの「驚くべき語彙」や「優れた知力」を指摘し，この障害にはさらに入念な反復行為が伴うとした．カナーによればその障害の原因はよそよそしい家庭環境にある．「心温かい父親や母親というものは，全体のうちでもきわめて少ない．…結婚が最高に幸福なものであっても，その家庭は冷たく形式的なものである場合がある」（p. 250）．そういう小児たちの中には『長老派教会教義問答集 *Presbyterian Catechism*』の暗唱を強要されてきた者がいるということをカナーは詳述している（ストーニーブルック Stony Brook 大学の小児・思春期精神医学部門の部長であるガブリエル・A・カールソン Gabrielle A. Carlson は，ある私信で，カナーがこのような小児たちに関して遺伝学上の共通性を認めつつも，遺伝的関与よりはむしろ誤って両親の冷淡さのせいに帰したのではないか，と述べている）．カナーは後年こうした状態を「早期幼児自閉症 early infantile autism」と呼んだ．カナーの観察が親の冷淡さに傾いたために，この分野の研究は出だしから長いこと頓挫してしまった．しかし彼の観察の多くは的確なものであったといえる．

一方ウィーンでは，小児科医ハンス・アスペルガー（Hans Asperger: 1906–1980）がカナーの業績を知らないまま，1944 年に『精神医学・神経疾患アルヒーフ *Archiv für Psychiatrie und Nervenkrankheiten*』でほぼ同じ状態を記述し，それを「自閉的精神病質」と呼んだ．「人は通常，周囲の世界につねに反応しながらそれとの継続的な相互的関係の中で過ごしているが，これらの「自閉者」［小児］にとってはこうした関係はひどく混乱して狭小化されたものになっている．自閉児には「自分自身」しかいないのであり…彼に影響を与えそして彼が影響を与えるようなより大きな有機的組織体の生きた一部になることはない」（p. 84）．人と視線を交わすことの回避，聞き手にではなくどこか遠くへ向けられた不自然で滑稽といえる会話様式，驚くほど独創的だが実質的には学習障害であることで特徴づけられる知性，等をアスペルガーは記載した．彼はまたこれらの小児たちの芸術的創造性にも強い感銘を受けている．

アスペルガーの業績は第二次世界大戦末期にドイツで出版された（それは教授資格論文であった）．しかしその業績は，1981 年に英国の小児精神科医ローナ・グラディス・ウィング（Lorna Gladys Wing: 1928–）――当時**モーズレー病院**の社会・コミュニティ精神科ユニット（Social and Community Psychiatry Unit）にいた――がアスペルガーの記載した特徴の多くを示す小児群を「アスペルガー症候群 Asperger's Syndrome」と名づけるまでは，本国以外ではほとんど注目されなかった．ウィングはこれらの小児たちが優れた創造的才能をもつとするアスペルガーの記述に異議を唱えた．「彼らの思考過程は，論理的であっても，狭くて，衒学的で，逐語的な一連の推論に限定されている，と言ったほうがより正しい」．彼女は多くの患児は知能が高いとするアスペルガーの評価にも疑問を呈した．「この症候群を示す者たちは常識的判断力を著しく欠いている」．彼女の見解では「アスペルガー症候群」は「自閉的な特徴をもちながらも文法的には正しく話し，周囲の世界にも関心を示すような小児や成人を説明する」のに役立つ用語であった（p. 124）（これはアスペルガーが記述していた集団とは少し違っていた）．彼女は『心理学的医学 *Psychological Medicine*』

誌に掲載された論文で，アスペルガー症候群と「定型的なカナーの自閉症」は小児早期の発達に影響をもつ以下の「三つ組」の問題のうちのどれかに該当するとした．(1)「双方向性をもった社会的相互作用の欠如または障害」，(2) 言語理解力と言葉づかいの障害，(3) 想像力の障害とその代わりとなる儀式的行為，である．

シカゴ大学の〔ソニア・シャンクマン〕養護学校〔Sonia Shankman〕Orthogenic School の所長であった精神分析医ブルーノ・ベッテルハイム（Bruno Bettelheim: 1903-1990）は，とくに1967年の著作『自閉症　うつろな砦〔邦題〕*The Empty Fortress*』において，強制収容所においてと同様な外傷体験によって深刻なダメージを受けた自閉症児という概念を提示したことによって評判を呼んだ（「**精神療法：環境療法**［1925年以後］」を参照）．

1922年，スウェーデンのヨーテボリ大学小児精神医学教授クリストファー・L・ギルバーグ（Christopher L. Gillberg: 1950-）は，『小児心理学・精神医学雑誌 *Journal of Child Psychology and Psychiatry*』において自閉症とアスペルガー症候群を含む自閉症的類似状態のスペクトラムに対して「共感障害 disorders of empathy」という用語を提唱した．

DSM-I（1952年）と ***DSM-II***（1968年）では，「自閉思考 autistic thinking」が統合失調質パーソナリティ（schizoid personality）の症状として登場した（*DSM-I* には「幼い頃の彼らは，通常静かで恥ずかしがり屋，従順，敏感で内気である」と記されていた）．1980年の ***DSM-III*** で「幼児自閉症」が「広汎性発達障害 pervasive developmental disorder」の下位分類に入った．その不可欠な特徴の中に，「環境のさまざまな局面への風変わりな反応」に加えて，他人にコミュニケートし反応する能力の障害があり，それらはすべて生後30カ月以内に起こるとされた．この障害をもつ幼児の多くは**精神遅滞**でもあった．*DSM-III* ではこの障害は「非常に稀である」と記載された．幼児自閉症と並んで第二の診断名――「小児期発症の広汎性発達障害 childhood onset pervasive developmental disorder」――があり，これは自閉症の旧来の定義にかなり類似している（「社会的関係における重大な障害とさまざまな奇妙な行動」）がやはり「きわめて稀である」とされた．

1987年の ***DSM-III-R*** では，症状の数が大幅に増やされ，自閉症の診断を下すには16の可能性のある症状のうち8つが必要とされた．そこでは自閉症は「広汎性発達障害という一般的なカテゴリーのうちの最重度の原型形態に過ぎない」（p. 34）とされている．この版では小児期発症の広汎性発達障害は自閉症に包含され，自閉症の範囲はかなり広がった．

DSM-IV（1994年）では，「小児崩壊性障害」「アスペルガー障害」「自閉性障害」を含む多数の広汎性発達障害が並べられた．「ほとんどの症例では，関連診断として精神遅滞が存在している」と *DSM-IV* には記載された（p. 67）．このような診断群が新たに加えられたことで，自閉症の範囲は結果として再び狭められたが，自閉症スペクトラム（autism spectrum）という概念への認識を高めることになった．

社会病質 **SOCIOPATHY** →「**素行障害**」「**パーソナリティ障害：パートリッジ**（1930年）」「**犯罪性と精神医学**」を参照

ジャネ，ピエール＝マリー＝フェリックス **JANET, PIERRE-MARIE-FÉLIX**（1859-1947）　フランスにおける医学的精神療法の導入と「精神衰弱 psychasthénie」の用語を創り出したことで知られるジャネは，パリで出生したが，地方で生育した．彼の父は法律家であり，叔父はソルボンヌの著名な哲学教授〔ポール・ジャネ Paul Janet: 1823-1899〕であった．1879年，彼はエリート教師養成所である高等師範学校（École Normale Supérieure）に入学し，1882年に教授資格試験（Agrégation）に合格したのち，高校で数年の間教鞭をとった．博士（学術）論文のテーマを探求する中で，彼は心理学に着目し，患者の問診を始め，1885年に催眠と夢中遊行に関するはじめての論文を生み出した（1889年，『心理学的自動症 *L'automatisme psychologique*』についての論文を書いていたが，当時，彼は**多重人格**のような現象にも関心を寄せていた．彼はすでに「二重人格」についての主要な論文を1886年に出版している）．

1889年11月，ジャネは医学を学びはじめ，**ジャン＝マルタン・シャルコー**のもとで研究を行なった．シャルコーはジャネのために，**サルペトリエール病院**に実験的心理学研究用の研究室を用意し，ヒステリーの心理に関する1893年のジャネの医学論文の審査の責任者となった．1897年，ジャネはサルペトリエールを去り，並行して教えつづけていた高校も退職して，ソルボンヌ大学で実験的心理学の教授となった．そこから，彼は1902年にコレージュ・ド・フランス（Collegè de France）に進んだ．ジャネは一方で医学の臨床を続け，1942年まで**サン＝タンヌ精神病院**において診察を行なっていた．

ジャネは1893年の著『ヒステリー患者の精神状態 *L'état mental des hystériques*』において，フランスにおける医学的精神療法を提示している．そこで彼は，催眠であっても催眠を用いないものであっても，いずれの精神療法についても「暗示 suggestion」の有用性を検討している．また彼は，脳のエネルギーの低下が「無為 aboulie」（意志力の欠如を意味する）につながる機制であるとする彼の主張に結びついた神経衰弱の一種を示す「精神衰弱」なる用語を創ったことでも名を残している（権威ある研究者の中には，神経衰弱は感情的な感覚過敏状態であり，しかるに精神衰弱はある種の知的な弱さであると捉える者もある）．ジャネにしてみれば精神衰弱の概念は，ヒステリーを除くほとんどすべての精神医学的症状を包含するものであった．彼の二巻にわたる『強迫症と精神衰弱 *Les obsessions et la psychasthénie*』は1903年に出版された．

シャルコー，ジャン＝マルタン　CHARCOT, JEAN-MARTIN（1825-1893）

しばしば間違って精神科医と見なされるが，シャルコーは内科医で神経科医であり，その精神医学への貢献は主としてヒステリーについての学説に限られている．パリで車大工の家に生まれたシャルコーは，1848年にパリ病院で研修を開始し，内科医ピエール・フランソワ・オリーヴ・レイエ（Pierre François Olive Rayer: 1793-1867）の弟子となった．1853年に痛風についての学位論文を完成してただちに，彼はルールシーヌ（Lourcine）病院の診療を託されて病院医長（médecine des hôpitaux）となった．1860年に二度目の挑戦で教授資格試験（Agrégation）——大学レベルの高等教育機関における教授資格のための重要な試験——に合格し教職資格を得て，1862年に高齢者，虚弱者，病者，精神異常者等のための巨大な女性収容施設であった**サルペトリエール病院**に赴任してその診療医長となった．彼がその病院を選んだのは，患者を長期に追跡調査して死後の解剖所見と生前の徴候や症状とを関連づける機会がそこで得られたからであった．こうした手法で彼は1860年代に神経学における多数の重要な発見をした．その中には，1868年にはじまるパーキンソン病からの多発性硬化症の鑑別があった．内科学や神経学におけるこれらの業績によってシャルコーは大いなる名声を得た．

1872年にパリ大学病理解剖学教授に就任した頃には，シャルコーはすでに1860年代初頭から関心をもちはじめていた状態である**ヒステリー**の研究に心血を注いでいた．1870年に「ヒステリー患者」病棟の診療を担当するようになって，彼はその関心をさらに高めた．当時ヒステリーは偽てんかんを意味する雑駁な概念であったが，シャルコーはその定義を大幅に拡大して彼の言う小ヒステリー（la pétite hystérie）と大ヒステリー（la grande hystérie）をも含めた．両者とも体質的（生まれつき）のもので生涯続き，主として女性が罹患するが必ずしもそうとは限らない疾患である．小ヒステリーは，視野周辺部の狭窄や催眠にかかりやすいといったようなさまざまな「スティグマータ（徴候）stigmata」によって特徴づけられる．一方大ヒステリーには，さまざまな「段階 période」のふるまいが必ずみられて，患者はおそらくその段階から段階へと移行する．現在の観点から見ると，このうちのほとんどすべては，医師の期待に患者が応えることによって誘導された人工的なふるまいであったと言える．しかしシャルコーはあまりに高名になっていたので，彼の何気ない着想でさえも同僚医師にはヒステリーに関する鉄則として受け止められるほどであった．1882年にフランス大統領が彼のために神経病学講座を開設してその教授に任命した頃には，シャルコーは医学者としての経歴の絶頂にあった．そしてシャルコーのヒステリーは広く国際的な教科書に掲載され精神医学上の定説になった．1893年の彼の死によって砂上の楼閣は崩れ，シャルコーのヒステリーは，急速に表舞台から姿を消していった．彼のさまざまな視点は1880年代末に『サルペトリエール病院火曜講義 *Leçons du mardi à la Salpêtrière*』として出版されている．

醜形恐怖 DYSMORPHOPHOBIA，あるいは身体醜形障害（body dysmorphic disorder）（1891年以後） 自身の外見について安らかでないというのは，おそらく人間の健康状態と同じくらい古い．フランスの詩人ボードレール（Baudelaire）は1850年代の終わりに『散乱する思考 *Pansées éparses*』の中で述べている．「自身を醜いと信じる，あるいは自身に想像上の醜さをみる者…強迫観念である」．

1891年，イタリアの精神科医**エンリコ・モルセリ**（1852–1929）はこの現象に医学的な術語を付与し，『ジェノヴァ王立医学協会会報 *Bolletiono della Reale Accademia Medica di Genova*』の論文で醜形恐怖（dysmorphophobia）という用語をはじめて記載した．これによって彼は当人の醜さに対する非現実的なまでの恐怖を示そうとしており，これは今日の権威ある研究者の中には神経性食思不振症と判断するような者もいる，雑多なものまでを含む概念だった（「**身体像（ボディイメージ）：その障害**」を参照）．1891年に彼が述べたところによれば，「醜形恐怖の患者は実際のところ，真に苦しんでいる．その毎日の日課の最中，談話の最中，読書しながら，昼食中，このように至るところで一日中いかなるときも，患者は，自身が知らないうちに身体に現れているかもしれない醜さに対する疑念に打ちのめされている．彼は，額が内側へ押し込められたりぺしゃんこになったり（depressa e schiacciata），鼻が滑稽になったり，足が曲がってしまったりした，あるいはそうかもしれないということを恐れる」（p. 111）．

モルセリの診断は，**エミール・クレペリン**によって，その教科書第8版のうち1915年に出版された巻に採り入れられたときから国際的に普及しはじめた．クレペリンはこれを強迫神経症の一部として，「ある患者は，身体に人目をひくか不格好なものがある，そして奇妙な形の鼻，曲った足や，いやなにおいが通行人の注意やあざけりを呼び起こす，という考えから逃れられない」（『精神医学 *Psychiatrie*』第8版，Ⅳ，p. 1861）と記載している．クレペリンはモルセリの術語を使用したが，モルセリ自身については触れなかった．

醜形恐怖は，1987年の ***DSM-III-R*** の「身体表現性障害」の項に「身体醜形性障害（醜形恐怖）」として加えられた．「正常にみえる人の外見に，何らかの想像上の欠陥があるという思い込み」である．*DSM* の草稿起草者は「—恐怖（-phobia）」という部分を好まなかった．この接尾辞は「恐怖症性回避」を暗示するからである．これはここで挙げた症例とは異なっていた（患者は鏡を避けたがるというより鏡から離れられない）．誤った信念が精神病的な強度にまで及ぶとき，「妄想性障害」の方がより適切な診断であろう，と『マニュアル〔*DSM*〕』には記されている．

集団療法 GROUP THERAPY →「**精神療法：集団精神療法**（1939年）；「**治療共同体**」（1939年以後）」を参照

自由連想 FREE ASSOCIATION　→「**フロイト派の精神療法：技法**」を参照

受動 - 攻撃性 PASSIVE-AGGRESSIVE　→「**パーソナリティ障害：*DSM* 各版**」を参照

シュナイダー，クルト SCHNEIDER, KURT（1887–1967）　**カール・ヤスパース**後の主導的な精神病理学者であったシュナイダーは，西南ドイツの小さな町クレイルスハイム（Crailsheim）の法律家の家系に生まれた．彼はベルリンとテュービンゲン大学で医学を修めた（1912年に卒業）．テュービンゲンでロベルト・ガウプ（Robert Gaupp）の精神医学の講義に魅了されて，精神医学のトレーニングはケルンにあるリンデンブルク・クリニックで受け，1914年から1918年までは軍隊の精神科医として勤め，それからまたケルンへ教育資格を得るために戻り，同時に，有力な現象学者のマックス・シェーラー（Max Scheler: 1874–1928）のもとで哲学博士号を取得した．1931年，シュナイダーはミュンヘンのドイツ精神医学研究所（Deutsche Forschungsanstalt für Psychiatrie）の臨床部門の部長となり，隣接されたミュンヘン＝シュヴァービング病院の筆頭精神科医となった．第二次世界大戦の間，再びロシアとフランスにおける軍事行動に陸軍の精神科医として奉じ，終戦時の1945年の終わりに，ハイデルベルク大学の精神科教授に就任，1955年に退任した．シュナイダーは，1920年に行なった生気的うつ病と反応性うつ病（「**うつ病：出現：生気的うつ病**」を参照）との区別や，1939年に統合失調症を診断するためのほとんど病態特異的なものと考えられる一級症状を考案したことによって，国際的に著名である（「**統合失調症：概念の出現：クルト・シュナイダーの一級症状…**」を参照）．彼は1933年から1945年までハイデルベルク大学の精神医学教授であったカール・シュナイダー（Carl Schneider: 1891–1946）と混同されてはならない．カール・シュナイダーはアメリカの軍事刑務所で自殺した．

女性研究者，精神医学における WOMEN IN PSYCHIATRY　精神分析学の流れに含まれる女性の中には，**アンナ・フロイト**や**メラニー・クライン**といった，よく知られた人物がいる．しかし，それ以外の女性で，精神分析学や精神医学や精神薬理学に著しい貢献を果たした多くの女性の存在については比較的知られていない．以下はその部分的なリストである．今後もっと拡大されうるものになるだろう．

マリー・アスベルグ Marie Åsberg（1938–）　精神薬理学における草分け的研究者であるアスベルグは，1965年，ストックホルムにあるカロリンスカ研究所（Karolinska Institute）の医学部を卒業した．その研究所（「KI」）で精神医学のトレーニングを受け，1975年にはそこで准教授に，1982年には教授，1985年には精神医学科の主任教授となり，1993年には臨床神経科学科の主任教授となった．アスベルグは，生物学的精神医学におけるいくつか重要な発見に関連している．他のスウェーデンの研究者による研究結果である，同一の服用量（ドーズ）でも，患者によって，抗うつ薬のノルトリプチリン〔ノリトレン〕の血中濃度には遺伝学的に決定された大きな差異が生じるという結論をもとに，アスベルグは1971年，共同研究者とともに，その血中濃度がより高いレベルを示す患者に副作用が生じやすいことを発見し，『英国医学雑誌 *British Medical Journal*』に発表した．彼女は後日以下のように述べている．「血中濃度の高さはその患者に不快なだけでなく，そのうつ病からの回復を妨げるようにも作用する」．この研究は，遺伝薬理学への草創期の貢献になった．彼女はその後，神経伝達物質のセロトニンレベルとうつ病との関係に関心を抱くようになり，1976年，とても重要な発見を偶然のようにすることになった．それは髄液中のセロトニンの代謝産物（5-HIAAと呼ばれる，5ヒドロキシインドール酢酸）のレベルが低いうつ病患者では，セロトニン代謝産物が高濃度の同じようなうつ病の患者よりも，自殺を試みる傾向がずっと多く見られるということである．二人の共同研究者の名前も記して，この研究は『総合精神医学アーカイヴズ *Archives of General Psychiatry*』誌に発表された．しかしながら，彼女の名が最も知られているのは，うつ病の精神医学的評価尺度であり，それは彼女と英国の精神科医スチュアート・モンゴメリー（Stuart Montgomery）が1979年に『英国精神医学雑誌 *British Journal of Psychiatry*』に発表したもので，「うつ病のモンゴメリー＝アスベルグ評価尺度 Montgomery-Asberg Rating Scale for Depression」つまりMADRSであり，それは世界中で治療研究の標準になった．

チャーミアン・エルクス　Charmian Elkes（1919-1995）　精神薬理学において最初期にコントロール下の臨床試験を導入した研究者の一人であるエルクスは，著名な婦人科医であったアレック・ボーン（Aleck Bourne）の娘としてロンドンで生まれた．彼女はキングズカレッジ病院で医学を専攻し，1942年に卒業している．翌年彼女は**ジョエル・エルクス**と結婚し，彼についてバーミンガムに移り，その地でまず家庭医として働き，その後1949年から1952年まで，オール・セインツ病院（All Saints Hospital）で精神医学のトレーニングを受け，そこで1957年まで上席医務官を務めた．1957年，彼女は夫とともに合衆国に移り，**国立精神衛生研究所**の施設内（intramural）プログラムに加わり，その後，ジョンズ・ホプキンス医科大学のスタッフ精神科医となって，1960年から1968年まで，精神保健カウンセラーをトレーニングする先駆的なプログラムを開発した．のちに，メリーランド州コロンビアの病院の精神科の開設責任者となって1978年の退職まで務めた．

1945年から1951年の間，バーミンガムにおいて，彼女とジョエルは統合失調症の緊張病への薬物臨床試験に関与し，1952年から1954年の間，バーミンガムのウィンソン・グリーン病院（Winson Green Hospital）において，**クロルプロマジン**の最初の対照臨床試験を導入し，その結果を夫と共著で1954年の『英国医学雑誌 *British Medical Journal*』に発表した（それは複数の目的をもつ研究で，対象の患者たちをその臨床試験中のさまざまな時点で，プラセボをオンとオフに切り換える彼ら自身の「自己コントロール」を利用したものであった）．彼女はまた，オール・セインツ病院において，慢性精神病患者に，**レセルピン**を含むラウオルフィア・アルカロイドの対照臨床試験を行ない，「レセルピンによってもたらされた病棟の雰囲気の変化は驚くべきものである」（『精神科学雑誌 *Journal of Mental Science*』1957, p. 473）と記している．

ポーラ・ジーン・クレイトン　Paula Jean Clayton（1934-）　**セントルイス学派**の最も名の知られたメンバーの一人であり，またアメリカ合衆国の精神医学教室で主任教授になったはじめての女性であるクレイトンは，ミズーリ州セントルイスに生まれ，1960 年にワシントン大学で医学博士号を取得した．同大学で精神医学のトレーニングを受けたのち，1965 年に同学科に加わり，1976 年に正教授になった．1980 年にはミネソタ大学精神医学教室の主任教授になり，そこに 1999 年の退官まで奉職した．1965 年，**ジョージ・ウィノカー**と共著で，『総合精神医学 *Comprehensive Psychiatry*』誌に躁病についての決定的な論文を書き，その年月，彼女とセントルイス学派のメンバーは，躁病とその他の感情障害の遺伝学的研究の基礎を築いた．1968 年からは，『米国精神医学雑誌 *American Journal of Psychiatry*』における論文で，死別（bereavement）をめぐる生涯続く研究になるものに着手した．それは主に夫を亡くした妻の，死別に関するものであったが，のちに子どもやそれ以外の死別に拡大した．クレイトンは気分障害をもつ患者の死亡率にも関心を抱き，2002 年には，チューリヒ大学精神科病院のジュール・アングスト（Jules Angst）らの研究者とともに，『感情障害雑誌 *Journal of Affective Disorders*』において，そうした患者の画期的ともいえる 38 年の追跡調査研究を発表した．

イヴ・ジョンストン　Eve Johnstone（1944-）　統合失調症の生物学的研究の開拓者であるジョンストンは，口腔外科医の父親をもち，グラスゴーで育ち，グラスゴー大学で医学を学んだ（1967 年医学士 M. B. を取得）．1968 年から 1972 年まで，グラスゴーのさまざまな病院で精神医学のトレーニングを受け，その後大学で講義をするようになる．その医学研究の初期に，統合失調症の患者について関心を抱くようになった彼女は，こう記している．「私は彼ら／彼女らに魅了された．当時の私の年齢にあった彼ら／彼女らを痛ましく変質させ，実際破壊するこの疾患についてほとんどわかっていないことが信じられなかった」．1974 年から 1989 年まで，彼女は，**ティモシー・クロウ**に促されて，ハロー（Harrow）にあるノースウィック・パーク病院（Northwick Park Hospital）の医学研究評議会（Medical Research Counsil: MRC）の臨床研究センターの学術スタッフの一員を務めた．1989 年，エディンバラ大学の精神医学の主任教授としてスコットランドに戻った．

1976 年，ハローの MRC グループとともに，コンピュータ断層撮影法（CT）を使って，統合失調症における脳の異常を発見するためのはじめての研究チームを率いた（「**神経画像（ニューロイメージング）**」「**統合失調症：最近の概念**［1976年］」を参照）．『ランセット *Lancet*』誌に発表されたが，これは対照群を含む，統合失調症における構造上の変化を最初に報告したものであった．同年の1976年，ジョンストンは，重要であるがほとんど注目されない論文を『精神薬理学 *Psychopharmacologia*』誌に発表した．それは抗うつ薬フェネルジン（phenelzine）への反応の生化学的予測〔因子〕についてのものである（この薬剤の〔代謝には速い体質のものと遅い体質のものがあり，後者の〕アセチル化の遅い体質 slow "acetylators" では，多くのものが代謝されずに血中濃度が上がるために高い効果を示す）．これは，精神薬理学において薬物反応の「多形性 polymorphic」の，つまりおそらくは遺伝的な，マーカーを突き止めた最初の論文の一つであった．他の論文で，ジョンストンと共同研究者は，実際のECTと見せかけのECTの対照臨床試験を行なって，実際のものがより効果があること発見している（1980年の『ランセット』に報告されている）．1986年の『英国精神医学雑誌 *British Journal of Psychiatry*』に発表された研究において，彼女とクロウと他の研究者は，早期に抗精神病薬によって治療された統合失調症の患者はより良好の予後であることを発見したが，それは非常な関心をもたらす所見であった．

ハンナ・スタインバーグ　Hannah Steinberg（1926頃-）　実験精神薬理学のパイオニアであるスタインバーグは，ウィーンで生まれた．父親は弁護士であったが実際に開業したのは短い期間で，以降はハンナの母親の大規模な毛皮服の仕事を手伝った．ハンナ・スタインバーグは1939年にロンドンに到着したが，それは子ども移送（Kindertransport）によるもの——つまり，英国ユダヤ人難民協会によって，オーストリアやドイツやポーランドやチェコスロヴァキアから英国へ，両親から離れたまま移送された子どものホロコースト・サヴァイヴァーとしてであった．パットニー（Putney）の高校を卒業した後，1948年ユニヴァーシティ・カレッジ・ロンドン（UCL）で学部学生の心理学学位を獲得し，続けて1954年その博士課程（Ph. D.）に向かった．心理学の博士課程修了（ポスドク）後の給付研究員の後，UCLで精神薬理学の講義を始め，そのような教授職は世界ではじめてであったが，そこで1970年には精神薬理学の教授になった（彼女は1989年名誉教授となった）．

ルース・ラシュトン（Ruth Rushton）とマイケル・ベッサー（Michael Besser）と共同研究し，1963年『英国薬理学雑誌 *British Journal of Pharmacology*』で，のちの彼女の談によれば以下のようなことを明らかにした．「アンフェタミンとバルビツール酸誘導体との組み合わせで，げっ歯類において目を見張るような多動性（過剰運動状態）を誘発することが可能である．それは個々の薬剤のいかなる用量で得られる活動性より大きく，個々の要素の薬剤によって誘発される活動性の総量よりも大きい．われわれはボランティアの人たちを対象にした類似の効果も示した」（「**抗うつ薬：第一世代抗うつ薬**」を参照）．この研究と，クレンブテロール（clenbuterol）と**ベンゾジアゼピン**についての同様の研究をもとに，彼女は英国精神薬理学会から終身研究業績の賞を授与されたが，そこではこう述べられている．「今になってやっとわれわれは，ハンナが，薬剤の組み合わせが神経の第二のメッセンジャーシステム，あるいはそれを超えたものにもたらす効果に近づいていたことに，そして薬剤と受容体とのやりとりはそれらが行動にもたらす効果を説明するための第一歩に過ぎないことを，理解しはじめているのである」と．スタインバーグのその後の研究である，規則的な運動が気分にもたらすポジティヴな効果もまた，多くの関心を引いた（『欧州サイコロジスト *European Psychologist*』誌 1998 を参照）．

ヘレーネ・ローゼンバッハ・ドイッチュ　Helene Rosenbach Deutsch（1884–1982）精神分析学の概念を女性の人生に適用したことで名高いヘレーネ・ローゼンバッハは，オーストリア（のちにポーランド），ガリシアのプシェミシル（Przemysl）で，有名な弁護士の家庭に生まれた．彼女は 1912 年に**ウィーン**大学で医学の学習を終え，1919 年まで，大学クリニックで**ユリウス・ワグナー・フォン・ヤウレッグ**のもとで精神医学のトレーニングを受け，そのクリニックで（正式の身分ではないものの）助手として奉職したはじめての女性になった．1918 年から 1919 年まで，**ジークムント・フロイト**のもとで教育分析をし，すぐにその内部サークルの一員となった．1924 年には，一年前のベルリン精神分析研究所の経験をもとに，ウィーン精神分析協会の新たなトレーニング施設の開設所長になった．1912 年にはフェリックス・ドイッチュ（Felix Deutsch: 1884–1964）（彼はのちにフロイトの主治医となる）と結婚，1935 年，ヘレーネとその息子は，フェリックスの跡を追って一年後に合衆国に移住した．一家はボストンに居をかまえ，そこでヘレーネはボストン精神分析研究所の教育スタッフに加わった．1939 年から 1941 年の間，彼女はボストン精神分析協会の会長を務めた．

ヘレーネは，女性のライフサイクルのさまざまな段階を精神分析学的に探究したことで知られているが，1925 年には『女性の性的諸機能の精神分析 *Zur Psychoanalyse der weiblichen Sexualfunktionen*』（英語訳は 1991 年『*Psychoanalysis of the Sexual Functions of Women*』），そして 1944–1945 年，全 2 巻の『女性の心理学：精神分析的解釈 *The Psychology of Women: A Psychoanalytic Interpretation*』を出版した．彼女はまた，彼女の伝記を書いたポール・ローゼン（Paul Roazen）が述べたように，女性の傾向と考えた「模倣的な暗示性」のようなものを説明するのに一種の「かのような（as if）」パーソナリティ様式を想定したことで記憶に留められる．ボストンが当時精神分析学の拠点であったことから，彼女はその後のアメリカの精神医学に影響を与えた多くの人物たちの教育分析のスーパーヴァイズを行なった．その中には，のちに（1941 年から 1960 年まで）ジョンズ・ホプキンス大学のフィップス（Phipps）クリニックの所長となったジョン・C・ホワイトホーン（John C. Whitehorn: 1894–1973）や，スタンリー・コブ（Stanly Cobb: 1887–1968）ののちにマサチューセッツ総合病院の精神科の科長を引き継いだエリック・リンデマン（Erich Lindemann: 1900–1974）等が含まれる（リンデマンについては「**外傷後ストレス障害：急性悲嘆**［1944 年］」「**バルビツール剤：睡眠分析療法**」を参照）．

バーバラ・フィッシュ　Barbara Fish（1920–）　小児精神医学，とりわけ小児統合失調症の精神薬理学のパイオニアであるフィッシュは，エンジニアである父をもち，ニューヨークに生まれ，1945 年ニューヨーク大学を卒業して医学博士号を得た．ローレッタ・ベンダー（下記参照）の教え子であり，ベルヴュー病院で小児科と精神科のトレーニングを受け，その後1950年代にはさまざまな病院に奉職し，ニューヨークで大学の職を得ている．1960年に，ベルヴュー病院の精神医学部門で小児の治療に当たる精神科医になり，1972年にはカリフォルニア大学ロサンゼルス校の精神医学の教授に就任し，そこで1991年には名誉教授になった．

彼女は，小児統合失調症の神経学的前歴の卓越した研究者であり，ニューヨーク大学医学部の小児精神薬理学研究部門における研究者として，その疾患の薬物治療への道を開くことを押し進めた．彼女の名がとくに知られるのは，統合失調症の母親の子どもをはじめて長期間追跡調査した研究によるもので，その中には30歳まで追跡した者もいるが，これは1952年にベルヴュー病院で始めたものである．早期の神経学的発達を根拠にして，彼女は，どの成人が統合失調型（schizotypal）（統合失調症様）の特徴を発達するようになるか予測することができた．とりわけ，1962年の『米国精神医学雑誌 *American Journal of Psychiatry*』に掲載された論文を参照．ある伝記記録者が記すように，「統合失調症を神経生物学的障害とする彼女の概念は，1950年代には精神医学界からの敵意に迎えられた．当時は，去勢する母親や下手なトイレット・トレーニングが精神病の原因の説明としてよりポピュラーな考え方であった」（ハルコム Halcomb『成功する女性たち *Women Making It*』p. 216）．

ヴェロニカ・マーフィー・ペニントン　Veronica Murphy Pennington（1894–1986）先駆的な精神薬理学者であるペニントンは，アイオワのランシング（Lansing）に生まれ，1919年アイオワ大学を医学博士号を取得して卒業，クラスでただ一人の女性であった．アイオワ州チェロキーと，ミネソタ州ピーターにある州立精神病院で精神医学のトレーニングを受けたあと，1928年に夫の医師エルリー・ペニントン（Elree Pennington）とともに，インディアナ州サウス・ベンドに私立の精神科サナトリウムを開設し，1943年まで運営した．1950年代中盤，インディアナ州，ジョージア州，テキサス州の州立精神病院にさらに勤めた後，彼女はミシシッピー州にあるホイットフィールド（Whitfield）病院の上席常勤精神科医になった．そうした有利な地位から，彼女は1957年にチューリヒで行なわれた第2回精神医学世界会議（the Second World Congress of Psychiatry）に合衆国の派遣代表団の一員として参加し，自分の行なったさまざまなコントロール臨床試験についての論文を発表した．それは1954年の**レセルピン**，1955年の**クロルプロマジン**から始まるものであった．ホイットフィールド病院で，さらにすべてにわたる薬品の研究を行ない，その結果は（短期間で，おそらく不当に，流行に合わないものとなった）いくつかの革新的な組み合わせ療法を裏書きすることになった（1962年の『米国精神医学雑誌 *American Journal of Psychiatry*』掲載の彼女の論文，1953年のレセルピンの臨床試験からはじまり，1950年代を通してたくさんの抗精神病薬で続けられたこの研究を要約したものを参照せよ）．彼女は，その世界会議で，自分が**電気けいれん療法**を放棄したと述べた．「私は今日，精神神経科の患者に対して，化学療法が最も効果的で安全な治療法であると信じている」（クライン Kline『開拓者 *Frontiers*』p. 166）．

1960年代，ペニントンは，ミシシッピー州ジャクソンにある，退役軍人管理局病院に移り，そこで向精神薬を研究する退役軍人管理局臨床試験者ネットワークの中心部分となった．1960年代にはまた，導入されたばかりの向精神薬複合物〔合剤〕についてのいくつかのキーとなる論文の著者あるいは共同著者となった．1966年の『米国医学会雑誌*Journal of the American Medical Association*』掲載の，うつ病におけるさまざまな薬物の示差的な効果をめぐる論文が代表的なものだが，これは，ガルヴェストンにあるテキサス大学医学部の心理学 - 統計学者であるジョン・オーヴァーオール（John Overall: 1929-）（彼はカンザスの退役軍人管理局病院からそこに移ったばかりだった）と，カリフォルニア州パロアルトにある退役軍人管理局病院にいたレオ・ホリスター（Leo Hollister: 1920-2000）と彼女の共著論文であった*.

* ホリスターとオーヴァーオールは，草創期の精神薬理学者の中で最も際立った存在だった．彼らがコンピュータを使った患者の評価を開発したのはこのあたりの年だった．1962年，退役軍人局神経精神医学研究中央研究室の，オーヴァーオールとドナルド・R・ゴーハム（Donald R. Gorham: 1903-）は，『心理学報告*Psychological Reports*』誌において，精神病理のテストである，「簡易精神症状評価尺度 Brief Psychiatric Rating Scale: BPRS」を提案した．

ローレッタ・ベンダー　Lauretta Bender（1897-1987）　小児精神医学において生物学的アプローチを行なった草創期の研究者であるベンダーは，モンタナ州ビュート（Butte）で，弁護士の家に生まれた．ヨーロッパで神経病理学を学んだ後，アイオワ大学を卒業して医学博士となった．ボストン精神病院（Boston Psychopathic Hospital）で精神医学のトレーニングを受け，その後1929年から1930年まで，ジョンズ・ホプキンス大学のフィップス・クリニック（Phipps Clinic）で研究助手をした．1930年に，ニューヨーク市のベルヴュー病院の精神科のスタッフに，1934年には小児部門の責任をもつ精神科医になり，そこに，1956年クリードムーア（Creedmoor）州立病院の新たな小児病棟の研究部長になるまで留まった．それに加えて，1941年から1958年まで，ニューヨーク大学医学部の精神医学の教授を務め，1959年以降は，コロンビア大学医学部（College of Physicians and Surgeons of Columbia University）の教授であった．1974年にアナポリスに移り，最後の日までその地のメリーランド大学で教鞭をとった．

ベンダーは，小児統合失調症の研究で最もよく知られており，そのために1934年に，ベンダー視覚運動ゲシュタルトテスト（Bender Visual Motor Gestalt Test）を導入し，1938年にはそのタイトルをもつ著書に詳述した．彼女はすぐに統合失調症が器質的疾患であることに確信をいだくようになり，その間に統合失調症へのさまざまな生物学的アプローチを導入した．これは当時物議をかもした．それは彼女が「統合失調症を生みだす母親 schizophrenogenic mother」というような概念を受けつけなかったからである．1956年に出版され影響力をもった著作『器質的脳障害をもった小児の精神病理学*Psychopathology of Children with Organic Brain Disorder*』では，「器質的」という概念が拡張され，そこに小児統合失調症も含まれるものになっている．1961年には生物学的精神医学会の会長になった．ベンダーは，精神科医の**ポー**

ル・シルダーに付いてニューヨークに移り，離婚したシルダーと1936年に結婚した．シルダーは1940年に彼女との間に3人の小さな子どもを残して交通事故で亡くなった．

カレン・ホーナイ　Karen Horney（1885–1952）　フェミニスト精神分析の創始者であるホーナイは，ハンブルクの豊かな郊外地のブランケネーゼ（Blankenese）で，社会的に名の知られた船長の一家に，カレン・ダニールゼン（Karen Danielsen）として生まれた．はじめにフライブルクで医学を学んだが，そこでは最初の女子医学生の一人であった．その後1911年にベルリンで国家試験を完了した（ベルリンでは同期のフライブルクの学生であるオスカー・ホーナイ（Oscar Horney: 1882–1948）と結婚した）．1911年に，新たに創設された（1910年）ベルリン精神分析研究所に加わった．彼女はすぐに二人の女児を出産し，1915年には医学博士号を取得した．精神医学のトレーニングを受けたのち（彼女はすでに精神分析のセッションを，トレーニング用と，個人の治療用のいずれも経験していた），第一次世界大戦中は陸軍病院に奉職し，1919年にはツェーレンドルフ（Zehlendorf）の郊外で精神分析の個人診療所を開設した．1920年に，ハンス・ザックス（Hanns Sacks: 1881–1947）と教育分析をはじめ，のちにその研究所の教育責任者になった．

1923年には彼女の生涯のテーマとなるもの，つまり女性性の心理学や女性のセクシュアリティ，男性との関係についての出版をはじめた．これについてはとくに『国際医学的精神分析雑誌*Internationale Zeitschrift für* [*ärztliche*] *Psychoanalyse*』（1920年にはドイツ語タイトルから「医学的」という形容詞が外されている）に掲載された「女性の去勢コンプレックス」をめぐる論文を参照せよ．1932年には，仲間のベルリン出身のフランツ・アレグザンダーが開設したばかりのシカゴ精神分析研究所の教育責任者（部長）として，アメリカ合衆国に移住した．二年後の1934年には，新社会研究学院（New School for Social Research）で教鞭をとるためにニューヨークに移り，個人診療所を開設した．彼女は，女性の問題は彼女らの抑圧の結果であることがほとんどであると考え，最終的には「ペニス羨望」のような理論を否定することに至ったため，精神分析の遵法者の中には，彼女を精神分析学者と呼ぶことにさえ躊躇する者もいたほどだ（彼女はフロイトを直接知らず，ウィーン学派には何も負うものがなかった）．実際，パーソナリティにおける変化の恒常性についての彼女の見方の急進的な性質によって，同様な考え方をもつグループとともに，1941年にはニューヨーク精神分析研究所から追放され，その結果彼女は自身の，精神分析の前進のための協会（Association for the Advancement of Psychoanalysis）と関連の教育研究所を設立した．

フロイトを継ぐ精神分析家の「第二世代」のメンバーとして，ホーナイは，とくに女性に関して，伝統にとらわれない数々の視点をとり入れた．彼女は「女性の神経症」を，心的な発達よりも，文化における女性の地位による産物であると考えた．パーソナリティの変化についても，乳児期の発達の最後の段階で具体的に鋳造されるというより，不断に続きかつ進行中のものと考えた．多くの言語に翻訳され，継続的に版を重ねている彼女の著作の中には，『現代の神経症的人格 *The Neurotic Personality of Our Time*』（1937）――本書は精神分析学の中心概念の多くを拒絶している――と，『精神分析の新しい道 *New Ways in Psychoanalysis*』（1939），『心の葛藤 *Our Inner Conflicts, A Constructive Theory of Neurosis*』（1945）がある．彼女の論文選集で，1967年に死後出版された『女性の心理 *Feminine Psychology*』〔上記すべて邦題〕は，フェミニストの理論に影響力をもった．

ジュディス・リヴァント・ラパポート　Judith Livant Rapoport（1933-）生物学的小児精神医学のパイオニアであるラパポートは，ルイス（Louis）およびミンナ（Minna）・リヴァント・ラパポートを両親にしてニューヨークに生まれた．彼女は1959年ハーヴァード大学を医学博士号（M. D.）をとって卒業，その後ボストンにあるマサチューセッツ精神衛生センターと，ワシントンD. C. にある**聖エリザベス病院**で，精神医学のトレーニングを受けた．ストックホルムのカロリンスカ病院でポスドクの特別給付金給費生（フェローシップ）の後に，1964年ワシントンにある小児病院（Children's Hospital）の小児精神医学の**国立精神衛生研究所（NIMH）**特別研究員になり，その後の経歴もNIMHとの関連を保ったままであったが，同時にワシントンにあるジョージタウン大学で小児精神医学の講師（のちには教授）として務めた．1984年，彼女はNIMH施設内（intramural）研究プログラム分野の小児精神医学の責任者となった．

ラパポートはベストセラーになった著書『手を洗うのが止められない：強迫性障害〔邦題〕*The Boy Who Couldn't Stop Washing*』（1989）で知られるが，本書は子どもにとっての**強迫性障害（OCD）**を世に知らしめることになった．彼女とその研究グループは，OCD研究のためのはじめての動物モデルを開発した．この研究はOCDについての研究に科学的基礎を与え，この障害への関心を高めることになり，今日合衆国全体でOCD治療に特化した500のクリニックが存在することになった．彼女はまた，小児精神薬理学という分野の創設に助力し，主に磁気共鳴映像法（MRI）を用いた研究で，小児の重症精神医学的障害の生物学的側面を早い時期に研究したことで知られる．

ジョーンズ，アーネスト　JONES, ERNEST（1879-1958）　ジョーンズは，フロイトの最も親密な弟子のウェールズ人として，またフロイトの最も卓越した初期の伝記作家として知られる．彼はウェールズで鉱山所有者の家庭に生まれた．1901年，彼はロンドン大学を卒業して医学士（M. B.）となった．ほどなく，外科医であった義理の兄弟の影響で，彼はフロイトの研究に興味をもった．当時の英国精神医学が沈滞状態にあったこともあり，ジョーンズは「患者が語るすべての言葉に，真に注意深く耳を傾けるウィーンの人物がいる」ことに畏敬の念を抱いていたといわれる．1908年，ジョーンズはザルツブルクにおける第1回国際精神分析学会に参加し，そこでフロイトと出会い，フロイト学説に身を投ずることを決意した．1908年から1913年までの間，彼はトロント大学の医学部で精神医学の講義を行なっていた――最も早期に大学医学部で教鞭をとった精神分析医の一人である．彼は，このカナダの赴任地から北米に精神分析の啓蒙を始め，1911年，米国精神分析協会の設立を援助した．その後，1913年に英国に戻り，ロンドンで精神分析医として開業，ロンドン精神分析協会を設立した．協会はのちの1919年に英国精神分析協会となり，ジョーンズは長年にわたり協会長を務めた．1953年，資料にもとづくものの，主人公を美化したフロイトの伝記『フロイトの生涯〔邦題〕*The Life and Work of Sigmund Freud*』の第1巻が出版された．最終巻である第3巻は1957年に出版された．

シルダー，ポール・フェルディナンド　SCHILDER, PAUL FERDINAND

（1886–1940）　アメリカ合衆国へヨーロッパ的アプローチをもたらすことに大きな影響を与えたシルダーは，ウィーンの生まれで，彼の父親は絹商人であった．1909年，**ウィーン**大学の医学博士号を取得後，まずザーレ河畔のハレ市にある大学の精神科クリニックでガブリエル・アントン（Gabriel Anton: 1858–1933）のもとで精神科のトレーニングを積んだ．その後1912年から1914年までライプツィヒ大学の精神科クリニックでパウル・フレヒジヒ（Paul Flechsig: 1847–1929）のもとで学んだ．1917年，ウィーンで哲学博士の称号を得て，1918年から1928年までウィーンの大学精神科クリニックで**ユリウス・ワグナー・フォン・ヤウレッグ**の助手として勤めた．1920年，ウィーン大学で精神医学と神経学の大学教授資格を得た（1925年には准教授außerordentlicher Professor）．1928年にウィーンを離れてジョンズ・ホプキンス大学へ移ったが，その理由は，ワグナーが退官間際のとき，若く才能あふれるシルダーが次期教授になることを恐れて追い出したためだと言われている（ワグナー＝ヤウレッグは反ユダヤ主義者に傾き，シルダーはユダヤ人であった．なお，シルダーは1918年にユダヤ教信仰を捨てている．一方エミール・レートリヒ（Emil Redlich 1866–1930）というもう一人のユダヤ人がそこにはいたが，彼はワグナーのお気に入りだった．このストーリーはより個人的なレベルの衝突のようにも見える．さらにシルダーは多くの者が当惑する甲高い声で話した）．ジョンズ・ホプキンスへ転勤して一年後の1929年，シルダーはニューヨークに移り，ニューヨーク大学医学部で精神科の講義を行ない，1930年にはベルヴュー病院精神科の臨床責任者となった．1940年，彼は交通事故で死亡した．

シルダーは学際的才能に長けていて，時には集中的に神経学に専念したり――多くの神経学的症候群に関する論文を書いているが，その中には「シルダー病Schilder's disease」（1913）と呼ばれている広範性軸索周囲性脳炎（Encephalitis periaxalis diffusa）がある――，時には精神分析学的志向にも強い関心を示した（彼はヨーロッパでは有名であったが，ニューヨーク精神分析協会の会員になることを拒否された）．そして時には，ヨーロッパの伝統的精神病理学における厳密な記述にも熱心であった．ウィーンで彼は，ハンス・ホフ（Hans Hoff）（「**ウィーンの精神医学**」を参照）やヨーゼフ・ゲルストマン（Josef Gerstmann: 1887-1969），そして精神分析家のハインツ・ハルトマン（Heinz Hartmann: 1894-1970）などの際立った研究者たちとしばしば協働した．ボルティモアでは小児精神医学者のレオ・カナー（Leo Kanner: 1894-1981）とともに仕事をした（カナーは1935年にアメリカ人として最初に『小児精神医学 *Child Psychiatry*』というタイトルの書を著した．「**自閉症**」を参照）．それから小児精神医学者のローレッタ・ベンダー（Lauretta Bender: 1897-1987）（「**女性研究者，精神医学における：ベンダー**」を参照）とも協働しているが，1936年，彼女はシルダーの二度目の妻として結婚した．ベルヴューでは彼はウォルター・ブロンバーグ（Walter Bromberg: 1900-2000）とも仕事をしている．1939年，『精神衛生 *Mental Hygiene*』誌の論文で，彼がベルヴュー病院でどのようにして集団療法を開始したのか，精神科医による初期の集団療法の試みについて述べている（「**精神療法：集団精神療法**」を参照）．彼の死後に刊行されたもので，アメリカでよく知られた著作がいくつかある．『精神分析学，人間と社会 *Psychoanalysis, Man and Society*』（1951），これは彼の論文集で，未亡人となったローレッタ・ベンダーによって編集された．そして『医学的心理学 *Medical Psychology*』（英訳本は1953年刊行，ドイツ語の原本 *Medizinische Psychologie* は1924年刊）である．ヨーロッパにおける彼のドイツ語による著作はいくつかあるが，たとえば『自然哲学に関する思考 *Gedenken zur Naturphilosophie*』（1928）によって彼は著名な人物となった（非正統的なものであるが，その理由は，メランコリーの原因は十分に証明されていないと彼が述べたからである）．シルダーの心身相関の崩壊への関心は彼の研究の焦点であり，彼の『身体のイメージとその現象 *Image and Appearance of the Human Body*』（1935）〔邦訳『身体の心理学』1987〕は，多くの心身医学研究への新たな段階を用意した（「**身体像（ボディイメージ）：その障害**［1935年］」を参照）．

心気症（ヒポコンドリー）　HYPOCHONDRIASIS　「心気的メランコリー hypochondriacal melancholy」という概念は古代にまで遡るが，それは季肋部（hypochondrium）（左右肋骨の下の部分）が主に冒される特有の形態のメランコリーを示すものであった．バーゼル大学医学部の教授であったフェリックス・プラッター（Felix Platter: 1536-1614）は，その1602年の教科書にこう記している．「メランコリーの汚れた濛気（vapour）が，精神を苦しめ，理性を冒し，心気的と呼ばれるような種のメランコリーを産み出す」．その濛気とは――精神医学史家スタンリー・ジャクソン（Stanley Jackson）の『メランコリーとうつ病 *Melancholia and Depression*』における説明によれば――プラッターは季肋部の「メランコリー性の血液」から生じると考えていた（p. 94）．

疾病分類学者であるエディンバラ大学の**ウィリアム・カレン**は，その著書『実地医学の第一方針 *First Lines of the Practice of Physic*』において，「心気症あるいは心気的障害」という概念を，全体像から体液説を追い出すことによって，現代的基礎に据えた.「ある種の人々において，以下のような事情の集合によって識別することのできる精神状態が見られる．気力がなく，ぼんやりと物憂げであり，引き受けたことすべてに関する決断力や活力の欠如，…そうした人物はとくに自分自身の健康や，どんな小さなものでもあらゆる身体感覚の変化に気を配る．そして何か普通でない感覚があると，ほんの少しのものであっても，大きな危険，ないしは死そのものに及ぶものと理解する．これらの感覚や理解すべてに関して，たいていの場合最も頑強な信念が存在する」（1799 年版，第 III 巻，pp. 249-250）（「**うつ病：出現：心気症（ヒポコンドリー）**，**うつ病の下位形式としての**［1860 年］」「**ヒステリー - 心身症的 - 身体化**」も参照）.

神経画像（ニューロイメージング）NEUROIMAGING　脳の放射線画像は，ときに精神症状と基底にある脳病変とを結びつけることを可能にするため，重要である．

神経放射線学：単純撮影による頭蓋と脊柱の研究（1896 年以後）　この話は X 線の最初期から始まる．若きハーヴェイ・クッシング（Harvey Cushing: 1869-1939）――彼はのちに先駆的な脳神経外科医となるが――は，当時はジョンズ・ホプキンス大学のインターンだったが，1896 年に頸部を撃たれた患者の頸椎レントゲン写真を撮影した．しかし，「単純撮影」時代の重要人物はウィーンの内科医アルトゥール・シューラー（Arthur Schüller: 1874-1957）だった．彼は「神経放射線学 Neuro-Roentgenologie」という用語を造り，1912 年に標準的な教科書『頭部疾患の放射線診断 *Röntgendiagnostik der Erkrankungen des Kopfes*』を書いた．この本は 1918 年に英語に翻訳された．

気脳写 air encephalography あるいは脳室撮影 ventriculography（1918 年以後）空気は骨とも軟部組織とも異なる放射線画像上の陰影を生ずるため，空気を造影剤として脊髄の周囲の空間に注入すること，そしてそののちに脳室に注入することにより，中枢神経系の病変を明らかにすることができる．ジョンズ・ホプキンスの脳神経外科医ウォルター・エドワード・ダンディ（Walter Edward Dandy: 1886-1946）が 1918 年にはじめてこの技法を，脳腫瘍を描出するために有効だとして『外科年報 *Annals of Surgery*』に記載した（1919 年，同じ雑誌で，ダンディは実際に空気を用いて脳の形態を映し出した［脳撮影 encephalography］）.

精神医学において，気脳写（pneumoencephalography: PEG）による慢性統合失調症の研究は，イエナの大学都市の近くにあるシュタットローダ（Stadtroda）精神病院の二人の精神科医――ヴァルター・ヤコービ（Walter Jacobi: 1889-1937）と H・ヴィンクラー（H. Winkler）――によって始められた．この研究を促したのはイエナ大学精神科教授**ハンス・ベルガー**（脳波計の発明者）だった．1927年の『精神医学・神経疾患アルヒーフ *Archiv für Psychiatrie und Nervenkrankheiten*』誌の論文で，著者らは患者の脳室系が幾分拡大していることを見出した．何年にもわたり，気脳写は主要な精神疾患の器質性に関する多くの示唆を与えた．際立ったものは慢性統合失調症の脳萎縮である（しかし研究に対照群がないので確かなものとは言えなかった）．記念碑的な研究はゲルト・フーバー（Gerd Huber: 1921–）が1957年に出したモノグラフ『内因性精神病における気脳写ならびに精神病理的画像*Pneumencephalographische und psychopathologische Bilder bei endogenen Psychosen*』であった．1966年，ロンドンにある聖ジョージ病院のピーター・ブレット・ストーリー（Peter Brett Storey, 1953年医学士）は，腰椎穿刺法気脳写を用い，慢性統合失調症の対照研究をはじめて行なった．研究は『英国精神医学雑誌*British Journal of Psychiatry*』に報告されているが，彼は統合失調症の脳に萎縮があるかないかの問いに決着をつけることができなかった（「**統合失調症：最近の概念**」を参照）．

頸動脈造影 carotid arteriography（1927年）　脳に空気を送り込むことによる患者に対する危険および気脳写像の不正確さを懸念し，リスボンの神経科医エガス・モニス（Egas Moniz: 1874–1955）は1927年，『神経学雑誌*Revue neurologique*』に，内頸動脈（頸部を上行し脳の主要な血流となる）に直接造影剤（ヨウ化ナトリウム）を注射する方法を提案した．なお，モニスは数年後に白質切截術（leukotomy）（「**ロボトミー**」を参照）を実践しはじめたことでも知られている．神経放射線学の歴史家ロナルド・アイゼンバーグ（Ronald Eisenberg）はこう説明する．「この手技は，頸の両側に一つずつ，二つの瘢痕を永久的に残した．それは，とくに魅力的な女性にとっては残りの人生に抱えていくには不愉快な傷跡であった．検査が陰性と判明した場合にはとくにそうであった」（『放射線学*Radiology*』p. 338）．

核医学脳画像 radionuclide brain scanning（1948年）ミネアポリスで公衆衛生局の特別研究員をしていた若い外科医ジョージ・E・ムーア（George E. Moore: 1920–）は，脳腫瘍の局在をより正確に同定する継続的な努力の一環として，フルオレセイン（fluoressein）化合物（腫瘍にある程度の親和性を示すと思われていた）を放射性物質で標識して脳に注射し，それが脳腫瘍により選択的に取り込まれるかどうかガイガー計で観察するという考えを思いついた．この研究は成功し，1948年『サイエンス*Science*』に発表された．これは一種の核医学神経画像のはじまりを示しており，のちに核医学神経画像は精神医学にとって恩恵となる．

脳血流測定（1948年）　精神疾患が脳のさまざまな部位に局在しているならば，代謝的に活性のより高い（あるいはより低い）それらの部位を確認する一つの方法は，部位による脳血流（cerebral blood flow: CBF）の差を測定することである．CBFを測定するという考え方全体は，のちに精神医学に非常に近い立場に立つこととなった二人の生理学者，シーモア・ケティ（Seymour Kety: 1915–2000）とカール・フレデリック・シュミット（Carl Frederic Schmidt: 1893–1988）によって導入された．彼らは1945年の『米国生理学雑誌*American Journal of Physiology*』の論文で，亜酸化窒素を全体のCBFを評価するために用いた．1948年『米国精神医学雑誌*American Journal of Psychiatry*』の中で，この二人は他の研究者とともに，亜酸化窒素法を用いて統合失調症患者の全体のCBFが対照群と異なるかどうかを論じた．

血流に差はなかった（「**バルビツール剤：統合失調症における…回復効果**［1948 年］」を参照）．その後の CBF を測る技術は，主に放射性キセノンガスを用いる点において，ケティ－シュミットの方法に改良を加えている．

コンピュータが入手できるようになったこと，サイクロトロンにより核種を産生できるようになったことで，1960 年代以降の神経画像は一変した．新技術は，脳の構造を明らかにする装置と，機能を明らかにする装置とに分けることができるだろう（「**統合失調症：最近の概念：ワインバーガー**［1986 年］」を参照）．

コンピュータ断層撮影法　computed tomography（CT）（1972 年以後）　断層撮影法（tomography）は，身体の異なる層を視覚化すること，すなわち身体の断面像を意味する．この用語はベルリンの X 線技師グスタフ・グロスマン（Gustav Grossman: 1878–?）により造られた．彼は 1935 年に「肺断層撮影法 lung tomography」を『英国放射線学雑誌 *British Journal of Radiology*』に記載した．しかし，身体の層の放射線画像を施行しようとする最初の努力は 1920 年代に遡る．身体の特定の層の二次元投影像の組から，三次元の像に変換するための数学的処理は 20 世紀のはじめに解明されていたが，コンピュータが入手できるようになったことにより，1972 年にはじめてこの計算を実際の身体の画像に変換することができるようになった．これはロンドンの EMI 社の科学者ジェフリー・ハウンスフィールド（Geoffrey Hounsfield: 1919–2004）の仕事だった．ロンドンのアトキンソン・モーリー（Atkinson Morley's）病院で行なった脳病変をもつ女性の研究で，彼は実用に耐えうる「嚢胞」の CT 画像を作成することができた．EMI 社のスキャナは頭部に限られていた（彼はこの業績により 1979 年にノーベル賞を受賞し，画像は 1980 年に『コンピュータ断層撮影雑誌 *Journal of Computer Assisted Tomography*』に発表された）．1976 年，イングランドのハロー（Harrow）にある臨床研究センターで，**ティモシー・J・クロウ**を含む研究チームの主任であったイヴ・ジョンストン（Eve Johnstone）（「**女性研究者，精神医学における**」を参照）は，1976 年に，統合失調症患者の脳室の大きさについての対照研究において，CT を精神医学に導入した．『ランセット *Lancet*』に発表された論文で彼女らは，統合失調症患者は実際に脳室が拡大していることを発見した．CT と気脳写との差は，単に脳室の異常なふくらみを確認するだけではなく，組織の密度を測定できるようになり，たとえば細胞が死んでいるかどうかを見ることができるようになったことだ．

（核）磁気共鳴画像　magnetic resonance imaging（MRI）　MRI は，その理論的基礎が 1971 年を端緒に形作られ，1970 年代後半に医学に導入された*．この技術は，組織を強い磁場にさらし，さまざまな組織のプロトン濃度を識別する方法である．MRI は X 線とはまったく無関係で，1940 年代半ばに始まった核磁気共鳴（nuclear magnetic resonance: NMR）の物理学にもとづいて開発された（患者が「核 nuclear」とつくものを何でも怖がるので，「核磁気共鳴」という用語は「磁気共鳴画像」という用語に道を譲った）．この技術が神経画像に最初に臨床応用されたのは 1981 年だった．ミドルセックス，ヘイズにあるソーン＝EMI（Thorn-EMI）社中央研究所のイアン・R・ヤング（Ian R. Young）とハンマースミス（Hammersmith）病院の4人の医師が協力し，『ランセット』に多発性硬化症の脳のNMRとCTスキャンとの比較を発表した．CTスキャンではある患者に19の病変しか確認できなかったのに対し，MRI（「NMR」と呼ばれていた）では131の病変を確認できた．

精神医学において，MRIを用いた最初の対照研究は，**ナンシー・アンドレアセン**主導で行なわれたもので，1986年『総合精神医学アーカイヴズ *Archives of General Psychiatry*』に発表された．統合失調症の男性の群では，40%近くの患者が「著しくより小さい前頭葉」であった（p. 142）．1990年代に始まり，「機能 functional」MRIが精神疾患における代謝的異常を研究するために用いられた．

MRIは灰白質と白質とをCTよりよく識別する．たとえば，多発性硬化症（MS）の特徴的な病変は，MRIでは灰白質の「黒い穴」として描出される．MSは軸索（神経細胞の長い終末）の脱髄を起こすためである．患者が「ヒステリー」を病んでいるのか神経系の脱髄疾患に罹患しているのかを決定することは精神医学において重要である．

＊　2003年のノーベル医学生理学賞は，MRIを開発したイリノイ大学アーバナ校のポール・ラウターバー（Paul Lauterber: 1933-）とノッティンガム大学のピーター・マンスフィールド（Peter Mansfield: 1933-）が受賞した．レイモンド・ダマディアン（Raymond Damadian: 1936-）は，1971年の『サイエンス *Science*』の論文に始まる重要な貢献をしていたので，不当に見落されたと感じた．

断層画像における機能研究（PETとSPECT）　精神疾患において，解剖学的には正常でも脳の機能が深刻に障害されていることがありうる．こうして，構造とは別に代謝を研究する方法が研究された．1980年代には，そのような研究は脳血流とブドウ糖取り込み，ならびに脳の神経伝達物質受容体に焦点を当てていた（たとえば，アルツハイマー病において，側頭-頭頂葉皮質でのブドウ糖取り込みが著しく低下し，陽電子放出断層撮影（positron emission tomography：PETスキャン）で観察できる）．

PETスキャンでは，陽電子を放出する同位元素が，ブドウ糖などの天然の物質に標識され，体内に注入される．陽電子が電子と衝突すると，ガンマ線を放射し，ガンマカメラがその放射線を記録する．そしてコンピュータがこうした信号の三次元画像を構成する．SPECT（single-photon emission computed tomography：単光子放出コンピュータ断層撮影）スキャンでは，ガンマ線を放出する放射性元素が被験者に与えられ，患者の周囲に置かれたガンマカメラがガンマ光子を記録する．コンピュータがそれらの記録を画像に変換する．PETスキャンと異なり，SPECTスキャンにはサイクロトロンが必要ない．セントルイスにあるワシントン大学の放射線科学教授ミシェル・テル＝ポゴシアン（Michel Ter-Pogossian: 1925-1996）が，共同研究者とともに1975年にPETスキャニングを導入し，論文を『放射線学 *Radiology*』に発表した（彼はpositron-emission transaxial tomographを“PETT”と呼んでいた．研究は1974年の放射線学会で最初に発表された）．

PETスキャニングは1982年にはじめて精神医学に用いられた．カリフォルニア大学アーヴァイン校教授モンテ・スチュアート・ブックスバウム（Monte Stuart Buchsbaum: 1940–）は，『総合精神医学アーカイヴズ *Archives of General Psychiatry*』誌に統合失調症の局所脳血流のPET検査を発表した．統合失調症患者の前頭葉でブドウ糖の消費が低下しているという結果だった．SPECTスキャニングは1984年，ハーヴァード大学放射線学教授B・レナード・ホルマン（B. Leonard Holman: 1941–）と，ボストンのニューイングランド・ディーコネス（New England Deaconess）病院の核医学科長トマス・C・ヒル（Thomas C. Hill: 1945–）によって神経学と精神医学に導入された．彼らは^{123}Iヨウ化アンフェタミンを，脳血流を検査するために用いた．『応用放射線学 *Applied Radiology*』誌に発表された研究では，著者らは発作時（てんかん性のけいれん）と発作間欠時の脳画像を対比するためにこの技術がいかに用いられるかを示した．

神経遮断薬　NEUROLEPTIC

「神経遮断薬」という用語は，1952年パリで開かれたフランス語圏精神医学会議において，**ジャン・ドレイ**と**ピエール・ドニケル**によって，精神病症状を緩和する種類の薬剤に対する名称として造られた．神経遮断薬は合衆国では「**抗精神病薬**」と呼ばれる（「**クロルプロマジン**」も参照）．

神経症　NEUROSIS

ウィリアム・カレンは，著書『実地医学の第一方針 *First Lines of the Practice of Physic*』（その英訳の第1巻は1777年に出版された）の中で，「神経症 neuroses」という用語を導入し，明らかな身体的病変のない神経系の疾患を意味した．精神疾患（いわゆる「ヴェザニア Vesaniae」）は神経症の下位分類であった．「神経症」について彼は，「これらの発熱を伴わない不可思議な感覚や運動の病的な状態を，原発性の病気の一部として理解することを私は提案する．しかも器官の局所的な病的状態ではなく，神経系のより全般的な病的状態に依存するものである」と書いた（1799年版，第Ⅲ巻，p. 122）．

このように使われはじめた「神経症」という用語は，多くの著者に取り上げられた．とりわけウィーンのエルンスト・フォン・フォイヒタースレーベン（Ernst von Feuchtersleben: 1806–1849）は，1845年の精神医学に関する一連の講義の中で（「**精神病：概念の出現**」を参照），「精神病」と「神経症」とを区別した．「すべての精神病（精神の障害）は同時に神経症（脳の障害）でもある．なぜならば，神経系による媒介がなければいかなる精神的な変化も顕在化しえないからだ．しかしすべての神経症が同時に精神病だというわけではない」（p. 265）．

だが後に続く著者らは，二つの用語の意味を逆転し，精神病を精神疾患の主要な形態とし，神経症をより軽度の障害のものとすることとなった．

1872年の『精神医学教科書 *Lehrbuch der Psychiatrie*』で，**リヒャルト・フォン・クラフト＝エービング**は「正常な脳をもつ人を冒す精神疾患」を意味する「精神神経症 Psychoneurose」と,「精神的変質 psychischen Entartung」とを区別した.「健康な脳をもつ人たちを冒すこれらの精神疾患に対し, われわれは精神神経症という名称を用いよう. 素因を基盤として生じた精神疾患には精神的変質という表現が適しているだろう」(第2版, 1879年, 第Ⅱ巻, p. 3).

ジークムント・フロイトにとって, 精神神経症は現在の生活上の問題とは反対に無意識の葛藤から生ずる症状を意味していた（現在の生活上の問題から生ずる症状を彼は「現実神経症」と呼んだ). 彼が最初に「精神神経症」という用語を用いたのは,『ウィーン臨床展望 *Wiener Klinische Rundschau*』に1898年に発表された「神経症の病因における性」についての考察においてであった.「各症例において慎重に症状を評価することにより可能となりうる重要な区別は, その症例が神経衰弱かそれとも精神神経症（ヒステリー, 強迫思考）の特徴をもっているかどうかである」(『全集 *Gesammelte Werke*』I, p. 496). しかしながら,「神経症」という用語そのものは, 医学的な言説の中で長く用いられてきており, フロイトは神経症という用語を最初から「障害」という意味で使っている. たとえば, 1895年『神経学中央雑誌 *Neurologisches Zentralblatt*』に出た, 神経衰弱と「不安神経症 Angstneurose」の区別に関する論考を参照されたい（「**不安：フロイトが…分離する**［1895年］」を参照).

フロイト学派の精神神経症は, 広い範囲の精神病理現象を含んでいた. 1913年『国際医学的精神分析雑誌 *Internationale Zeitschrift für ärztliche Psychoanalyse*』に発表された論考「強迫神経症の素因 Die Disposition zur Zwangsneurose」の中で, フロイトは次のように論じた.「精神神経症について論ずるときの慣習的な順序——ヒステリー, 強迫神経症, パラノイア, 早発性痴呆——は,（正確ではないにしても）それらが人生において出現する順序に対応している. ヒステリーの形式をとる病気は幼児期から観察されうる. 強迫神経症は小児期の第二段階（6歳から8歳）にはじめて症状を顕す. 他の二つの精神神経症は, 私は「パラフレニー Paraphrenie」という用語で一括しているが, 思春期と早期成人期にはじめて顕れる」(『全集 *Gesammelte Werke*』Ⅷ, pp. 443-444).

フロイト以降,「神経症」という用語は, 主に精神分析学的な理論の領域に残った. ただし, 神経学において「機能的」あるいは病変を伴わない症状という意味で多少流通している. ロンドンの神経科医サミュエル・アレグザンダー・キニア・ウィルソン (Samuel Alexander Kinnier Wilson: 1874-1937) が遺作となった教科書『神経学 *Neurology*』(1940) において指摘したように,「現在の神経学の見解では, この語［神経症］を用いて, いまだに基盤が見出されていない神経機能の障害を意味する」(p. 1626).「神経症」は, 1994年の ***DSM-IV*** において, 公式に精神医学から締め出された（その前の二つの版, ***DSM-III*** (1980) と ***DSM-III-R*** (1987) では障害の同義語として括弧付きで用いられていた).

神経衰弱とジョージ・ミラー・ビアード NEURASTHENIA AND

GEORGE MILLER BEARD（1869 年以後）　ニューヨークの電気治療医ジョージ・ビアード（George Beard: 1839-1883）が「神経衰弱 neurasthenia」――文字通り疲れた神経を意味する――という用語を造ったわけではないが，彼は神経衰弱を一世紀にわたり全世界に広めた．ニューヨークの医科大学（College of Physicians and Surgeons）を 1866 年に卒業して二年後に，ビアードはニューヨーク大学で神経疾患の講義を始めた．1870 年から 1883 年に没するまで，彼はニューヨークのデミルト診療所（Demilt Dispensary）の職員だった．1869 年に『ボストン内科・外科雑誌 *Boston Medical and Surgical Journal*』（『ニューイングランド医学雑誌 *New England Journal of Medicine*』の前身）に，ビアードは「神経衰弱あるいは神経の疲弊 Neurasthenia, or Nervous Exhaustion」についての論文を発表した．ビアードにとって，この障害の鍵となる特徴は，患者が慢性的に疲れていることや，精神疾患にかかっていることではなく，むしろ「中枢神経系からリン酸が不足し，あるいはおそらくその固形成分が失われる．おそらく化学構造に捉えられないようなわずかな病的な変化を被り，その結果として神経の力が多かれ少なかれ量的に乏しくなる」（p. 218）ことである．この障害の症状はさまざまである．「患者が全身的な倦怠感や，すべての機能の衰弱や，食欲低下，永続的な背部の虚弱，転々とする神経痛，ヒステリー，不眠，心気症，連続的な精神的労働への嫌気，重度で衰弱をもたらす頭痛の発作等を患者が訴えるとき…われわれは神経衰弱の典型例に接している…と疑う理由がある」（p. 218）．

ビアードが大著『神経疲弊（神経衰弱）の臨床論 *A Practical Treatise on Nervous Exhaustion* (*Neurasthenia*)』を 1880 年に出版するまでに，症状はより多彩となり，不安，恐怖，「絶望 hopelessness」といった明らかな精神医学的現象も含まれるようになった．翌年，ビアードはさらに人気著作を刊行した．『アメリカの神経質：その原因と結果，神経疲弊（神経衰弱）への補遺 *American Nervousness: Its Causes and Consequences, a Supplement to Nervous Exhaustion (Neurasthenia)*』である．続いて 1884 年，遺作『性的神経衰弱 *Sexual Neurasthenia*』が出版された．ビアードの『臨床論』は 1905 年にアメリカで第 5 版が出た．同じ年に『性的神経衰弱』は第 6 版が刊行された．さらに，彼の電気治療に関する多くの著作は長く出版されつづけた（実際には彼は神経学的な性質についてはほとんど述べておらず，彼を神経学者と呼ぶのは不適切である．彼は神経衰弱の電気治療の専門家であった）．

それまでのアメリカの医学関係の著述者は，ビアードが神経衰弱に関する 3 つの著作で成し遂げたほどには国際的に注目されることはなかった．彼の性的神経衰弱に関する本はフランスで 1895 年に出版された．『臨床論』は直ちにドイツ語に翻訳され（1881 年）ドイツで 3 版を重ねた．『性的神経衰弱』は 1890 年までにドイツで第 2 版に達した．彼の著作の顕著な成功の理由は推測するしかない．それでも，神経衰弱の概念は，**サイラス・ウィア・ミッチェル**が同じ頃に普及させていた「休息療法 rest cure」の概念と完全に合致していた．また，多くの個人開業の神経科クリニックが，裕福な「神経衰弱」の患者に関わりたいと渇望しており，電気療法，臥床，牛乳による栄養療法，マッサージ，その他神経衰弱のための「休息」の装置のちょっとした国際的ブームを引き起こした．そのうえ，中産階級は，日常の都会の職業でずっと疲れていると信じたがっており，彼らの充電池が枯渇しており夜眠るだけでは充電されないという示唆に，喜んで反応した．いずれにせよ，世紀の変わり目までに，器質的な響きをもつ「神経衰弱」は，ヒステリーや心気症等，競合する「神経性の」診断に打ち勝ち，西洋社会で病因として最もよく引き合いに出されるようになった．

神経衰弱は，それが精神医学化されるにつれて好まれなくなっていた．「疲弊した脊髄中枢」ではなく脳と精神が神経衰弱の部位となり，神経衰弱は器質的にみえる診断から精神的な診断に変わった．キール（Kiel）大学の精神医学教授ゲオルク・シュテルツ（Georg Stertz: 1878–1959）の「外因性神経衰弱反応」に関する影響力のある論文（1928年，オズヴァルト・ブムケ（Oswald Bumke: 1877–1950）の『精神疾患便覧 *Handbuch der Geisteskrankheiten*』に発表された）等が，神経衰弱という普及した診断に対する実際に死の接吻となった．しかしながら，神経衰弱は ***DSM-II*** の中に場所を取り戻した．そして ***DSM-III*** の草稿起草者らは神経衰弱を「慢性抑うつ性障害 chronic depressive disorder」と等価と見なしたが，後者の診断は1980年に出版された *DSM-III* には含まれなかった．しかし，世界保健機関（WHO）による『ICD-10 精神および行動の障害（の分類）*ICD-10 Classification of Mental and Behavioural Disorders*』では，「神経衰弱」は重要な位置を取り戻し，異常な疲れやすさや「わずかな努力の後でも肉体的・身体的に衰弱した感覚」を意味するものである（p. 170）（「**不安と恐怖症：ビアードの神経衰弱：1880年版**」も参照）．

神経性無食欲症　ANOREXIA NERVOSA　→「**身体像（ボディイメージ）：その障害**」を参照

神経伝達物質　NEUROTRANSMITTER　神経伝達物質は，神経細胞（「ニューロン neuron」）同士の情報伝達に関わる化学物質である．上流（「前シナプス presynaptic」）ニューロンの末端からシナプス間隙に放出されて，下流（「後シナプス postsynaptic」）ニューロンに興奮あるいは抑制をひき起こす物質を神経伝達物質と呼ぶ．100以上の化学物質が神経伝達物質として確認されているが，ほとんどの研究は次の物質に関するものである．（1）アセチルコリン（コリンのエステル），（2）「モノアミン」神経伝達物質であるドパミンとノルアドレナリン．モノアミンとはアミノ基（NH）を一つもつものである．ドパミンとノルアドレナリンは「カテコール環」をもつため「カテコールアミン catecholamines」とも呼ばれる．（3）モノアミン神経伝達物質であるセロトニンとメラトニン．これらは「インドール環」をもつため「インドールアミン indolamines」とも呼ばれる．（4）ガンマアミノ酪酸（gamma-aminobutyricacid: GABA）等のアミノ酸神経伝達物質（「**うつ病のカテコールアミン**

仮説」「**シナプス**」「**ドパミン**」を参照）.

中枢神経系の中で神経インパルスを伝達する化学物質は，以前は「神経ホルモン neurohormones」あるいは「神経体液 neurohumors」と呼ばれていた．この用法は，オットー・レーヴィ（Otto Loewi: 1873–1961）が 1921 年の『欧州生理学アルヒーフ *Pflügers Archiv*』で用いた表現「体液性伝達 humoral transmission」に遡る．「神経伝達物質」という用語は，1960 年代に精神医学において通用するようになった．その前兆は，ウルフ・フォン・オイラー（Ulf von Euler: 1905–1983）が『ハーヴェイ講義 *Harvey Lectures*』において発表した「アドレナリン神経系の神経伝達 Neurotransmission in the adrenergic nervous system」に関する 1959 年の論文であった（ただし，この論文で彼は "neurotransmitter" よりむしろ "nerve transmitter" として言及していた）.

レーヴィが 1921 年に発見した物質はのちにアセチルコリンと確認され，これが最初の神経伝達物質であった（「**シナプス**」を参照）．1946 年，ストックホルムにあるカロリンスカ研究所の生理学教授ウルフ・フォン・オイラーは，アドレナリン系の神経伝達物質としてノルアドレナリンを同定した．彼はこれにより 1970 年にノーベル賞を受賞した.

メリーランド州ベセズダにある NIH の一部の国立心臓病研究所（National Heart Institute）薬理化学研究室のバーナード・B・ブロディ（Bernard B. Brodie: 1909–1989）とパークハースト・A・ショア（Parkhurst A. Shore: 1924–）は，1957 年，セロトニン（5–水酸化トリプタミン 5-hydroxytryptamine［5-HT］とも呼ばれていた）とノルアドレナリンが「相互に拮抗的な脳の中枢の化学的伝達物質」として似たような働きをすると提案した．『ニューヨーク科学アカデミー年報 *Annals of the New York Academy of Science*』に発表されたこの研究は，セロトニンを神経伝達物質と呼ぶ提案に等しいが，著者らは「中枢神経体液性物質 central neurohumoral agent」（p. 631）という表現を用いた．セロトニンと LSD の拮抗について言及しながら，ブロディはこう述べている．「脳に特有の，わずかな生化学的事象が，最終的に正常な脳機能および精神疾患を引き起こす変化を説明できるようになる可能性がある」（p. 641）（LSD に関しては「**幻覚剤**」を参照．セロトニンに関しては「**選択的セロトニン再取り込み阻害薬**」を参照．これらの出来事については「**イプロニアジド**」も参照）.

1957 年，スウェーデンの神経科学者アルヴィド・カールソン（Arvid Carlsson: 1923–）は**ドパミン**の神経伝達物質としての役割を発見し，1958 年にその研究を『サイエンス *Science*』に発表した（この研究は 1957 年，本当に発見された年に投稿されていた）.

モノアミン神経伝達物質とアセチルコリンに加えて，アミノ酸も神経伝達物質として機能する．神経伝達物質としての作用があるとはじめて確認されたアミノ酸はガンマアミノ酪酸（GABA）であった．1963 年に国立神経疾患研究所のエドワード・アーサー・クラヴィッツ（Edward Arthur Kravitz: 1932–）と共同研究者が単離し，その研究を『神経生理学雑誌 *Journal of Neurophysiology*』に発表した（1974 年，**ソロ**

モン・スナイダーがその受容体を発見した).

2000年のノーベル賞受賞記念講演で，カールソンは以下のように述べた.「過去半世紀の間脳研究では生化学的方法が支配的でした. …神経体液性伝達の概念が分子生物学のめざましい進歩とともに脳研究に入ってきたという点からこのことは理解できます. しかしながら，脳は単に化学物質の工場ではなく，生存のための非常に複雑な装置であることを認識しなければなりません」. カールソンは，**神経画像**やパターン認識などの，この分野のさらなる進歩が「人の脳に対する現在の無知がいかに大きいかを明らかにするのに役立つでしょう」とさらに踏みこんで述べた（『生物科学報告 *Bioscience Reports*』2012, p. 707).

神経梅毒 NEUROSYPHILIS　中枢神経への梅毒の浸潤は，現在では内科あるいは神経科に属しているが，かつては精神科医が扱っていた. この病気は精神医学的症状の形で最初に発症するため，患者はしばしば精神病院に収容された. 麻痺やけいれんは後期の症状であった. しかし神経梅毒は，躁状態の買い物強迫等の精神症状から，中枢神経組織の病変を伴う明らかな神経症状に進行するため，以前は「進行麻痺 progressive paralysis」あるいは「精神病者の全般性麻痺 general paralysis of the insane」("GPI" としても知られている）と呼ばれていた. 男性病棟の患者の半分までを神経梅毒患者が占めた精神病院もあった. だからこの状態の診断と治療は精神医学の歴史と密接に関係している.

脊髄型の神経梅毒は「脊髄癆 tabes dorsalis」（脊髄後角の萎縮）あるいは「歩行運動失調 locomotor ataxia」と呼ばれていたが，その入念な臨床記載はジギスムンド・レーウェンハルト（Sigismund Loewenhardt: 1796–1875）の1817年のラテン語論文「慢性脊髄癆 De myelophthisi chronica」に遡る. しかし，大脳型の梅毒と判明したものは，1822年になってはじめて，パリの若い内科医アントワーヌ・ローラン・ジュセ・ベイル（Antoine Laurent Jessé Bayle: 1799–1858）が医学論文の中で記載した（「**単一精神病**」を参照). 1894年になってはじめて，パリの優れた梅毒学者ジャン゠アルフレッド・フルニエ（Jean-Alfred Fournier: 1832–1914）は，先行する梅毒感染と後の麻痺（paresis）（麻痺症状 paralytic symptoms を意味する）と脊髄癆の出現とを統計学的に結びつけた（『梅毒随伴障害 *Les affections parasyphilitiques*』). 実際，医学臨床の世界では，1905年までは，梅毒と淋病（gonorrhea）との違いや，進行麻痺が微生物感染によるものなのか，むしろ自慰や過労の結果ではないのか，ということについて大きな混乱があった. そして1905年，ベルリン大学梅毒・皮膚科クリニック私講師エーリヒ・ホフマン（Erich Hoffman: 1868–1959）が生殖器病変から採取した漿液から，ベルリンの寄生虫学者フリッツ・シャウディン（Fritz Schaudinn: 1871–1906）が，梅毒をひきおこすらせん状の微生物「梅毒スピロヘータ Spirochaeta pallida」を確認した. シャウディンはのちに，この微生物を「梅毒トレポネーマ Treponema pallidum」と改名した. 彼らの古典的な発見は，ベルリンのシャウディンの勤務先から発行された『帝国衛生局研究 *Arbeiten des kaiserlichen Gesundheitsamtes*』に掲載された．

神経梅毒の診断に関しては，それまで健康だった中年男性が急性に躁状態の症状を呈することが，対処する医師を悩ませる問題であったが，梅毒と麻痺症状との間に何か関係があることはずっと前から知られていた．しかし，多くの著者が脳梅毒と進行麻痺とを異なる疾患と考えていた．そして1905年に，ベルリンのシャリテ病院（Charité Hospital）にあったロベルト・コッホ（Robert Koch）の感染症研究所の医員だったアウグスト・ヴァッサーマン（August Wassermann: 1866-1925）が，『ドイツ医学週報 *Deutsche Medizinische Wochenschrift*』に，髄液を用いた梅毒の診断検査を記載した．ミュンヘンの**エミール・クレペリン**の精神科クリニックの若き助手だったフェリックス・プラウト（Felix Plaut: 1877-1940）が，同じ年の後半に同じ雑誌に，進行麻痺の患者の大多数においてその検査が陽性を示したと報告した．

1913年，ニューヨークのロックフェラー医学研究所の野口英世（1876-1928）と，ロングアイランドのセントラル・アイズリップ（Central Islip）州立病院のジョゼフ・W・ムーア（Joseph W. Moore: 1879-?）が『実験医学雑誌 *Journal of Experimental Medicine*』に報告を載せた．70人の「麻痺」患者の脳のうち12人から野口が梅毒トレポネーマの培養を得ることに成功し，ムーアがその所見を確認した．これは，精神病患者の進行麻痺が後期梅毒の病型であることを強く示唆していた．

治療に関しては，原発性梅毒への特効のある治療法が1909年に発見されていた．フランクフルトの内科医パウル・エールリッヒ（Paul Ehrlich: 1854-1915）が有機砒素の有効性を確立し，サルバルサン（Salvarsan）として発売された（一般名アルセノベンゾール arsenobenzol，合衆国ではアルスフェナミン arsphenamine）．しかし，サルバルサンは脳血流関門を十分に通過せず，神経梅毒には効果が低かった．それにサルバルサンは非常に毒性が強く，投与するのが難しかった．1917年，〔**ユリウス・**〕**ワグナー・フォン・ヤウレッグ**が神経梅毒のマラリア発熱療法を開始した．これは神経梅毒患者にマラリア患者の血液を注射し，数週後に神経梅毒患者がマラリア性の間欠熱を発症したとき，それをキニーネで治療するものであった（梅毒を引き起こすスピロヘータは熱に弱かった）．1944年，フィラデルフィアの皮膚科医ジョン・H・ストークス（John H. Stokes: 1885-1961）が率いる米国学術研究会議（United States National Research Council）の性病分科会ペニシリン委員会が，『米国医学会雑誌 *Journal of the American Medical Association*』において，ペニシリンが神経梅毒に有効だと宣言した．これが根治療法であり，梅毒の罹患率は急激に減少した．

心身症的　PSYCHOSOMATIC　→「**ヒステリー - 心身症的 - 身体化**」を参照

深睡眠療法とバルビツール剤　DEEP-SLEEP THERAPY AND BARBITU-

RATES（1922年）（「**バルビツール剤**」も参照）　1920年，チューリヒ - **ブルクヘルツリ病院**の精神科医ヤーコプ・クレジ（Jakob Klaesi: 1883-1980）は，深睡眠療法にロシュ社のバルビツール剤二種の組み合わせを用いはじめた．患者を治療的昏迷状態に置くという着想はクレジの独創ではなく，以前から他のバルビツール剤と臭素を用いた試みがなされていた．しかし合剤ゾムニフェン（Somnifen）によるクレジの睡眠療法は，1922年に彼によって『神経学・精神医学総合雑誌 *Zeitschrift für die gesamte Neurologie und Psychiatrie*』に記述され，広く知られることとなった．そしてバルビツール剤睡眠療法は1930年代から1940年代にかけて精神病に対して時折使用される治療法の典型となった．深睡眠療法は**インスリン昏睡療法**，**電気けいれん療法**，化学的けいれん療法（「**けいれん療法：化学的**」を参照）に加わって，革新的な「物理的 physical」ないし「身体的 somatic」治療法の一つとなった．1950年代前半に**クロルプロマジン**と他の抗精神病薬が紹介されてのちは，使用されなくなった．

振戦せん妄　DELIRIUM TREMENS　振戦せん妄（DTs）とは，脳からのアルコール離脱によって生じ，しばしば粗大な振戦と鮮明な幻覚と焦燥的なふるまいを伴う，せん妄の特殊形態である．はじめて記述されたのは，紀元後4世紀から5世紀の『タルムード *Talmud*』においてである．トマス・サットン（Thomas Sutton: 1767?-1835）は，1813年『振戦せん妄に関する論文 *Tracts on Delirium Tremens*』でこの用語を造り，振戦せん妄は阿片に反応することを発見したことによって，これを髄膜炎（「脳炎 phrenitis」）と鑑別した．彼はこう述べている．「振戦せん妄に襲われるものは，飲酒にふけっていたということが明示された．そして私は，この疾患のすべての症例は体質的な痛飲に関係していると強固に確信している」（ハンターとマカルパイン Hunter and Macalpine『精神医学の300年　1535-1860年（*Three Hundred Years of Psychiatry 1535-1860*）』1982，p. 682）．

身体化　SOMATIZATION　→「**ヒステリー - 心身症的 - 身体化**（1924年および以後）」を参照

身体像（ボディイメージ）：その障害　BODY IMAGE: DISTURBANCES OF
これらの障害が精神医学で関心をもたれるのは，人間の精神がその人にもたらす自己の身体についてのイメージが，自らの障害を認識するうえで重要だからである．

ライルの体感 cenesthesia〔Zönästhesie〕（身体感覚）についての理論（1803年）　ライプツィヒの精神科医ヨハン・C・ライル（Johann C. Reil）は，精神疾患を，精神が身体の中に創り出す感覚（一般感情 Gemeingefühl）の障害と見なすだけでなく，精神の中に生じる感覚の障害と見なしていた．1803年に彼は自著『精神障害における心的治療法の応用についての覚書 *Rhapsodien über die Anwendung der psychischen Curmethode auf Geisteszerrüttungen*』で「精神の中に生じる感覚に続いて不快な感情が生じるとき，これらの感情が存在するのは刺激された心的イメージ（erregte Vorstellungen）ゆえなのか，あるいは脳神経線維の異常な活動性ゆえなのだろうか？　少なくともこの不快な感情に苦痛という身体感覚（一般感情）を与えているのはこの脳神経回路といえる」（p. 159）と述べている．ライルは，あらゆる種類の身体的症状が生じるのは精神がもつ暗示の力による，と指摘した（「**ドイツ「ロマン主義」精神医学：ライル**」を参照）．

幻影肢 phantom-limb（1871 年）　南北戦争で北軍軍医であったフィラデルフィアの神経科医**サイラス・ウィア・ミッチェル**は，四肢に重症を負った多くの兵士が切断された部位をあたかもまだ存在しつづけているかのように「感じている」ことに気がついた．「四肢を切断された患者はその切断された四肢がまだ存在しているという意識をもつ．…［切断手術を受けた人は］それが存在しているという感覚があまりに生き生きと保持されているので，残存する健常な四肢よりもその存在感がよりはっきりと鋭く感じられるほどである．こうした状態にある人は言ってみれば…彼自身であると同時に切断されてしまったものでもある幻影――失われた部位の目に見えない幻――に取り憑かれているといえる．…幾千もの亡霊である四肢がそれと同じ数だけの善良なる兵士たちに取り憑いて，記憶が一瞬でも油断したときには，彼らを（失われてしまっている四肢を必要とする）何らかの動作へと欺き誘う．しかしすぐにそれは失敗し，はっとして四肢が失われていることに気づかされる．このようなことのうちには，なにか悲劇的と言ってもいいようなぞっとさせられるものがある」（pp. 565-566）．さらにミッチェルは次のように述べている．「幻の四肢は絶えざる自動症的運動の状態にあることもあり，またとくに天候に変化の兆しがみられるとき等は，（幻の）指は開いたり閉じたり，たがいに巻きつき合ったりすることがある」（p. 568）．1871 年の『リッピンコット大衆文学および科学雑誌 *Lippincott's Magazine of Popular Literature and Science*』に掲載された彼の論文は，現実の身体状態と精神によるその身体状態の認識の乖離に理解を示した初期の実例である．

神経性無食欲症 anorexia nervosa（後年身体像の障害と解されるようになる）（1873 年）　心因性の理由で摂食を拒否する若年女性の報告は古くからよく知られていたが，1873 年になってようやく**エルネスト＝シャルル・ラセーグ**によって「ヒステリー性食思不振症 l'anorexie hystérique」という診断用語が『医学総合アルシーヴ *Archives générals de médecine*』誌上の論文において提唱された．ラセーグはその発症を次のように記述している．「［女性患者は］最初食後に多少の不快感を経験する．つまり，満腹感や痛みの漠然とした感覚，食後に生じるはずの胃痛等，あるいはこれらが食事の開始時に起きる」．拒食は苦痛を含むさまざまな口実のもとでつづけられる．「数週間もすると，もはやただの一時的な食事への嫌悪ではなくなる．それは無期限に持続する拒食となる．疾患がはじまっているのだ」（p. 388）．同じ年の暮れにロンドンのガイ病院（Guy's Hospital）の診療医ウィリアム・ガル（William Gull: 1816-1890）は，ある講義の中でこのような拒食を「ヒステリー性無食欲症 Anorexia hysterica（Apepsia Hysterica）」と呼んだ．1874 年の『ロンドン臨床学会会報 *Transactions of Clinical Society of London*』に発表された論文のタイトルが「神経性無食欲症 Anorexia nervosa」であった．ラセーグもガルもこの無食欲症に身体像の障害が伴うとは考えていなかったが，その診断そのものは医学界に普及することになった．

→「**醜形恐怖**」（1891 年）を参照．容姿の醜さについての確信である．

ヘンリー・ヘッド Henry Head による脳内の身体像についての研究（1918 年）　ロンドン病院の神経科医ヘッド（1861-1940）は，第一次世界大戦の頭部外傷患者から，脳内での身体表象について多くの知見を得た．雑誌『ブレイン *Brain*』（1918）で彼は，肢の軸線のような身体のいくつかの側面は位相的（topographically）にではなく機能的（functionally）に表象されると述べた．「[皮質において] 表象されているのは，身体各部位の解剖学的な諸関係というよりもむしろその機能である」（彼の論文集『神経学研究 *Studies in Neurology*』（1920）p. 736 から引用）．

シルダー Schilder：社会的・生物学的現象としての身体像（1935 年）　**ポール・シルダー**が 1928 年にアメリカに来てすぐのちに――はじめはジョンズ・ホプキンス大学でその後はニューヨークのベルヴュー病院で――身体像とその決定因子へ関心を抱くようになった．とくに 1933 年の精神分析学雑誌『イマーゴ *Imago*』に発表された「身体像と社会心理学 Das Körperbild und die Sozialpsychologie」をはじめとする一連の論文ののち，1935 年には『身体の心理学〔邦題〕*The Image and Appearance of the Human Body*』を著した．その中で彼は，身体の基礎をなす生理学や人間の情動生活や対人関係に応じてライフサイクルとともに身体像は変化していき，身体像は全人格の現れであって，すべての人生経験がそれに影響する，と結論している．個人は器質的疾患の感覚を内面化し，また逆にその疾患が自らの身体像に影響を与える．

身体像の障害としての神経性無食欲症（1966 年）　1933 年にナチスドイツから逃れてきたヒルデ・ブルック（Hilde Bruch: 1904-1984）は，アメリカでの研究生活のはじめから，身体像の障害に関心をもっていた．小児科医時代に彼女は体重増加児を研究していた（1940 年の『心身医学 *Psychosomatic Medicine*』掲載の論文「小児における肥満 Obesity in Childhood」を参照）．そして 1943 年から正式に精神医学へ転じてコロンビア大学で教鞭をとったのち，彼女は体重増加者における身体像に研究の焦点を当てた（『体重増加の重要性 *The Importance of Overweight*』（1957））．1962 年に『心身医学』誌上に発表された画期的な論文の中で彼女はこう言っている．「[神経性無食欲症における] 初発症状は，妄想的に思いこんだプロポーションという身体像の障害である」(p. 188)．1973 年に大きな影響を与えた著作『摂食障害：肥満，神経性無食欲症と人間の内面 *Eating Disorders: Obesity, Anorexia Nervosa and the Person Within*』が登場して以来，摂食障害の標準的な解釈では，拒食症は食欲の問題ではなく身体像の問題であると見なされるようになった．

***DSM-III* は神経性無食欲症における身体像の障害を強調する**（1980 年）　米国精神医学会による『精神疾患の診断・統計マニュアル』第 3 版では，「肥満になることへ

の強い恐怖」や「身体像の障害，たとえばやせ衰えているのに「太っていると感じる」と言い張ること」が障害の本質的な特徴であることが強調されている．

身体表現性障害　SOMATOFORM DISORDERS　→「ヒステリー - 心身症的 - 身体化：*DSM-III*（1980 年）」を参照

ス

錐体外路系副作用　EXTRAPYRAMIDAL SIDE EFFECTS (EPSE)*　「錐体外路 extrapyramidal」とは，筋肉の不随意運動に結びついた脊髄軸索を意味する．錐体路は随意運動をつかさどる．「医原性 iatrogenic」とは医療が原因となることを意味する．抗精神病薬の投与がこれらの錐体外路に影響して生じる，小刻み歩行，手や舌や表情筋の振戦，そして「眼球回転発作 oculogyric crises」（眼球の不随意の上転）のような医原性症状は，錐体外路系副作用，あるいは EPSE と呼ばれる．それらは時に，錐体外路「徴候 signs」，「症状 symptoms」あるいは「症候群 syndrome」と呼ばれる．

「錐体外路性運動反応 extrapyramidal motor reactions」という用語は，英国の神経学者，サミュエル・アレグザンダー・キニア・ウィルソン（Samuel Alexander Kinnier Wilson: 1874–1937）の論文，1924 年に『神経学・精神医学アーカイヴズ *Archives of Neurology and Psychiatry*』誌に掲載された「新旧の運動システム the old motor system and the new」についての論文にまで遡る．しかし，抗精神病薬に結びついた EPSE の最初の臨床的記述は 1950 年代半ばにはじまった．1954 年，スイスのセリ＝ローザンヌ（Céry-Lausanne）大学のクリニックの精神科教授であったハンス・シュテック（Hans Steck: 1891–1980）は，『医学＝心理学年報 *Annales médico-psychologiques*』において，**クロルプロマジン**と**レセルピン**を服用している患者の「錐体外路症候群」に注意を喚起した．同じように，1954 年，当時スイスのオーバーヴィル＝ツーク（Oberwil-Zug）にある精神病院のスタッフ精神科医であったハンス＝ヨアヒム・ハーゼ（Hans-Joachim Haase: 1922–）は，『神経医 *Nervenarzt*』誌において，クロルプロマジンを服用している患者は「パーキンソン氏」症候群を起こしやすいと報告した（「**遅発性ジスキネジア**」「**パーキンソン症候群：神経遮断薬誘発性**」を参照）．

＊　訳注：原著では EPS となっているが，一般に EPS は extrapyramidal symptom「錐体外路症状」の略語として使用されている．したがってここでは EPSE と記す．なお EPS も EPSE とほぼ同義で使用されている．

睡眠障害　SLEEP DISORDERS　不眠症は最も普通にみられる睡眠障害である．治療に関しては「**バルビツール剤**」「**ベンゾジアゼピン**」を参照．「**ナルコレプシー**」

「**レム（急速眼球運動）睡眠**」も参照.

ストレムグレン，エリック　STRÖMGREN, ERIK（1909-1993）（「**精神遺伝学**」も参照）　精神医学的疫学とリチウム治療のパイオニアであるストレムグレンは，コペンハーゲンで生まれ，スウェーデン人の両親は，デンマークへ移る前の6年間はドイツで過ごした．彼の父親はコペンハーゲン大学の天文学教授（デンマーク科学アカデミーの会長でもあった）であり，母親は有名な歯科医であった．1934年，コペンハーゲンで医学博士号を取得後，ボーンホルム（Bornholm）島近くのボアディングボー（Vordingbord）精神科病院で最初にインターンとして勤務，それからボーンホルム島にある地域の総合病院へ移ったが，そこは孤島で，遺伝疫学的研究には完璧であると彼は考えた．千以上もの家庭訪問を重ねるうちに彼が気づいたのは，精神症状をもつボーンホルムのほとんどの住民はどのような精神医療にも決して接触しようとしないということであった．のちにストレムグレンはこう述べている．「この多くの未診断の，そしてほとんどは未治療の精神障害の人々がいるということは，精神医学の最も重要な問題であると私には思われた」（シェパード Shepherd『世界の精神科医は語る〔邦題〕*Psychiatrists on Psychiatry*』1982，p. 155）.

1935年，ストレムグレンは，ミュンヘンのドイツ精神医学研究所（DFA）を訪問するために3週間ドイツへ旅行した．その目的は，精神遺伝学者のエルンスト・リューディン（Ernst Rüdin: 1874-1952），ハンス・ルクセンブルガー（Hans Luxenburger: 1894-1976），フランツ・カルマン（Franz Kallmann: 1897-1965），ブルーノ・シュルツ（Bruno Schülz: 1901-1954）たちと基礎的な研究をするためであった．ボーンホルムの研究は1938年の博士論文に結実したが，それは『ある島の住民にもとづいた精神遺伝学への寄与 *Beiträge zur psychiatrischen Erblehre, auf Grund von Untersuchungen an einer Inselbevölkerung*』で，最新の手法を使った最初の全住民を包括する研究であり，罹病率を計算し，家族歴を調査したものであった．その論文は現在では精神医学的疫学の古典と見なされている.

第二次世界大戦の間，ストレムグレンはコペンハーゲンの大学病院でアウゴスト・ヴィムマー（August Wimmer）（「**精神病：概念の出現：心因性精神病**［1916年］」を参照）の助手であった．それから1942年にはロスキレ（Roskilde）にある大きな精神科病院の院長代理となり，一年後にはリスコフ（Risskov）にあるオーフス（Aarhus）精神科病院へ移ったが，1945年には院長となり，同時にオーフス大学の精神医学教授となった．精神科病院で，彼はミュンヘンのものに類似した研究所を立ち上げ，発展させた．このプランの中心は，1920年後期に人類遺伝学研究所においてコペンハーゲンで展開された精神科患者の国家的登録をオーフスへ移すことであった．ストレムグレンはこれを使い，デンマークにおける最新のすべての精神科入院をモニターした．『精神医学的疫学と遺伝学への寄与 *Contribution to Psychiatric Epidemiology and Genetics*』（1968）において，彼は双生児研究による統合失調症に関する所見と同様に，「反応性精神病 reactive psychoses」や「統合失調症様精神病 schizophreniform psychoses」についての考えを要約している．彼は長年，コペンハーゲンとジュネーヴの世界保健機関のコンサルタントの任にあった．科学の領域でストレムグレンの名が知られているのは，心因性精神病に関する研究（「**精神病：概念の出現：心因性精神病**［1974年］」を参照），そしてモーエンス・スコウ（Mogens Schou）による躁うつ病の**リチウム**療法に関する研究を支持したこと，デンマークの国家的な症例登録を「集団遺伝学にとって多大な意義のある研究機関」としたこと等である．これはストレムグレンの伝記作者ハインツ・ヘフナー（Heinz Häfner）の表現によるものである（ハンス・シュリアック編 Hans Schliack ed.『精神科医：伝記 *Nervenärzte*』）．『神経学・精神医学・脳研究 *Neurology, Psychiatry and Brain Research*』誌（1994）のアクセル・ベアテルセン（Aksel Bertelsen）とアーヴィング・ゴッテスマン（Irving Gottesman）による故人略伝を参照．

スナイダー，ソロモン・H　SNYDER, SOLOMON H.（1938-）　大脳の受容体（receptor）と精神医学的薬物の結合研究のパイオニアであるスナイダーは，ワシントンD. C.の生まれで，父親は国家安全保障局（National Security Agency）に務めていた暗号解読者であった．1962年，ジョージタウン大学で博士号を取得後，1963年から1965年まで**国立精神衛生研究所**の精神薬理学者ジュリアス・アクセルロッド（Julius Axelrod: 1912-）の研究室に勤務し，分子生物学の基本的な知識を学んだ．精神科医になる決心をして，1965年，薬理学教室で講義をしながらジョンズ・ホプキンス大学でトレーニングを受けはじめた．スナイダーは薬理学における当初の地位のままホプキンス大学に留まったが，なお精神科の患者を診察しつつレジデントの指導にもあたった．

1960年代後半から，スナイダーと共同研究者たちは彼の研究室で多くの重要な発見をし，受容体学（receptorology）の領域を開拓した．1972年，国家の「薬物への戦い war on drugs」において何らかの貢献を願いつつ，彼らは結合研究法を使って，アヘンの脳内結合部位を発見するために努めた（「リガンド ligand」つまり，特定の受容体に結合する放射性同位元素を標識した薬物を発見する試み）．1973年，スナイダーとキャンデイス・パート（Candace Pert: 1946-）はアヘンの受容体を発見した（『米国科学アカデミー報告 *Proceedings of the National Academy of Sciences*』に掲載の研究）．そしてほどなく，彼らとその共同研究者たちは受容体のアゴニストとアンタゴニストを同定することができるようになった（1973年の『サイエンス *Science*』に掲載の研究）．アヘンの受容体の特性が「神経伝達物質の受容体に非常に類似している」と仮定して，「私たちは，ドパミン（1975）やαアドレナリン（1976）や…セロトニン（1975）等の脳内の主要な神経伝達物質の受容体を同定するために，同様の可逆的なリガンド結合技術を施行した」とスナイダーは後年述べていた．ジュリアス・アクセルロッドは，この研究について，「彼は受容体に対するリガンドの一定の結合を測定するために，高い特異的な活性を有する放射性活性をもつリガンドを使用することによって，この分野に革命を起こした」と述べた（ヒーリー Healy『精神薬理学者 *Psychopharmacologists*』I, p. 42）．神経伝達物質としての窒素酸化物に関する彼の研究は「陰茎勃起の仲介物としての窒素酸化物」として 1992 年の『サイエンス』の論文として結実し，勃起障害のための薬物シルデナフィル（sildenafil）（バイアグラ Viagra）へと結びつくこととなった．

スピッツァー，ロバート　SPITZER, ROBERT L.（1932–）　合衆国と世界規模における精神医学的診断を完璧に改変した ***DSM-III*** の立案者であるスピッツァーは，ニューヨーク州のホワイト・プレインズで生まれ，1957 年，ニューヨーク大学医学部で医学博士号を獲得した．（コロンビア大学の精神科付属）ニューヨーク州立精神医学研究所（New York State Psychiatric Institute）で精神医学を学び（1958–1961），その間，精神分析のトレーニング・プログラムも修了した（後年，彼は精神分析に非常なる懐疑をもつようになり，経験にもとづく精神医学の発展を障害するものと見なすようになった）．1961 年，生物統計学（biometrics）研究部門の研究員となったが，そこの部長はジョセフ・チュービン（Joseph Tubin: 1900–1990）であり，心理学研究者で，1950 年の半ばには「精神医学研究所 PI」に生物統計学部門を創設し，計測へのスピッツァーの興味を刺激した．1968 年，スピッツァーは米国精神医学会の学術用語と統計に関する委員会（the Committee on Nomenclature and Statistics）の委員となったが，そこで ***DSM-II*** が準備された．1973 年，彼は *DSM-II* の版から，診断としての同性愛を削除することに尽力した（「**同性愛，性同一性障害と精神医学**」を参照）．1974 年，スピッツァーは ***DSM-III*** を作成する特別委員会（Task Force）の委員長となった．そしてこの繋がりの中で，1978 年，彼は**イーライ・ロビンス**とともに研究診断基準（Research Diagnostic Criteria）の共編者となった（「**セントルイス学派**」「***DSM***」を参照）．1980 年，*DSM-III* の出現後しばらくして，スピッツァーはこの文書を改訂する作業グループの座長となり，妻のジャネット・B・W・ウィリアムズ（Janet B. W. Williams）が本文の編集者として働いた．その委員会の産物である ***DSM-III-R*** は 1987 年に発表された．*DSM-III* とその後続版が世界的に多大な影響を与えたことで，スピッツァーは 20 世紀後半の精神医学における最も影響力のあった人物の一人として挙げられる．しかしながら現実的な影響と公式の達成との間にしばしば見られる乖離の興味深い実例であるが，彼の名前は『アメリカの科学者名鑑 *American Men and Women of Science*』第 18 版（1992）に掲載されてもいない．

スレイター，エリオット・トレヴァー・オークショット　SLATER, ELIOT TREVOR OAKESHOTT（1904–1983）　精神遺伝学の創始者の一人であるスレイターはロンドン生まれで，父親は校長，母親のヴァイオレット・オークショット・スレイター（Violet Oakeshott Slater）は画家であった．ケンブリッジ大学で医学を修め，1927年から1930年まではロンドンの聖ジョージ病院のインターンであった．神経疾患専門のウェストエンド病院に短期間勤め，1931年に**モーズレー病院**へ移り，1946年まで多様な役割（戦時中，サリー州サットンにあるサットン救急病院と呼ばれた分院の長）を担いながら留まることとなった．モーズレーでは**オーブリー・ルイス**がスレイターを遺伝学へと導いた．1946年，スレイターは，心理学的医学の医師としてロンドンのクィーンスクェアの国立病院へ移り，1964年の退任後はさまざまな地位についたが，肩書きだけのものであった．1959年から1969年の間，彼はモーズレーのMRC精神遺伝学ユニットの長であった．

1934年から1935年のロックフェラーフェローシップ期間，彼はベルリンにおいて，それからミュンヘンのドイツ精神医学研究所において遺伝学を学ぶことができた．そのことによって，精神遺伝学におけるメカニズム研究としての双生児研究に生涯にわたる関心をもつこととなった．モーズレーへ復帰すると，双生児を面接し，双生児の一方が代表的な精神医学的疾患であるとき，他方がそれに罹患する頻度を調査した．1936年には『王立医学協会会報 *Proceedings of the Royal Society of Medicine*』に躁うつ病の遺伝について論文を書いた．スレイターの著書『双生児における精神病性および神経症性疾患 *Psychotic and Neurotic Illness in Twins*』（1953）は，精神遺伝学における記念碑的著作の一つである．彼は1971年に出版した『精神障害の遺伝学 *The Genetics of Mental Disorders*』においてさらに研究を進めている．サットン救急病院での戦時中の経験をもとに，1944年，彼と**ウィリアム・サーガント**は『精神医学における身体的治療法入門 *An Introduction to Physical Methods of Treatment in Psychiatry*』を出版し，**インスリン昏睡療法**や**電気けいれん療法**等の手技を記述している．1954年，**ウィリー・マイヤー＝グロス**の指導のもと，スレイターとマーティン・ロス（Martin Roth）は『臨床精神医学 *Clinical Psychiatry*』を著したが，これはおそらく**クレペリン**以後では最も影響力のある教科書である．スレイターはまた，**セントルイス学派**のワシントン大学，主に**サミュエル・グーゼ**との論争でも知られているが，「ヒステリー」の特性に関して，スレイターは神経学的志向をもつ国立病院での経験をもとに，それは人工的産物（artifact）であると見なした（グーゼによればそれは遺伝疾患であった）．1961年スレイターが『精神科学雑誌 *Journal of Mental Science*』に書いた「ヒステリー311（Hysteria 311）」を参照．彼の主要な概念は1958年の『医学遺伝学・統計学雑誌 *Acta Genetica et Statistica Medica*』にはじめてみられるが，統合失調症の「単一遺伝子 monogenic」理論であり，疾患は一つの遺伝子が原因で生じると論じていた．

セ

聖エリザベス病院　**ST. ELIZABETHS HOSPITAL**　ワシントンD. C.　ドロシア・ディックス（Dorothea Dix: 1802-1887）はアメリカ精神医療の改革者であるが，彼女の努力によって，1852年，国会は内務省の管轄で精神障害者のための政府立病院を設立する条例を通過させた．精神的疾患をもった軍の兵士や，ワシントン市民（当時はそう多くはなかったが）のための避難所として提供される企図で，この病院は1855年に開院された（のちにこの首都は隔離施設を設け，その後，政府立病院はそこから過剰となった者のみを収容することとなった）．南北戦争の間，この病院の聖エリザベスの建物は，傷病兵のための一般病院として使われていた．軍隊はそこの場所が精神病者のための病院として特定されることを嫌がり，全施設を聖エリザベス病院（St. Elizabeth Hospital）と呼ぶようになった．1916年，聖エリザベス（St. Elizabeths）病院と名称を変えた（"s" は，公式にはアポストロフィを欠いている）．チャールズ・H・ニコルス（Charles H. Nichols）はその最初の最高責任者として，国会が資金を提供した直後の1852年に赴任，1877年に退任し，ニューヨークのブルーミングデイル（Bloomingdale）精神病院の責任者となった（1894年には，ニューヨーク州〔南東〕のホワイト・プレーンズへ移転）．最も高名な最高責任者は，疑いもなく精神分析家のウィリアム・アランソン・ホワイト（William Alanson White: 1870-1937）であった．彼は1903年に赴任し，彼の監督のもと，病院は科学的な業績を大いに重ねていった．1907年，ホワイトは心理学研究室を設け，1914年には専任の精神分析家を任命した．1924年，ホワイトの指導のもと，病院精神科医ノーラン・D・C・ルイス（Nolan D. C. Lewis: 1889-1979）とその同僚たちは，**ユリウス・ワグナー・フォン・ヤウレッグ**の**神経梅毒**に対するマラリア発熱療法を導入した．1937年，ホワイトが執務室で死亡したとき，病院の病床は5000床を超えていた．

1957年，英国の精神科医**ジョエル・エルクス**は，**国立精神衛生研究所**のシーモア・ケティ（Seymour Kety: 1915-2000）とロバート・A・コーエン（Robert A. Cohen: 1909-?）の誘いでアメリカ合衆国へ移った．その目的は，この病院の臨床神経薬理学研究センター（CNRC）を立ち上げるためであった．1963年までの就任中，エルクスは，この病院において神経科学に関する研究で革新的な仕事を進め，以前はデラウェア州〔米国東部の州〕の精神病院に勤務していたドイツから移住してきた精神科医フリッツ・フレイハン（Fritz Freyhan: 1912-1982）や，ロンドンでちょうどトレーニングを終えたばかりの英国の精神科医アンソニー・ホーダーン（Anthony Hordern;

1925-）らが臨床試験に着手した．

一連の再編成の流れの中で，1940年，病院は連邦政府安全保障局（Federal Security Agency）の傘下に入り，1953年には保健教育福祉省（Department of Health, Education and Welfare）の所属となり，そして1967年，結局国立精神衛生研究所（NIMH）の所属となった．最終的に，目まぐるしい変転の後，1987年にコロンビア特別区へ委譲された．

反精神医学運動の礎石となった記録の一つであるアーヴィング・ゴフマン（Erving Goffman）の『アサイラム：施設被収容者の日常世界〔邦題〕*Asylums: Essays on the Social Situation of Mental Patients and Other Inmates*』（1961）は，聖エリザベス病院を舞台にしていた（「**反精神医学運動：ゴフマン**」を参照）．

＊ ルイスは著名な小児精神科医で，のちにニューヨーク州立精神医学研究所の所長となったが，この研究所は内科や外科の学部のあるコロンビア医科大学（Columbia University's College of Physicians and Surgeons）の精神科に付属した研究所であった．

「精神医学」 "PSYCHIATRY"——用語の起源について（1808年） ドイツのハレ大学の医学部の教授であったヨハン・クリスティアン・ライル（Johann Christian Reil: 1759-1813）が，内科（投薬），外科に継ぐ医療における3番目の技術を表すために「精神医学 psychiatry」の用語を造った．彼とヨハン・クリストフ・ホフバウアー（Johann Christoph Hoffbauer: 1766-1827）が創った雑誌『精神的な手法を用いた治療法の発展のために *Beyträge zur Beförderung einer Curmethode auf psychischem Wege*』は短期間しか続かなかったが，1808年にライルは「医学とその周辺領域において精神医学 psychiatry についての話題を正当化することと関連する概念について Über den Begriff der Medicin und ihre Verzweigungen, besonders in Beziehung auf die Berechtigung der Topik der Psychiaterie［原綴りのまま］」を叙述した．彼の死後3年目に弟子によって書かれた寄稿文「治療概論の試み Entwurf einer allgemeinen Therapie」では，ライルはドイツ語表記の場合で，"Psychiaterie" よりも "Psychiatrie" と綴ろうとしていたとされた．このことはアヒム・メヒラー（Achim Mechler）が1963年の『神経医 *Nervenarzt*』誌に掲載した論文においても確認された．この新語はなかなか広まらなかったが，それでも1818年のヨハン・クリスティアン・アウグスト・ハインロート（Johann Christian August Heinroth: 1773-1843）の『精神生活の障害についての教科書 *Lehrbuch der Störungen des Seelenlebens*』では「精神医学の適切な体系がいまだに構築されておらず，本書で述べられている諸原則も省みられていない」（ジョージ・モーラ George Mora による英訳の p. 37）と述べられた（「**ドイツ「ロマン主義」精神医学：ハインロート**」を参照）．

精神遺伝学 PSYCHIATRIC GENETICS 18世紀以降，精神科医たちは患者の疾患に家族の遺伝歴が何らかの役割を果たしていることを考えるようになった．これは最初は「遺伝 inheritance」，次に「変質 degeneration」，そして「優生学 eugenics」，さらに第二次世界大戦後には精神遺伝学としてまとめられた．遺伝性を示すことが，主要な精神疾患が生物学的な性質をもつことを証明する物理的根拠の中心であると考えられている．しかし遺伝性という基本的概念は容易に「人種」や「変質」へと入りこみ，それらの概念を社会的に用いる目的に科学性を添えるものとなっている．

変質学説の精神医学への導入（1857 年）　フランスの精神科医**ベネディクト＝オーギュスタン・モレル**は，その『人類の身体的，知的，精神的変質についての論考 *Traité des dégénéréscences physiques, intellectualles et morales de l'éspece humaine*』（1857）で，精神疾患の原因を，変質過程，世代を経るごとに生じる生殖細胞質の劣化が原因であるとした．ここで広められた概念はすでに科学者の学界では用いられていたが，ここではさらに遺伝が世代を経るごとに加速する特急列車に例えられ，より変質的な「種 seed」が一つの世代から次の世代へと伝達するとされた．このような変質についての考えは，精神発達遅滞の一形式である「脆弱 X 症候群 fragile X syndrome」やハンチントン病にみられる世代ごとに障害の浸透度が高まる現象を説明した，現代の「表現促進 genetic anticipation」の概念と比較しうるものである．1857 年にモレルはこう記している．「変質した人間は，自らの思うままにふるまった場合には，進行する変質へと陥っているのである．彼は人間社会の進歩をつなぐ鎖の一部となることができないだけではなく，健康な人々と接触することによって彼自身がこの進歩にとっての最大の障害となっているのである」（モレルについては「**精神病：概念の出現：変質の結果としてのマニーとメランコリー**［1857 年］」を参照）．

→「**ロンブローゾ**」の項の天才と犯罪者の遺伝学の部分（1864 年以後）も参照のこと．

天才の遺伝性についてのフランシス・ゴールトンの業績（1869 年）　独立独歩の裕福な英国人であったゴールトン（Francis Galton: 1822–1911）は，1869 年にその著書『遺伝的天才：その法則と結果についての研究 *Hereditary Genius: An Inquiry into its Laws and Consequences*』の中で，「血統 pedigree」つまり家族歴を研究方法として遺伝学で用いたことで，科学者として今でも知られるようになった．もっとも，のちにはありふれた手法となったが，家系図を用いて肯定的・否定的特性が後代に伝わる様子を図示することを，ゴールトン自身は行なわなかった．ゴールトンの結論は，「種としての人間がその未来における活動のあり方を大きく統制しているのである．それと比べると，個人の自由意志は，それを実現するためには，コストやエネルギーの面から強く制限されている」（p. 375）というものであった．この遺伝的プールの統制という学説が，優生学理論の基本見解となった．1905 年にゴールトンはユニヴァーシティ・カレッジ・ロンドンに優生学研究所（Eugenics Record Office）（のちにゴールトン研究所 Galton Laboratory と改名された）を設立した．1907 年には彼は優生学普及協会（Eugenics Education Society）の設立者の一人となった．その組織について医学史家のポーリン・マツムダー（Pauline Mazumdar）は，優生学についての著作の中で「貧困の根本的な原因と思われるものについての法律的な解決を勧める」(p. 2) ことが目的であったと説明したが，その原因とはつまり不健康な身体状況と高い出生率のことであった．ゴールトンは良い遺伝を意味する「優生学 eugenics」という新語を造った．確かにゴールトンによって，いくつかの特性は遺伝によって強く統制されているという考えが確立されたが（これは事後的にもきわめて正しい），後代の優生学者が行なったような，望ましくない特性を不妊手術等の手段で取り除くべきであるという考えに彼は関係がなかった（1909 年に彼はナイトの爵位を与えられ，「フランシス卿」となった）．

エミール・クレペリンは統合失調症の70%に遺伝的素因があるとした（1896 年） **クレペリン**はすべての精神疾患には遺伝性があると考えたが，彼が「早発性痴呆」と呼んだ統合失調症にも高い遺伝性があることにつねに強い確信を抱いていた．1896 年の教科書『精神医学 *Psychiatrie*』の第 5 版では，「病歴が聴取できた症例の約 70% には，遺伝的素因（erbliche Veranlagung）が存在し，いわゆる変質の徴候もしばしば認められた」(p. 437) とされ，さらに「言うまでもないことであるが，遺伝負因をもつ個人は体質として病的であり，持続的に病的であり，頻回な再発のエピソード中も病的である．ある人格の全体的な素因の中に実際の精神障害の原因が存在している程度が強いほど，人格全体に回復困難で持続する障害をひき起こすために必要な外的刺激は些細なものとなる」(p. 88) と記していた．

精神疾患における最初の大規模家族研究（1916 年） スイス生まれの精神科医であるエルンスト・リューディン（Ernst Rüdin: 1874–1952）は，のちにナチスの断種政策の唱道者として知られるようになってしまったが，実際は，人口統計を基礎にした精神遺伝学（「興味深い症例」を無計画に抽出して研究するのではなく，ある地域全住民の精神疾患の親族について大規模に系統的な追跡を行なう手法による研究）の創始者であった．リューディンは最初に**クレペリン**の精神科クリニックに勤め，それからクレペリンが創設したドイツ精神医学研究所（Deutsche Forschungsanstalt für Psychiatrie）に 1918 年に移る等，研究生活の大半をミュンヘンで送った．リューディンの 1916 年の著作『早発性痴呆の遺伝と原因について *Zur Vererbung und Neuentstehung der Dementia praecox*』は，4823 人の小児を含む 701 家族の調査をもとに書かれたもので，症例の発端者の大多数はミュンヘンのクリニックかバイエルンの地方精神病院から集められた人々だった．リューディンはさまざまな情報源の中でもとりわけ教区牧師たちとの文通によって，統合失調症者の一親等者（first-degree relatives）についての情報を得た．彼は健康な両親をもつ小児では 4.5% にしか統合失調症が出現しないが，少なくとも片親が発症していた場合には，それが 6.2% となることを発見した．精神医学史家のマティアス・ヴェーバー（Matthias Weber）は，『エルンスト・リューディン，批判的評伝 *Ernst Rüdin, eine Kritische Biographie*』(1993) でこう述べている．「リューディンの業績によって，遺伝学的視点は科学的な精神医学において確固たる地位を占めるようになり，その独自の方法論を獲得した」(p. 113)．

精神遺伝学の人口統計学的研究における双生児法の発展（1928 年以後）双生児法では，一卵性双生児（一つの受精卵から発生して生じた，遺伝子組成が同一の双生児）は同じ遺伝子をもち，もし統合失調症の原因が遺伝によるものならば，その双子の両方がこの疾患を有することが多い，ということになる．反対に，二卵性双生児（同一ではない双生児）の場合には，異なった卵子から発生するので，他の同胞と比べても高い罹患率を示さないことが予想される．したがって，統合失調症をはじめとした精神疾患において，一卵性と二卵性の場合で双生児の患者のもう一人が発症する率の差で，遺伝的な危険度を評価できるのである．この手法はクレペリンのドイツ精神医学研究所の初級研究員であったハンス・ルクセンブルガー（Hans Luxenburger: 1894–1976）によってはじめられ，1928 年に『神経学・精神医学総合雑誌 *Zeitschrift für die gesamte Neurologie und Psychiatrie*』に掲載された．彼はバイエルン地方の精神病院のすべての双子の統合失調症患者を調べ，双生児のもう一人を地域の聖職者か地域の役所に手紙を書くことで追跡し，どちらかが統合失調症，躁うつ病またはてんかんで入院している 211 組の双生児についての調査結果を得た．ルクセンブルガーの調査では，一卵性双生児の場合で片方が統合失調症の場合は 64%でもう一人も発症したが，二卵性双生児の場合では二人とも発症した例は認められなかった．

ルクセンブルガー以降の重要な双生児研究には，以下のようなものがある．

1932 年にロサンゼルスの精神科開業医であったアーロン・J・ロザノフ（Aaron J. Rosanoff: 1878–1943）は 127 組の双生児について（その中の一組は入院していた）の研究成果を『カリフォルニア・西部医学 *California and Western Medicine*』に発表し，48 組の一卵性双生児ではその 85%，つまり 41 組で双生児の二人ともが発症したが，79 組の二卵性双生児では，その二人ともが精神障害に罹患したのは 34%だけであったことを報告した．ロザノフは自らの研究成果について，1941 年に『小児の行動異常，青少年の非行および成人の犯罪の成因についての，双生児研究を通じた考察 *The Etiology of Child Behavior Difficulties, Juvenile Delinquency and Adult Criminality with Special Reference to Their Occurrence in Twins*』の中でさらに詳しく述べた（ロザノフは 1939 年にカリフォルニア州の精神病院施設局の管理者となった後に，カリフォルニア州で脱施設化運動を始めたことでも知られている）．

ドイツから亡命し，ニューヨーク州精神医学研究所（New York State Psychiatric Institute）に勤務した精神科医フランツ・J・カルマン（Franz J. Kallmann: 1897–1965）は，統合失調症の双生児研究を行なってその成果を 1946 年に『米国精神医学雑誌 *American Journal of Psychiatry*』に発表した．691 人の双生児がいる家族についての調査が行なわれ，一卵性双生児では 86%で両方に統合失調症が認められたが，二卵性双生児で一致して発症したのは 15%に過ぎないという結果だった（1950 年のパリにおける第 1 回世界精神医学会（World Congress of Psychiatry）でのカルマンの発表はほとんどが精神分析的志向性をもつ参加者には信じられない所見であり，精神分析理論とはまったく相容れない内容だったので，とても強い衝撃を引き起こした）．

最終的に，初期の双生児研究の中で特筆すべきなのは，イギリスの精神科医で遺伝学者であった**エリオット・スレイター**が行なったもので，1953年の著作『双生児における精神病性および神経症性疾患 *Psychotic and Neurotic Illness in Twins*』にまとめられた．スレイターは，統合失調症の場合，一卵性双生児の一致率が75%で二卵性双生児では11%であることを示した．彼は「これらの結果が示すのは，遺伝的要因が統合失調症発症のための素因を本質的に決定しているが，環境要因もかなりの役割を果たしているということである」（p. 88）と結論づけた．

こういった双生児研究が一種の統計学的橋頭堡を築いて，統合失調症の生物学的な研究への道を切り開いたのであり，これが長年にわたってこの疾患の器質的な原因を主張する最も強力な根拠であった（今日では，**神経画像**研究からも説得力のある所見が得られている）．その後のより洗練された技法を用いた双生児研究では，先に示した諸研究よりも一卵性双生児の一致率がやや低いとする結果が得られた．心理学者で当時ヴァージニア大学のアーヴィング・ゴッテスマン（Irving Gottesman: 1930–）は1991年の著書『統合失調症の起源 *Schizophrenia Genesis*』で，それまでの研究をまとめ，一卵性双生児の一致率が約50%で，二卵性双生児では約20%，統合失調症患者の甥や姪で5%，そして一般人口の危険率が1%以下であるとした．彼は「統合失調症の両親や兄弟姉妹，子ども，それにもっと離れた親類等の家族研究から得られた危険率についてのあらゆる所見が，統合失調症が家族性に出現することを示している…すべての観察結果を説明できるのではないが，遺伝的要因は重要である」（pp. 126–127）と述べた．

ペンローズの詳細な面接による遺伝的な家族研究（1938年および以後）　ライオネル・S・ペンローズ（Lionel S. Penrose: 1898–1972）は，〔イギリス〕コルチェスター（Colchester）にある精神遅滞者のための施設であった王立東部州立病院（Royal Eastern Counties' Institution）の勤務医として，1280人の患者の家族に詳細な面接を行ない，他の情報源についても確認しながら，精神遅滞（MR）の遺伝についての研究を行なった．彼は『1280例の知的障害についての臨床的遺伝的研究 *A Clinical and Genetic Study of 1280 Cases of Mental Defect*』（1938）の中で，精神遅滞の一親等者の7%から9%にも，なんらかの精神遅滞が存在することを確認した（コルチェスターの施設において，ペンローズは精神遅滞の原因の一つである**フェニルケトン尿症**が常染色体劣性遺伝の形式で遺伝することも発見した．この「代謝過程における異常」は精神遅滞の原因の中では当時数少ない，特定されたものの一つとして，1935年に『ランセット *Lancet*』誌の論文として掲載され，遺伝学の偉大な発展を示すものであった）．

1911年にフランシス・ゴールトンの遺贈によって設立されたユニヴァーシティ・カレッジ・ロンドンのゴールトン優生学教授の職に，ペンローズは1945年に就任した．ゴールトンの遺言には逆らうこととなったが，1963年に彼はその地位の名称をゴールトン人類遺伝学教授に変更することができた（1954年には，同様に彼は編集者として雑誌『優生学年報 *Annals of Eugenics*』の名称を『人類遺伝学年報 *Annals of Human Genetics*』に変更した）．

養子の経過を追跡することで，遺伝要因を環境要因から分離して評価できるようになった（1966 年以後）「歪んだ家庭環境 distorted family environment」を統合失調症の原因とする考えは，研究者たちを惑わしつづけていた．1966 年にオレゴン大学医学部の精神科レジデントだったレナード・L・ヘストン（Leonard L. Heston: 1930-）は『英国精神医学雑誌 *British Journal of Psychiatry*』に，母が統合失調症で養子に出された子どもたちを対照群と比較した論文を発表した．母が統合失調症だった 47 例の子どもの中では 5 例が統合失調症を発症したが，その統合失調症の母をもつ子どもたちを育てた養父母の家庭から，対照として無作為に選ばれた子どもたちの中には追跡調査中統合失調症の発症は認められなかった．ヘストンは「この研究結果は統合失調症の病因は遺伝にあることを支持している」（p. 823）と結論した（オレゴンの精神科レジデントがイギリスの専門誌に投稿したのは興味深い．ヘストン自身がのちにこう説明した．「私は当時一年間ロンドンで研修をしていて，そのときの指導者が**エリオット・スレイター**で，『英国精神医学雑誌』の編集者だった．この論文がその雑誌に掲載されたことには，多少政治的な意味もあった．私はアメリカの編集者たちに好意的に受け止められることを期待していなかったので，スレイター博士が支持してくれて嬉しかった．私は**米国国立精神衛生研究所**（NIMH）やいくつかの財団に研究費の申請を行なったが，ことごとく却下されてきた．自分の研究がとても軽視されていると感じ，自分の研究結果は受け容れられないだろうと考えた」と）．

一年後にプエルトリコのドラードで開催された会議で，**NIMH** のシーモア・S・ケティ（Seymour S. Kety: 1915-2000）とデイヴィッド・ローゼンタール（David Rosenthal: ca. 1919-1996），ポール・H・ヴェンダー（Paul H. Wender: 1934-），それにコペンハーゲンの精神科医フィニ・シュルジンガー（Fini Schulsinger: 1923-）が，デンマークのコペンハーゲンで実施中の養子研究について最初の結果報告を行なった．デンマークの制度では生涯にわたる記録が残されるので，コペンハーゲンで登録された養子についての追跡調査が可能だったのである．1924 年から 1947 年にかけて，コペンハーゲンの 5483 例の養子がそれまで無関係だった里親に引き取られたが，その中の 33 例で統合失調症が発症した．この発症した子どもたちの生物学的な家族には，対照群と比較してどの程度の割合で統合失調症が見出されるのだろうか．この統合失調症を発症した子どもの生物学的な近親者 150 人の中では 13 人がこの疾患に罹患していた一方で，その 33 人の子どもの養家や他の対照群の中には，統合失調症はほとんど認められなかった．この研究は統合失調症における遺伝要因の寄与が圧倒的に大きいことを示す根拠となっている．この著者たちは以下のように結論した．「統合失調症者がいる通常の家庭で，他の家族成員に約 10%の割合でこの疾患が見出されることは，これが遺伝的に伝達される要因であることを示している」（p. 359）．この論文は 1968 年に『精神医学研究雑誌 *Journal of Psychiatric Research*』に発表され，精神医学界に衝撃を引き起こした．

統合失調症との優位な連鎖があることが示される DNA マーカーがはじめて見つかった（1988 年）統合失調症の遺伝子は存在するのだろうか？　この疾病の臨床形態

と第5染色体上のDNAの特定の遺伝子座との連関がロビン・シェリントン（Robin Sherrington）率いる研究チームによって発見され，1988年に『ネイチャー *Nature*』に報告された．しかしながら，特定の遺伝子の確定は裏づけられなかった（「**統合失調症：最近の概念**［1988年］」を参照）．この研究領域が進むにつれて，いくつかのDNAマーカーが統合失調症と関連していることが想定されるようになった．「統合失調症」は多様な生物学的な状態からの最終的な共通経路で，そのある部分は遺伝によって規定されていて，脆弱性を構成するDNAの領域は多岐にわたっていると考えられている（この原稿を執筆している段階では，「統合失調症遺伝子 schizophrenia genes」のような疾患そのものを決定する遺伝子は存在しないと考えるのが妥当である．遺伝的な影響は脳内の情報伝達の過程に主要に作用しているのであろう）．

精神外科　PSYCHOSURGERY　精神疾患の治療のための脳手術の近代的な歴史は，スイスの精神科医ゴットリープ・ブルクハルト（Gottlieb Burckhardt: 1836–1907）とともにはじまった．彼は1882年にヌーシャテル近くのマリン（Marin）にある私立病院プレファギール（Préfargier）クリニックの院長となり，1888年の12月から統合失調症の症状を緩和するために6人の患者の脳に手術を行なった．これらの手術の大部分は失敗で，1890年のベルリンにおける医学会議と，1891年の『精神医学総合雑誌 *Allgemeine Zeitschrift für Psychiatrie*』に報告されたときには，ドイツ医学界に物議を引き起こした．1930年代後半の白質切截術（leukotomy）まで中央ヨーロッパでは精神外科が行なわれることはなかった（「**ロボトミー**」を参照）．

歴史家のジャーマン・ベリオス（German Berrios）は『英国精神医学150年 *150 Years of British Psychiatry*』で，ほぼ同時期の次のような話を紹介している．ロンドンの精神病院の精神科医で聖バーソロミュー（St. Bartholomew's）病院の心理学的医学の講師だったトマス・クレイ・ショー（Thomas Claye Shaw: 1841–1927）は，1889年に外科医のハリソン・クリップス（Harrison Cripps，1875年に英国の王立外科医協会の会員となった）に，神経梅毒の患者の脳内圧を亢進させていた脳脊髄液を流出させるために，頭蓋骨を開いて硬膜を切除することを求めた．これは同年の『英国医学雑誌 *British Medical Journal*』に報告された．この手術と類似の手技が神経梅毒のみならず他の精神疾患にも施行されることが，「脳内圧を改善すること」は治療的であるという理由で，イギリス，フランス，アメリカで流行した．この精神外科の流行は1890年代の半ばまで続いた．その後は，1935年後半のポルトガルのリスボンにおける最初の白質切截術まで，ほとんど精神外科が行なわれることはなかった（「**ロボトミー**」を参照）．

『精神疾患の診断と統計マニュアル』　DIAGNOSTIC AND STATISTICAL MANUAL OF MENTAL DISORDERS　→「DSM」を参照

精神遅滞　MENTAL RETARDATION（「自閉症」も参照）　精神遅滞（MR）はかつて精神医学の領域にあった．しかし，***DSM***にその診断が含まれつづけているとはいえ，その状態は大部分が小児科医の手に渡っている．MRは次の3つの基準で定義されている．(1) 知能指数（IQ）が70–75未満である．(2) 人生の課題に対処する能力が（米国精神遅滞学会 American Association on Mental Retardation によると「二つ以上の適応技能の領域において」）非常に限られている．(3) 小児期からその状態にある．現在MRは医学的疾患というよりむしろ発達の障害と考えられているが，ここでMRの理解におけるいくつかの画期的な出来事をたどることにする．

19世紀以前には，MRの子どもたちは悪魔に取り憑かれていると見なされていた．近代において彼らの成長を促進することの歴史は，オネジム＝エドゥアール・セガン（Onésime-Édouard Séguin: 1812–1880）に始まる．彼はパリの教育者で，1839年に「白痴児童」の訓練校を設立した．セガンは彼らの教育に関して先見の明があった．1846年の著作『白痴児童のモラル療法，衛生および教育 *Traitement moral, hygiène et éducation des idiots*』では，彼は教育によってMRは部分的に克服できるという信念をもっており，反復練習と身体的な運動の体系を唱えた．1850年，セガンは合衆国に移住し，1852年に南ボストンに専門校を設立し，続いて1854年にニューヨーク州シラキュースにも設立し，1850年代に他の州で同種の学校を設立するのに協力した．1861年にアメリカの医学の学位を取得したのち，彼はついにニューヨークに定住し，ニュージャージー州オレンジにセガン精神薄弱児童生理治療学校（Séguin Physiological School for Feeble-Minded Children）を設立した．1866年，彼は『白痴およびその生理学的方法による治療 *Idiocy and Its Treatment by the Physiological Method*』を書き，1876年にはアメリカ白痴精神薄弱者施設医療者協会（Association of Medical Officers of American Institutions for Idiotic and Feeble-Minded Persons）の初代会長となった．

MRの歴史における「変質 degeneration」の時代は，セガンの時代とは非常に異なる調子であった．発達の遅れた子どもたちを，有害な遺伝の結果であり，社会に脅威を及ぼしうるものと見なした．1871年にペンシルヴァニア州のエルウィン（Elwyn）訓練校は，すべての年齢の精神遅滞者を対象とする保護施設を併置した．心理学者ヘンリー・ゴダード（Henry Goddard: 1866–1957）は，ニュージャージー州のヴァインランド（Vineland）訓練校の心理学研究所長であった（彼は1909年にアルフレッド・ビネ（Alfred Binet: 1857–1911）とテオドール・シモン（Théodore Simon: 1873–1961）の知能検査を合衆国に紹介した）が，彼は1911年に出版した『カリカク家の人々：精神薄弱の遺伝研究 *The Kallikak Family: A Study in the Heredity of Feeble-Mindedness*』で，松樹林帯地区（Piney Woods）に由来する「変質」の傾向を記述した．1927年，合衆国最高裁判所のオリヴァー・ウェンデル・ホームズ（Oliver Wendell Holmes）裁判官は精神遅滞者の断種法を支持して，「三代白痴がつづけば十分だ」と宣言した．

MR の診断と治療に関しては，ある程度の進歩が見られた（「**フェニルケトン尿症**」を参照）．大きな進歩は，MR の人々を，彼らが閉じこめられていたしばしば恐ろしい施設から救い出し，地域社会の中で最大限の能力を発揮する機会を与えることを含んでいる．合衆国における重要な先駆者としてはウォルフ・ウォルフェンスバーガー（Wolf Wolfensberger: 1934–）がいる．彼はシラキュース大学の教育学部教授で，早くも 1969 年にロバート・クーゲル（Robert Kugel）が編集した論文集の中で MR の「ノーマライゼーション normalization」を唱え，その後著書『ノーマライゼーションの原則 *Principle of Normalization*』（1972）でもそれを主張した．MR のノーマライゼーションは，以前には逸脱行為と見なされていたことだった．以前にスカンディナヴィアへの旅で見たことに触発され，ウォルフェンスバーガーは MR の人々が「文化的に価値ある生活」を送れるような状況をもとめて運動を行なった．

ユーニス・シュライヴァー（Eunice Shriver: 1921–2009），夫のサージェント・シュライヴァー（Sargent Shriver: 1915–2011）およびジョゼフ・P・ケネディ・ジュニア財団は，1968 年にシカゴでスペシャル・オリンピックス（Special Olympics）を始め，MR の子どもたちを競技スポーツに参加させて活発にさせる取り組みを行なった．このスペシャル・オリンピックスは世界的な企画となり，セガンの原則の多くを実現した．

精神病：概念の出現　PSYCHOSIS: EMERGENCE OF CONCEPTS（「**単一精神病**」「**統合失調症：概念の出現**」「**パラノイア**」「**パラフレニー**」「**二人組精神病**」「**フランス学派の慢性妄想状態**［1909 年以後］」「**陽性症状と陰性症状**」等も参照）

医学において精神病という用語は，以下のどれかを意味してきた．(1) 幻覚や錯覚・妄想等の形式で，現実との接触を失っていること．(2) 統合失調症と同義語（統合失調症だけではなく躁病，せん妄，認知症等多くの精神病的な患者が連想されるにもかかわらず）．(3) いかなる病態であれ重篤な精神病状態のこと，つまり神経症と連続した精神病も認める立場．長い年月にわたって実際には，すべての精神疾患（mental illness）は「精神病 psychosis」と呼ばれてきた．

1932 年に，**ハイデルベルク**大学の精神科医で統合失調症研究の専門家であるハンス・グルーレ（Hans Gruhle: 1880–1958）はこう記している．「統合失調症の歴史とは，実際のところ精神病の全般の歴史のことである」．なぜなら，「精神医学という学問分野のはじめから，…錯乱 insanity，精神変調 mental derangement，狂気 madness，精神の乱れ derangement of mind，精神異常 alienation，精神疾患 maladies mentale，狂気 folie …乱心 pazzie 等と呼ばれてきたものから，外因性精神病が次第に切り離されたが，統合失調症は現実の中核的狂気のまま残った」からである（グルーレはこの文章をオズヴァルト・ブムケ（Oswald Bumke: 1877–1950）が編集した浩瀚な『精神疾患便覧 *Handbuch der Geisteskrankheiten*』vol 5. p. 1 において記している）．精神病と統合失調症の歴史は相互に非常にからみ合っているが，概念的な分かりやすさを考えて，本『事典』ではそれぞれを別々に論じることにする（**統合失調症：概念の出現：クレペリンによる早発性痴呆の導入**［1893年以後］を参照）．

精神医学の誕生期における諸見解（18世紀後半）18世紀の後半に精神医学が一つの専門分野として生まれたときには，狂気（insanity）の本質については二つの見解が存在していた．一つの学派は一般的な身体疾患の精神面での現れと主張した．たとえば治療的な精神病院の創設者の一人である**フィリップ・ピネル**は，腹部のけいれんや月経不順のような局所の苦痛から精神疾患が生じうると考えた．第二の学派は狂気をまだほとんど理解されていない脳自体の障害と考えた．ライプツィヒの精神科医であったヨハン・クリスティアン・ライル（Johann Christian Reil: 1759-1813）は，1803年に脳には独自のエネルギーがありそのバランスが崩れて，不活発な部分がほとんどなくなって高揚した部分が多くなりすぎることが狂気をひき起こすと論じた（『精神障害における心的治療法の応用についての覚書 *Rhapsodien über die Anwendung der psychischen Curmethode auf Geisteszerrüttungen*』（pp. 47-49）．狂気の形式については，ほとんどの著者たちがマニーとメランコリーの二つがあることで一致しており，その前者は精神全般の錯乱を，後者は部分的な錯乱（抑うつ的な気分を含む）を意味していた．

全体として，これらの古い時代の著者たちは狂気の形式よりも内容――いわゆる連合（associations）――にはるかに重点をおいていた．たとえば自分の陰茎を切断して混乱した宗教的な観念を口走っていた患者がいた場合には，それは精神病であるよりも「宗教的な熱狂」を患っているものに分類されたであろう．妄想的な思考や幻覚，錯覚等――これらはすべて狂気の形式である――は，精神病を構成するさまざまな要素であるが，これらの区別が明確になったのは，19世紀になってからである．

ピネルの「感情の狂気 emotional insanity（デリールを欠くマニー manie sans délire）」（1801年）『精神病に関する医学＝哲学論 *Traité médico-philosophique sur l'aliénation mentale*』（1801）で，**フィリップ・ピネル**は，19世紀中にフランス，ドイツ，イギリスの精神医学で用いられるようになる基礎的な分類を行なった．つまり知性が侵される狂気（「デリールを伴うマニー manie avec délire」と呼ばれるもの）と感情と情緒が侵されるが知性は保たれる狂気（感情の狂気 emotional insanity），つまりデリールを欠くマニー（manie sans délire）が区別されたのである．フランスではファルレ（Falret）父子を除くほとんどすべての有力な精神科医たちがこの分類を採用し，それをさらに精密な分類へと洗練させていった．これと異なる見解はドイツで「**単一精神病** Einheitspsychose」論として示され，欲動や情緒のみで知性を侵さないような障害は不可能であるとした（フランス精神医学では「デリール délire」は狭義の妄想（delusions）（「**パラノイア**」を参照）を含むさまざまな状態を意味し，ピネルはこれを知性の障害を意味するために用いた）．ピネルの，デリールを欠くマニーは，狂気とともに**パーソナリティ障害**とも一部分関連する状態である．

エスキロールのモノマニー monomanie（1816, 1838年）**エチエンヌ・エスキロー**

ルは1816年に,「精神病者の熱情は, とくにマニーとモノマニーでは激烈である. リペマニー lypémanie と痴呆 démence, 精神遅滞では, それらはみじめな状態である」(「狂気について De la folie」p. 14) と書いた. エスキロールはリペマニーを現代のうつ病に近い意味で用いた. エスキロールのモノマニーは, 狂気の全体から (ピネルの感情の狂気つまりデリールを欠くマニーののちに) 二番目に分離された重要な概念である. エスキロールはモノマニーをある単一の観念についての過大評価であると定義し, 妄想や幻覚をもつが知性は保たれ, 脳全体の機能が過剰となるマニーとは区別した.「シャラントン [Charenton: パリの精神病院] にいた30歳のモノマニーの患者は, 毎晩オペラ座の下の地下道に連れて行かれると信じていた」(『精神疾患論 *Maladies mentales*』I巻, p. 214) とある.

1838年に出版された『精神疾患論』のII巻 (p. 2) でエスキロールは, モノマニーをさらに感情モノマニー, 本能モノマニー, 知性モノマニー (知性モノマニーについては「**パラノイア**」参照) に分類した. 彼の「本能モノマニー」は, **強迫性障害**, 強迫観念, 強迫行為についての早い時期での記述と考えることができるだろう. しかし, モノマニーは全体としてエスキロールにとって部分的狂気だけを表していたので, 人格は保たれ患者の思考が「痴呆化したり」無秩序になったりすることはないとされた.

幻覚 hallucinations (1817年)　エスキロールは伝統的な「幻覚」という用語を精神病 (妄想 délire) の諸症状を記載するために復活させた. 彼は「幻覚について Des hallucinations」という論考で,「自分の感覚のおよぶ範囲に, その感覚を呼び起こすような外界の対象がないのにもかかわらず, 現在の状況の知覚についての深い確信をもつ者がいる」(『精神疾患論』I巻, p. 159) と記した. 彼はその用語を, 外界に実在する刺激なしに生じる知覚という現代的な意味で用いた. 一方でこのような幻覚の現象は, 精神医学の著作の中ではしばしば述べられてきた (**ウィリアム・カレン**はそれを「局所の病気 Morbi Locale」と考えた. ドイツ語で「錯覚 Sinnestäuschungen」はよく使用される用語だった. ベツレム (Bethlem) 病院のジョン・ハスラム (John Haslam) は1809年に「誤った知覚 false perception」について叙述した (『狂気の観察 *Observations on Madness*』第2版, p. 28)).

錯覚 illusions を幻覚から区別すること (1832年)　エスキロールは錯覚 (illusion) を精神病の症状として以下のように記述した.「錯覚は精神病者に頻繁にみられるものであり, これらの患者をそのときに受けた印象の質や意味, 原因について誤らせ, 彼らの内的・外的感覚について誤った判断を行なわせるものであり, 理性でその誤りを正すことができない」(「錯覚について Des illusions」p. 204) と述べた. エスキロールはこの用語を現代的な「本来の知覚についての歪曲もしくは誤解」という意味で使っている. 正常人でも疾病に罹患することなくこのような誤解をすることがあるが, 精神病者においてはその頻度が高いのである.

狂気は単一の疾患である (1822年以後)　→「**単一精神病**」を参照

「モラル狂気〔背徳症〕moral insanity」(幻覚や妄想を欠く狂気)　→「**プリチャード,**

ジェィムズ・カウルズ（1835 年）」を参照

精神医学における，ある時点での症状と基底にある疾患過程の区別（1844 年） 医師はある瞬間の症状と，それらを作り出している基底にある疾患を，つねにある程度は区別している（おたふく風邪はある瞬間は顔を腫れさせるが，別のときには発熱させる）．しかしながら精神医学においては長らく，症候による診断を行なう傾向があった（たとえば，窃盗癖 kleptomania は一つの独立した疾患と見なされていた）．シュヴェーリン（Schwerin）近くのザクセンベルクに新たに開かれた精神病院の主任医師となったカール・フリードリヒ・フレミング（Carl Friedrich Flemming: 1799–1880）は 1844 年に，それを明確に区別してこう述べた．「精神疾患において私たちは直接に疾患を扱うのではなく，最初は疾患の症状やなんらかの不調の形式等のみを扱うのである」．彼は読者に実際の疾病（Krankheiten）を見分けることの重要性を説明した（『精神医学総合雑誌 *Allgemeine Zeitschrift für Psychiatrie*』1844, p. 122）．

「精神病」概念の導入（1845 年） ウィーンのエルンスト・フォン・フォイヒタースレーベン（Ernst von Feuchtersleben: 1806–1849）は医学協会の事務局長となったのちの 1844 年，精神医学についての一連の講義を開始した．中枢神経系の疾患を意味する**ウィリアム・カレン**の「神経症 neuroses」の分類を念頭におきながら，フォイヒタースレーベンは講義の中で「精神病 Psychose」の用語を造った．「心的現象が異常を呈する場所では，私たちは精神疾患 Seelenkrankheit のことを語っているのである．それは精神 die Seele に由来するが，これらの現象は脳（感覚を司る臓器 das sinnliche Organ）を経由して現れるという限りにおいて，脳は精神の臓器であるので，身体に由来するといえる」「すべての精神病（精神の障害）は同時に神経症（脳の障害）である，なぜならば，神経系の仲介なしではどのような精神的な変化も明らかになることがないからである．しかしすべての神経症が同時に精神病であるわけではない」（p. 265）と説明した．この直後に，フォイヒタースレーベンが精神病を精神と，神経症を脳と結びつけたのとは正反対の意味を精神病も神経症ももつようになった．彼の講義は 1845 年に『医学心理学教科書 *Lehrbuch der ärztlichen Seelenkunde*』として出版された（カレンは 1777 年に「神経症」の概念を導入していた）．

「精神病」の概念は，影響力のあったカール・フリードリヒ・フレミングの 1859 年の教科書『精神病の病理と治療 *Pathologie und Therapie der Psychosen*』によってその後医学界に広められた．

変質の結果としてのマニーとメランコリー（1857 年） フランスのルーアン（Rouen）近くのサン＝ティヨン（St.-Yon）精神病院の医学管理者であった**ベネディクト＝オーギュスタン・モレル**（1809–1873）は，その『変質論 *Traité des dégénéréscences physiques, intellectuelles et morales de l'éspece humaine*』（1857）で，主要な精神疾患の原因を変質過程，悪い影響を与える先祖に由来する疾患への遺伝的傾向にあるとした．彼は「精神疾患は変質である」（p. 682）と書いた．彼によれば世代を経るごとに変質の徴候は確実に明らかになっていき，ついには完全な荒廃へと到る．精神病院の患者にはしばしば「その顔貌に特別な徴候」（p. 346）が表れ，変質におけるある種の病変の証拠が得られる．これは精神医学における遺伝理論の最初のものではないが，その後長きにわたって強力な影響を与えつづけ，ナチスの時代にまで続いた（**「軽躁病と躁病，現代的意味における」「精神遺伝学」**も参照）．

早発性痴呆 dementia praecox（démence précoce）（1860年）　→**「統合失調症：概念の出現」**参照

カールバウムのウェザニア・ティピカ〔典型狂気〕vesania typica（1863年）→**「統合失調症：概念の出現」**参照

妄想と幻覚は独立の疾患であること（メランコリーの進展した段階ではないこと）（1865, 1867年）　二人のドイツの精神科医に，妄想と幻覚を，マニーやメランコリーの一段階ではなく，独立した（一次性の）疾患であると考えようとしたプライオリティを与えたい．

スネル Snell：ドイツのヒルデスハイムの精神病院の管理者であり，農園コロニー型の精神病院の先駆者であったルートヴィヒ・ダニエル・クリスティアン・スネル（Ludwig Daniel Christian Snell: 1817-1892）は1865年に，妄想と幻覚（Wahnsinn）は「精神障害の一次的な形式」を示しているのであり，（患者の自己評価が高められているという理由で）メランコリーとも，（観念奔逸等の躁的な症状が認められないという理由で）マニーとも区別されるものであると論じた．彼は「単一マニー monomania」が適切な用語であると考えた．彼の経験では，マニーとメランコリーは徐々に悪化してさまざまな終末像を呈したが，単一マニーとなることはなかった．それゆえ，単一マニーは「一次性」に違いないのである（『精神医学総合雑誌 *Allgemeine Zeitschrift für Psychiatrie*』1865，引用 pp. 368-369）．

グリージンガー Griesinger：その二年後の1867年5月，ベルリンのシャリテ（Charité）病院での新しい精神科部門の開設記念の講演で，**ヴィルヘルム・グリージンガー**は，妄想と幻覚は精神障害の「一次性の Primordialdelirien」形式であり，メランコリーのような病的な感情を前駆疾患にしなくとも，新たに生じるものであると語った．通常観察されたのは被害的観念で，苦難の感情や誇大的で肥大した表現を伴っていた．グリージンガーはスネルを引用したが（同様に早発性痴呆に触れた**モレル**の1860年の著書も引用した），それよりもさらに踏み込んでいた．彼は神経梅毒の例を念頭に置いて，妄想の原因として「大脳灰白質の神経節細胞」のような基底にある脳の疾患を想定した．1845年の教科書の第1版ではグリージンガーは妄想が根本的な性質であることを否定して，マニーとメランコリーを「一次性の障害 Elementarstörungen」（p. 49）と考えた．彼はこうして新たなページを開いたのだった．この講義は1868年にグリージンガーの新しい雑誌『精神医学・神経疾患アルヒーフ *Archiv für Psychiatrie und Nervenkrankheiten*』の第1巻に掲載されて出版された．

破瓜病 Hebephrenie（1871年）　→**「統合失調症：概念の出現」**参照

緊張病 Katatonie（1874年）　→**「統合失調症：概念の出現」**参照

→**「パラノイア」**（1883年）参照

体系的経過をとる慢性妄想病 délire chronique à évolution systématique（1886, 1888, 1892 年） パリの**サン＝タンヌ精神病院**で入院部門の責任者であった精神科医の**ヴァランタン・マニャン**は，医学＝心理学会で，潜伏期を経て次の 4 つの段階を進展していく，妄想に限局した慢性の経過をたどる障害についての彼の概念を発表した．不穏－幻覚期，被害妄想期，躁的高揚－誇大妄想期，そして痴呆期である．その妄想はしっかりとした構造をもっていたので「体系的 systématique」あるいは「体系化された systématisée」と形容された．1888 年にマニャンはこれに関する一連の論文を『医学の進歩 *Le progrès médical*』誌に発表し，1892 年には同僚のポール・セリュー（Paul Sérieux: 1864–1947）とともに『体系的発展をする慢性妄想病 *Le délire chronique à évolution systématique*』という著作を出版してこの障害についての記載を行なった．マニャンは 1850 年に精神医学における遺伝の重要性を論じた（『生来的遺伝の哲学的論考 *Traité philsophique de l'hérédité naturelle*』）．彼の師であるプロスペール・リュカ（Prosper Lucas: 1808–1885）や，1852 年の**エルネスト・ラセーグ**による「迫害妄想」（「**パラノイア**」参照）の業績にもとづいて，他の精神疾患については変質を重要なものとして理解していた．しかし，マニャンの体系的発展をする慢性妄想病は，変質を示す者よりも「正常の病前性格」をもつ者に多く見出されたのだった．現在から考えれば，マニャンの創りあげた理論は早発性痴呆を先取りするものであったが，マニャン自身は他の多くのフランスの精神科医と同様に，クレペリンの用語を嫌っていた（「**フランス学派の慢性妄想状態**」を参照）．

急性錯乱 la bouffée délirante，あるいは一過性妄想性精神病 transitory delusional psychosis（1886, 1891 年） 1886 年に**ヴァランタン・マニャン**の弟子であったオノレ・ソーリ（Honoré Saury: 1854–?）とポール＝モーリス・ルグラン（Paul-Maurice Legrain: 1860–1939）はそれぞれの著書で，師による急性錯乱（la bouffée délirante）の概念を記述した．この概念はきわめてフランス風なので，現在の国際的な文献でもこのフランス語が使用されているほどである．1891 年にはマニャン自身が体系的発展をする慢性妄想病についての著作の中（上記参照）で，一過性の反応性の精神病状態である「急性錯乱 bouffée délirante」について，慢性の進行性の種類のものと対比しながら言及した．こちらは主に変質を示す者が罹患し，突然に発症して消失するのも唐突である．急性錯乱はフランス精神医学ではよく用いられる診断で，今日でも重要な診断名として残っている．1910 年頃以降には，変質について問うことなしにこの診断がなされるようになった．

マイネルトの「アメンチア（錯乱）amentia」（1890 年） **テオドール・マイネルト**は 1890 年の臨床講義で，幻覚等の精神病症状を伴うこともある急性発症の錯乱（Verwirrtheit）について，精神医学において長く使用されてきた「アメンチア」の呼称を使用して記述した（しかしながら，この語は**ウィリアム・カレン**の「先天性アメンチア amentia congenita」（1777）に倣って，精神遅滞を指す用語として用いられることが多かった）．マイネルトはこれを痴呆 dementia から区別した（「痴呆 dementia」は人格水準の低下を意味していたが，アメンチア amentia は思考の異常であった）．アメンチアには興奮から昏迷までのありとあらゆる症状が出現する．マイネルトはアメンチアには再発傾向があるが，稀にしか人格水準の低下は起きないと考えた．彼はこの原因を，前頭葉と他の中枢の間の神経線維の連合障害であると考えた．「ほぼすべての錯乱のエピソードで，寛解状態は強烈な症状の出現と，それぞれ回復と消耗という形式で入れ替わる．患者は時として朝には錯乱しているが，…夕方に向けてはっきりとしていく．…錯乱の最中でさえも，外界の出来事に反応して理性的な陳述を行なう．軽症例について医師は，患者が持続的に錯乱していると考えてはならないが，深い消耗と錯乱の中にいつ陥るのか分からないので，それに備えておく必要がある」（p. 107）と論じた．

マイネルトが提唱したこの診断名については，**エミール・クレペリン**によってその教科書の第 8 版（1910）で，熱性のせん妄を意味するために「急性錯乱（アメンチア）」が使用されてしまう遺憾な展開となった．しかしウィーンでは「アメンチア」が忘れられることはなく，クレペリンによる統一的な用語となった「早発性痴呆」と同じものを指す用語として，マイネルトの弟子であったヨーゼフ・ベルツェ（Josef Berze: 1866–1958）らによって用いられた（「**統合失調症：概念の出現：ストランスキーの精神内界失調**［1903 年］」を参照）．ベルツェは 1936 年に『神経学・精神医学総合雑誌 *Zeitschrift für die gesamte Neurologie und Psychiatrie*』に寄せた「マイネルトと統合失調症 Meynert und die Schizophrenie」という回想で，「マイネルトのアメンチアでは…クレペリンや**ブロイラー**の症例と本質的に同じ種の症例が扱われていた」と書いた．ベルツェはまた「マイネルトの「連合の欠損」とブロイラーの「連合弛緩」の間には大きな違いはない」（p. 273）とも述べた．もしマイネルトが生きていればクレペリンよりもプライオリティがあったはずである，とベルツェは考えていた．

エミール・クレペリンの早発性痴呆（1893 年以後）→「**統合失調症：概念の出現**」を参照

ブロイラーの統合失調症（1908, 1911 年）→「**統合失調症：概念の出現**」を参照
→「**フランス学派の慢性妄想状態**」（1909 年以後）を参照

カール・ヤスパースの「嫉妬妄想 Eifersuchtwahn」（嫉妬をその内容に含む妄想のこと）（1910 年）（「**パラノイア**」を参照）**ヤスパース**はクレペリンの早発性痴呆を単一の大きな疾患とは考えていなかった．同時に，精神病の一部には基盤となる器質的な要因があることも理解していた．ヤスパースは，予後の良い精神病患者を予後の悪いものから鑑別するために，その妄想的な嫉妬が単なる性格上の猜疑心の強さの単なる延長であるもの（「人格の発展 Entwicklung einer Persönlichkeit」の患者）と，病前には基本的に正常であった人格の上に症状が突然に生じた「過程 Prozeß」の患者を区別した．「発展」の患者には回復の見込みが十分にあったが，正常の精神生活が身体的な疾患によって中断させられた「過程」の患者はそうではなかった．決定的な変化をもたらす器質的な疾患を意味するのに「過程」の用語を使ったのはヤスパースが最初ではなかった（この概念は 1859 年のハインリヒ・ノイマン（Heinrich

Neumann）の『精神医学教科書 *Lehrbuch der Psychiatrie*』にさかのぼる）ものの，この発展と過程の区別は数世代にわたって精神科医の基礎となり，1998 年でも，ジョンズ・ホプキンス大学の精神医学の主任教授であったポール・マクヒュー（Paul McHugh 1931-）とその同僚のフィリップ・スレイヴニー（Phillip Slavney: 1940-）は著書である『精神医学の視座 *Perspectives of Psychiatry*』（第 2 版）の中で，そのことに触発されて論を展開した．ヤスパースの 1910 年の論文は『神経学・精神医学総合雑誌 *Zeitschrift für die gesamte Neurologie und Psychiatrie*』の特別号に掲載された．

→**「フロイト派の精神病と統合失調症の解釈」**（1907 年）を参照

心因性（反応性）精神病 psychogenic（reactive）psychosis（1916 年）　当時デンマークのロスキレ（Roskilde）近くにある聖ハンス（St. Hans）精神病院の院長で，1921 年から 1937 年までコペンハーゲン大学の精神科主任教授であったアウゴスト・ヴィムマー（August Wimmer: 1872-1937）は，1916 年に反応性精神病についての最初の包括的な解説である『精神疾患の心因的諸形態 *Psykogene Sindssygdomsformer*』を出版した．「それらの際立った特徴は，病前から素因をもつ人物が心理的な外傷に曝されることで起きるということである」というのは，伝記作家のヨハン・ショルダン＝ニールセン（Johan Schioldann-Nielsen）の言葉である（『精神医学の歴史 *History of Psychiatry*』1993，p. 414）．前世紀の変り目の精神医学では反応性精神病の概念が広く議論されていたのであり，これはヴィムマーの発見というわけではなく，**マニャン**の 1893 年の急性錯乱（bouffées délirantes）の概念や 1895 年の著書『変質者 *Les Dégénérés*』の影響を受けていた（マニャンの概念の中心が変質だった一方で，ヴィムマーのそれは反応だったという違いは存在した）．フランスやドイツで記載された慢性の病態と異なり，これらの精神病エピソードは速やかに改善した．ヴィムマーの業績は英語には翻訳されなかったが，スカンディナヴィア精神医学を支える重要な礎石となった*．

1968 年に**エリック・ストレムグレン**はその後に大きな影響力をもった「反応性精神病 reactive psychoses」についての論文でヴィムマーの概念を復活させ，1974 年には「心因性精神病 psychogenic psychoses」に用語を変更した（これはスティーヴン・R・ハーシュ（Steven R. Hirsch: 1937-）と**マイケル・シェパード**の編集によるヨーロッパ精神医学の古典論文集に収載された）．彼は「これらの精神病は厳密な意味で心因性であることが強調されなければならない．精神的な外傷は，それを欠いては精神病が生じないというほどに本質的なのである」と記し，「それらを情動反応，意識障害，妄想状態の 3 群に分けた」（pp. 100-101）．デンマークの精神病院に入院する全患者の 10% が当てはまるとした心因性精神病が，のちに世界保健機関（WHO）の国際疾病分類（*ICD*）によって「稀である」とされたことに，ストレムグレンは後日困惑したと述べている（シェパード Shepherd『世界の精神科医は語る〔邦題〕*Psychiatrists on Psychiatry*』p. 166）．

＊　デンマーク出身でアデレード（Adelaide）在住の精神科医ヨハン・ショルダン＝ニール

センによる翻訳が，ジャーマン・ベリオス（German Berrios）とニルス・レタ一ストール（Nils Retterstol）の序文を添えられて，アデレード学術出版（Adelaide Academic Press）から刊行されている〔アウゴスト・ヴィムマー August Wimmer『心因性精神病 *Psychogenic Psychoses*』2003〕.

敏感関係妄想 sensitiver Beziehungswahn（1918年） テュービンゲンの精神科医**エルンスト・クレッチマー**の最初の重要な概念である．彼を指導したロベルト・ガウプ（Robert Gaupp）が統合失調症ではないが妄想をもつ患者（反応性の**パラノイア**）の存在を示すことに熱心で，クレッチマーをこの方向に進ませたことには疑いがない．クレッチマーは妄想を，統合失調症という脳の疾患という基盤を欠いてはいるものの，とくに「敏感」な病前性格のために脆弱となった個人に生じた独立の疾患であると考えた．1910年に**カール・ヤスパース**が設けた，健康な人格の発展として生じた疾患（ここでは疾患は「了解可能」である）と脳の疾患が基礎にある個人に生じた「過程」としての疾患（この場合その疾患は「了解不能」である）との区別は，この時代のドイツ精神医学においてきわめて強い影響力をもっていて，クレッチマーも妄想や幻覚の発展の形式と過程の形式の間の一連の移行形態を研究した．クレッチマーの著書『敏感関係妄想：パラノイア問題と精神医学における人格の理論への寄与 *Der sensitive Beziehungswahn: ein Beitrag zur Paranoiafrage und zur psychiatrischen Charakterlehre*』は1918年に出版され，いくつかの言語に翻訳されて1966年まで版を重ねた．しかしこの診断は第二次世界大戦が終了した頃までにはあまり用いられなくなった．何人かの研究者は，この診断が下された患者の多くは実際には統合失調症であったと考えている（ヴィルマンス Wilmanns 編『統合失調症 *Schizophrenie*』1932，におけるハンス・グルーレ Hans Gruhle の論文 p. 30）.

クレッチマーの体質性精神病 constitutional psychoses（1921年） **クレッチマー**はその著書『体格と性格 *Körperbau und Charakter*』で，身体的な類型と人格と疾患の関連を示そうとして，3つの基本的な体格の存在を想定した．闘士型は骨格と筋肉，皮膚が強力に発達していて，統合失調症に罹患することはほとんどない．細長型は体幹も四肢も細く，統合失調症に罹患しやすい．肥満型は大きな体腔（腹腔，胸腔，頭蓋）をもち，太りやすく，手足はどちらかというと華奢で，躁うつ病になりやすい．「この3類型が統合失調症や躁うつ病（循環病）患者に分布する仕方はきわめて多様であることが特徴である．健康な人々の中にも同様に，これらの類型が繰り返し現れることを見出すことができる．つまり，これらはそれ自体としては病理的な意味をもつものではない…」（1929年の第7版，p. 12）とされた．これらの体型と精神疾患との関連は，次の10年間の研究に大きな影響を与えた．1932年に**クルト・シュナイダー**はクレッチマーの体型の分類を「クレペリン以来の唯一の臨床精神医学への大きな貢献である」と評価した（シュナイダー『臨床精神医学の諸問題 *Probleme der klinischen Psychiatrie*』1932，p. 12）.

周期性緊張病 periodic catatonia（1932年および以後） 1932年にノルウェーのオスロにあるダイクマール（Dikemark）精神病院のロルフ・ギッシング（Rolf

Gjessing: 1889-1959）は，クレペリンが1913年に統合失調症の一部とした（「**統合失調症：概念の出現**」を参照）周期性の経過を示す精神病についての，生涯にわたる研究を開始した．彼はその発作性の病相を体内の窒素バランスの急激な変化と結びつけ，1938年に論文を『精神科学雑誌 *Journal of Mental Science*』に発表した．窒素の異常は甲状腺ホルモンであるサイロキシンで治療可能とされた．これは統合失調症性の症候群と生化学的な身体の変化を結びつけることに成功した最初の業績である（抗精神病薬が周期性を崩してしまうので，このような身体的な状況は今日ではほとんど目にすることができない）．

その後の発展については「**統合失調症：最近の概念**」を参照．

精神病理学 PSYCHOPATHOLOGY（一つの運動として） 「精神病理学」という言葉はあまりにも簡単に語られてしまうので，誰が最初にそれを使ったのかを明らかにすることは容易ではない．19世紀初めには精神医学における文献で使われることがあったようだ．ウィーンの精神科医エルンスト・フォン・フォイヒタースレーベン（Ernst von Feuchtersleben: 1806-1849）は，ヴュルツブルク大学の同僚であった身体論者のヨハン・バプティスト・フリードライヒ（Johann Baptist Friedreich: 1796-1862）の見解に対して意見を述べる中で，精神疾患に想定される身体的な要因に言及し，「精神病理学はこのきわめて重要な過程について十分な解明をいまだもたらしていない」と述べた（『医学的心理学教科書 *Lehrbuch der ärztlichen Seelenkunde*』1845，p. 69）．

精神病理学が重要なのは，疾患は症候から構成されるとその提唱者たちが信じている点である（それに対して分類学の提唱者たちは，まず疾患があり，その疾患が症状を決定すると主張している）．**カール・ヤスパース**の業績の後には，異常な症状そのものよりも，その症状の形式の異常さが疾患と関連するとされるようになった（たとえば，幻聴の内容よりも幻聴が起きるということが疾患に関連するのである）．

ギスランが「現象学」の用語を精神医学に導入した（1852年） 精神医学の内部では，現象学（phenomenology）が精神病理学と同等の意味をもつようになっていった．ドイツの哲学者ゲオルク・ヴィルヘルム・フリードリヒ・ヘーゲル（Georg Wilhelm Friedrich Hegel: 1770-1831）が，1807年の『精神現象学 *Phaenomenologie des Geistes*』で最初に「現象学」の用語を使用した．その後にこの用語は次第に広まり，ベルギーの精神科医ジョゼフ・ギスラン（Joseph Guislan: 1797-1860）は，ゲント（Ghent）大学の医学生に患者の診察法を教える中で，「いつあなたは結婚をしたのか．いつあなたはここから出て行くのか」などと質問する方法を伝授し，「もしあなたたちがこの内容に沿って自分の質問を定式化することができれば，あなたたちはその病いの現象学 phenomenology を決定するための質問を患者に行なうことができるようになる．…あなたたちは精神的病いの実践科学において一歩を進めたことになるのだ」（p. 45）と述べた．ギスランは彼の講義を『フレノパチーについての講義録，あるいは精神疾患についての理論・実践論 *Leçons orales sur les phrénopathies, ou traité théorique et pratique des maladies mentales*』(1852) として出版した.

「一般病理学 allgemeine Pathologie」の概念が精神に適応された (1859 年)　アドルフ・ヴァクスムート (Adolph Wachsmuth: 1827-1865) はゲッティンゲン大学で医学を学んだのちに, 1850 年代の半ばに精神医学に進むことを決意した. いくつかの大規模な精神病院への見学旅行の後で, ゲッティンゲン大学で (クリニックでの助手の立場に留まりながら) このテーマで講義を始め, 1859 年には『精神の一般病理学 *Allgemeine Pathologie der Seele*』を執筆し, 精神医学には内科学が進歩したのと同様の道が開けていることについて, 以下のように述べた.「私たちの身体の生理学と病理学についての理解が, 精神についても同様の, 科学的な生理学と病理学を可能にすることは疑う余地がない」(pp. 4-5). 彼は精神疾患を, 気分 (Gemüt) を障害するもの, 幻覚病 (Sinnestäuschungen), 思考障害 (Wahnsinn), そして「精神薄弱状態 psychische Schwächezustände」に分けた.

精神病理学運動の出発宣言：カールバウムの『緊張病』 (1874 年)　**カール・カールバウム**はその著書『緊張病 *die Katatonie*』の冒頭で, それまでの精神医学の教科書について, それらが「マニー」や「メランコリー」などの固定的なカテゴリーを乗り越えようと意図したと主張したのにもかかわらず, 結局はその臨床例をこの伝統的な疾患という足場に依拠して配列してきたことを指摘した.「臨床的方法」のためには,「正確な診断とその予後を明らかにするために, できるだけたくさんの症例で症状を評価する」べきときが来ていた. そのうえで, 症状について当初の図式を越えてはるかに進んだ理解に到達することで, どのような症状が精神医学的疾患の中に組み込まれうるかを経験的に把握することができるだろう. そもそも, それまでの臨床像を脳の損傷と結びつけようとする試みは大部分が失敗してきたのであり, 今や死後の顕微鏡を用いた研究よりも綿密な臨床観察に専念するべきなのであった.「臨床的な研究の包括的で集中的な応用のみが, 精神医学という科学を精神病的過程についてのより深い洞察へと進展させるのである」(p. viii). カールバウムはそれまでのロマン主義的精神医学の心理学 (「**ドイツ「ロマン主義」精神医学**」を参照) を, 無益な道徳で満ちていると拒絶した.「しかし個人の精神現象の全体像はいまだに未開の地のままであり, それは注意深い観察によってはじめて明らかにされるであろう」(p. xi) と述べた. カールバウムはこう結論した.「精神を病む個人の心理現象についての徹底した周到な観察を行なって分析を繰り返し, 同時に疾患特異的な心理学的症候学を立ち上げることが, 臨床精神病理学にとっての次の行動計画となる」(pp. xi-xii). 一世代前の内科医が同じ臨床的な方法論で人体の基本的な器質的疾患を同定したのと等しい熱意をもって, 多くの若い精神科医がこの宣言に反応した.

フランスでは心理学者のリボーが精神病理学の基礎を築いた (1875 年以後)　**ピエール・ピショー**が「フランスの科学的心理学の父」と呼んだテオデュール＝アルマン・リボー (Théodule-Armand Ribot: 1839-1916) は, 心は自身についての知識をもつことができないのではないかと留保する心理学の形而上学的な伝統と決別し, 精神現象を正常と病的とに科学的に分類するための基盤となる規則を導入した（リボーは，心理学者は精神科医からはじめるのが望ましいとした）．1875年に『現代のイギリス心理学 *La psychologie anglaise contemporaine*』で，近年のイギリスの経験論的な業績を説明した．彼自身の精神病理学へ寄与した心理学の業績としては『記憶の病い *Maladies de la mémoire*』（1881）『意志の病い *Maladies de la volonté*』（1883）『人格の病い *Maladies de la personnalité*』（1885）がある．1885年に彼はパリ大学で実験心理学について教育をはじめ，1888年にはコレージュ・ド・フランスの実験および比較心理学の教授に任命された．

「一般精神病理学」の用語が使用されるようになった（1878年）　同時期の1878年にヘルマン・エミングハウス（Hermann Emminghaus: 1845-1904）は，ドルパト（Dorpat）（タルトゥ Tartu）〔現在エストニア〕で精神医学の教授となり，『一般精神病理学：精神病研究入門 *Allegemeine Psychopathologie: Zur Einführung in das Studium der Geistesstörungen*』を著した．しかしこの著書は各症状についての議論を行なうというよりも，一般的な精神医学の教科書に近かった．

クレペリンによる精神病理学と精神疾患の研究（1909年）　**エミール・クレペリン**の古典的教科書の第8版には，彼の疾患と症状についての研究の最も精巧な分類が記された．1909年に出版されたこの版の第1巻では，それ以前の版に比べてより一層，精神疾患の症状の精密な記載とその区別，つまり客観的な精神病理学の記載がなされたが，クレペリン自身は「精神病理学」の用語を用いず，「狂気の現れ die Erscheinungen des Irreseins」の用語を好んだ．彼は症状を「知覚の異常」「精神活動の異常」「情緒生活の異常」「意志と活動性の異常」に分類し，それぞれの領域で疾患において通常の心理機能がどのように障害されるかを記載した．クレペリンはライプツィヒのヴィルヘルム・ヴント（Wilhelm Wundt: 1832-1920）から学んだ一種の計量心理学（psychometrics）を大いに用いた．1910年以降に出版されたこの版の巻では，クレペリンの主な関心は疾患の分類学へと移っていった．

精神病理学と精神分析の調停を目指したイギリスでの一つの試み（1912年）　そのような状況下で，ジークムント・フロイトの精神分析は，症状そのものの詳細な記述よりも，無意識の過程に着目していた．1912年にイギリスの精神科医で当時エプソム（Epsom）にあるロング・グローヴ精神病院（Long Grove Asylum）で働いていたバーナード・ハート（Bernard Hart: 1879-1966，後にロンドンのハーレイ通り Harley Street のカウンセリング・ルームに移った）は自身の小著『狂気の心理学 *The Psychology of Insanity*』の中で精神病理学をこう定義している．「精神障害の問題を心理学の原理によって解明しようとする科学である」，と．さらに彼は，「フロイトは患者を研究する中から継続して抽出された事実と一致するように，その理論的な概念をゆっくりと注意深く作り上げていった」のであるから，精神分析学も精神病理学としての資格を有すると示唆した（p. xxviii）．しかしほとんどの精神病理学者は精神分析学から距離をとっており，その逆も真である．

ヤスパースの教科書『精神病理学総論 *Allgemeine Psychopathologie*』（1913年）

本書は，精神病理学運動の歴史における最も重要な達成だった　ドイツの哲学者ゲオルク・W・F・ヘーゲル（Georg W. F. Hegel: 1770–1831）は，精神が作り出すもののすべてを集めたものを意味するのに「現象学」という言葉を用い，**カール・ヤスパース**はその考えから影響をうけた．現象学の中でもとくに，エトムント・フッサール（Edmund Husserl: 1859–1938）の 1900 年の著作『論理学研究〔邦題〕*Logische Untersuchungen*』で明確にされた「記述的現象学」が，ヤスパースの思考法に形を与えた（フッサール Husserl〔英語版〕『*Logical Investigations*』I，p. 212 参照）．ヤスパースはのちに自伝（1977）の中でフッサールから受けた衝撃について，以下のように記している．「患者が内面で体験していることを，意識の現象として記載することは可能であるし生産的でもあった．幻覚においてだけではなく，妄想においても同様に，患者たちがその自己意識 Ichbewußtsein と感情の中で体験したことは，患者たちの自己陳述において明確に表現されており，その現象を他の症例においても確実に見出すことができた．現象学は研究の方法となったのである」（p. 23）．ヤスパースと**ハイデルベルク**学派にとって現象学とは，病理的な精神的体験についての主観的な現象を意味していたのであり，他の研究者がしばしば理解しているように症状の客観的な分類と記述を意味していたのではない．

ヤスパースは 1913 年の著作で，クレペリンの「大きな」精神疾患の概念（分類学が課題としたこと）を批判し，精神病理学内部におけるさまざまな領域を差異化した．現象学，外面の行動，表出の心理学等である．彼は意味関連（了解 Verstehen）と因果的説明（説明 Begreifen = Erklären）の区別を明確にした．精神病理学は共感を通じての理解を行なうだけの科学ではなく，それ以外の他の次元からことがらを理解することも含んでいた．とくに，ヤスパースは精神病における形式と内容の区別を明らかにして，前者の方が重要であることを述べた．「患者の体験が現れるのはその形式（知覚や表象像，思考等）においてである．たとえば心気的な考えは，呼びかける幻聴，強迫観念，…妄想等の［形式における］内容となる．精神病の形式はその特定の内容と異なっていることがありうる．例として，疾患の形式としては周期的な抑うつエピソードとして表されるものが，その内容は自殺，アルコール飲用…等さまざまでありうる」（p. 19）．そのためヤスパース流の精神病理学は，精神病の形式を重視するあまり患者が実際に発言したり幻覚で体験した内容への興味を失う傾向があった．それでもヤスパースとその学派の者たちは，疾患の内容に病いを前にしたその患者の心理が巻き込まれているのか，あるいは患者の心理とは無関係に突然にその症状が現れたのかを確定するために，自らを共感的に患者の立場におくことには強い関心を示した（「**パラノイア：ヤスパースの「嫉妬妄想」**［1910 年］」を参照）．

ヤスパース以降に現象学の用語は二つの意味で使われるようになった．（1）ヤスパースのように患者の内面生活を意味するもの，および（2）臨床における現象の記載という意味である．ある疾患で一般的に把握される現象を決定できれば，精神疾患の原因究明へと迫ることが可能となるはずである．

ハイデルベルクの現象学派の最初の著作（1924 年）：**ウィリー・マイヤー＝グロス**

の『錯乱の自己描写：夢幻様体験について *Selbstschilderungen der Verwirrtheit: die oneiroide Erlebnisform*』．彼は患者たちに自分の意識の過程で起きる出来事を記述するように促すことを試みた（「**ハイデルベルク**」も参照）．

実存主義的な精神医学のはじまり，ルートヴィヒ・ビンスワンガーの「観念奔逸 Ideenflucht」の研究（1933 年）　ビンスワンガー（Ludwig Binswanger: 1881–1966）はスイスのクロイツリンゲン（Kreuzlingen）にある自分の一族が所有する私立の神経科クリニック「ベルヴュー Bellevue」の院長であったが，1917 年にあるスイスの週刊医学雑誌にそのテーマの論文を掲載して以来，現象学に興味をもつようになった．1933 年に彼は躁的な会話からの長い引用を行ないながら，躁病患者の視点から躁状態についての注意深い研究を行なった．この著書は現象学の一つのヴァージョンである実存分析の業績のはじまりと一般に見なされている．ビンスワンガー自身は，1942 年にこれをドイツの哲学者マルティン・ハイデガー（Martin Heidegger: 1889–1976）による「現存在 Dasein」，あるいは世界 - 内 - 存在の概念にもとづいて，現存在分析（Daseinsanalyse）と呼んだ．

フレイハンの「標的症状 target symptoms」の概念（1956 年）　フリッツ・A・フレイハン（Fritz A. Freyhan: 1912–1982）は若きドイツ系ユダヤ人として 1937 年にベルリンで医学部を卒業し，ナチスを逃れて〔合衆国〕ファーンハースト（Farnhurst）にあるデラウェア州立病院で精神医学のトレーニングを受けたが，ドイツ流の精神病理学の考え方を忘れることはなかった．デラウェアで彼はいくつかの新しい**抗うつ薬**や**抗精神病薬**の早期の臨床試験の責任者となったが，あまりに多様な病態を含む「抑うつ」や「精神病」患者に対して，薬物がそれほど有効でないことに気がついた．1956 年の精神薬理学サービスセンターの立ち上げとなった**国立精神衛生研究所**の会議に寄せた論文で，彼は**クロルプロマジン**と**レセルピン**についての経験に言及し，精神薬理学における研究は薬物への反応についてのクレペリン流の考え方から方向転換すべきであり，「私たちが最優先で明らかにしなければならないのは，精神薬理作用をもつ物質の行動に与える影響である．これは，臨床的に研究可能であり，特異的な精神病理学的症状の修正可能性という点から評価することができる．そのためには，私たちは「複式簿記」式のやり方で，臨床診断と同様に標的症状についても，臨床におけるすべての観察内容を記録しておかねばならない」（コール Cole『精神薬理学 *Psychopharmacology*』p. 375）と論じた．

フレイハンは 1961 年に『神経精神薬理学 *Neuropsychopharmacology*』誌における論文で自らの見解を拡張して述べた．「「抗 - 統合失調症」や「抗 - 精神病」作用といった用語で思考することは，無謀なことのように私には思われる．薬物への反応と，統合失調症や精神病とラベルが粘られた想定上の対象 entities が相関するということを示す根拠はまったく存在しない」（p. 193）．「標的症状」を基準として治療に反応する症候群へとこれらの患者を分類するためには，精神病理学的な思考が必要であると彼は主張した．ある症候群は，ある新薬により反応するということがありうるだろう．うつ病における「メランコリー症候群」を精神運動制止・意欲低下・悲哀感・身体不調・不眠という標的症状から構成されるものとするならば，それは心気症，恐怖症，罪悪感，妄想から構成される「観念形成的 ideational」症候群よりも，新しい抗うつ薬への反応性が高いであろう．

現象学についての合衆国の精神医学の最近の理解（1988 年）　ボルティモアのジョンズ・ホプキンス大学の精神医学教授ポール・R・マクヒュー（Paul R. McHugh: 1931-）とフィリップ・R・スレイヴニー（Phillip R. Slavney: 1940-）は，その著書『精神医学の視座 *Perspectives of Psychiatry*』の第 2 版で，現象学について「今日の気分は？」「今日ははっきりと考えられますか？」といった質問への患者の回答に相当するものであると説明した．**カール・ヤスパース**の現象学への見解は，彼らによれば「患者の個人的な精神面の経験を引き出して記述した結果」である．彼らはさらにこう続けている，「私たちは他の個人がどのように考え，どのように感じているかをその人物に話しかけることによって知ることができる」．その場合には精神状態の評価は単に「患者に話しかけるための系統的な方法」なのである（pp. 9-10）．このような面接の現象学的な側面は，その患者の回答の内容ではなく，どのようにその患者が自分の思考を処理したかというところにある．

精神分析　PSYCHOANALYSIS　「精神分析」は，1896 年にフロイトが新しく造った言葉で，彼とウィーン生まれの同僚であったヨーゼフ・ブロイアー（Josef Breuer: 1842-1925）が開発した新しい心理学的な研究法を表すために，『神経学雑誌 *Revue neurologique*』に掲載されたフランス語で書かれた論文で用いられた．「今回の研究成果は J・ブロイアーによって開発された，精神分析 psychoanalyse という新しい方法を用いることで可能となったものである．これには微妙でとらえがたい面があるが，無意識的な観念のもつ暗い側面を明らかにするために非常に有効であることが示されたので，他に代えられない位置を獲得することだろう」と記されている（『全集 *Gesammelte Werke*』I, p. 416）（さらなる詳細は，「**イド**」「**神経症**」「**ナルシシズム（自己愛）**」「**パーソナリティ障害**」「**フロイト**」「**フロイト派の強迫の解釈**」「**フロイト派の精神病と統合失調症の解釈**」「**フロイト派の精神療法：技法**」「**フロイト派のヒステリー学説**」を参照）．

精神薬理学　PSYCHOPHARMACOLOGY　精神疾患における神経化学的な異常と，神経化学を理解しそれを調整するさまざまな薬物の使用法について研究する学問である．

近代医学の歴史において，精神作用のある薬物を疾病の形式の違いを研究するために最初に用いた研究者はジャック＝ジョゼフ・モロー（Jacques-Joseph Moreau: 1804-1884）だった（彼はトゥールで医学を学んだので，「モロー・ド・トゥール〔トゥールのモロー〕Moreau de Tours」と呼ばれた）．1845 年の有名な著作『ハシッシュ

と精神病 *Du hachisch et de l'aliénation mentale*』で，モローはハシッシュの影響について，徐々に投与量を増やしていったときに，メランコリー性のうつ病と，精神遅滞（un aliéné stupide）や認知症とでは異なる影響が認められることを述べた.「認知症患者では，高用量を投与したとしても，その影響はほとんどなかった．精神発達遅滞でも同様であった．二人のメランコリー患者では，5，6 時間後に正常な快活さと悪ふざけの特徴をもった，生き生きとした覚醒感を経験することができた」「その覚醒感が過ぎ去ると，患者は両者ともそれ以前の状態に戻ってしまった」(pp. 402-403)．これは疾病の違いによって効果が異なることを近代的に示した最初の業績であり，100 年後の精神薬理学の誕生を予感させるものであった（次に薬物が精神病理を解明するために用いられたのは，1940 年代以降の LSD の研究としてよいだろう）(「**幻覚剤**」を参照).

「精神薬理学 psychopharmacology」という用語は，1920 年に，ジョンズ・ホプキンス大学の薬理学者デイヴィッド・マクト（David Macht: 1882-1961）によって，『ジョンズ・ホプキンス病院紀要 *the Johns Hopkins Hospital Bulletin*』において，「薬物の心理的機能に与える影響」を記述するために造られた（p. 167）．トマス・バン（Thomas Ban: 1929-）は，**マッギル大学**精神薬理学の創設者であった当時，1970 年に自らの教科書『精神薬理学 *Psychopharmacology*』で，それをより広く「精神作用をもつ薬物と生体システムとの間のあらゆる局面と相互作用を対象とする新しい科学の一分野」であると定義した（p. vii）．現代的なこの用語の使用法は，**ジャン・ドレイ**とその助手のジャン・チュイリエ（Jean Thuillier: 1921-）が，1956 年に『病院週報 *Semaine des Hôpitaux*』に寄せた論文「実験的精神医学と精神薬理学 Psychiatrie experimentelle et psychopharmacologie」に始まり，1957 年のミラノでの学術集会以降に一般に使用されるようになった.

研究分野としての精神薬理学は，伝統的には 1952 年の**クロルプロマジン**の導入にはじまるとされてきた．しかし，精神医学的な状態を薬物の使用で改善させることについては，それ以前からいくつかの驚くべき業績が存在していた．とりわけ 1930 年にウィリアム・J・ブレックウェン（William J. Bleckwenn）が緊張病を改善させるためにアモバルビタールの静脈注射を行なったことは，特筆するに値する（「**緊張病**」「**バルビツール剤**」を参照．精神薬理学の歴史についてのさらなる詳細は「**イプロニアジド**」「**抗うつ薬**」「**抗精神病薬**」「**錐体外路系副作用**」「**選択的セロトニン再取り込み阻害薬**」「**遅発性ジスキネジア**」「**ドパミン**」「**パーキンソン症候群**」「**ベンゾジアゼピン**」「**リチウム**」「**レセルピン**」の項目を参照).

精神療法　PSYCHOTHERAPY　医学的な精神療法の根本である医師 - 患者関係を治療的に用いることについて，18 世紀の後半に多大な興味の高まりがみられた．フランスでは 1750 年以降に「心理学的医学 la médecine de l'esprit」について多くの著作が書かれ，イギリスでも同様に多くの医師がこのテーマについて執筆した．しかし 1880 年代になるまでは，最初の本格的な精神療法は現れなかった．

一種の心理学的な治療である「モラル療法　moral treatment」は 1800 年頃に盛んであったが，これについては「**モラル療法**」を参照．

ベルネームが最初の本格的な精神療法である「暗示suggestion」を導入した（1883 年）　フランスのナンシー大学の医学部教授であったイポリート・ベルネーム（Hippolyte Bernheim: 1840–1919）は，ナンシーの一般医であったアンブロワーズ＝オーギュスト・リエボー（Ambroise-Auguste Liébault: 1823–1919）から，催眠つまり「暗示」を用いることで「ヒステリー」現象を再現することを学んだ．しかしベルネームは，患者に普通の声で指示を与えることで，催眠暗示を用いなくてもヒステリー現象を生じさせたり消失させたりできることを発見した．1883 年に『東部医学雑誌 *Revue Médicale de l'Est*』で，ベルネームは非催眠暗示がヒステリーの治療を超えた適応をもつことを説明した．彼はやや誇張して，「熱情や本能，嗜好や精神能力をいったいどこまで，覚醒状態あるいは催眠下で長期にわたって上手に施行された暗示療法によって，修正することが可能だろうか」と問いかけた（1884年の彼の著書『睡眠状態と覚醒状態における暗示療法について *De la suggestion dans l'état hypnotique et dans l'état de veille*』よりの引用）．

「精神療法」という用語の最初の現代的使用（1887 年）　ベルネームと「ナンシー学派」の影響のもとに，二人のオランダ人医師，フレデリク・ヴィレム・ファン・エーデン（Frederik Willem van Eeden: 1860–1932）とアルベルト・ヴィレム・ファン・レンテルヘム（Albert Willem van Renterghem: 1845–1939）が 1887 年にアムステルダムで「暗示的精神療法クリニック」を開いた．ここはまったくの催眠療法専門のクリニックで，二人の医師は 1889 年にブリュッセルで出版した著書『暗示的精神療法の臨床 *Clinique de psycho-thérapie suggestive*』でその治療成績について報告した．

→「**フロイト派の精神療法：技法**（1893 年以後）」を参照．

デュボワの「合理的精神療法 rational psychotherapy」（1904 年）　スイスのベルンで家庭医であったポール・デュボワ（Paul Dubois: 1848–1918）は，電気治療経由で精神療法に転じ，フロイト以前の国際的な精神療法運動の最も重要な源泉となった．デュボワの合理的精神療法は「説得療法 persuasion method」と呼ばれることもある．19 世紀末における中産階級の進歩的な理性への信頼をもっていたデュボワは，精神神経症を，その生活史と症状の起源について患者と合理的な話し合いを行なうことで克服することができると信じていた．彼は 1902 年にベルン大学の神経病理学の教授となり，二年後（1904 年）には大きな影響力をもった『精神神経症とその心的治療 *Les psychonévroses et leur traitement moral*』を出版し，「神経衰弱については［ベルネームの暗示以外にも］精神療法があり，それは一種の心理学的な訓練で，疲労感を追い払おうとするのではなく，その主要原因である神経過敏であることを徐々に抑えることで消失させるのである」（p. 23）と述べた．デュボワの合理的精神療法は今日の「**認知行動療法**」の先駆と見なせるだろう．

ユング派の精神療法（1911 年以後）　→「**ユング，カール・グスタフ**」を参照

「環境療法 milieu therapy」のはじまり（1925 年）　ウィーンで活躍した児童福祉の専門家で，第一次世界大戦中に小児救急の体制を作った責任者アウグスト・アイヒホルン（August Aichhorn: 1878–1949）は，1918 年にそれまでは難民キャンプだったウィーン郊外のオーバーホラブルン（Oberhollabrunn）に造られた非行少年の居住施設を視察するように求められた．その後まもなくアイヒホルン自身が精神分析の訓練を受けはじめ，精神分析の原理にもとづくこれらの若者教育のモデルを構築することを試みた．

この経験を書いた彼の著作『手におえない子〔邦題〕*Wayward Youth*』（1925 年にドイツ語で『*Verwahrloste Jugend*』として出版され 1935 年に英語に翻訳された）は，環境療法の原理を実行しようとした最初の試みについての報告で，ここでは環境設定そのものがもつ人間同士の相互作用の治療的な性質が着目されていた（「**素行障害**」を参照）．アイヒホルンと，学校の小児精神科医の相談医であったエルヴィン・ラツァール（Erwin Lazar: 1877–1932）は，生徒たち（Zöglinge）をまず心理的にある程度まで均質の集団に分け，それからそれぞれの集団によって自発的な改革が企てられるように仕向けた．「生徒の集団の中での共同生活のみが，——他の教育的な手段を講じなくとも，——治療的に非社会的な面を改善させるだけ，集団への配置はよりよく行なわれる．そこで問うべきなのは，一緒に生活するという単純な行為から再社会化を達成するという目的のためには，どの非行少年をどこに割り振ることが最善の準備となるのかということである」（ドイツ語版の p. 187）．

アイヒホルンは自らの寄宿制の学校を，オーストリアの典型的な不良青年のための矯正学校と比較した．「少年少女，14 歳から 18 歳までの若い世代には，その生活のはじまりから何らかの喜び［Freude］が，それも単純なものが，もたらされていることが不可欠だった．私たちは，彼らのことを，その手から社会を守る必要がある非行少年あるいは犯罪者と考えたことは決してなかった．彼らには人生があまりに過酷な重荷を課したので，社会に対して否定的になって敵意を抱いたとしてもそれは当然だった．そして，環境は彼らがくつろげるように設定されるべきだった．実際，それはある意味で自動的に実現した」（p. 192）と記した．

睡眠分析療法 narcotherapy　→「**バルビツール剤：睡眠分析療法**（1930 年）」を参照

集団精神療法 group psychotherapy　19 世紀以来，精神科医は，患者が共同して作業したり遊んだりすることが治療的であることを理解するようになった．1842 年，スコットランドのダンフリー（Dumfries）で新たに設立されたクライトン王立病院（Crichton Royal Hospital）の医務官となったウィリアム・アレグザンダー・フランシス・ブラウン（William Alexander Francis Browne: 1805–1885）は，患者たちにアマチュア演劇を上演することを促した．「病院という共同体のメンバーは，病気のために集団の中で無気力となっていたが，その人々に簡単な笑劇や軽喜劇・喜劇等を演じさせた」のだった．彼はこういった努力を「精神の治療法」であり，「すべてが死んだように沈んで暗くなってしまっていたところで，省みられなくなっていたエネルギーを呼び覚まし，活気や期待感や楽しみを行き渡らせ，制限された場所に幸福の根源を創り出す方法であり，…監視も行なうことができる」(『精神科学雑誌 *Journal of Mental Science*』1864，p. 333）と考えた．

ジェイコブ・モレノ＝レヴィ（Jakob Moreno-Lewy: 1892–1974）はウィーンで医学生であった1911年に，酒場のような，病院とはまったく縁のない場所で，若者を集めて彼が即興劇場（Stegreiftheater）と呼ぶ一種のその場の劇，「即席」劇を組織した．彼はそれから**ワグナー＝ヤウレッグ**のもとで短期間，精神医学を学んだ．1922年，ウィーン郊外のバート・フェスラウ（Bad Vöslau）で工場勤務の医師として働きながら，モレノは市の中心地に常設の即興劇場を設立した．その数年後に彼は自身の演劇を用いた技法について説明するために『即興劇場 *Impromptu Theater (Stegreiftheater)*』という小著を記した．次第に彼は即興劇の技法が医学的にも適応できること（のちには「サイコドラマ Psychodrama」と呼ばれる）に気がついていった．「人生とは魂が息を吸い込むことで，即興劇はそれを吐き出すことだ．吸い込むことで毒（葛藤）が生じる．即興劇はそれをもう一度発散させる．このことに治療的な重要性がある」(p. 71)．この時点で彼はまだ「集団療法 group therapy」の言葉を用いなかったが，潜在的にはすでに彼の技法の中に働いていたといえる．

1925年にモレノは合衆国に移住した．1931年，刑務所と受刑者についての全国会議の昼食会で，モレノはニューヨーク州のシンシン（Sing Sing）刑務所に集団精神療法を導入することを提案した．この提案は全国会議によって『集団の技法の適応と分類について *Application of the Group Method to Classification*』(「第2版」）として1932年に書物にまとめられた．そしてモレノは1971年にその一部を『集団精神療法についての第一の書 *the First Book on Group Psychotherapy*』(「第3版」）として再版した．

広く知られることはなかったが，1930年頃にはすでに，合衆国のいくつかの施設で集団精神療法が実践されていた．1930年，ヒルサイド病院（後のヘイスティングス＝オン＝ハドソン）の主任精神科医ルイス・ウェンダー（Louis Wender: 1890–1966）は，経済的な理由から彼が「集団精神療法 group psychotherapy」と呼ぶものを導入した．患者たちの近くに座って話をすることは個人精神療法よりも安く済んだのである．

1939年に『精神衛生 *Mental Hygiene*』誌の論文で，**ポール・シルダー**は古典的な精神分析が，実践的にはほとんどの患者にとって長すぎるし高価すぎることを説明し，「一年半前，私は［ニューヨークの］ベルヴュー病院の精神科外来部門で集団精神療法の試みを始めた」と書いた．2人から7人の患者が医師の主導のもとで週に数回出会う．患者たちは精神分析的な洞察をもつように促され，それを達成した後にはレポートを書いて提出しなければならなかった．シルダーはまた「練りあげられた」質問紙を手渡した．その後に集団精神療法の技法はシルダーのものから，かなり異なったものとなってしまった．そのため，彼に，「集団 group」という概念でプライオリティがあると考えることは困難である．しかし，彼がその用語を一般的なものにしたと考えることはできるだろう．

シルダーの用法とは無関係に，1943年の『ランセット *Lancet*』誌上で，二人のイギリス人軍医，ウィルフレッド・R・ビオン（Wilfred R. Bion: 1897-1979）とジョン・リックマン（John Rickman: 1891-1951）が，**タヴィストック・クリニック**の支援を受けて，バーミンガム近郊のノースフィールド陸軍病院（Northfield Military Hospital）で，「集団療法」にとっての課題である「集団内の緊張 intra-group tensions」の分析を行ない，それを記載した．彼らの書き方は，まるでそれらの用語がすでに馴染みのものであるかのようだった．ビオンはリハビリテーション（プログラムについて話し合う集団ミーティングでの「治療的な協力関係 therapeutic cooperation」）（p. 678）について草稿を記し，リックマンは「小規模の病棟における集団療法について group therapy in a small ward」で，メンバーのつながりの中で集団の利益が最優先になった場合の，個人としての患者が経験する困難について詳しく説明した（p. 680）．

「治療共同体 therapeutic community」（1939年以後）「環境療法 milieu therapy」としても知られている（上記を参照）．ウィーンの心理学者ヨシュア・ビエラー（Joshua Bierer: 1901-1984）は，アルフレート・アドラー（Alfred Adler: 1870-1937）のもとで研修を受け，1920年代にはパレスチナで，1930年代はウィーンで集団精神療法の経験を積んだが，1938年にイギリスへと避難した．1939年，彼はエセックスのランウェル（Runwell）病院という精神病院で精神療法家となり，患者たちが自治を行なうソーシャル・クラブの立ち上げを手伝い，これが精神医療における治療共同体の最初のものとなった（彼はこの業績について1941年に『精神科学雑誌 *Journal of Mental Science*』に報告し，1942年には『英国医学雑誌 *British Medical Journal*』に「集団精神療法 Group Psychotherapy」という論文を書いた）．ビエラーはこの技法を「「共同体」治療 'community' treatment」と呼んだ．

そのすぐ後に，第二次世界大戦中に**モーズレー病院**の一部が移転したミル・ヒル救急病院（Mill Hill Emergency Hospital）では，スコットランド人の若き上級医であったマックスウェル・ジョーンズ（Maxwell Jones: 1907-1990）が，患者たち自身が自助組織を運営することで，その意欲が高められることに気がつき，患者たちにサイコドラマを行なうように促した．1944年までにジョーンズは，集団内の相互作用そのものが治療的で有用であることを明らかに理解していた．1945年にジョーンズと共同治療者たちは，彼らの考えをより大規模にケント州のダートフォード（Dartford）の南部病院（Southern Hospital）で実践した．当時そこでは，「治療共同体」への関心はかなりのものであった．ジョーンズはこの仕事について1952年に『社会精神医学：治療共同体の研究 *Social Psychiatry: A Study of Therapeutic Communities*』という書物を著した．

「治療共同体 therapeutic community」という言葉は，イギリスの精神科医トマス（トム）・メイン（Thomas（Tom）Main: 1911-1990）が，大戦が終わるまで勤務したノースフィールド陸軍病院（Northfield Military Hospital）で，彼が尽力した治療的な「環境 setting」について記した1946年の『メニンガー・クリニック紀要 *Menninger Clinic Bulletin*』に掲載された論文で造られた（「**タヴィストック・クリニック**」を参照）. メインは, 治療スタッフ同士の間にも, スタッフと患者の間にも親密な情緒的な触れ合いがあることの大切さを強調した.「治療共同体」について彼は,「ノースフィールドの試みは, 医師たちの技術的な関心を中心に病院が運営されるのではなく, 一つの共同体として, メンバー全員の日常生活の差し迫った必要を満たす目的と, 個人の神経症的なものが再社会化するという目的のために, 病院を使用するという試みであった」(p. 67）と説明した.

ビオンとジョン・リックマンはタヴィストック・クリニックのスタッフとしてその後も活躍し, そこに集団精神療法の考えを導入する役割を果たした.

アメリカの展開（1945年以後） 第二次世界大戦後には, 合衆国が国際的に精神療法の展開を主導するようになった. そしてアメリカ精神医学が世界に影響を及ぼしはじめたときには, 皮肉にも精神療法は精神科医よりもむしろ心理士によって実践されていた. 第二次世界大戦後のヨーロッパでは新しい精神療法の体系は実質的には生まれておらず, そのすべてがアメリカ発祥である. アメリカの精神療法では「医師 - 患者」のような上下関係を認めず, 心理士やソーシャルワーカーによって「クライエント clients」に提供されるものであり, フロイトやユング等の古典的な著者たちが顧慮されることもほとんどなかった. 国際的には彼／彼女らが主流となっていった.

アメリカにおける「治療共同体」（1940年代後半以後） アングロ - サクソン的な治療共同体の考え方は大西洋を超えてすぐに広がっていった. アメリカの患者の自治的な組織は1940年代後半にボストン精神病院（Boston Psychopathic Hospital）（1956年にはマサチューセッツ精神衛生センター（通称「マス・メンタル Mass Mental」）と改称された）で始まり, 副センター長であったロバート・W・ハイド（Robert W. Hyde: 1910-?）が指導的な立場にあった. この人物はアメリカにLSD（「**幻覚剤**」を参照）の研究を導入したことでも知られている. 1950年代半ばの変革期にスタッフとして働き, その後にこのマス・メンタルの臨床精神医学部門長となったミルトン・グリーンブラット（Milton Greenblatt: 1914-1994）が, ラッセル・セイジ基金（Russell Sage Foundation）からの支援を受けてこのチームを率いるようになり, マサチューセッツ州の他の精神病院でもこのような改革を行なうことが目指された. グリーンブラットの1955年の報告書『精神病院における保護管理から治療的な患者ケアへ *From Custodial to Therapeutic Patient Care in Mental Hospitals*』では, さまざまな身体的な治療は「社会的な環境を治療的に用いる」こととともに使用されることで, 多くの患者を地域社会に復帰させることができると結論した.

この考えはアメリカでは強く支持され, 1961年には精神疾患と健康についての共同委員会（Joint Commission on Mental Illness and Health）による『メンタルヘルスのためのアクション *Action for Mental Health*』でも強調された. この委員会は1955年に米国医学会（American Medical Association）と米国精神医学会（American Psychiatric Association）の共同事業として始まったもので, 議会からの後援も受け,マサチューセッツの精神保健コミッショナーであったジャック・R・エヴァルト（Jack R. Ewalt: 1910–）を先頭に，36もの組織が所属していた．ブランディス（Brandeis）大学の社会学者であったモリス・S・シュワルツ（Morris S. Schwartz: 1916–）が，精神科医のアルフレッド・H・スタントン（Alfred H. Stanton: 1912–1983）とともに1954年に執筆した，病院を一つの社会と見なしたうえで患者のケアについて研究した影響力のある報告『精神病院 *The Mental Hospital*』も，この共同委員会を通じて提出されたものである．治療的な環境についての基本原則は1961年の「新しい精神病院：治療共同体 *the new mental hospital: a therapeutic community*」という報告書（p. 46）で述べられたが，シュワルツとシャーロット・グリーン・シュワルツ（Charlotte Green Schwartz）の共著『精神科患者ケアへの社会的アプローチ *Social Approach in Mental Patient Care*』は1964年まで出版されなかった．著者たちは精神病院に「共同的環境」を創るためには，(1) 施設全体が「民主的で，治療志向的で，柔軟」であり，(2) スタッフが「患者に対して共感的で，友好的で，敬意を抱く」ように促され，(3) その環境を通じて，精神病院のさまざまな働きの中でも，患者が「自分が病気であるという考えを受け容れ，自分が病気となった原因についての洞察を深める」ようになることを論じた（pp. 164–165）．

カール・ロジャーズの「クライエント中心療法 client-centered therapy」（1946年以後） ロジャーズによって，精神療法が医師と精神分析家の手から臨床心理士と精神科ソーシャル・ワーカーの手へと移ることがはじまった．ロジャーズのクライエント中心療法は，フロイト主義や生物学的および行動主義的理論にもとづく治療とは異なり，「人間主義的」志向のものであり，精神療法の歴史に新たな一章を開くものであった．カリフォルニア大学バークレー校の社会福祉学部長ハリー・スペクト（Harry Specht: 1929–1995）は1991年の『ソーシャル・サービス・レヴュー *Social Service Review*』誌に，「[ソーシャル・ワーカーの] 専門職としての今世紀の歩みは，[ロジャーズとともに]，ソーシャル・ワーカーが一般向けの精神療法という制度の一部を構成し，個人の修復という教義を掲げる世俗化された聖職者組織の一角を占めるようになったところで，終結するように思われる」（p. 353）と記した．

カール・ロジャーズ（Carl Rogers: 1902–1987）は1931年にコロンビア大学で臨床心理学の博士号を獲得し，オハイオ州立大学で1945年まで教えた後に，シカゴ大学に移ってカウンセリング・センターを創設した．1940年，ロジャーズは『コンサルティング心理学雑誌 *Journal of Consulting Psychology*』に「クライエント中心療法 client-centered therapy」という用語は使わずに，自らの考えの概略を述べた．彼の最も重要な論文は1946年の『アメリカン・サイコロジスト *American Psychologist*』誌に掲載された「クライエント中心療法の重要な側面について Siginificant Aspects of Client-Centered Therapy」で，「予想可能 predictable」な結果につながる治療過程が記載され，そこで治療者は「カタルシス的役割 cathartic role」のみを果たすものとされた．この論文にはロジャーズのアプローチと，ヒューマン・ポテンシャル・ムーヴメント（human potential movement）の核心になるものが把握されていた．

「クライエントの中にはそれまで十分に認識されたことも評価されたこともなかった強さと統一性をもつ構成的な力が内在している」と記され，治療者が単純にその力を信頼していることで，その治療は秩序だった予測可能なものとなる．治療におけるカタルシスと洞察について指摘されたのは新しいことではなかったが，「全員ではないがほとんどの個人には成長する力と自己実現への傾向があり，それが治療への唯一の動機づけとして働くことを，私たちは今まで知ることも認識することもなかった」「私が記載してきたすべての能力は，もし適切な心理学的な雰囲気がもたらされるならば，個人の中へと解き放たれるのである」と彼は述べた．

ウィスコンシン大学での短い任期の後に，ロジャーズはカリフォルニアのラホイヤ（La Jolla）にある研究所の研究職となり，死ぬまでその職に留まった．ロジャーズがこのテーマで最初に書いたのが『クライエント中心療法 *Client-Centered Therapy*』（1951）である．

ロジャーズのアプローチが発展するに伴い，それは以下のような特徴をもつようになった（彼自身がシルヴァーノ・アリエティ（Silvano Arieti）の1966年の精神医学の教科書で説明した内容による）．(1) 治療的な雰囲気の中で，治療者は患者に対して，自らの「調和 congruence」や真実性（genuineness），治療者からの「無条件の積極的な関心」（これは患者を彼自身，彼女自身ありのままに肯定する），さらに「繊細で正確な共感的な理解」を持ち込むものである．(2)「クライエント中心」は，外から忠告を与えたり解釈を行なったりするよりも，治療者が患者の「現象的世界」，その患者のその場での考えや経験に焦点を当てることを意味している．(3) 治療の中心的な目的は，人間のパーソナリティの変化と成長であり，「人間の潜在能力回復運動 human potential movement」を促進することである．この点についてロジャーズはフリードリヒ（フリッツ）・パールズ（Friedrich（“Fritz”）Perls: 1893–1970）ら（「**ゲシュタルト療法**」を参照）と関係が深い*．1960年代はじめまでに，ロジャーズとその周辺では，このような成長は，「Tグループ」「感受性訓練グループ Sensitivity Training Group」「ベイシック・エンカウンター・グループ Basic Encounter Group」等と呼ばれる集中的なグループ体験によって促進されることが明らかになっていた．

ロジャーズは，彼のクライエント中心アプローチを，フロイト派の精神分析や行動主義と並ぶ，アメリカ心理学における一種の「第三勢力」だと考えていた．ピーター・スタイングラス（Peter Steinglass）によると，ロジャーズは，「精神療法の実践が精神医学のみから行なわれることと格闘し，それを心理学や他の学問の手にも委ねるために主要な役割を果たした」とされている（カプラン Kaplan の『精神医学教科書 *Comprehensive Textbook of Psychiatry*』第6版中のスタイングラスの論文からの引用，p. 1866）．

* フリッツ・パールズの**ゲシュタルト療法**は，戦後では例外的に合衆国以外で生まれた精神療法である．

「環境療法」の用語がブルーノ・ベッテルハイムによって有名になる（1948年）

ブルーノ・ベッテルハイム（Bruno Bettelheim: 1903–1990）はウィーンの出身で，ウィーン大学で心理学を学び（彼はリヒャルト・シュテルバ（Richard Sterba: 1898-1989）に一年間精神分析を受けた），1939年に合衆国に移住してシカゴ大学を中心にシカゴ地区で精神分析的な心理学を教えることで学問的な経歴を始めた．1944年に彼は障害をもつ子どもたちのための大学の入所治療施設である，ソニア・シャンクマン矯正学校（Sonia Shankman Orthogenic School）の校長となった．多くの子どもたちが自閉的だったが，彼と児童精神科医で精神分析家であった協力者のエミー・シルヴェスター（Emmy Sylvester: 1910-）が，1948年に『米国矯正精神医学雑誌 *American Journal of Orthopsychiatry*』における「治療的環境 a therapeutic milieu」についての論文で「環境療法 milieu therapy」の用語を練り上げた．「治療的環境は内的な恒常性をもっているので，子どもはそれを参照枠として一貫したものを発達させることができる．…自発性と柔軟性が強調される．…予定や決まりごとは疑問に付され，非常に個人的で内発的な対人関係の方が優先される」(p. 192)．1949年に『精神分析レヴュー *Psychoanalytic Review*』誌で著者らが展望したように，「環境療法は精神分析の技法としては新しいものではない．それは精神分析の概念を，入所での治療を必要とする情緒障害児のための場面を創造するという特別な課題に応用したものに過ぎない」のである．

ベッテルハイムがその矯正学校の経験から出版したものの中で，おそらく最も有名なのは『自閉症・うつろな砦〔邦題〕*The Empty Fortress*』(1967)（「**自閉症**」を参照）である．その本は実際には治療共同体については何も語っていないが，自閉的な子どもたちと強制収容所の収容者との詳細な比較が行なわれた．「小児自閉症は，まったく希望がもてないという極端な状況下で自分自身を感じることへの反応として進展する」が，これは死に向かう収容所で「イスラム教徒 moslems」と呼ばれて希望をまったく見失っていた収容者たちと類似の状況である．ベッテルハイムが彼の学校で実践した治療の本質は次第に議論の対象とされていったが（1995年にフランス語から英訳されたニナ・サットン Nina Sutton『ブルーノ・ベッテルハイム：狂気のもう一つの側面 *Bruno Bettelheim: the Other Side of Madness*』を参照），彼が著作の中で明確に述べた諸原則の影響力は非常に大きかった．

家族療法 family therapy（1956年以後）　精神保健の専門家が患者と他の家族メンバーとの関係を考慮しているのは当たり前のことであるが，とくに「家族療法」という場合には，いろいろな家族のメンバーを同じ部屋に集めてカウンセリングを行なうことを意味することが多く，その中でも統合失調症に興味の関心が向けられている．ネーサン・アッカーマン（Nathan Ackerman: 1908-1971）はこの分野の基礎を築いたと考えられている．**メニンガー**・クリニック（彼はそこで訓練を受けた）のスタッフ精神科医であったときの1937年，アッカーマンは『カンザス精神衛生協会紀要 *Bulletin of the Kansas Mental Hygiene Society*』に，精神疾患においては家族が中心的な問題であるとする論文を書いた．彼はコロンビア大学の臨床准教授で，1956年には創設者の一人としてニューヨークのジューイッシュ・ファミリー・サービス（Jewish Family Service）に「家族メンタルヘルス・クリニック family mental health clinic」（彼がクリニックの院長になった）を立ち上げたが，このことは家族療法の歴史で画期的な出来事となった．1958年，アッカーマンは著書『家族生活の精神力動について：家族関係の診断と治療 *The Psychodynamics of Family Life: Diagnosis and Treatment of Family Relationships*』においてこう記している．「時間の経過とともに，ある一人の家族メンバーがもつ葛藤や不安の決定的な焦点が，他の家族メンバーへと移動したり，ひと組の家族の夫婦から別の夫婦へと引き寄せられることがある．…家族内の対人葛藤のパターンが，内面化された葛藤をどのように統御するのかを決定するのである」(p. 11)．言い換えるなら，病んでいるのは全体としての家族であって，患者と見なされている者ではない．

同じ時期にカリフォルニアのパロ・アルトでは統合失調症の精神療法について研究するためのグループが作られた．1952年にパロ・アルト退役軍人病院（Palo Alto Veterans Administration hospital）の人類学者グレゴリー・ベイトソン（Gregory Bateson: 1904-1980）は，コミュニケーション研究のための研究費をロックフェラー財団から取得し，1954年から「統合失調症者のコミュニケーション schizophrenic communication」についての研究計画を開始した．1956年に，ベイトソンと精神科医で精神分析家のドナルド・D・ジャクソン（Donald D. Jackson: 1920-1968），それにベイトソンが統合失調症の計画のために招き入れた精神療法家ジェイ・ヘイリー（Jay Haley: 1923-2007），さらに精神療法家ジョン・H・ウィークランド（John H. Weakland: ca. 1919-1995）によって『行動科学 *Behavioral Science*』誌の第1巻に統合失調症家族のコミュニケーションの理論について記載した論文が掲載された．彼らによると家族内で患者は何を行なっても「勝つことができない」状況，「ダブル・バインド double bind」の中にあることが主張された．この研究の一部として，1959年にジャクソンはパロ・アルトにメンタル・リサーチ・インスティテュート（Mental Research Institute: MRI）を開設して，とくに統合失調症について研究した．

家族療法のリーダーたちは，自分たちの業績がヨーロッパの精神分析の伝統に多くを負っていることを認めている．たとえそうであっても，家族療法とロジャーズのクライエント中心療法は20世紀の国際的な精神医学に対しての，純粋にアメリカから発信された最初の貢献として重要である．それらは精神分析にほとんど依拠しておらず，「一般向けの精神療法 popular psychotherapies」として，19世紀アメリカの「マインド・キュア mind cure」の伝統に根づいているのである．

認知行動療法 cognitive-behavioral therapy（CBT）（1963年以後）（「**認知行動療法**」を参照）　合衆国における CBT は精神科医のアーロン・ベック（Aaron Beck: 1921-）の業績と深く結びついている．そのルーツは前世紀の変り目の**ピエール・ジャネ**やポール・デュボワ（Paul Dubois: 1848-1918）にまで遡る．

「うつ病の対人関係療法 interpersonal psychotherapy of depression」（1967年以後）**ハリー・スタック・サリヴァン**の，病いにおける対人関係へのアプローチから触発されて，**ジェラルド・クラーマン**をリーダーとする「ニューヘヴン - ボストンうつ病研究共同プロジェクト New Haven-Boston Collaborative Depression Research Project」

のメンバーたちは，1967年に，うつ病の外来患者に対する焦点づけられた短期の精神療法を発展させる試みを始めた．彼らは150人の「神経症性抑うつの女性患者」の治療についてのフィールド調査をはじめて行ない，抗うつ薬アミトリプチリンによるもの（「**イミプラミンと三環系抗うつ薬**」を参照）と精神療法によるもので顕著な差を認めなかった（その結果は1974年に『米国精神医学雑誌 *American Journal of Psychiatry*』に発表された）．広範なフィールド調査の後に，1984年に対人関係療法（IPT: Interpersonal Psychotherapy）マニュアルの決定版である『うつ病の対人関係療法：短期かつ焦点づけされた特異的な技法 *Interpersonal Psychotherapy of Depression: A Brief, Focused, Specific Strategy*』が刊行された．この本の著者は，出版の直前に亡くなったクラーマン，彼の妻でイェール大学の精神医学的疫学教授の**マーナ・ワイスマン**（1935-），イェール大学の精神科教授のブルース・J・ランサヴィル（Bruce J. Rounsaville: 1949-）であった．著者たちはこう説明している．「私たちは…臨床的なうつ病が対人関係の文脈で起きること，そしてこの文脈を目指した精神療法的な介入が…患者を急性期のエピソードから回復させ，おそらくは再発予防の効果をもつことを確信している」（pp. 5-6）と．著者たちは精神分析的な思想家たちの影響も受けていたが，IPTは無意識に働きかけることを意図しているのではなく，患者の現在の社会的関係から由来する「現時点での紛争，欲求不満，不安，そして願望」に働きかけるのだとした．この作業は「「今，ここで」に焦点を当てている」（p. 7）のである．

精神療法が脳に変化を起こすという発見（1996年）　ジェフリー・M・シュワルツ（Jeffrey M. Schwartz: 1951-）が主導するカリフォルニア大学ロサンゼルス校の研究者たちは，強迫性障害（OCD）の治療が精神療法――**認知行動療法**――で成功した場合に，OCDの症状の産生と関係していると考えられている脳の部位，つまり尾状核と隣接した回路で（糖代謝の変化という）生理学的な変化が実際に起きていることを発見した．この研究は1996年の『総合精神医学アーカイヴズ *Archives of General Psychiatry*』誌に，核種で標識されたグルコースによるPETの**神経画像**とともに掲載された．この発見は心理学的な治療が生物学的なレベルでも効果を及ぼしていることを示唆しているために興味深い．

生物学的精神医学，アメリカにおけるはじまり　BIOLOGICAL PSYCHITRY, BEGINNING OF IN UNITED STATES（1946年）

1946年にサンフランシスコのフェアモントホテルで，二人のカリフォルニアの神経学者――ヨハネス・M・ニールセン（Johannes M. Nielsen: 1890-1969，南カリフォルニア大学神経学教授）とその門下でロサンゼルス総合病院精神科医長ジョージ・N・トンプソン（George N. Thompson: 1909-?）――は「行動の生物学的基礎」に関心をもつ研究者からなる専門グループの会議を組織した．この会議から生物学的精神医学会（the Society of Biological Psychiatry）が生まれた．新学会の創立メンバーには，パリで学んだシカゴの神経科医でとくにプレスビテリアン病院精神神経科で診療に従事していたパーシヴァル・ベイリー（Percival Bailey: 1892-1973），サンフランシスコのラングレー・ポーター・クリニックに勤務しカリフォルニア大学精神医学教授であったカール・M・ボウマン（Karl M. Bowman: 1888-1973），ハーヴァード大学神経病理学教授でマサチューセッツ総合病院精神科主任のスタンリー・コブ（Stanley Cobb: 1887-1968），シカゴ神経精神医学研究所の神経科診療医ローランド・P・マッケイ（Roland P. Mackay: 1900-1968），ボストン精神病院院長のハリー・C・ソロモン（Harry C. Solomon: 1889-1982），そしてニューヨーク大学医学部精神神経科主任教授のサミュエル・バーナード・ウォルティス（Samuel Bernard Wortis: 1904-1969）らがいた．これはアメリカ神経科学界のエリート集団であった．1947年にニールセンとトンプソンはアメリカ初の生物学的精神医学の教科書『精神医学のエングラム *The Engrammes of Psychiatry*』を出版した．

摂食障害　EATING DISORDERS　→「**過食症**」「**身体像（ボディイメージ）：その障害：神経性無食欲症**」を参照

セロトニン　SEROTONIN　→「**選択的セロトニン再取り込み阻害薬（SSRIs）**」を参照

選択的セロトニン再取り込み阻害薬　SELECTIVE SEROTONIN REUPTAKE INHIBITORS (SSRIs)　SSRIは，ニューロン間のシナプス結合部において大脳の神経伝達物質であるセロトニンの「再取り込み reuptake」を阻害するという概念を基礎にした一群の薬物を表現したものであり，うつ病やその他の疾患に改善をもたらすものとされる（「**シナプス**」「**神経伝達物質**」を参照）．再取り込みが意味するのは，下流の（後シナプス）ニューロン発火のためにシナプス間隙に放出された神経伝達物質量を上流の（シナプス前）ニューロンへ再吸収するということである．再取り込みを阻害するということは，理論的には，シナプスにおいて利用可能なセロトニン量を増加させることであり，そのことで精神医学的症状を改善させることである．再取り込み阻害が症状を改善させるのである．しかしながら，セロトニン系になんらかの異常があるということがこれまで科学的に確かめられたことはない．

ジメルジン　Zimeldine　物語：セロトニン再取り込みと薬物によるその変更の研究は，1963年，**国立精神衛生研究所**のジュリアス・アクセルロッド（Julius Axelrod: 1912-）とその共同研究者によって始められた．この研究者たちは，放射性同位元素を標識した方法を使って，最初の結果を『薬理学・実験治療学雑誌 *Journal of Pharmacology and Experimental Therapeutics*』に報告した．その後1968年には，ヨーテボリ大学のアルヴィド・カールソン（Arvid Carlson: 1923-）は，三環系抗うつ薬**イミプラミン**が，セロトニンタイプのニューロンにおいて，セロトニンの再取り込みをブロックすることを発見した（共著者はシェル・フクセ（Kjell Fuxe: 1938-）とウルバン・ウンゲルステット（Urban Ungerstedt: 1942-）で，『薬学・薬理学雑誌 *Journal of Pharmacy and Pharmacology*』に発表）.「この作用は抗うつ薬の特性にとって重要である可能性がある」と著者たちは述べた*（2000 年，カールソンはドパミンに関する研究によってノーベル生理学・医学賞を受賞した）. この研究は多くの製薬会社の SSRI の開発への関心を刺激した（なお 1990 年代初頭までこの頭文字は使われていなかった）.

他の三環系抗うつ薬クロミプラミンは，イミプラミンよりもより強力なセロトニン効果をもっていたことは明らかであった. 1970 年前後，そのため，スウェーデンのモルンダル（Mölndal）にあるハスレ（Hässle）社（ほどなくしてアストラ社の分社となる）のカールソンと有機化学者のハンス・コロディ（Hans Corrodi: 1929-1974）は，セロトニンの再取り込みに選択的な効果をもち（特許権が得られるだろう）分子を設計することを試みた. 基本としてクロルフェニラミンと呼ばれる抗ヒスタミンを使用し，彼らは強力な選択的セロトニン再取り込み阻害薬を作成し，それをアストラ社はジメルジン（Zimeldine）（1972 年にこの薬物は特許権を得た）と呼び，1982 年にヨーロッパでツェルミッド（Zelmid）の商標名で販売された（抗ヒスタミン薬はつねに SSRI であった）. 不幸にも，ツェルミッドは 1983 年には姿を消したが，その理由は，ギラン・バレー症候群という神経筋機能の障害をきたす多発神経炎の特異的発症を引き起こしたからであった. これは，合理的な薬物のデザインの原理が実際に，薬剤を設計するために使用された最初の出来事の一つであった.

* この仮説は，1969 年の『欧州薬理学雑誌 *European Journal of Pharmacology*』に掲載された，カールソン（Carlsson），コロディ（Corrodi），フクセ（Fuxe），トマス・ヘックフェルト（Tomas Hökfelt）の共著論文で詳細に説明された.

さらに 6 つの SSRI が続いた. 特許権を得た順に列挙する.

パロキセチン　Paroxetin（1974 年）　フェロサン（Ferrosan）社によって特許権が得られ，1980 年に当時スミスクライン・ビーチャム社として知られていた（2000 年にグラクソ・スミスクライン社へ併合された）製薬会社へそのライセンスが売却された. この薬品は，1993 年に合衆国において「パキシル Paxil」として販売され，覚えやすい「SSRI」という頭文字で宣伝されたが，これはこの会社による造語であった（フェロサン社はまた 1974 年に，SSRI のフェモキセチン femoxetine を作成したが，開発中に頓挫した）.

フルボキサミン　Fluvoxamine（1975 年）　フィリップス＝デュファー（Philips-Duphar）社が 1975 年に特許権を得た. 1983 年にうつ病のための「フロキシフラール Floxyfral」としてスイスでデュファー社が販売した（英国では「ファベリン Faverin」として）. そして合衆国では，ソルヴェイ（Solvay）社によって「ルボックス Luvox」として 1995 年，強迫性障害の治療薬として販売された.

フルオキセチン Fluoxetine（1975 年） 1975 年，リリー（Lilly）社が特許権を得た．社としては体重減少薬として当初は販売する考えであったが，その後合衆国において，1988 年にうつ病のためにプロザック（Prozac）として販売された（1987 年 12 月，食品医薬品局 FDA によって認可された）．プロザックは薬品の歴史の中で最も成功した製品で，事実，その名を時代に留めた．

インダルピン Indalpine（1977 年） フランスのマー＝ファ社（Mar-Pha Société）が特許権を得て，フルニエ兄弟（Fournier Frères）社がライセンスを取得し，1983 年に抗うつ薬「ユプステン Upstène」として販売したが，これは，「最初の特異的なセロトニン再取り込み阻害薬」であると会社は主張した．この薬物は後に肝毒性のために姿を消した．

シタロプラム Citalopram（1977 年） デンマークのルンドベック（Lundbeck）社の支社であるケファラス A/S（Kefalas A/S）社が特許権を得て，1989 年にルンドベック社はデンマークで，シタロプラムを「シプラミル Cipramil」として販売した．ルンドベック社はフォレスト（Forest）製薬会社に合衆国における権利を売り，その会社が合衆国において 1998 年に抗うつ薬「セレクサ Celexa」として販売した．

サートラリン Sertraline（1981 年） ファイザー社が特許権を得て，サートラリンを「ゾロフト Zoloft」として 1992 年に販売した．「うつ病患者を日常にもどそう」と宣伝した．その他の「アメリカ」製 SSRI と同様に，ファイザー社はその後，食品医薬品局から不安障害領域におけるその化合物の多くの適応症を獲得した．たとえば，「大うつ病」と同様に，パニック障害，強迫性障害，心的外傷後ストレス障害，社交不安障害である．

サートラリンは最後の「SSRI」となった*．この種の特有な薬物のアキレス腱は，ヴァージニア大学のアニタ・H・クレイトン（Anita H. Clayton: 1956–）とその共同研究者たちが，2002 年，『臨床精神医学雑誌 *Journal of Clinical Psychiatry*』の論文で指摘したように，さまざまな SSRI が生み出す 30％から 40％の性機能障害であった．

1960 年代に考え出された薬剤の集合が，1970 年代は「右へならえ」となって次々開発され，1990 年代の向精神薬では最新のものとなるということは，科学とマーケティングとの相互作用や薬のライセンスを取得するまでの長い遅延時間と関連する皮肉な結果である．

＊ 技術的には，「SSRI」として販売された最後の薬は，ルンドベック社のエスシタロプラム（escitalopram）（1990 年に特許が取得され，2002 年にフォレスト社によってレクサプロ Lexapro として米国で販売された）であった．しかし，この薬剤は，シタロプラムの単なる異性体，つまり左右逆の鏡像構造に過ぎないものである．

前頭葉 FRONTAL LOBES 脳のさまざまな葉（lobes）の中でも，前頭葉は高次の諸機能を司る中心的な責任をもつ．そのため前頭葉の神経精神医学的損傷は，脱抑制や無関心，そして持続力の欠如や保続（過剰な持続）等の独特な障害を結果として生じる傾向がある．この種の知識は頭部外傷の経験の歳月によって創り上げられたもので，特定の脳損傷が生み出す障害に注目するものであった（「**身体像（ボディイメージ）：その障害：ヘッド**［1918 年］」参照）．さらに，機能的な精神医学的疾患（うつ病，統合失調症，その他の既知の構造的原因のない主要な障害）において，前頭葉は同様に特有の役割を果たしている．1913 年，その教科書の第 8 版で，**エミール・クレペリン**は，数多くの研究者による組織学的研究結果が，前頭葉の何らかの損傷に向けられていることを書き留めている（『精神医学 *Psychiatrie*』第 8 版，III［2］，p. 903）．しかし，その世代の研究者が使用した簡易な顕微鏡では，健康なものでも病理的なものでも，さまざまな脳の構造の容量の相違に焦点を当てることはできなかった．彼らができたのは大脳皮質のさまざまな細胞の層における障害を書き留めることだけであった．

しかし，1970 年代とそれ以降，洗練された**神経画像（ニューロイメージング）**の技法の到来によって，対照群と比較した統合失調症患者のさまざまな脳の構造の容量や機能の差異を検出することが可能になった．この時点で研究者は，統合失調症の「前頭葉機能低下 hypofrontality」仮説を復活させた．1974 年『スカンディナヴィア精神医学雑誌 *Acta Psychiatrica Scandinavica*』において，ルンド大学臨床神経生理学科と精神医学科のデイヴィッド・H・イングヴァール（David H. Ingvar: 1924-2000）とヨーラン・フランシェン（Göran Franzén: 1929-）は，放射線核種を用いて，統合失調症患者の前頭葉における血流量の異常に注目した．1985 年には，当時**国立精神衛生研究所**の神経精神医学部門のチーフであった**ナンシー・アンドレアセン**とダニエル・ワインバーガー（Daniel Weinberger: 1947-）が，統合失調症の局在論をめぐる著作の中で，「統合失調症は前頭葉の疾患なのか？」と問いかけ，その答えがイエスを示すような根拠を集めた．ナンシー・アンドレアセン自身の磁気共鳴画像法研究は 1986 年に終了して『総合精神医学アーカイヴズ *Archives of General Psychiatry*』誌に掲載されたが，前頭葉を統合失調症の原因と見なす急速に成長した視点にさらなる根拠を付け加えるものであった．「前頭葉機能低下」についてのこの研究が示すのは，古典的精神医学の伝統である前頭葉についての考え方の，意識しないままの，興味深い確認である．

「セントルイス学派，精神医学の」 "ST. LOUIS SCHOOL OF PSYCHIATRY"

（セントルイスのワシントン大学）（1942 年以後）　精神医学のセントルイス学派はきわめて重要である．なぜならば，権威ある教育機関がすっかり精神分析学によって支配されていた当時において，ここがアメリカ精神医学界に生物学的思考を導入したからである．

1938 年，精神科医デイヴィッド・ライオック（David Rioch: 1900-1985）によって創設された「ワシントン大学 Wash U」精神医学教室が，アメリカ精神医学における生物学的精神医学の主要な代弁者として知れ渡るようになったのは，1942 年，エドウィン・ギルデイ（Edwin Gildea: 1898–1977）がその教室の主任教授となったときであった（ライオックは精神分析家であった）．大学はすでに革新的な医学研究の国立センターであり，ワシントン大学の生化学者カール・コリ（Carl Cori: 1896–1984）が突然ギルデイの任命を決定したと言われている．ギルデイはコロラド州スプリングズ生まれで，1924 年にハーヴァード大学で医学博士号を取得，1924 年から 1928 年まで，ボストン精神病院で精神医学のトレーニングを受け，精神医学教室の一員としてイェール大学へ赴任する前にハーヴァード大学で神経病理学を学んだ．1942 年，精神医学教授兼神経精神医学主任として「ワシントン大学 Wash U」へ招聘された．彼の妻マーガレット・クレーン＝リリー・ギルデイ（Margaret Crane-Lillie Gildea: 1903–?）も精神科医であった．ギルデイは精神分析家一色であった教室を生物学的方向へ転回させた．

1949 年，ギルデイは**イーライ・ロビンス**（1921–1994）を神経精神医学の専任講師としてワシントン大学へ招き寄せた．ロビンスはギルデイが退官した 1963 年に精神医学教室の主任教授となったが，彼自身も進行性の病いのために 1975 年に退官している（ロビンスの妻リー・ネルケン・ロビンス（Lee Nelken Robins: 1922–）は，著名な医療社会学者であり，ダレル・A・レジエ（Darrel A. Regier: 1944–）とともに，アメリカ精神医学において最初となる大規模の疫学的調査，疫学的医療圏域研究（Epidemiological Catchment Area Study）を指導したが，これらは**国立精神衛生研究所**によって資金提供されたものであり，1991 年に『アメリカの精神障害 *Psychiatric Disorders in America*』として刊行された．

サミュエル・グーゼは，1975 年から 1989 年の間，ロビンスの後任として精神医学の主任教授となった．**ジョージ・ウィノカー**はトロイカ体制のうちの一人であった．彼は 1951 年に精神医学教室の専任講師としてワシントン大学へ着任し，1971 年，アイオワ大学の精神医学の主任教授となるまでの間そこに在任した．

「セントルイス学派」は，ロビンス，グーゼ，ウィノカーのもと，三者がそろって将来のレジデントのトレーニングプログラムを提供することで集合的な存在であることを示すようになり，ギルデイをいくらか驚かせた．その間，彼らは，長期の追跡研究や遺伝的研究を行なうという明確な印象を刻みつけた．彼らは，第二次世界大戦後，生物学的精神医学において多くの影響力をもつこととなるアメリカ人研究者をトレーニングした．その中にはC・ロバート・クロニンジャー（C. Robert Cloninger: 1944–），ポーラ・J・クレイトン（Paula J. Clayton）（「**女性研究者，精神医学における**」を参照），ロバート・A・ウッドラフ・ジュニア（Robert A. Woodruff, Jr.: 1934–），ロドリゴ・ムニョス（Rodrigo Muñoz: 1939–）がいる．「新クレペリン主義者 neo-Kraepelinians」として知られる彼らは，アメリカ精神医学におけるそれまでのインサイダー集団，つまりアメリカ精神医学の知的リーダーシップの担い手であった**メニンガー**・クリニックを基本にした「精神医学の進歩のためのグループ Group for the Advancement of Psychiatry: GAP」に取って代わった．

ずっと後になって，アメリカ精神科医デイヴィッド・シーハン（David Sheehan:

1947-）は，フロリダ州タンパのサウスフロリダ大学の精神医学研究施設において，セントルイス学派の重要性について言及している．「それは目に見ることができないネットワークである．関与した者だけがその存在を知っている．彼らがそれについて言及することは決してない．それは理解されるだけだ．まるで彼らが同じ大学のネクタイを身につけているかのように…それは，**モーズレー病院**，あるいはパリの**サルペトリエール病院**，あるいはミュンヘンの**クレペリン**学派に対応するものである」（ヒーリー Healy『精神薬理学者 *Psychopharmacologists*』III, p. 503）．

せん妄　DELIRIUM　急性の脳の機能停止（acute brain failure）と定義されるように，せん妄とは，医学的状態あるいは物質によって環境に対する意識の清明さが減弱していることを意味する．せん妄*の主要な症状は見当識の喪失である．自分が実際にどこにいるのか，今日が何日なのか，自分が誰なのかがわからない．それは第一に意識の曇った状態であるが，そのうえ意識状態の狭窄や低下を，さらに幻視を伴うことがある．この術語は紀元後 1 世紀にローマの著述家ケルスス（Celsus: B. C. 25-A. D. 50）によって医学に紹介されたようである．しかし，多年の間その使用法はあいまいなままで，しばしば狂気，精神病あるいは痴呆（dementia）と共通の境界内にくくられていた．それにもかかわらず，高熱を伴う感染性の疾患がよく起きた時代には，せん妄もまた器質因性の錯乱と見当識障害という中核的な意味を保持していた．

主要なせん妄研究者であるズビグニエフ・J・リポフスキー（Zbigniew J. Lipowski: 1924-1997）によれば，この術語が英国ではじめて使われたのは 16 世紀であり，医学著述家たちはせん妄を――狂気（madness）を表す一般的な術語であった――マニーとメランコリーから，熱を伴うかどうかで鑑別していた．17 世紀の内科医トマス・ウィリス（Thomas Willis: 1621-1675）は，『動物の精神に関する二つの言説 *Two Discourses Concerning the Soul of Brutes*』（1672 年に出版されて 1683 年に英訳された）において，せん妄は本来的な疾患でなくて，さまざまな身体病の一症状であると述べた．この報告で，ウィリスは見当識障害と精神病に焦点をあわせた．1794 年，エラズマス・ダーウィン（Erasmus Darwin: 1731-1802，チャールズ・ダーウィンの祖父）は，自身の著書『動物学あるいは有機生命体の法則 *Zoonomia, or the Laws of Organic Life*』で，せん妄は障害された意識の徴候――本質的に現代の定義である――であるとし，これを夢にたとえた．

1845 年に，医学アカデミーの『回想録 *Mémoires de l'Académie royal de Médecine*』で，フランスの療養所の精神科医アレクサンドル゠ジャック゠フランソワ・ブリエール・ド・ボワモン（Alexandre-Jacques-François Brierre de Boismont: 1797-1881）が「急性せん妄 dérile aigu」というフレーズを紹介したのだが，フランスで「デリール délire」とはせん妄というよりも妄想性障害を意味することが多い．1851 年，パリのビセートル病院で精神遅滞とてんかん部門を引きついだばかりのルイ゠ジャン゠フランソワ・ドラジオーヴ（Louis-Jean-François Delasiauve: 1804-

1893）は，『医学年報 *Annales de médecine*』において，せん妄に対して術語「愚かさ stupidité」あるいは「精神錯乱 confusion mentale」を提案した．「幻覚と不合理な恐怖は愚かさの結果である，影の中に知性が落ちたのである」．ドラジオーヴはアルコール症あるいは麻薬中毒者の精神錯乱を「愚かさ」に帰した（スムレーニュ Semelaigne『フランス精神医学のパイオニアたち *Les Pioneers de la Psychiatrie Française*』I，306）（英語では「精神錯乱 mental confusion」は思考の障害であり，一方せん妄は意識の障害である）．

ドイツでは，当時ブレスラウ大学，のちにベルリン大学に移った精神科教授カール・ボンヘッファー（Karl Bonhoeffer: 1868-1948）が，1909 年にせん妄に対する重要な寄与をなした．すなわち彼は『神経学・精神医学中央雑誌 *Zentralblatt für Nervenheilkunde und Psychiatrie*』で，うつ病（「**うつ病：出現：外因性対内因性**」を参照）を含む「内因性精神病 endogene Psychosen」と，脳以外の身体疾患から急性に発生する「外因反応型〔精神病〕exogenen Reaktionstypen」を区別したのである．「せん妄群 die Delirien はこのような外因性の諸反応形態のうちで記述することができ，これらの文脈において副次的な幻覚症が起きる」．彼は続けていくつかの症状を数えあげた（p. 499）．しかし，せん妄は器質的疾患に対する特異的な精神医学的外因性反応であるという主張は，精神医学の全分野を，疾患の起源の外因性対内因性という問題に集中させるのに十分だった．

脳波（EEG）で計測できる脳の変化の結果としての意識レベルの障害，というせん妄の定義は，1944 年にジョン・ロマノ（John Romano: 1908-1994）と**ジョージ・L・エンゲル**によってはじまった．彼らは当時シンシナティ大学の精神医学と内科講座に属し，のちにロチェスター大学へ転じた．1944 年の『北米医学臨床 *Medical Clinics of North America*』誌に掲載された「せん妄の生理学的および心理学的考察」についての論文で，彼らは脳波の徐波化として観察される脳機能のさまざまなレベルの障害（disturbance）が，せん妄のさまざまなレベルと関連していることを証明した．彼らは以下のように記している．「皮質の電気的活動性と，たとえば意識レベルの交代のような，せん妄における基礎的な障害との密接な相関関係は，心理学的な症状が…高次皮質機能の障害の結果であるという，納得のいくエビデンスを提供する」（p. 635）．

＊「3 つの D」がこれらの概念を区別するのに役立つ．急性の器質的疾患では，意識の障害であるせん妄（*d*elirium）がみられる．**アルコール症**のような亜急性の障害では，記憶の障害である記憶障害（*d*ysmnesia）がみられる．慢性の脳の器質的変化である認知症ではパーソナリティの質的変化（*d*eterioration）がみられる（アルツハイマー病［**認知症（痴呆）**を参照］は本来，一般的に考えられているような記憶障害ではない）．

ソ

躁うつ病 MANIC-DEPRESSIVE ILLNESS（双極性障害 BIPOLAR DISORDER）

1850年以前から，数多くの医師たちが躁病とメランコリーの交替について言及していた．1844年，ドイツのジークブルク（Siegburg）精神病院の医長であったカール・ヴィーガント・マキシミリアン・ヤコービ（Karl Wigand Maximilian Jacobi: 1775-1858）は「気分高揚と抑うつは最も本質的な相互関係にあり，しばしば交互に出現し，完全な規則性をもつわけではないにしろ，相互に誘発される」と記している（『精神障害の主要形態 *Die Hauptformen der Seelenstörungen*』I，p. xxxii）．1844年，カール・フリードリヒ・フレミング（Carl Friedrich Flemming: 1799-1880）はこの交替の反復を，別個の対象として名づけ，以下のように述べている「［メランコリーとマニーの間には］しばしば互いに連関があり，先に一方の症状があり，のちにもう一方の症状が現れる易変性気分変調症 Dysthymia mutabilis と呼ばれるものがある」（『精神医学総合雑誌 *Allgemeine Zeitschrift für Psychiatrie*』1844，p. 129）．しかし，フレミングの区別は忘れ去られた．

循環性精神病 circular insanity（1850年） 1850年，**ジャン＝ピエール・ファルレ**はパリの精神医学会で講演をしたが，その講演の中で「循環精神病 la folie circulaire」に言及していた．講演は簡潔に要約され，1851年のパリの『病院雑誌 *Gazette des hôpitaux*』に掲載された．3年後の1854年，**サルペトリエール病院**において，精神疾患に関する連続講義を担当していたジュール＝ガブリエル＝フランソワ・バイヤルジェ（Jules-Gabriel-François Baillarger: 1809-1890）は「二相精神病 la folie à double forme」について講義した．そこで彼は「二つの見かけ上のエピソードは，単一のエピソードの二つの病相であり，これらは二つの疾患ではなく単一の疾患である」（p. 370）と主張した．これを目にしたファルレは憤慨し，自身のプライオリティを主張するために，本件に関する考えを早急に公表した．それを受け，実際に別個の病気であるマニーとメランコリーの交替については描写されているが，ファルレの記述は，昔からよく知られる別々の二つの病気の交替に名称を与えただけであり，この新たな事象の認識には失敗している，とバイヤルジェは述べた．両著者とも予後に関しては非常に悲観的であり，バイヤルジェは，たとえ症状が見られない期間があっても，真に患者が治癒することはないと述べ，ファルレは機械的ともいうべきやり方で起こる交替は生涯を通じて続くと述べた．ファルレの論文とバイヤルジェの熱い反論については1854年の『医学アカデミー報告 *Bulletin de l'Académie de* *médecine*』を参照．バイヤルジェの原著論文「二相精神病 De la folie à double forme」は1854年の『医学＝心理学年報 *Annales médico-psychologiques*』に掲載されている．

ピエール・ピショーの見解によれば，先に記述したというだけでなく，独立した疾患単位の記述において，臨床経過（「進展 évolution」）の重要性を強調したことから，ファルレにプライオリティがある．「この視点から捉えられるのは，双極性障害の誕生は，優れた科学者が時折みせる狭量さを例証する面白いエピソード以上の出来事である．それは精神医学史上決定的なエピソードであったと考えられよう」（『欧州精神医学 *European Psychiatry*』誌，1995，p. 9）．

気分循環症（循環気質）cyclothymia（1882年）　当時，プロイセンの都市ゲルリッツ（Görlitz）で私立の神経クリニックの院長であった**カール・ルートヴィヒ・カールバウム**は『精神病者の友 *Der Irrenfreund*』に掲載した「循環精神病」に関する論文において，それまでに二，三名の研究者によってすでに記述された「循環性定型ヴェザニア vesania typica circularis」とは異なり，進行性の悪化を認めない循環精神病の一形態のものに対して用語「気分循環症 cyclothymia」を造り出した．気分循環症は知性や意欲よりも，主として精神の情動領域に影響する．「このようにしてわれわれは，末期の痴呆 dementia に至ることなく情動の領域に留まる循環精神病と，すべての精神領域において本質的悪化やさらなる精神錯乱の段階や完全な精神的変質をもたらす痴呆として現れ，興奮の段階にも至る循環精神病とを厳密に区別することができる」．カールバウムは前者に対して「気分循環症 cyclothymia」の用語を提唱した（p. 155）．この用語は多くの観察者を当惑させた．**クルト・シュナイダー**は躁うつ病についてほとんど言及せず「気分循環症（循環病）」について述べることが多かった．

躁うつ病 das manisch-depressive Irresein（1899年）　**エミール・クレペリン**は教科書第6版においてすべての感情障害――うつ病，躁病，「混合状態」――を躁うつ病という単一の診断カテゴリーに統合した．彼の『精神医学 *Die Psychiatrie*』中の記載によれば，「躁うつ病は…一方で，いわゆる周期性精神病や循環型精神病の全領域を包含する．他方で，従来別個の疾患として治療されてきた単極性躁病をも包含する．数年の過程で，私がより強く確信するに至ったことは，先に述べたすべての臨床像は単一疾患の一側面に過ぎないということである」（p. 359）．退行期メランコリーだけはこの枠組みに入れられなかった．これ以降，クレペリン学派の間では，感情障害の全症例が体質的素因をもつ「MDI（躁うつ病）」と考えられるようになった．

躁うつ病は体質的人格傾向素因から生じる（1921年）　当時，テュービンゲン大学の精神科のスタッフ精神科医であった**エルンスト・クレッチマー**（1888-1964）は，1921年に自著『体格と性格 *Körperbau und Charakter*』において，気分障害，とくに躁うつ病は「循環気質 zykloide Temperamente」から生ずるという思い切った見解を示した．特定の体型がこの種の「素因」に対応する．「われわれは分裂気質や循環気質によって，健康と病気の間を揺れ動く，それらが統合失調症性や循環精神病性の基本的な精神症状を引き起こす異常な人格類型であることを示した」．躁うつの，この基礎的な気質型，あるいは素因は「社交的で，親切で，愛想が良く，くつろげる［gemütlich］」ものである．そしてこのような気質における体格の型は，主に「がっしりした首に柔和で大きな顔」をもち大柄という意味で「肥満型」に落ち着く（大きな胃袋をもつと思われる多くの男性患者のこの身体型は，遺伝というより，シュヴァーベン地方の食事によると考えられる）（1929 年に出版された第 7 版の pp. 27, 115–116）（「**精神病：概念の出現：クレッチマーの体質性精神病**［1921 年］」を参照）．同著書は多くの版を重ねた．

躁うつ病が別個の疾患から構成されると考えられる：双極性および単極性障害（1957 年）　長年にわたる経過や家族歴に関する縦断的研究にもとづき，1957 年に当時エルフルト大学の精神科教授であったカール・レオンハルト（Karl Leonhard: 1904–1988）は，『内因性精神病の分類 *Die Aufteilung der endogenen Psychosen*』を出版した（「**ウェルニッケ - クライスト - レオンハルト学派**」を参照）．家族歴や現象学に立脚して，彼は単極性うつ病と躁うつ病が異なった疾患であることを論証した．レオンハルトによると，のちに彼が 5 つの形態に下位分類する「純粋うつ病」から区別される「純粋メランコリー」が存在する．彼はクライストの用語「双極性」の疾患を，躁うつ病に充てるものとして借用し，純粋うつ病や純粋躁病に関して単極性疾患というクライストの概念を復活させた（クライストが用いた用語「unipolar 単極性」をレオンハルトは「monopolar」と称した）（クライストに関しては「**ウェルニッケ - クライスト - レオンハルト学派**」を参照）．

1964 年，スウェーデンのウメオ（Umea）大学の精神科に所属していたカルロ・ペリス（Carlo Perris: 1928–2000）は『スカンディナヴィア精神医学雑誌 *Acta Psychiatrica Scandinavica*』において，レオンハルトの用語「単極性 monopolar」をクライストの用語「単極性 unipolar」に戻した．この研究プロジェクトにおける最初の家族歴の資料については，1949 年に前任者であり同僚であったエッダ・ネーレ（Edda Neele: 1910–）により発表された．単極性障害と双極性障害が家族歴を根拠に区別されるという考え方は，1966 年，チューリヒにある**ブルクヘルツリ病院**のユーレス・アングスト（Jules Angst）の著作（『内因性うつ病の病因論と分類 *Zur Ätiologie und Nosologie endogener depressiver Psychosen*』）と，ペリスの『スカンディナヴィア精神医学雑誌』の別冊中の論文という別々の出版物により確証された．ペリスは「さらに，われわれの研究の結果はうつ病の遺伝特性をも示しているようだ．このことは，各集団内で，他の形態の疾患の罹病率が低いのに比し，同一形態の疾患の罹病危険率が高いことから支持されている」と記述している（p. 41）．

→「**統合失調症：最近の概念：多くの「統合失調症」は躁うつ病へと転換されていった**（1978 年）」を参照

DSM-III* において躁うつ病から「双極性障害」へ名称変更がなされる**（1980 年）　***DSM の第 3 版において，従来，躁うつ病として知られる双極性障害は，大うつ病とともに大感情障害（major affective disorders）の下位分類とされた．双極性障害の

領域内で*DSM*は以下のように区別した．最近の顕著な躁および大うつ病の両方を伴う症状像を意味する「双極性 - 混合性」，「混在しているか数日毎に急速交替するもの」；最近の躁病エピソードを意味する「双極性 - 躁病性」；そして現在のうつ病と，過去いずれかの時期の躁病エピソードを意味する「双極性 - うつ病性」である．

*DSM-III*はまた，**カールバウム**の用語を復活させて「気分循環性障害 cyclothymic disorder」を認めた．しかしそれは，大うつ病や躁病の診断基準を満たさない程度の軽症のうつ状態と軽躁状態の病相交替という意味で用いられている．

DSM-III-R*（1987 年）では，*DSM-III*からの双極性障害における重要な変更はなかった** ***DSM-IV（1994 年）において双極性障害は，さらに双極 I 型障害と双極 II 型障害とに下位分類された．双極 I 型は，躁病が主病像となるうえに混合エピソードが加わったものを示し，双極 II 型は，大うつ病が主病像となるうえに軽躁エピソードが加わったものを示している．

双極性障害　BIPOLAR DISORDER　→「**躁うつ病**」を参照

躁病　MANIA　→「**ウェルニッケ - クライスト - レオンハルト学派**」「**軽躁病と躁病**」「**躁うつ病**」「**統合失調症：概念の出現：クレペリン**（1893 年以後）」「**リチウム**」を参照

素行障害　CONDUCT DISORDER　　子どもが行なう持続性の反社会的行動を医学化するという思想は，**チェーザレ・ロンブローゾ**と 19 世紀の変質論者に遡る（「**精神遺伝学：変質学説**［1857 年］」「**犯罪性と精神医学**」を参照）．ロンブローゾは犯罪とは生来性のものと信じており，それは若年期から「モラル狂気 moral insanity」（彼はこれらを pazzi morali と呼んだ）の諸症状として表れているという．さらに，彼によれば，青年期の反社会的行動は多くの場合，てんかんに罹患しており，その爆発は発作として存在を確認できる．1878 年の『犯罪者 *L'uomo delinquente*』第 2 版で，ロンブローゾは「モラル狂気に陥った者と生来性の犯罪者の間の完全なる同一性と類似性」を指摘した．1902 年刊行の『新科学選集 *Nuova Antologia di Scienze*』において，ロンブローゾは成人期には手のつけようのない山賊になった，一人の若い犯罪者について記した．「彼は生来性の犯罪者である，とりわけ…彼はてんかんのエピソードに晒されていたからである…それは生来性の犯罪の底辺にある病気である…それは 12 歳から 15 歳の間に急性に出現し，そのときには彼は手に負えず，父親に対して残酷になっていた」．

変質論という決定論の流行が舞台を去ったのちも，生来的犯罪性という概念は司法精神医学と思春期精神医学の文献に残った．**エミール・クレペリン**は教科書第 8 版

(1915) で,「生来性犯罪の問題」を掲げた.

1920 年代以降, 精神分析家たちは素行障害あるいは少年非行を, 個人の性格的病理として見なすようになった. ここでは, ウィーンの教育者で精神分析家でもあるアウグスト・アイヒホルン (August Aichhorn: 1878-1949) が主要な寄与をなした. すなわち彼の 1925 年の古典的作品『手におえない子〔邦題〕*Verwahrloste Jugend: Die Psychoanalyse in der Fürsorgeerziehung*』(1935 年に『*Wayward Youth*』として英訳された——ドイツ語の副題は「養育施設ケアにおける精神分析」) であり, フロイトが序文を書いた. アイヒホルンは以下のように述べている.「非行の多くは神経症を基礎として生じているということが十分に立証されている, このことは自我構造の神経症的変化が非行と関連して起きているということを意味する」(p. 29).

同じように, シカゴの精神分析家フランツ・アレグザンダー (Franz Alexander: 1891-1964) は,『国際精神分析学雑誌 *International Journal of Psychoanalysis*』に掲載された「神経症性格」についての 1930 年の論文で,「行動化 acting out」という概念を提案した.「非社会的傾向は, 神経症者が抑圧し代用的満足に制限するものであり…すべては内的葛藤が存在しない真の犯罪者によってしたいようにされるものである」. 神経症者のうちには自慰のような形態で衝動性を「行動化」する者がいるが, この世間で行動化する者もいる (pp. 296, 304) (アレグザンダーは明確に素行障害の若者のことを書いていたわけではないが,「行動化」という考え方はのちに成人の殺人者たちではなく厄介なティーンエイジャーたちに適用された).

同時期に, 非行に関する社会学的視点が盛んになった. これはともにシカゴの青少年研究所 (Institute for Juvenile Research) に在籍した社会学者クリフォード・ローブ・ショー (Clifford Robe Shaw: 1895-1957) とヘンリー・ドナルド・マッケイ (Henry Donald McKay: 1899-1980) によって始められた. 1929 年大統領のハーバート・フーヴァー (Herbert Hoover) は, とりわけシカゴにおけるギャング抗争に関する大衆の不安に対する反応として, 法の遵守と強制に関する全国委員会 (National Commission on Law Observance and Enforcement) を設立した, それは委員長をつとめたニューヨークの法律家ジョージ・W・ウィッカーシャム (George W. Wickersham) にちなんでウィッカーシャム委員会として知られた. 1931 年, ショーとマッケイは『青少年非行における社会的要因 *Social Factors in Juvenile Delinquency*』(全国委員会によって出版された『犯罪の原因に関する報告 *Report on the Causes of Crime*』第 2 巻) において, こう書きとめている.「高い非行率を示すこれらの地域では, コミュニティが社会的コントロールの機関として有効に機能できていない」(p. 387). 1942 年, ショーとマッケイは『青少年非行と都市エリア *Juvenile Delinquency and Urban Areas*』を出版した, これは非行の社会学において開始のゴングを鳴らすものであった.

第二次大戦後, 素行障害と青少年非行は社会的原因によるものという見解が広まった. 1946 年, ミシガン大学の小児指導研究所のレスター・ユージン・ヒューウィット (Lester Eugene Hewitt) とシカゴの小児精神科医リチャード・L・ジェンキンス

(Richard L. Jenkins: 1903-?) は,『不適応の基本パターン *Fundamental Patterns of Maladjustment*』において論じ,若者の反社会的行動は精神力動や生物学的なものというよりは「特定の環境的状況」に起因するものだとした.精神科医たちは,1950年代,「青少年非行」をめぐって大きな関心のうねりが生じた際に指導的役割を担った.そこでは精神分析的に説明される「個人的な非行 individual delinquency」と,エスニックな下位文化的行動による「社会学的非行 sociologic delinquency」とが区別された.

1966年,**セントルイス**にあるワシントン大学の社会学者リー・ネルケン・ロビンス(Lee Nelkin Robins: 1922-)は,セントルイスの小児指導研究所に連れてこられ,30年後に追跡調査された小児500人の研究を報告した.著書である『成長した逸脱児たち:社会病質人格の社会学的および精神医学的研究 *Deviant Children Grown Up: A Sociological and Psychiatric Study of Sociopathic Personality*』において,彼女は素行障害の小児はたいてい社会病質の成人になることを見出している.

米国精神医学における戦後の公式診断に関しては,1968年の***DSM-II***では素行の障害に対して特定のラベルは設けず,「青年期の適応反応:怠学を伴う易怒性とうつ気分であり,かんしゃく,くよくよ,がっかりとして表現される」(p. 49) とのみ記されている.

わがままで不品行な青少年,主として少年に対する診断としての「素行障害」は,1980年の***DSM***第3版に登場した.それは「繰り返され持続する素行のパターンであり,それは他人の基本的権利あるいは年齢相応の社会的規範や規則に違反する」という本質的特徴をもつ.この障害は小児と青少年がどのように社会化され攻撃的となるかということを規準に下位分類された.***DSM***の類型学では「素行障害」は成人の「反社会的行動 antisocial behavior」の小児版であり,「反抗性障害 oppositional behavior」と並んで掲載されている.「反抗性障害」とは「権威のある人物に対する不服従的,拒否的かつ挑発的な反抗のパターン」である.このマニュアル (*DSM-III*) ではまた,遺伝についての注目も刻印している.これは後続する版においてより強調されることとなった.「家族パターン:この障害は,反社会的パーソナリティ障害とアルコール依存症をもつ成人の子どもに一般人口よりも共通してみられる」.***DSM-III-R***(1987) と***DSM-IV***(1994) では全般的な概念に本質的な変化はない.

タ

タヴィストック・クリニック，ロンドン　TAVISTOCK CLINIC, LONDON

第一次世界大戦後，英国では砲弾ショック（shell shock）等の「機能性神経障害」の治療に多大な関心があった（「**外傷後ストレス障害**」を参照）．1920 年，戦前から私立クリニックを開業していた神経科医のヒュー・クライトン＝ミラー（Hugh Crichton-Miller: 1877–1959）は，個人的な精神療法を受ける余裕のない人々に対応するために，精神分析理論にもとづいたクリニックの設立をめざして先頭に立った（当時，英国の病院ではしばしばみられたことだが，相談スタッフのサービスは無給であった）．ロンドンのブルームズベリー地区のタヴィストック広場にその最初の場所があったので，クリニックはそう名づけられた．ロンドン大学近くにあるマレット・プレイス（Malet Place）へ 1932 年に移転したが（1965 年から後はベルサイズ・レイン Belsize Lane へ移転），タヴィストックという名前，もしくは愛称「タヴィ The Tavi」は，精神分析と社会精神医学に深い関連性があるようになった．クライトン＝ミラーは 1933 年に退任し，後任にはジョン・ローリングズ・リーズ（John Rawlings Rees: 1890–1969）が就いたが，彼は第二次世界大戦中，陸軍の精神医学の主要な人物となっていた．

戦後，タヴィは集団療法理論を拡大するうえで影響力をもつようになったが，それはトム・メイン（Tom Main: 1911–1990）によって，バーミンガムに近いノースフィールド陸軍病院である程度発展することとなった．タヴィのウィルフレッド・R・ビオン（Wilfred R. Bion: 1897–1979）とジョン・リックマン（John Rickman: 1891–1951）は，しばらくノースフィールドの病院で働いていた．彼らは 1943 年の『ランセット *Lancet*』の論文で，集団療法技法について論じ，戦後は，タヴィにおける集団療法運動の萌芽を育てるうえで彼らの経験を生かした（「**精神療法：治療共同体**［1939 年以後］参照）（トム・メインはひきつづきキャッセル Cassell 病院の院長となったが，そこは精神療法改革の別の中心であった）．

1946 年，姉妹団体であるタヴィストック人間関係研究所（Tavistock Institute of Human Relations）は，社会および産業関係における研究と，とくにそのトレーニングを行なうために設立された．精神医学史家のトム・ハリソン（Tom Harrison）は以下のように記している．「ノースフィールドは…社会的心理学的革新を幅広く展開するうえでその一部をなしているが，そのほとんどはタヴィストック人間関係研究所で行なわれていたのである．多くのアイデアが生まれ，そして幅広い聴衆へ広められたのは，この組織を通してなのであった．しかしながら，彼らの研究の焦点は，精神医学や精神疾患という領域からから遠く離れてしまうこととなり，とりわけ産業界における予防的な仕事へと移っていった」（『ビオン，リックマン，フォークスとノースフィールドにおける試み *Bion, Rickman, Foulkes and the Northfield Experiments*』2000, p. 268）.

1948 年，タヴィストック・クリニックは国民保健サービス制度（National Health Service）と合流した．戦後，そのクリニックは成人向けの精神医学ユニット（ジョン・デルク［“ジョック”］・サザーランド（John Derg［“Jock”］Sutherland）が率いた）を設立し，小児精神医学（「子どもと親のための診療科」と呼ばれた）のユニットは，**ジョン・ボウルビー**のもとで設立されたが，彼は「愛着理論 attachment theory」の研究で知られている．精神分析，家族問題，集団的関係に関心があったタヴィは，疫学，量的研究，卒後教育に関心があった**モーズレー病院**とは反対極にあり，英国におけるその象徴であると言われていた．ヘンリー・ヴィクター・ディクス（Henry Victor Dicks: 1900–1977）は，クリニックの夫婦ユニットの長であるが，『タヴィストック・クリニックの 50 年 *Fifty Years of the Tavistock Clinic*』（1970）の中で以下のように記している．「1920 年の設立以来，タヴィストックは精神医学の精神力動的側面を一貫して代表し強調してきた．そして，健康と疾患に関する実験室の研究と生理化学的理論に次第に関心が増大していく時代の潮流に立ち向かい，「全人的」医療を支持してきた」（pp. 298–299）.

多重人格障害 **MULTIPLE PERSONALITY DISORDER**（1886 年以後）　近代における多重人格障害への関心は，**ピエール・ジャネ**が 1886 年『哲学雑誌 *Revue philosophique*』に発表した論文「誘発夢中遊行下における人格の二重化 le dédoublement de la personnalité pendant le somnambulisme provoqué」にはじまるだろう．この主題に対する生き生きした関心は約 10 年続いたのち下火となった．

1957 年，オーガスタのジョージア医科大学の二人の精神科医，コーベット・H・シグペン（Corbett H. Thigpen: 1919–1999）とハーヴェイ・M・クレックレー（Hervey M. Cleckley: 1914–1984）が，「多重人格」と思われる女性患者に関する意欲的な症例記述を行なった．この現象は以前の医学文献でもときに議論されてきたが，「多重人格障害」の流行を引き起こしたのは彼らの著書『イヴの三つの顔〔邦題：私という他人〕*The Three Faces of Eve*』（1957）であった．この流行は，精神医学的疾患の診断が広く熱望された最初の瞬間を示しており，精神疾患の脱スティグマ化の動きとして興味深い．「多重人格障害」は 1980 年の ***DSM-III*** に登場し，1987 年の ***DSM-III-R*** にも残った．それから ***DSM-IV***（1994）では「解離性同一性障害 dissociative identity disorder」に置き換えられ，同時に「この症候群は被暗示性の高い患者において過剰診断されてきた」とのコメントがつけられた．

多動 HYPERACTIVITY →「**注意欠陥多動性障害（ADHD）**」を参照

単一精神病 UNITARY PSYCHOSIS（1822年以後）（「**精神病：概念の出現**」も参照）　生物学レベルでは，この概念はおそらくパリジャンの医師アントワーヌ・ローラン・ジュセ・ベイル（Antoine Laurent Jessé Bayle: 1799–1858）が，ずっとのちになって脳梅毒として認識されたものについての著作で最初に唱えたものである（それは1822年の彼の博士論文『精神病研究 *Recherches sur les maladies mentales*』であった）．ベイルは，自分が扱っているのが**神経梅毒**であることを知らなかった．彼が注目したのは，ある種の炎症に起因する脳の髄膜の肥厚と粘着性，つまり髄膜炎についてだけであった．彼は，精神病の症状も示した麻痺性患者に大脳の病理を見た最初の研究者だった（「モノマニー妄想 délire monomaniaque」とは，たとえば，症状の進行の第一段階であった）．ベイルはこう述べている，「慢性のクモ膜炎が存在しており，それが症状を伴った精神的障害の原因である」と．脳の髄膜におけるこれらの病理学的変化（「クモ膜炎 arachnitis」）が神経梅毒の結果であることが発見されたのは，のちになってのことである．精神症状における器質病因の発見によって精神病は脳の疾患にすぎず，したがって実際のところ狂気にはたった一つの原因しかないとする可能性に道を開くことになった．

ジョゼフ・ギスラン（Joseph Guislain: 1797–1860）は，ベルギーのゲント（Ghent）大学の精神医学の教授であったが，その著作『フレノパチーの研究 *Traité sur les phrénopathies*』（1833）の中で以下のように論じた．精神病には唯一の基本形態であるフレノパチーがあるだけであるが，それは，たとえばマニーとかメランコリーといった多様な形態を取りうるのであり，一つの臨床像は他のものへと解消する，と．

この概念がさまざまなドイツの著述家に影響を与えた．その中にはハインリヒ・ノイマン（Heinrich Neumann: 1814–1884）がいた．彼は当時，ブレスラウの近くのペペルヴィッツ（Pöpelwitz）にある私立精神病院の院長であり（のちにブレスラウ大学の精神医学教授になったが），その1859年の『精神医学教科書 *Lehrbuch der Psychiatrie*』において，唯一の狂気の形態が存在し，それを彼は，ハインロートが想定した48のものではなく，簡潔に「狂気 Irresein」（それはのちに単一精神病 Einheitspsychose と名づけられた）と呼んだ（「**ドイツ「ロマン主義」精神医学**」を参照）．狂気の唯一の過程があることを漠然と信じていたそれ以前の著述家の研究を洗練しながら，ノイマンは，それがいくつかの段階を経て進行すると述べた．それは，妄想と幻覚によって特徴づけられるヴァーンジン（Wahnsinn），連合の弛緩が特徴的な錯乱（Verwirrtheit），精神活動の崩壊を特徴とする痴呆（Amentia）である（p. 167）．すべての精神病に当てはまらなくとも，この視点が今日の統合失調症に適用されるなら，ノイマンの段階理論は先見的なものであることがわかる．

その間フランスでは，ジュール・ファルレ（Jules Falret: 1824–1902）（**ジャン＝ピ**

エール・ファルレの息子）は，1866年の『医学＝心理学年報 *Annales Médico-psychologiques*』に掲載された重要な論文で，「感情の狂気」（ピネルのデリールを欠くマニー manie sans délire（「**精神病：概念の出現**」を参照）は存在せず，また「心理学的医学において，同時に知的能力の障害を伴わない，感情や本能だけの機能障害〔病変〕というものはない」（p. 386）と主張した．彼によればこうした視点は，1819年以来，彼の父親が抱いてきた見解だということであった．

19世紀における議論は，**ヴィルヘルム・グリージンガー**が，その大きな影響を及ぼした教科書『精神疾患の病理と治療 *Die Pathologie und Therapie der psychischen Krankheiten*』第2版（1861）で，不可知論的な立場から以下のように述べたとき，暫定的な終焉を迎えることになった．「その本性を基礎にした精神病の分類は，つまりその核心の解剖学的な脳の変異にもとづく分類のことであるが，現在のところ可能ではない．というよりはむしろ，精神病のすべての種は症状を基礎にしてのみ構成されているので，われわれが指し示すことができるのは，諸症状の異なった複合体を基礎にしただけのそれらのさまざまな諸形態なのである」（p. 211）．

エミール・クレペリンの疾病分類学が一群のもの〔疾病〕を支配するようになったとき，単一精神病の概念はますます信憑性のないもののように考えられた．

1958年に**カール・メニンガー**が，哲学的な意味においてであるが「単一精神病」概念を蘇らせた．疾病分類学への無関心という精神分析学の伝統に依拠しながら，メニンガーは，「疾病の異なった種類に大きな力点を置く代わりに，すべての精神病はつまるところ質的に同一であり，むしろ量的に異なるものであると考えようとしたとしよう」と述べている．彼は『メニンガー・クリニック紀要 *Bulletin of the Menninger Clinic*』に掲載された論文においてこう記した．「精神医学における自然の「種 class」とは，障害されたその個人と，困難な状態にあるすべての人類のいずれかであるに違いない」．この論文は，長年にわたって，体系的な分類を信じようとしない者の典拠となった．

年余にわたって，疾病分類学の支持者は，単一疾患論の支持者との間で一進一退の論争を繰り返してきた．2000年に，ヴァンダービルト医科大学精神科医のハーバート・Y・メルツァー（Herbert Y. Meltzer: 1921-）は『生物学的精神医学 *Biological Psychiatry*』誌において，統合失調症と躁うつ病（「双極性障害」）とは共通の遺伝学的ルーツをもつように見えるが，そのことは，「これらの障害の単一疾患モデル，いわゆるグリージンガーの単一精神病と呼ばれるものをさらに支持するものである」（p. 172）と論じた．

チ

遅発性ジスキネジア TARDIVE DYSKINESIA　ジスキネジアは不随意運動である．遅発性の意味は，その発症が遅れるということである．遅発性ジスキネジア（TD）は，長期間の抗精神病薬投与が原因で生じる医原性の「錐体外路系 extrapyramidal」の障害を指す（「**錐体外路系副作用**」を参照）．

TDの機序は，なお不明であるが，しかし基底核の「後シナプス」（下流の）D2ドパミン受容体の過敏性（hypersensitibity）と関連している可能性がある（ドパミンの欠乏による神経遮断薬誘発性**パーキンソン病**とは相対立する）．

さまざまな錐体外路系の副作用は，抗精神病薬によってもたらされる可能性がある．副作用の中には，無動（akinesia）（運動不能）や振戦（tremor）のようなパーキンソン病の症状が含まれている．しかしTDの錐体外路症状は，舞踏病（chorea）にみられる筋肉の過剰運動性が含まれ，神経遮断薬誘発性パーキンソン病のそれとは逆の位置にある．TDによって，とくに舌や顎の不随意運動，とりわけ唇をピチャピチャすることや舌突出，ときには軀幹や四肢のジスキネジア（dyskinesia）が生じる．半数以上の症例は投薬中断によって寛解するが，あるものはそうではなく，そしてTDは，いくつかの古典的な抗精神病薬の最も目に付きやすい副作用の一つである．それらの抗精神病薬には，たとえば，ハロペリドール（米国商品名ハルドール Haldol．ヤンセン社で開発され，1959年にヨーロッパで導入，1967年にはマックネイル社によってアメリカで販売された），あるいはスミス・クライン＆フレンチ社のトリフルオペラジン，これは1958年，ステラジン（Stelazine）として販売されたものなどがある（新規の「非定型」抗精神病薬にはパーキンソン病はより少なくて，それにはサンド社のクロザピン（商品名クロザリル Clozaril，1990年にアメリカで販売）やリリー社のオランザピン（ジプレキサ Zyprexa，1996年に販売）がある．そしてクロザピンはTDの抑制のために使用されることもある．このような理由で，非定型と呼ばれている）．

TDは1957年，エッセン＝ブロベック（Essen-Brobeck）の病院のスタッフ精神科医であるマティアス・シェネッカー（Matthias Schönecker）によって，『神経医 *Nervenarzt*』誌上ではじめて記述されたが，その表題は「クロルプロマジン療法中の奇妙な口唇領域症候群 Ein eigentümliches Syndrom im oralen Bereich bei Megaphenapplikation」であった．唇をピチャピチャする症状に彼は衝撃を受けた，なぜならば，この症状は治療中断後も持続したからである．その後，パリのブルセ

(Brusse) 精神病院のジャン・シグワルド (Jean Sigwald: 1903–) と共著者たちは, 1959年,『神経学雑誌 *Revue neurologique*』でTDをより詳細に特徴づけた. そして, それを「ジスキネジア性過緊張性症候群 Dyskinetic-hypertonic syndrome」, あるいはとくに「顔面 - 頬 - 舌 - 咽頭性のジスキネジア facial-buccal-lingual-pharyngeal dyskinesia」と呼んだ (p. 557).「TD」の用語自体は, アリルド・フォールバイ (Arild Faurbye: 1907–1983) とその共同研究者たちによって, 1964年,『スカンディナヴィア精神医学雑誌 *Acta Psychiatrica Scandinavica*』において提唱された. デンマークのロスキレにある聖ハンス精神病院の精神科医であるフォールバイはこう記している.「遅発性ジスキネジアは, まずまっさきにジスキネジア運動の出現によって特徴づけられるが, そのうえ, 振戦と自律神経症状が生じる可能性もあり, この症候群はしばしば筋強剛を伴っている」(p. 12). TDは, しかしながら, 1973年の食品医薬品局 (Food and Drug Administration) とアメリカの神経精神薬理学の大学連合 (American College of Neuropsychopharmacology) との合同の対策委員会の報告まで, 臨床医の眼にありありとその姿を現すことはなかった. その委員会の会長はボストン大学医学部の神経科医ダニエル・ターシー (Daniel Tarsy) で, その報告は『米国精神医学会雑誌 *American Journal of Psychiatry*』に掲載された.

ジョージ・E・クレイン (George E. Crane: 1912–) は, 1968年以来, 自発的にTDについて警告を発していた. その頃彼は**国立精神衛生研究所**にいた.『米国精神医学雑誌』の別冊号で,「この症候群は慢性患者にかなりの頻度で出現する」(p. 41) と述べていた. 1973年,『サイエンス *Science*』誌の「神経遮断薬の遅延性の不測の効果」をめぐる論文において, クレインはこう記している.「多くの臨床医はまだこの問題に気づいていないか, またはまったく関心がないようであるが, 遅発性ジスキネジアは, 薬物が長期間, 定期的に投与されている病院の全病棟で普通に見られるものとなっている」(p. 127). この当時クレインは, ボルティモアのスプリング・グローヴ (Spring Grove) 州立病院の研究部長であった.

TDの診断が*DSM*体系に入ったのは, 1994年の第4版の『マニュアル』になってからであるが, その他の「投薬によって誘発される運動障害 medication-induced movement disorders」と併記されているのみである. これらは「さらなる研究が必要」という障害のカテゴリーの中に入れられていた.

注意欠陥多動性障害 ATTENTION DEFICIT HYPERACTIVITY DISORDER (ADHD)　病的に落ち着きがなく注意を向けることができないと見なされる小児の一群が, 少数ながら歴史上つねに存在してきた. 1845年, 当時フランクフルト・アム・マインの家庭医 (のちに精神科医) であったハインリヒ・ホフマン (Heinrich Hoffmann: 1809–1894) は, 子どもたちを主人公とした愉快な短編集を書き, 一年じゅう爪を切らずに伸ばしたままの悪童「もじゃもじゃペーター Struwwelpeter」を主人公のうちの一人とした. 1900年前後にマーク・トウェイン (Mark Twain) がこの本（原題は『もじゃもじゃペーター：3歳から6歳児のための愉快な物語と滑稽な挿絵 *Der Struwwelpeter: oder lustige Geschichten und drollige Bilder für Kinder von 3-6 Jahren*』）を『だらしないピーターあるいはよい子のための素敵な物語と不思議な絵 *Slovenly Peter or Cheerful Stories and Funny Pictures for Good Little Folks*』へと翻訳した．もじゃもじゃ頭のペーターはいつも代表的な多動症児と見なされてきた．ホフマンの詩をここに挙げる（トウェインからの重訳）．

みてごらん　あのきたならしいやつを
わあ！　もじゃもじゃペーターだ
あかだらけのつめ　かびくさいおつむ
かみのけなんて　めったにきらない
おおきなつめも　一ねんだって　のびほうだい
あいつをきらうやつは　むかつきさけぶ
われらがサテュロス　もじゃもじゃペーター！

ADHD：診断（1902年以後）　小児の「多動 hyperactivity」は後年よく知られた医学的概念になる．1902年，ジョージ・F・スティル（George F. Still: 1868-1941）――ロンドンのグレート・オーモンド・ストリートにある小児病院（Hospital for Sick Children）に勤務しイギリスでは学問分野としての小児科学研究の先駆者であった――は『ランセット *Lancet*』誌において「集中と注意の維持に顕著な能力低下」を示す小児の一群を記載した．ある6歳男児は「ゲームであってもごく短時間しか注意を保持することができず，当然予想されたとおり注意の欠如は学校において非常に目立つことになった…」．スティルは，この症候群や他の多数の「小児における異常な精神状態」は「道徳的コントロールの欠陥」に原因があるとした（p. 1166）．

第一次世界大戦後のヨーロッパで脳炎が流行した際，脳炎症状の一つにしばしば運動過多がみられたことでようやく，小児の症候群としての多動性に医学上の関心が真剣に向けられるようになった．

脳炎と同様に多動を引き起こす，より微細な脳損傷があった．1941年にイェール大学の小児科医アーノルド・ルシアス・ゲゼル（Arnold Lucius Gesell: 1880-1961）は，自らの教科書『発達上の疾患 *Developmental Disease*』の中で小児における病的行動の原因としての「微細脳損傷 minimal cerebral injury」を提唱した．しかしそれ以前から，実在はしてもほとんど検出できない中枢神経病変によって小児の行動が影響を被るという考え方はすでによく知られていた．多動性とはとくに関係なくゲゼルは次のように述べている．「小児は運動能力の脆弱さ，運動面での奇行，さらに運動面でのふるまいといったものでさえ親から受け継いでいることを認めねばなるまい．とはいえこれらが高度に非定型的であるときには遺伝ではなく脳損傷を想定したくなる」（p. 237）．

1950年代に「微細脳損傷」あるいは「微細脳機能不全 minimal brain dysfunction」

という表現はさまざまに言い換えられて多動性と関連づけられていった．1962 年，痙性麻痺協会の医学教育委員長でありロンドンのガイ（Guy's）病院でも役職に就いていた小児科医ロナルド・マッキース（Ronald MacKeith: 1908–1977）と同病院の精神科医マーティン・バックス（Martin Bax: 1933–）により組織されたオックスフォード会議において，「微細脳損傷 minimal brain damage」を「微細脳機能不全 minimal brain dysfunction」に換えることが提案された．その会議において多動性については次のような見解が示された．「破壊的な脳疾患の既往のない小児において，運動過多という行動障害には「脳損傷」が必ず先行して存在する，と断言することはできない」（『微細脳機能不全 *Minimal Cerebral Dysfunction*』p. 88）．

増加の一途をたどる「MBD（微細脳機能不全症候群）」と診断される子どもたちが多動を生み出す誘因となるような何らかの脳損傷をもつという見解は，実際にはますます信じ難く——社会的に容認しがたいものに——なっていった．1954 年にロードアイランド州リヴァーサイドのエマ・ペンドルトン・ブラッドレー病院（Emma Pendleton Bradley Home）のモーリス・W・ローファー（Maurice W. Laufer: 1914–），エリック・デンホフ（Eric Denhoff: 1913–）とジェラルド・ソロモンス（Gerald Solomons）は，トロントにおける小児精神医学会での論文で（1957 年の『心身医学 *Psychosomatic Medicine*』に発表），基本的に精神遅滞はないがじっと座っていることができず「注意持続の短さと集中力低下」をはっきりと示す，小児の「多動性衝動性障害 hyperkinetic impulse disorder」を提唱した．著者たちによれば「疾患単位としての多動性症候群は非常に特異なものであることを強調しておかなければならない．それは小児の行動障害の多くを説明するものではない」（p. 48）．

この言い回しは 1968 年の ***DSM-II*** に「小児期（または思春期）の多動性反応…過活動性，落ち着きのなさ，注意散漫，注意持続時間の短さによって特徴づけられる」（p. 50）というかたちで再登場した．***DSM-III***（1980）でその診断は注意欠陥性障害（Attention Deficit Disorder: ADD）となり，「多動性を伴う」というサブカテゴリーが付されている．そして ***DSM-III-R***（1987）で「ADHD」が誕生した．診断名が「注意欠陥多動性障害 Attention Deficit Hyperactivity Disorder」となったのである．

2003 年，カリフォルニア大学ロサンゼルス校（UCLA）医学部神経学科の医局員であったエリザベス・R・ソーウェル（Elizabeth R. Sowell: 1965–）とその共同研究者は，高解像度磁気共鳴画像（MRI）を用いた研究で，対照群に比べて ADHD 児では前頭葉皮質の下背外側面の容量が小さいことを発見し，『ランセット *Lancet*』誌に発表した．同研究では「注意の焦点を維持することや不必要な衝動をうまく抑制・制御することを支援している行動 - 注意神経系の広範な分布を形成すると考えられるような領域」（p. 1705）においても新しい発見があった．これは MRI を用いた初の多動児研究ではなかったが，UCLA の神経画像研究室による，皮質表面全体をコンピュータでマッピングした初の世界的な研究であった．

ADHD：治療（1937 年以後）　手のつけられない子どもたちにはずっと以前から薬物治療が行なわれてきた．19 世紀はオピオイド系麻薬，20 世紀初頭はバルビツール剤が用いられた．しかし1930年代にようやく，アンフェタミン化合物によって多動への特異的な薬物療法が登場した（スミス・クライン&フレンチ社は1936年にベンゼドリン（Benzedrine）［硫酸アンフェタミンのラセミ体］を導入した．「**抗うつ薬**」を参照）．1937年，ロードアイランド州リヴァーサイド（プロヴィデンス市東部）のエマ・ペンドルトン・ブラッドレー病院院長であった小児精神科医チャールズ・ブラッドレー（Charles Bradley: 1902–1979）は「神経学的な行動障害」を呈する非精神遅滞児へのベンゼドリン投与について記述した．彼は「30名の小児のうち15名がベンゼドリンに反応し，症状の緩和がはっきりと認められた」と『米国精神医学雑誌 *American Journal of Psychiatry*』（p. 579）に報告した．

1950年代，精神科治療薬の最初の全盛期に，**クロルプロマジン**をはじめとするさまざまな抗精神病薬が，「行動上の問題」を示すが特定の精神医学的診断が下されないような小児に対して処方された．しかし，ヨーロッパで1954年に（アメリカでは1956年に）うつ病に対して導入されたチバ社のメチルフェニデート（リタリン：Ritalin）を，1970年に同社が「「過活動な」問題児 'hyperactive' problem child」に有効であると宣伝しはじめたことによってADHD治療の決定的な転機が到来した．メチルフェニデートはアンフェタミンとは異なるが化学的にはその薬品類に近く，同じように「精神刺激薬 stimulant」に数えられる．その後精神刺激薬による治療が続けられ，ADHD治療の第一選択になっていった．

鎮静薬／睡眠薬 SEDATIVES/HYPNOTICS →「**バルビツール剤**」「**ベンゾジアゼピン**」を参照

テ

DSM：精神障害の診断と統計マニュアル　DSM: DIAGNOSTIC AND STATISTICAL MANUAL OF MENTAL DISORDERS　米国精神医学会（1952年以後）（「**スピッツァー**」「「**セントルイス学派，精神医学の**」」を参照）　この一連の診断便覧は，当時まだ精神医学の発達段階において世界的な力をもっていなかった国から到来したため，国際性の低いプロフィールからはじまった．*DSM-IV*が登場した1994年までに，*DSM*（またはこの本文では『マニュアル』として言及する）は診断の世界的標準となっており，競合する世界保健機関（WHO）の*ICD*シリーズ（国際疾病分類）を影に追いやっている．

***DSM*「1」**（1952年）「*DSM-I*」と呼ばれるのはもちろん後づけにおいてのみである，この最初の分類指針は，ジョンズ・ホプキンス大学の**アドルフ・マイヤー**の多大な影響のもとにあった．これはほとんどの状態を「反応 reactions」と呼び，各々については簡略な描写しか与えなかった．国際的に広く知られるには及ばなかった．ジョージタウン大学メディカルセンターの所長だったジョージ・N・ライネス（George N. Raines: ca. 1908–1959）が用語と統計に関する委員会の長だった．*DSM-I*には106の診断が掲載された．

DSM-II（1968年）　この第2版は，当時米国精神医学に対する影響力が頂点にあった精神分析学の影響をさらに色濃く受けた．状態のほとんどは「反応」でなくむしろ「神経症」として掲載されていた．各々の疾患単位に関する記載は短いままであり，診断を満たすのに必要な臨床基準の表示は多くなかった．疫学研究者で当時コロンビア大学の精神科教授だったアーネスト・M・グリュンバーグ（Ernest M. Gruenberg: 1915–1991）が用語委員会の委員長だった．**ロバート・スピッツァー**が「コンサルタント」として委員会に助言した．*DSM-II*には182の診断が掲載された．

精神医学的疾患の「セントルイス診断基準」（1972年）***DSM-III***の下準備となる診断学再考の一部として，ジョン・ファイナー（John Feighner）とセントルイス学派の他のメンバーは，1972年『総合精神医学アーカイヴズ *Archives of General Psychiatry*』誌上で，「精神医学研究用の診断基準」に関する論文を発表した．著者には，**イーライ・ロビンス**，**サミュエル・グーゼ**，ロバート・ウッドラフ（Robert Woodruff: 1934–），**ジョージ・ウィノカー**，ロドリゴ・ムニョス（Rodrigo Muñoz: 1939–）らが名を連ね，彼らは臨床家が診断を行なうにあたって適用せねばならない「最善の臨床判断」に代わる「公式診断基準」を提案した．疾患は14に限られ，操作

的基準が古典的 *DSM-III* の様式となる要旨の形で展開された．たとえば，「「正確な」統合失調症の診断のためには，次の症状から少なくとも 3 つがなければならない」と著者は述べ，5 つの基準を掲載した（「**ファイナー診断基準**」も参照）．

DSM-III **(1980) の試演としての研究診断基準 (Research Diagnostic Criteria)**（1978 年）　**ロバート・スピッツァー**，コロンビア大学の心理学者ジーン・エンディコット（Jean Endicott: 1936–），そして**イーライ・ロビンス**は，**セントルイス学派**の研究をもとに，1978 年『総合精神医学アーカイヴズ *Archives of General Psychiatry*』に，研究用の改訂された診断一覧表を提案した．研究診断基準（Research Diagnostic Criteria）と呼ばれる，この RDC 診断体系には，不安神経症と似た「パニック障害」が含まれている．彼らは「重大なうつ病を伴う全般性不安障害」（「重大な不安を伴う小うつ病性障害」という彼らの概念と対称的イメージ）を認定し，以前の恐怖症概念を擁護した．二年後に登場する ***DSM-III*** の作製においてスピッツァーが中心をなしたことから，RDC 基準は一定の範囲で，*DSM-III* のための舞台を設定した（しかし完全にではない．「**うつ病：最近の概念：*DSM-III*** [1980 年]」を参照）．

DSM-III（1980 年）　この『マニュアル』第 3 版は，米国精神医学における診断の重要性が増しつつあることを認識して徹底的に改訂され，診断に適合するために満たさねばならない詳細な操作的基準が設けられた．精神分析学の領域からの申し出のままに，多くの「障害」のあとに括弧つきで「神経症」の言葉が付け加えられていたが，病的状態は「神経症」から「障害」に変えられた．この『マニュアル』は診断が可能な 5 つの「軸」を配置した．第 I 軸は，パーソナリティと発達の障害である第 II 軸以外のほとんどの精神障害であり，第 III 軸は身体的障害である，第 IV 軸は「精神社会的ストレッサーの重症度」であり，第 V 軸は「過去最高の適応的機能の水準」である．実践において，第 I 軸は他の軸よりもはるかに多く使用され，時間とともに第 I 軸は薬物治療可能性を意味し，第 II 軸は長年にわたる性格の病理であり基本的に治療できないという約束ごとが採用されるようになっていった．**ロバート・スピッツァー**は用語に関する特別委員会（task force）の委員長だった．わずかな間に *DSM-III* は精神科診断の世界中に及ぶゴールド・スタンダードとなった．発行された 1980 年の 2 月から二年ほどしか経っていない 1982 年の 5 月までに，これは 8 刷を重ね，それらは平均して 3 万部ずつに及んだ．*DSM-III* には 265 の診断が掲載された．

DSM-III-R（1987 年）　これは第 3 版の改訂版（revised: "R"）であり，567 ページと明らかに以前の版より長くなった（*DSM-III* は 494 ページ，*DSM-I* は 132 ページ）．**ロバート・スピッツァー**は相変わらず用語「ワークグループ」の委員長だった．*DSM-III-R* は 292 の診断が掲載された．

DSM-IV（1994 年）　この版はさらに長くなり（886 ページ），診断と満たさなければならない基準の記述がさらに増えたことをのぞけば，たいした変化はなかった．コロンビア大学のアレン・フランシス（Allen Frances: 1962–）がこの改訂を行なう「特別委員会 task force」の委員長を務めた．*DSM-IV* には 307 の診断が掲載された．

テューク家　TUKE FAMILY　イギリスの精神科医や博愛主義者を輩出した重要な名門家.

ウィリアム・テューク（William Tuke: 1732–1822）はイングランド・ヨーク（York）州のクェーカー教徒の雑貨商であったが，友人がヨーク州精神病院で死亡した境遇に感情をかきたてられて，1792年，ヨークシャのフレンズ協会（Society of Friends）（クェーカー教徒）へ精神病の治療を改革する必要性を提案した．そこでその集団は，ただちに精神病者の治療目的の「人間的で啓蒙的な原理」にもとづく30床の施設を建設することを決議した．1796年にヨーク退避所（リトリート）（York Retreat）と名づけられたものが開所した（「**モラル療法**」を参照）.

ヘンリー・テューク（Henry Tuke: 1755–1814）はウィリアム・テュークの第一子で，ヨーク州で家業を引き継いだ.

サミュエル・テューク（Samuel Tuke: 1784–1857）はヘンリーの息子で，ウィリアムの孫である．医学への関心があったが，彼は家業を継いだ．それでも，年余の間，彼は精神疾患や精神病者の治療の領域の勉学に専念し，1813年に『退避所の記録 *Description of the Retreat*』，そしてまた1846年には『退避所の初期の歴史回想 *Review of the Early History of the Retreat*』を書いた．精神医学史家のリチャード・ハンター（Richard Hunter）とアイダ・マカルパイン（Ida Macalpine）によると，テューク家の三世代にわたる「パイオニア的仕事」によって「精神病者の歴史に新しい章が開かれたが，その理由は，病者の尊厳と地位を認めること，そして，[以前の治療法である] 価値の低下をきたす残忍な強制と拘束の代わりに…自尊心 self-esteem にもとづいた自己抑制 self-restraint を置き換えること，等を公然と目的としたからである」（『精神医学の300年 *Three Hundred Years of Psychiatry 1535–1860*』p. 687）.（サミュエル・テュークの妻プリシラ Priscilla はジェイムズ・ハック James Hack の娘である）.

ダニエル・ハック・テューク（Daniel Hack Tuke: 1827–1895）は，サミュエルの息子で，ウィリアムの曾孫である．ヨークで生まれたハック・テュークは退避所の影響に関心をもち，医学を学ぶ決心をして，ロンドンの聖バーソロミュー病院で学んだ後，1852年に資格を得た（翌年ハイデルベルク大学で博士号を取得した）．彼は退避所の医師となり，ヨークの医学校で精神疾患の講義を行なった．1858年，彼とジョン・チャールズ・バックニル卿（John Charles Bucknill: 1817–1897）は，『心理学的医学便覧 *Manual of Psychological Medicine*』を出版した．この著作は，この分野における最も重要な教科書としてその後もいくつか版を重ねてその位置を保っていた．『想像力の作用を解明することを目指した，健康と病気における精神の身体への影響の解説 *Illustrations of the Influence of the Mind Upon the Body in Health and Disease, Designed to Elucidate the Action of the Imagination*』（1872）において，彼は「心理 - 治療学〔精神 - 療法〕psycho-therapeutics」の概念を提唱し，「精神が何らかの臓器や組織に働きかけ，そこへ注意が向かい，その他の思考を排除することになることの際立った影響」(p. 393) について述べた．これは，暗示 (suggestion) の機序についての初期の言及を表明しているものである．

ハック・テュークは結核のため数年間ファルマス (Falmouth) の港で滞在した後，1875年ロンドンへ転居し，私設の精神科診療を開始し，1892年以後チャリングクロス病院で精神疾患の講義をした．『マンクの人名録 *Munk's Roll*』〔ウィリアム・マンク William Munk が王立医師協会の会員の伝記を集めたもの〕の伝記作者によると，1892年の「彼の偉大な達成は『心理学的医学辞典 *Dictionary of Psychological Medicine*』の刊行であった」，これによって彼はその時代の主要な権威の一人となる地位を確立した．

精神の医学において名を成したテューク家には，それと明白な関連はないが，第二の系譜があった．

エドワード・フランシス・テューク (Edward Francis Tuke: ca. 1776–1846) はブリストル出身で，クェーカー教徒．ロンドン郊外のチズウィック (Chiswick) の「私立精神病院 private lunatic asylum」であるマナー・ハウス (Manor House) を設立した．

トマス・ハリントン・テューク (Thomas Harrington Tuke: 1826–1888) はエドワード・フランシスの息子で，1846年，家族のクリニックを引き継ぎ，彼自身が著名な精神科医となるように努めた．1858年，精神病の水治療に関して『精神科学雑誌 *Journal of Mental Science*』で数多く引用される論文を書いた．精神病者への鼻腔栄養を導入したと言われている（拒食は精神病院の患者では普通に見られていた）．彼は**ジョン・コノリー**の二番目の娘と結婚した．コノリーは，イギリスに「無拘束 no restraint」を導入した精神科医である．

「チズウィック・ハウス Chiswick House」として後年知られることになった35床の療養所は，数十年間，ハリントン・テュークの二人の精神科医の息子であるトマス・シーモア・テューク (Thomas Seymour Tuke: ca. 1856–?) とチャールズ・モールスワース・テューク (Charles Molesworth Tuke: 1857–1925) が運営した．1920年代初期には，1881年に医師の資格を取得していた後者によって運営された．

転移 TRANSFERENCE　精神分析学の最も初期の諸概念の一つである転移は，体系としての精神分析学がフロイトの思考において固まる以前にすでに人々に注目されていた．1895年の『ヒステリー研究 *Studien über Hysterie*』において，患者が，他者へ向ける彼らの思いや感情を分析家自身へ「転移」するということが，治療に対して障害物になっている，とフロイトは述べた．「治療医への転移 Übertragung は虚偽の連鎖を通して生じる」．最初，フロイトはこの種の妨害に悩まされた――ほんの微かに意識されていた知人男性へのキス願望を想起した患者は，いまやフロイト自身へのキス欲求をもつようになり，それに当惑することになって，精神分析セッションにおいて，彼女らは適切で自由な連想が不能となった．しかしそれからのフロイトが認識しはじめたのは，「第三の人間に巻き込まれている一見すると個人的問題が治療医と重ね合わされているという状況を暴露するように動機づけること」が治療的であるということであった．精神分析の終了時において，患者はこの種の転移は幻想であるということを理解するようになり，それは解消する，と彼は述べた（『全集 *Gesammelte Werke*』I, pp. 308–310）．

のちにフロイトは，転移を回避不能なものとして，分析の基本的な治療的機序の一つと見なすようになった．1912年，『精神分析中央雑誌 *Zentralblatt für Psychoanalyse*』掲載の論文「転移の力動性について Zur Dynamik der Übertragung」において，患者の医師への陽性転移（快い感情，挙動）と陰性転移（性的欲望）について，フロイトは記述した．両方とも徹底操作されなければならないのである．「医師と患者の間，知的世界と欲望の世界との間，何かを認識することと行動欲望との間の闘いは，転移現象の最中においてほとんどもっぱら遂行される．勝利が勝ち取られねばならないのはこの戦場においてであり，その徴候は神経症から持続的に回復することである」『全集 *Gesammelte Werke*』VIII, p. 374）．

てんかん　EPILEPSY　「意識を失う病気 the falling sickness」と呼ばれるてんかんは，かつては主に精神医学的疾患として考えられていて，**ウィリアム・カレン**の分類では「神経症 neuroses」の一つだった．精神医学的症状もあるけいれんの患者は，精神病院に行き着くことが多く見られ，精神医学の教科書に記載された．てんかんは，厳格な意味では，脳の突然の電気的放電を伴う発作と定義され（神経学が，特定の脳の領域と関連づけられる――パーキンソン病のような――すべての行動的障害を引き継ぐことになったために，てんかんも暗黙裡に神経学の領域に位置づけられ）ているが，いわゆる神経精神医学的状態としてのてんかんは，こうして，精神医学史にその位置を有している．興味深いことに，実質的にすべての抗てんかん作用のある薬剤は精神医療において重要な有用性をもつことになっている．

てんかんの症状の多くは，古代からよくその特徴を描かれてきたが，19世紀になってはじめて，（多くは特発性の）原発的全般性発作と（多くの場合特異的病変と結びついた）部分発作とを区別する，現在の分類法が発展している．

1815年，その論文「てんかんについて De l'épilepsie」において，**エチエンヌ・エスキロール**はこう述べている．病院では当時「大発作と小発作」に，今日の用語で言えば，強直‐間代けいれん（大発作 grand mal seizures）と欠神発作（小発作 petit mal seizures）に区別される，と（エスキロール Esquirol『精神疾患論 *Des maladies mentales*』I, p. 281）．これに続いて1824年に，エスキロールの弟子であるルイ＝フロランタン・カルメイユ（Louis-Florentin Calmeil: 1798–1895）は，その博士論文「てんかんについて De l'épilepsie」で，小発作の同義語として「欠神 absence」発作を充てた．カルメイユはまた，医学の中に，一連の途切れることのない発作で，良くない予後にいたる「悪性状態 état de mal」，英語に翻訳すると「てんかん重積状態 status epilepticus」という用語を導入した．それらの年月，大発作と小発作はともに

「真正」てんかんと考えられてきたが，それは，原因が不明で脳の剖検では正常にみえたからである．

19 世紀に出現した大きな概念は「焦点性」発作（“focal” seizures）であり，その発作では，特定の脳損傷が原因となって症状が身体の一方側からはじまる．焦点をてんかんのより大きな理論へと集大成したのは英国の神経学者，ジョン・ヒューリングス・ジャクソン（John Hughlings Jackson: 1835–1911）の業績であった．ジャクソンは，1862 年から 1906 年にかけて，ロンドンのクイーンスクウェア（Queen Square）にあった麻痺とてんかん者の救済と治療のための国立病院（National Hospital for the Relief and Cure of the Paralysed and the Epileptic のちには国立神経疾患病院 National Hospital for Nervous Diseases と呼ばれるようになった）でけいれん性の現象の研究を行なった．1860 年代に，ジャクソンは半側性てんかん（unilateral epilepsy）という概念を作り上げた．それは，部分発作，つまり焦点性の発作で，大脳基底核あるいは大脳皮質における病変からはじまり，その後に反対側の筋肉群へ進行するものであり，これはのちに「ジャクソン Jacksonian」てんかんとして知られるようになった．ジャクソンによる中枢神経の階層構造概念では，脳幹部（「橋球状核 pontobulbar」）に関連した発作は最も下位で生じ，のちにジャクソン型と呼ばれるようになった「てんかん型 epileptiform」発作は中位で生じ，「てんかん」そのものは上位，つまり脳皮質から生じる．1875 年の論文――それは彼の『精選論文集 *Selected Writings*』に所収されているが――においてジャクソンは，感覚性「夢幻様」状態発作（sensory “dreamy” state seizures），のちに側頭葉てんかん（temporal lobe epilepsy），あるいは精神運動てんかん（psychomotor epilepsy）と呼ばれるようになったものについて，以前の考えをよみがえらせた．ジャクソンの業績は分散した多数の論文によって広まったが，その非常にすぐれた案内書は，医学史家オウセイ・テムキン（Owsei Temkin）による権威ある研究書『意識を失う病気 *The Falling Sickness*』（1945 年；増補第 2 版は 1971 年）である（「**陽性症状と陰性症状**」も参照）．

てんかんの探究は，1920 年代の**ハンス・ベルガー**による脳波計の発達という現代的基盤の上に築かれている．

てんかんの治療に関していえば，ロンドンの医師チャールズ・ロコック（Charles Locock: 1799–1875）が，1857 年の王立医科・外科学会において，臭化塩（bromide salts）の使用を提案している．臭化塩は同様に，当時「ヒステリー」と呼ばれたものへの治療においてなんらかの鎮静効果があるとされたことも書き留めておく．けいれんの治療への画期的薬剤はバルビツール系薬剤のフェノバルビタール（ルミナール Luminal）であり，1911 年にバイエル社によって特許が取得され，次の年に販売された（「**バルビツール剤**」参照）．フェノバルビタールは，**ベンゾジアゼピン系薬剤**以前の，古典的な持続型鎮静剤でもあった．1938 年，ボストンの神経学者で脳外科医であったトレイシー・ジャクソン・パトナム（Tracy Jackson Putnam: 1894–1975）に教えられて，パークデイヴィス（Parke-Davis）社は鎮静作用のない抗けいれん薬であるフェニトイン（ディランチン Dilantin）を発売した．それはのちに躁病の治療にも効果があることを示した.

1990年代以降，数多くの抗けいれん薬が，躁病における「気分安定薬」として適応されることになった．1882年にはじめて合成されたバルプロ酸が中でも顕著なものである．バルプロ酸のもつ抗てんかん作用という特質は，1963年に偶然のように発見され，その直後，その薬剤のナトリウム塩である，バルプロ酸ナトリウム（デパキン Depakine）が抗けいれん薬と抗躁薬として上市された．もう一つの製剤である，バルプロ酸セミナトリウム，ジバルプロエックス（divalproex）ナトリウム（デパコート Depakote）は，1983年にアメリカでてんかんに有効であるとして導入されたが，のちに躁病にも適応をとり，1997年には，米国食品医薬品局（FDA）によって片頭痛への薬としても認可された．てんかんは，このように，精神薬理学のレベルでは精神医学に統合されたままの状態にとどまっている．19世紀の伝統的な知識であった，てんかんそれ自体が精神医学的症状の原因であるとか，特徴的なパーソナリティを示すとかの事実が明確に論証されることは決してなかった.

「転換性」障害が導入される　"CONVERSION" DISORDER INTRODUCED

（1795年）　「転換 conversion」という術語は体液医学において疾病の併発あるいは治療の副作用という意味で時折用いられてきた．1795年，マンチェスター救護院および精神病院（Manchester Infirmary and Lunatic Hospital）の医師ジョン・フェリアー（John Ferriar: 1763–1815）は，「転換症例の多くは狂気 insanity をつくり出す．この障害は爆発の無分別な抑圧で，継続した発熱が弱まったのちに起こる」と論じた．彼は月経が停止した結果として狂躁状態（manic）になった女性の症例について述べた．「彼女は7年の間正気を失っていた，そして子宮からの出血によって正気に戻った」（『医学の歴史と考察 *Medical Histories and Reflections*』第2版，第2巻，p. 120）．他の所でフェリアーは「ヒステリー性転換」についても記述しており，そこでは身体が実際に内在する疾患なしに警告症状を創り出すとしている（「**フロイト派のヒステリー学説**［1892年以後］」を参照).

電気けいれん療法　ELECTROCONVULSIVE THERAPY（ECT）（1938年以後）

精神症状への電気の応用は18世紀の最後から知られていたが，メトラゾール（Metrazol）を用いた**インスリン昏睡療法**と**けいれん療法**の成功によって火がついた身体療法への関心の高まりから，ローマ大学の精神科教授であったウゴ・チェルレッティ（Ugo Cerletti: 1877–1963）は，電気によるけいれんの治療への誘導について考えはじめた．彼とそのクリニックの3名の医師――フェルディナンド・アッコルネロ（Ferdinando Accornero: 1910–?），ルチオ・ビニ（Lucio Bini: 1908–1964），ランベルト・ロンギ（Lamberto Longhi: 1909–?）――は，動物実験によってその手続きの安全性を確立したのちの1938年4月20日に，最初の精神科の患者にECTによる治療を行なった．それは最近発症した40代男性の統合失調症患者で，それに引き続く数日間にわたる一連の電撃ショックに良い反応を示した．チェルレッティはその所見を，「電気ショック L'Elettroshock」というタイトルの論文として，1938年の『神経学総合雑誌 *Archivio generale di neurologia*』に発表した．その論文は，それらイタリアの研究者が確立したけいれんの効果についてのものではなかった，というのもメトラゾール（カルジアゾール Cardiazol）を用いた数多くの治療でけいれん療法には効果があるということはすでに確立されていたからである．それよりも，アメリカのECT研究者であるリチャード・エイブラムズ（Richard Abrams: 1937-）が述べているように，「そうしたけいれんが，電気的な方法によって，安全に，確実に，そして安価に誘発することができる」（『電気けいれん療法 *Electroconvulsive Therapy*』第4版，2002, p. 6）ことを示したものだった．

ECTの効果についての情報が拡散するに際して，ロタール・カリノウスキー（Lothar Kalinowski: 1899-1992）という名の，亡命ドイツ人医師——母親がユダヤ人であり，彼はチェルレッティ診療所の助手であった——が，1939年，ロンドンのウォーリンガム・パーク（Warlingham Park）病院で英国におけるその使用を確立するのを促進することで，中心的な役割を演じた．カリノウスキー自身それを合衆国に導入したのではないが，ニューヨーク州立精神医学研究所においてその実演を行なう際の中心的な人物になった（誰が合衆国にECTを導入したのかについてはなお議論が残るところである．精神医学史家ウォルター・バートン（Walter Barton）によれば，シンシナティの精神科医ダグラス・ゴールドマン（Douglas Goldman: 1906-1986）が1939年に導入したとのことである．ゴールドマンはロングヴュー Longview 州立病院の臨床部長であった．多くの権威ある研究者は，デイヴィッド・J・インパスタート（David J. Impastato: 1903-1986）とレナート・J・アルマンシ（Renato J. Almansi: 1909-2000）が，1940年2月にニューヨーク市のコロンバス病院で行なったのがはじめであるとしている）．のちになって，合衆国におけるECTの普及の背後にいる中心人物は**マックス・フィンク**であった．彼はその技法を戦争中に軍隊で学び，1952年，ニューヨーク州グレン・オークス（Glen Oaks）にあるヒルサイド（Hillside）病院で，レジデントのときに使用した．

けいれんの間に椎骨を骨折するリスクを緩和するために，1940年，〔ネブラスカ州〕オマハの精神科医エイブラム・ベネット（Abram Bennett: 1898-1985）は，『米国医学会雑誌 *Journal of the American Medical Association*』において，〔南米の植物からとれる毒物で筋弛緩剤にも用いる〕薬剤のクラーレを，神経 - 筋接合部を遮断する方法として使用してはと提案した．安全性におけるこの進展によって，ECTをより多くのうつ病患者に拡大して使用することが可能になった．ほとんどその開始時から，臨床家は，とくに部分けいれん発作における患者の不安を減少するために，そして大発作の強度を減弱して患者の脊椎骨折のリスクを減らすために，**バルビツール系**麻酔剤を使用しはじめていた．1942年，インパスタートとアルマンシは，『神経および精神疾患雑誌 *Journal of Nervous and Mental Disease*』に，「この方法の最も恐ろしい副作用である脊柱と四肢の骨折を克服する」(p. 400) ためには，フェノバルビタールとアミタールを使用することを記載した．1952 年，ストックホルムにあるカロリンスカ研究所の二人のスウェーデン人の研究者，カール・グンナー・ホルムバーグ（Carl *Gunnar* Holmberg: 1919-）とステファン・ウィルヘルム・テスレフ（*Stephen* Wilhelm Thesleff: 1924-）は『米国精神医学雑誌 *American Journal of Psychiatry*』に，脊椎骨折の予防手段としてより危機性の少ないサクシニルコリンの使用を提案した．

1978 年，米国精神医学会（APA）は，その最初の及び腰の ECT の受容を，『電気けいれん療法 *Electroconvulsive Therapy*』という報告書として刊行した．国立精神衛生研究所における 1985 年の ECT についての合意形成会議に続いて，APA は，『電気けいれん療法の実践：治療のための勧告 *The Practice of Electroconvulsive Therapy: Recommendations for Treatment*』(1990) においてさらに熱狂的に ECT を支持しながら，1980 年代の最後には，ECT をめぐる新たな特別委員会（Task Force）を招集した．1999 年，APA は ECT についての委員会（Committee）（かつては特別委員会であった）を再招集し，2001 年には，1990 年の報告書の第 2 版を刊行した．委員会は，「特定の障害における ECT の効果を定着させた臨床文献は，いかなる医学的治療の中でも最も重要なものである」と記している．彼らはこう結論している．「精神病の特徴をもつ重症大うつ病，躁病，…そして緊張病は，早期に ECT に頼るのがよいという明確な合意がなされている状態である」(pp. 5-6)．

ECT が適切に施行されるならば，重症うつ病の患者の約 85％はそれに反応する．2003 年に，一連のイスラエルのうつ病患者における ECT の効果を査定しながら，イスラエルのアイン・カレム（Ein Karem）にあるハダサー（Hadassah）大学病院の生物学実験部の部長バーナード（「ベニー」）・レーラー（Bernard (“Benny”) Lerer: 1948-）は，『ハアレツ *Haaretz*』新聞から来た記者にこう語っている．「このような恐ろしいスティグマをもつ治療法，人々が怖れ，野蛮で役に立たないと言われてきた治療法が，これらすべてにもかかわらず，21 世紀まで生き延び，しかもあいまいな目立たぬ場所ではなく世界の最も先端的な医療センターで使用されているのはどうしてなのかと自問したことがあるだろうか？　その答えは簡単である．それは効果があるからなのである」．

ト

ドイツ「ロマン主義」精神医学 GERMAN "ROMANTIC" PSYCHIATRY

（19世紀初頭の）ロマン主義運動の最後の時代に活躍した傑出した数人の精神科医は，彼らが精神的な価値を際立たせたという理由で，その反対勢力から「ロマン主義的」精神科医と呼ばれた．これらの精神科医は，精神医学と哲学の間に彼らが垣間見たほとんど神秘的な関連性と，（生物学的精神科医のもつ身体因的信念とは反対の）疾患の心因性への信念のゆえに，「ロマン主義的」なものの見方を堅持した．このロマン主義的精神科医は，1860年代とそれ以降における生物学的思考の引き続く高揚によって完全に失墜したが，彼らが歴史的に重要なのは，心理学的思考の精神医学へのはじめての噴出を示すものだからにすぎない．ロマン主義の傑出した精神科医の中には，以下のような人物がいた．

ヨハン・クリスティアン・ライル（Johann Christian Reil: 1759-1813） 東フリース〔フリース Friesia：ドイツ北東部からオランダ北西部にかけてフリース人の住んだ土地〕の司祭の家庭に生まれたライルは，ドイツ精神医学に心理学的方法を導入したことで記憶されている．彼は1782年ハレ大学を医学博士を取得して卒業し，ベルリンで教授資格を取得，そして1788年以降はハレ大学の医学部教授と臨床研究所の所長を務めた．1810年に，ベルリン大学に医学部教授として召喚され，3年後ライプツィヒの戦闘後のチフスの流行で命を落とした．ベルリンとハレに市立精神病院を創設した実務的努力に加え，ライルがその名を知られるのは，1803年に出版したその著書『精神障害における心的治療法の応用についての覚書 *Rhapsodien über die Anwendung der psychischen Curmethode auf Geisteszerrüttungen*』によってである．彼は，当時の標準的な身体的治療に加え，精神病への「心的」アプローチに賛成意見を述べた．医師は，「患者の精神構造に変化を生み出すようなやり方で，精神力 Seelenkräfte，観念，感情，欲望に働きかけ，それによって彼らの病いの治癒をもたらそうとするとき，「心的」，つまり心理学的方法を用いる」(p. 25)．医学にはすでに二つの治療的方向づけ，つまり外科と内科があったことを考え合わせると，「いまや第三の方向である，心的な方法を付け加えるときである」(p. 27)．ライルが，患者の思考に影響を与える最良の方法として示しているのは，特定の精神療法的な治療図式ではなくて，精神病院の全体的な環境を用いることであった．

彼の時代に流行していた「動物磁気」という観念で満たされていたが，ライルは，心理学を「主観の自己意識の異常」，たとえばその人自身のパーソナリティの現実性を疑ったり,「われわれの自己 unser Ich を他者の自己と混同したり」(pp. 71–72) することを研究するものと理解していた. 彼は, 夢中遊行や多重人格を心理学的な障害として記述した. 医学とは, 彼によれば, 自然科学に関わる学問である. しかし「医学的心理学は, まったくそれとは異なるもの, 人間の状態のこれら両側面の相互的関係に絶えず注意を払うことで理解され, 癒しという課題にできる限り近い関係に留まる, 経験的で心理学的な理解のエッセンスになるかもしれない」(pp. 38–39).

なかんずくロマン主義的なのは, ライルが情念よりも自由意志の重要性を強調する点であった. ライルは, 狂気を, 患者の意志の自由を限定するものと考えた.「精神的諸器官 Seelenorgan 同士の関係は, 脳や全神経組織に心的エネルギーが一定の仕方で分布することに基礎を置いている. もしこの関係が乱れると不調和が生じる, 思考の飛躍, 異常な観念…固着した観念群, そして関連した衝動や行動等である. 精神的能力 Seelenvermögen が自由意志に反応しなくなるのだ」(p. 46). 精神を再び意志に従わせるようにする最良の方法は, 患者を精神病院の鉄の規則に服従させるようにすることである.

皮肉なことだが, ライルが医学生に一番よく知られているのは, 彼が特定の脳の構造である「ライルの島 island of Reil」あるいは島 (insula) ——聴覚野の境界を形成している部分——を記述したことによる.

ヨハン・クリスティアン・アウグスト・ハインロート (Johann Christian August Heinroth: 1773–1843)　ライプツィヒの医師の家庭に生まれたハインロートは, 情念への自己統制の学説で, ロマン主義的精神医学のモラルを説く側の実例となった. 彼は 1791 年にライプツィヒで医学を学びはじめ, さまざまな中断ののちに結局 1805 年に卒業している. 彼はその翌年「医学的人間学 medical anthropology」についての研究で教授資格を獲得し, その後の 1811 年にはライプツィヒ大学で講師の地位を得て, 1827 年精神医学の教授に指名された. 1818 年に出版され, 1975 年にはジョージ・モラ (George Mora) によって英訳版が出た彼の浩瀚な著作『精神生活障害の教本 *Lehrbuch der Störungen des Seelenlebens*』は, 一種の敬虔な神秘主義が貫かれているにもかかわらず, 多くの特徴的な下位分類を位置づけようとする精神医学的疾患の新たな分類の試みであった. 疾患へのモラルを説く彼の方法が最もよく表現されたのが, 1825 年に出版された『精神衛生教本 *Lehrbuch der Seelengesundheitskunde*』であり, そこには以下のような見解が随所にみられる.「情念とは, 火事の家に投げ込まれる赤々と燃える石炭, あるいは血管に毒を吐くヘビ, あるいは内臓をむさぼり食うハゲワシのようなものである. 人々が自身を情念でいっぱいにしたその瞬間から, 彼らの生活の有機的な統一において秩序は終焉を迎えるのである」(p. 591).

カール・ヴィルヘルム・イーデラー (Carl Wilhelm Ideler: 1795–1860)　牧師の家庭に生まれたイーデラーは, ベルリンで医学を学び, 1821 年に医師の資格を得た. 1828 年に, 命ぜられて, 個人開業の一般医から, ベルリンにあるシャリテ病院の精神科病床の管理をすることになった. その招請は, 1826 年に刊行されたイーデラーの著書『医師の人間学 *Anthropologie für Ärzte*』を読んだプロシア政府高官からなされたものであった．1830年にシャリテ病院の精神科は独立した部門になり，イーデラーがその部局長となった．翌年彼は大学講師としての教授資格を取得し，1839年には精神科の教授に指名され，死去する1860年までその地位に留まったが，誰かが記したように，「それはさながら荒廃した城砦が過去から現在へとぼーっと姿を現すようであった」．イーデラーは精神病院の管理の革新者ではなかったが，――患者が情念の悪しき影響を跳ね返すよう励ますための隔離という強制的手段に頼りながら――彼が強調したのは，精神医学的疾患の心理学的側面だった．たとえば，1846年の『精神医学総合雑誌 *Allgemeine Zeitschrift für Psychiatrie*』に掲載された論文において，彼は，心理学的思考の復活と病理解剖学の過小評価について弁護している．イーデラーは，同様なモラルを説く傾向と，患者から悪魔を追い払うために隔離という力を使おうとする願望によって，ハインロートの信奉者の一人であると考えられることが多い．

ドイツのロマン主義的精神科医の中には，その形而上学的志向性のゆえに「精神論者 Psychiker」としてしばしば言及される者がいるが，それは，精神医学的疾患を〔身体〕医学的疾患であると見なす身体論者（Somatiker）との対比でそう呼ばれる．1860年以前の傑出した身体論者のうちには，ジークブルク（Siegburg）精神病院の院長であったカール・ヴィーガント・マキシミリアン・ヤコービ（Karl Wigand Maximillian Jacobi: 1775–1858）や，ヴュルツブルク大学の精神医学教授，ヨハン・バプティスト・フリードライヒ（Johann Baptist Friedreich: 1796–1862）がいた．精神論者と身体論者の二つの学派間のいくぶん哲学的な論争は，1865年にシャリテ病院のイーデラーの地位を引き継いだベルリン大学の精神医学教授**ヴィルヘルム・グリージンガー**に代表される，精神医学への医学的 - 経験主義的アプローチが優位になるにつれて，おさまっていった．

統合失調質パーソナリティ　SCHIZOID PERSONALITY

DSM（1952年にはじまる）におけるパーソナリティ障害．患者が精神病的ではなく，明らかな思考障害もなく，引きこもりがちで，敵意を表現することができず，そして「**自閉**」的である場合に，***DSM-I*** と ***DSM-II*** は「統合失調質パーソナリティ」という概念を採用した．

統合失調質パーソナリティへの関心は，精神病的症状とはあらかじめ存在しているパーソナリティの状態が強調されたものであるという世紀の分岐点でみられた視点へと遡る．1908年，**オイゲン・ブロイラー**は，まだ統合失調症を「早発性痴呆 dementia praecox」と呼んでいたが，『神経学・精神医学中央雑誌 *Zentralblatt für Nervenheilkunde und Psychiatrie*』において，潜在型と活動型とを区別していた．「このように，ストレスに満ちた出来事［感情 ein Affect］が到来すると，潜在していた早発性痴呆が顕在性の型へと転換される．疾患はあらかじめ存在していたが，見えていなかったのである」（p. 225）．**エルンスト・クレッチマー**の1921年の著作では，統合失調質パーソナリティは全体図の中で確かな位置を与えられている（「**精神病：概念**

の出現：クレッチマーの体質性精神病」も参照）．1922年，ブロイラーは，『神経学・精神医学総合雑誌 *Zeitschrift für die gesamte Neurologie und Psychiatrie*』において「統合失調質者 Schizoidie」について記載している．しかし，統合失調質パーソナリティの *DSM* 版をめざす列車は，ドイツ系ユダヤ人の遺伝学者フランツ・カルマン（Franz Kallmann: 1897-1965）とともに走りはじめていた．彼は1936年，ナチスの強制断種の法律に反対してアメリカ合衆国へ移住し，ニューヨーク州立精神医学研究所に籍を置いた．双生児研究を基礎にして，カルマンは1953年，遺伝子が統合失調質パーソナリティを準備していると述べ，「退行期精神病 involutional psychosis」へと導く可能性を指摘している（『健康と精神障害における遺伝 *Heredity in Health and Mental Disorders*』pp. 181, 183）．

ニューヨークにおいて，カルマンは精神分析家の**シャーンドル・ラド**と懇意にしていた．彼らには明らかな理論的相違があったが，カルマンは，1953年の『米国精神医学雑誌 *American Journal of Psychiatry*』でラドが「統合失調型障害 schizotypal disorders」と呼んだものに関するラドの関心に火をつけた．統合失調型（schizotype）という用語によってラドが意味したことは，「基底にある心理力動的形質 psychodynamic traits の集合は…患者の全生涯を通じて明白なものである．この所見が，出産から死まで患者を統合失調型 schizotype として規定しているのであろう．統合失調型に特異的な心理力動形質の集合は，統合失調型体制 schizotypal organization と呼ばれたりする」．ラドの見解では，多くの遺伝性の統合失調型は決して統合失調症には発展しないし，精神病そのものが展開するとしても，その段階は単に統合失調型の第三あるいは最終段階に至ってからである（第二段階に対応するのはホック Hoch とポラティン Polatin の述べた「偽神経症性統合失調症 pseudo-neurotic schizophrenia」である）（「**統合失調症：最近の概念**［1949年]」を参照）（ラド Radó の論集『行動の精神分析 *The Psychoanalysis of Behavior*』I, pp. 274, 283-284 における「障害された行動 Disordered Behavior」）．

1962年，ミネソタ大学の心理学者ポール・E・メール（Paul E. Meehl: 1920-2003）は「スキゾタキシア schizotaxia」の概念を導入した．『アメリカン・サイコロジスト *American Psychologist*』誌で，彼は「「統合的な神経系の欠損 integrative neural defect」という古典的なヨーロッパの概念を真剣に取り上げねばならないと思う…それを私はスキゾタキシア schizotaxia と名づけよう」と述べている．彼が言うには，これは遺伝されうる統合失調症のある側面のみを表しているということである．スキゾタキシックな個人は統合失調型（schizotypic）パーソナリティとなるが，必然的に統合失調症になるわけではない．「彼は痛風傾向のある男性に類似している，つまり痛風傾向の人の遺伝子が，血中尿酸値を上昇させる傾向があるといっても，必ずしも臨床的に痛風となるわけではない」（pp. 829-830）．

このような文脈において，生理学者のシーモア・ケティ（Seymour Kety: 1915-2000）（のちにハーヴァードの精神医学教授となった）は，1963年，コペンハーゲンで養子に出されその後統合失調症となった子どもたちと，養子に出されたが正常のままでであった対照群との比較研究をはじめた．ケティとその共同研究者たちの所見では，統合失調症者の血縁家族の中には，風変わりで常軌を逸した人々がいて，これは彼らが提唱した「統合失調症スペクトラム schizophrenia spectrum」の一部分であり，定型的な統合失調症を呈するものではない．**ロバート・スピッツァー**が「統合失調型 schizotypal」として 1980 年の ***DSM-III*** で定義づけたこのような人々には，家族性負因があるようであり，遺伝的基礎が示唆されている．それゆえ，***DSM-III*** は二つの新しいパーソナリティ診断を含んでいる．「統合失調質 schizoid パーソナリティ障害」，これは *DSM-I* と *DSM-II* が思い描いていたものをおよそ意味している，そして「統合失調型 schizotypal パーソナリティ障害」，これは閾下の統合失調症か，あるいは「思考，知覚，会話や行動の奇妙さ」が確かにあり，問題を抱えており，まだ定型的な統合失調症を呈してはいない個人である．これらのカテゴリーは，その後の *DSM* の改訂版でも本質的には変わってはいない．

統合失調症／早発性痴呆：概念の出現　SCHIZOPHRENIA/DEMENTIA PRAECOX：EMERGENCE OF THE CONCEPT（**「ウェルニッケ - クライスト - レオンハルト学派」「精神病：概念の出現」「単一精神病」「統合失調症：最近の概念」**も参照）　統合失調症は精神医学のすべての疾患の中で最も謎に包まれているものでありつづけているが，その理由は単一の症状特性がないからである．すべての患者に共通する経過もなく，ある者は回復するが，多くの者はそうではない．治療の転帰も共通するものがなく，ある患者たちには抗精神病薬が著効するが，他はそうとは限らない（特徴的な家族歴はないが，疾患負因のある家系樹を有している場合もあるし，疾患が発症してもときには中年期に遅発してすっかり驚かされる場合もある）．もちろん，「統合失調症」の中に多くの異なる疾患が集まる一種の貯水池を見出すことは誘惑的なものがある．現在でもなお，長年月をかけた強力な研究にもかかわらず，明確に区別できる亜型も見出せていない．

統合失調症の概念は，初期の頃のさまざまな診断のアマルガムとして出現した．それは，ある時点における典型的症状像というよりもむしろ転帰から考えられた．多様な臨床症状は最終的に同様の転帰をとる．つまり，その当時の表現では「痴呆 dementia」を呈すると見なされた．

早発性痴呆　démence précoce（1860 年）**ベネディクト＝オーギュスタン・モレル**は，著書『精神病論 *Traité des maladies mentales*』において，明確に区別できる青年期の精神病（folie）を特徴づけている．彼の考察によれば，それは世代を経るごとに悪化するという意味での遺伝性で変質性のものである．10 代の若者を襲う早発性痴呆は，最終的に早期の「痴呆」（19 世紀においては知能の低劣というよりも支離滅裂さを意味していた）となる．モレルも 1853 年にはこの用語を使っていたが，ただそれをより詳細に特徴づけ，たとえば 14 歳の少年の例を以下のように記述していた．「学校で習得したことを次第にすべて忘却した．彼の鋭敏な知的能力はひどく崩壊していた．初期の頃の活動性は失せて次第にひどい無気力となっていき，私が再会したときには［青年期後期］まだ悪化しつつあった．私は早期の痴呆［démence précoce］への決定的な移行が進行していると感じた．このような絶望的な予後は，一般に両親や子どもの治療を担当している医師にさえも強い動揺を与えた」（p. 566）．

モレルは，後年には統合失調症と呼ばれることになる疾患に「早発の痴呆 premature dementia」という診断名を使った最初の精神医学的記述者だった．しかし，彼はまた，横断的な臨床症状よりも，転帰を基礎にして精神疾患を分類した最初の精神科医でもあった．彼は，多様な原因や多彩な症状をもっているが，共通して最終的に痴呆に至る精神病の全種類を描出した．「痴呆という用語で描写された特殊状態は，多彩な精神的疾患の終結状態であるだろう，そして，私たちの精神病院に収容されているほとんど大部分の種類の患者を代表している」（p. vi）．

カールバウムのヴェザニア・ティピカ（典型狂気）　vesania typica（typical insanity）（1863年）　プロイセンの精神科医**カール・ルートヴィヒ・カールバウム**の分類の一部は，一時的な臨床像よりもむしろ転帰を基礎になされている．カールバウムは著書『精神疾患の分類 *Die Gruppierung der psychischen Krankheiten*』（1863）において，不可逆的に（「進行性に」）低下して痴呆に至るものには二つの種類の病気があるらしいことに驚いている．一つはベイル（Bayle）が記載したもので（後年分かったことではあるが），中枢神経系への梅毒の浸潤によるもの，これはのちに，神経梅毒（当時は，進行性麻痺 progressive paralysis）と呼ばれた．もう一つは，カールバウムが単純にヴェザニア・ティピカ（典型狂気）とラベルしたもので，「すべての機能を含む大脳の典型的精神異常…ついには痴呆を発症し，精神生活は消滅する」（pp. 84-85）．のちに，統合失調症と称される多くの事例はこの種の転帰をとったものであることは間違いない．

破瓜病　Hebephrenie（1871年）　**カールバウム**は1867年，アレンベルク（Allenberg）精神病院を辞した後，東プロイセンの町ゲルリッツ（Görlitz）の私立神経クリニックに職を得，そして助手としてエーヴァルト・ヘッカー（Ewald Hecker: 1843-1909）を得た．ゲルリッツではクリニックの思春期部門において，二人は早期の痴呆の若い男性を数多く診察した．1871年，ヘッカーは『臨床医学のための病理解剖と生理学アルヒーフ *Archiv für pathologische Anatomie und Physiologie für klinische Medizin*』誌掲載の論文で患者たちの病状を記載したが，彼らは痴呆に至る前には臨床症状は絶えず変化していた，それらはカールバウムが彼の講義で「破瓜病 Hebephrenie」と呼んでいたものであった．

カールバウムとヘッカーがアレンベルクとゲルリッツで診察したおよそ500人にのぼる思春期の患者のうち，14人が「破瓜型痴呆」の特徴的経過を示した．ヘッカーが強調したのは，思春期後期の崩壊した行動である（したがって，ギリシャ神話由来の「青春時代」を意味する「ヘーベ hebe」に，精神を意味する「フレニア phrenia」を加えた）．「まず最初に，彼らには論理的な文章の構成に明らかな変異が認められる…文を一繋がりにすることに関する特徴的な無関心，そして正確な仕方で思考を結論づけることの能力低下である」(p. 404). ヘッカーはさらにつづける.「非常に顕著な傾向がある…言葉を混ぜ合わせ，奇妙なわけのわからない言葉で話し，書く」. 若い患者の病状は進行し，マニーやメランコリーの混合したエピソードを経過し，瞬間的激越や幻覚とくに幻聴の挿間的発作によって中断されながら，痴呆の鈍麻型に至る. その痴呆が終末状態である. 思春期に発症し早期に痴呆に至る不可避の進行を特徴とする精神医学的疾患は他には見当たらない. この記述は**エミール・クレペリン**にも影響を与え，早発性痴呆（dementia praecox）（下記参照）のモデルとなった.

緊張病　Katatonie（1874 年）　緊張病とは，精神医学的疾患という文脈での運動性（筋肉や運動）の異常を意味している. 今日では，伝統的に，緊張病性興奮（自動的で無目的な運動の増加）と緊張病性昏迷（それとまったく対照的なもの）とに区別される. 常同性の運動，蠟屈症（waxy flexibility），プロスキネシス〔ひれ伏す行為〕(proskinesis)，運動錯誤症（parakinesis），多数の衒奇症（mannerism）等が運動症状として付加される. なお緊張病は，統合失調症の解説文に主に現れるが，それは**クレペリン**が特定の側面を早発性痴呆の特徴と見なしていたからである（緊張病はせん妄，うつ病，躁うつ病でも見られるが，姿勢保持［固まったままの姿勢］，反響言語 echolalia［医師の質問を反復する］，反響動作 echopraxia［検査者の動作を反復する］等は，事実上，統合失調症の疾患特異的 pathognomic なものである).

「緊張病」という用語は，**カール・ルートヴィヒ・カールバウム**が 1874 年の著作（『緊張病，あるいは緊張性精神病 *Die Katatonie, oder das Spannungsirresein*』）においてはじめて提唱したものだが，すでに 1868 年以来の公開の講義で使用していた. この現象は，しかしながら，精神医学においては以前からよく知られていたものであったし，伝統的には，無動性のメランコリー（melancholia attonita: attonia＝雷に打たれたように身動きしない）と呼ばれていた無動性のアパシー（immobile apathy）の部分症状として認識されていた. 統合失調症の症状は，カールバウムが詳述していた臨床経過においてみられた部分症状であった.「緊張病は，周期性の多彩な経過をたどる大脳の疾患であり，その経過中，メランコリー，マニー，昏迷，錯乱と次々につづき，そしてついに痴呆に至る」(p. 87). カールバウムは，原因の一つとして，一種の神経性のけいれんを挙げていた. 事実，ジャーマン・ベリオス（German Berrios）は，カールバウムの 31 の症例を再度分析して，カールバウムの患者のほとんどは，統合失調症というよりも，ある種の器質性せん妄か精神病性うつ病の可能性が高いとしている（『精神症状の歴史 *History of Mental Symptoms*』pp. 382–383).

統合失調症とエミール・クレペリンの早発性痴呆 dementia praecox（1893 年以後）**エミール・クレペリン**は早発性痴呆という疾患を特徴づけた人物だが，現代精神医学の歴史において，まず間違いなく中心的な人物として浮かび上がってくる. 彼が達成した業績は，(1) 統合失調症を，他の原発性障害の終末期の帰結ではなく，独立した疾患として分離したこと，(2) ある時点における臨床症状というよりも，その転帰（経過）をもとにして疾患を確立したこと，(3) 精神医学の主要な疾患単位として「早発性痴呆」(のちの統合失調症）と躁うつ病を立ち上げたこと，である. 今日でさえも，これらの伝統は，よかれあしかれ精神医学の中でしっかりと存在している．

クレペリンが「早発性痴呆」という用語を使用したのは，ハイデルベルク大学に来てから一年後の1893年，まさに彼の教科書の第4版においてであった．クレペリンは，学問的な先行者として，**ベネディクト＝オーギュスタン・モレル**よりも，**カール・カールバウム**とヘッカーを挙げている．モレルが記載したのち，多くのヨーロッパの精神科医たちが，早発性の「痴呆」に関する同様の臨床症状を記述していた．クレペリンの業績は早発性痴呆（démence précoce），ヴェザニア・ティピカ（Vesania typica），破瓜病，緊張病等の多彩な部分的記述を一つ屋根の下にまとめあげたことである．これらをうつ病や躁うつ病とは別個の，明確に限定された単一の疾患に仕立てあげたことである．これらは，よく知られた症状の組み合わせ，予想可能で実際不可避な経過，荒廃化する経過をたどること等を特徴とする．この第4版において，彼は早発性痴呆（DP）を「精神的な変質過程 psychischen Entartungsprozesse」とし，緊張病や「妄想性痴呆 Dementia paranoides」と並置した（この妄想性痴呆とはクレペリンがカールバウムの「パラノイア」から分離したもので，これによってクレペリンは，急性に発症し「精神薄弱性の錯乱 feeble-minded confusion」に進行する精神病を指して言おうとした）(p. 456)．早発性痴呆（DP）の予後は悲観的なものであった．「その後のこれらの症例の経過には多様な幅があり，時には痴呆は急激に，あるいは非常にゆっくりとやってくるが，しばしば進行が非常に不安定な段階で止まることもある」(p. 438)．

この版やその後の版において，クレペリンは，主に荒廃のない妄想性障害を呈する精神病を，別個のカテゴリー「狂気（パラノイア）Die Verrücktheit［Paranoia］」と見なした．それらはより大きな疾患クラスの部分ではない（「**パラノイア**」を参照）．

1896年の第5版で，クレペリンは，早発性痴呆を，再び緊張病と妄想性痴呆と並置しつつ，「痴呆へと進行する代謝性疾患」の部分症であると見なした．

1899年の第6版で，クレペリンは二大精神病を区別したが，それはその後の100年間，精神医学に刷り込まれることになる．早発性痴呆と躁うつ病．後者は今日では「双極性障害 bipolar disorder」と呼ばれている（「**躁うつ病**［1899年］」を参照），早発性痴呆には妄想性痴呆や緊張病が含まれ，それ自身は3つの型，破瓜型，緊張型，妄想型として現れるものとされた．これらの下位分類もその後何十年も生き延びることとなる．

1904年の第7版で，クレペリンは，ほとんど改訂せずに，転帰の考察においてわずかな希望の光を追加している．「早発性痴呆の少数例において完全な回復がみられるものがある」．その指摘は歯切れがわるい．しかし依然として，第二のカテゴリーを追加しているが，それは，前の版における転帰の考察の視点によるものだが，楽観的な響きをもっている．「いずれの場合にも，よくみられるものは欠陥を伴った治癒 Heilung mit Defekt である」．症状が消えたとしても，患者には精神的衰弱が残る（『精神医学 *Psychiatrie*』第7版，II，pp. 261-262）．

1909年に刊行がはじまり最終版となる第8版のIII［2］（1913）において，クレペリンは，これまでの版において早発性痴呆が据えられていた独立の原因をもつ位置（つまり何らかのより大きな疾患の一部ではないということを意味している）から早発性痴呆を取り出し，それを「内因性痴呆 die endogenen Verblödungen」に所属させた．予後の考察において彼は，患者の 26% には，たとえ数カ月であろうとも，ある種の寛解がみられるということを当時認めていた（vol. III [2]，pp. 862–863）．

この巻でクレペリンは，いくつかの周期的な形態の精神病を躁うつ群から早発性痴呆へ移動した（「**精神病：概念の出現：周期性緊張病**［1932 年および以後］」を参照）．周期的に反復するエピソードは，突然はじまり，迅速に回復するものもある．多くの患者は一連の発病ののち，健康な状態へもどる．しかし荒廃に至る患者もいる．

クレペリンは，早発性痴呆が**神経梅毒**（「進行麻痺」）に類似しているということが，彼の主張，つまり早発性痴呆は共通の臨床経過と転帰をもつ単一疾患であるということを最終的には証明することになる，と信じていた．神経梅毒の臨床症状はどの時期でも多彩である，これは早発性痴呆でも同様である．1909 年の記述で，「最終的に進行麻痺であることが判明するのは，単一の原因をもつ疾患過程，決定的な臨床経過，そして明確な解剖学的基礎である．一方，時々刻々の臨床像は混乱するほど多彩であるので，症状だけをもとに考えれば，これらの共通の同一性を理解することは不可能である…同様な捉え方をすれば，これ以外の不確かな大きな臨床単位［早発性痴呆のような］を明確化することが達成されるだろう」（第 8 版，1909，pp. 526–527）．

結局，同時代のある者たちがクレペリンの卓越した二大疾患の概念に熱狂的であったのは，それによって予後が予測可能となると考えたからであった．テュービンゲン大学の精神科教授ロベルト・ガウプ（Robert Gaupp: 1870–1953）が 1926 年に指摘したように，「あらゆる臨床概念のその真価は，個々の患者のために，次に起きることを言い当てることの可能性にある．予後 prognosis はすべてのわれわれの科学的達成の尺度である」（『精神医学・神経疾患アルヒーフ *Archiv für Psychiatrie und Nervenkrankheiten*』pp. 77–78）．治療反応を予想することは診断を使用するうえにおいて誰の念頭にも浮かんでいなかったのである，というのは治療法がまったくなかったからである．

シュトランスキーの精神内界失調 intrapsychic ataxia（1903 年）　ウィーンの精神科医エルヴィン・シュトランスキー（Erwin Stransky: 1877–1962）は，クレペリンの「痴呆 dementia」という概念に不満であった．なぜなら，実際は，患者たちは痴呆というよりも連合の弛緩（loosening of association）を病んでいると思われるからであった．彼は，「精神内界失調」として，多様な心的要素間の「機能的不調和 functioal disharmony」について述べており，言語錯乱（language confusion），錯論理（paralogia）（歪んだ論理），そして「意志行為の脱線 derailment of volition」（つまり逸脱 Entgleisung）等の症状を強調していた．簡単に言えば，痴呆性 - 精神病は脱線性 - 精神病（derailment-psychosis）へと転換されたのである．シュトランスキーの最初の貢献は，1903 年の『精神医学・神経学年報 *Jahrbuch für Psychiatrie und Neurologie*』に見られる．シュトランスキーは精神内界の「分裂 schism」という概念をすでに形成していたので，1908年にブロイラーがそれを統合失調症（schizophrenia）という用語ではじめて提唱したときに落胆した．シュトランスキーののちの発言によると，彼の見解は，ウィーンを始発しブロイラーのいるチューリヒを通過してやってきた特急列車が積んできた精神分析に制圧されてしまったのだった（『神経学・精神医学スイスアルヒーフ *Schweizer Archiv für Neurologie und Psychiatrie*』1954, p. 323）．クレペリンは第8版の教科書（1913）ではシュトランスキーの業績について知っていた（p. 747）．

ブロイラーの統合失調症 schizophrenia（1908，1911年）　ブロイラーは**クレペリン**の早発性痴呆を「統合失調症 Schizophrenie」と再命名したが，それは1908年のベルリンのドイツ精神医学会の年次総会においてであった．そこで彼が「統合失調症」を好む理由として述べたことは，早発性痴呆という用語はそれ自身形容詞的な使用に十分耐えず，また，心的機能のある種の「分裂 split」の存在をブロイラーが想定したからである．そのときまでに統合失調症の患者647名がチューリヒの**ブルクヘルツリ**病院に入院していたが，ブロイラーは注意深く全体像を概観した．ブロイラーが記述した疾患は，クレペリンのそれよりもずっと軽症で幅広いものであり，急性例の少なくとも73%は比較的正常な生活をおくるようになった（完全な回復にいたる者はいなかったが）．ブロイラーはこの疾患内部に明らかな亜型を分離することをあきらめていたが，妄想型の亜型は緊張型よりも予後が良かった．ブロイラーはこの疾患の全般的な経過について楽天的であったので（対照的にクレペリンはまったく悲観的である），基底の異常状態からの再発（Rezidiven）という表現よりも，想定される正常状態からの疾患エピソード（増悪＝シューブ Schübe）という表現を好んだ．

クレペリンと最も食い違っているのは，ブロイラーの概念である「一次性」もしくは「中核性」症状——基礎となる疾患過程の部分を意味しているもの——と疾患や環境に対する患者の「二次性」反応というものである．二次性というものによってブロイラーは，クレペリンが早発性痴呆に普通みられると考えた事実上すべての症状を理解していた．幻覚，妄想，社会的孤立，そして荒廃（「痴呆」）までもが含まれる．ブロイラーは拒絶症（Negativismus）や無言症を二次的なものと見なしていたが，その理由は，それらが「心的影響」を受けやすいからであった．一次性の症状のランクにあるものとして，ブロイラーは，神経学的変化，たとえば瞳孔の差違，確実な知的緩慢さと反応の鈍化，そして最も重要なものとして「連合 Assoziation（論理的思考を意味する）の変化」をあげている．「統合失調症において，あたかも生理学的制御や［思考の］道筋がうまくいかないかのようである．馴染みの正常な回路が見失われ，そして思考の列車がたやすく脱線し，馴染みのない誤った路線に迷い込む．このように，連合のつながりは偶発的な，とりわけ感情的なものに影響を被りやすくなる．それによって，論理的機能の部分的あるいは完全な喪失に至る」．この疾患を特徴づけているのは，「痴呆」（ブロイラーはこれを容易に可逆的なものと見なしていた）というよりも，統合失調症における論理の喪失である（『精神医学総合雑誌 *Allgemeine Zeitschrift für Psychiatrie*』1908, p. 457）（クレペリンは一次症状と二次症状の区別を「人工的」なものと考えていた).

1911年の著書『早発性痴呆または統合失調症群 *Dementia Praecox oder Gruppe der Schizophrenien*』の刊行までは，ブロイラーは一次症状を「基本症状 Grundsymptome」，二次症状を「副次 akzessorische 症状」と呼んでいた．のちの使用法では，基本症状は「陰性」症状となり，それは社会的引きこもりと感情の障害を意味し，副次症状は「陽性」症状となり，幻覚や妄想を意味した（「**陽性症状と陰性症状**」を参照）．1911年まで，ブロイラーはこの疾患を4亜型に分類していた．妄想型，緊張型，破瓜型，そして「単純」型（二，三の特異的基本症状のみを呈するもの）である（p. 7）．基本症状に彼は「現実へのかかわり：**自閉***」を追加した．「より重症の病者は…自分だけの世界に住んでいる．彼らは自らの願望によって，自分の繭の中に閉じこもり［verpuppen］，それに自足しているように見え，または被害感で苦痛に満ちているようで，外の世界との接触は限定されている．彼らの内的生活における比較的または絶対的優勢を有するこの非現実性 Dereismus［現実性の解体 Loslösung von der Wirklichkeit］を，われわれは自閉と呼ぶ」（p. 52）.

早発性痴呆から統合失調症への移行は，臨床経過から思考の構造への推移を意味している．統合失調症の概念に関するクレペリン学派とブロイラー学派の違いは，その後も反響しつづけている．1931年，ハイデルベルクのハンス・ヴァルター・グルーレ（Hans Walther Gruhle: 1880-1958）はこう述べている．「奇矯なパーソナリティや孤独な人々を，診断はされないけれども統合失調症と見なす臨床医たちは，この疾患の進行の停止とみるかまたは実際的な治癒と見なすかについて，派手な急性の精神病期を診断の必要条件と見なす臨床医たちとは異なった見解を当然もつことになるだろう」（p. 25）．ブロイラーの統合失調症という概念は診断の幅を大幅に拡大したが，それはクレペリンのより厳格な見解に対立するものであった．ブロイラーの定義によれば，多くのあいまいな症状もこの疾患の根拠となるだろう．精神薬理学者ポール・ヤンセン（Paul Janssen: 1926-2003）は後年，「統合失調症の病因 etiology はブロイラー医師である」という見解を述べている（ヒーリー Healy『精神薬理学者 *Psychopharmacologists*』II, p. 60）.

* 事実，ブロイラーは1910年の「統合失調症性の拒絶症」に関する論文で「自閉 der Autismus」を最初に記述している（『精神医学＝神経学週報 *Psychiatrisch-Neurologische Wochenschrift*』p. 185f）.

統合失調症者の大脳における大きな解剖学的変化の初期の所見（1914年）1910年，エルマー・アーネスト・サウザード（Elmer Ernest Southard: 1876-1920）は，ボストン州立病院の精神病理学部門の責任者でハーヴァード大学の神経病理学の教授であったが，死亡した統合失調症者の脳から無作為抽出したものに体系的な光学顕微鏡的および肉眼的検討を開始した．それはとくに肉眼で観察可能な構造的異常に焦点を当てたものであった．50例の大脳について検討した結果，1914年10月号の『米国精神病雑誌 *American Journal of Insanity*』の論文において，45例に「粗大な異常もしくはその他の病変」を認めたと彼は記述している（p. 387）．とりわけ，1910年に検討した28例の最初のグループのうち9例に，彼が「内的水頭症 internal hydrocephalus」と呼ぶもの，つまり脳室の拡大があった（1915年1月付の論文における記述，p. 639）．この所見は広く知られることにはならなかったが，統合失調症をはじめて全体的な（肉眼的に見ることができる）解剖学的な大脳変化と結びつけたものである．しかしながらサウザードは健常者のコントロール群をとっていなかった．

クレペリンは「疾患」概念を撤回する（1920年）　1920年，晩年になるにつれて，**クレペリン**は次第に症状のみを基本にした早発性痴呆と躁うつ病の分離の可能性について悲観的になっていた．というのも，多くは症状が重なっていたからである．クレペリンは1919年，『精神医学総合雑誌 *Allgemeine Zeitschrift für Psychiatrie*』において，ベルリンの精神科医カール・ビルンバウム（Karl Birnbaum: 1878-1950）が主張する区別について検討している．その区別とは，臨床像に対する「病像成因的 pathogenetisch」（基底にある大脳の構造を意味する）なものと「病像形成的 pathoplastisch」要素（患者が病気や環境に反応する仕方を意味する）である．クレペリンの考えは，多くの症状は病像成因的なものというよりも病像形成的なものに属しており，明確に区別できるものでもなく，また基底にある疾患を顕在化する疾病特有的（pathognomonisch）なものでもない．このように彼は，精神医学が疾患単位を構成する「疾病分類学的」な概念からいくらか後退し，そして少しずつ，内因性の基底にある大脳活動のパターンによって生成される非特異的症状としての疾患概念へと傾斜していった．そしてその視点は**アルフレート・ホッヘ**が論じていた．「日々明らかになってきたことは，二つの疾患［統合失調症と躁うつ病］を満足のいくように区別することが不可能であるということである…しかし，私が信じ，明らかだと思うのは，基本的に異なる疾患過程があるという考え方は保持されねばならないということである」．クレペリンの「精神病の諸症状 Die Erscheinungsformen des Irreseins」についての論文は『神経学・精神医学総合雑誌 *Zeitschrift für die gesamte Neurologie und Psychiatrie*』（p. 27）に掲載されている．

クルト・シュナイダーはこの重要な論文について後年述べている．「クレペリンがこの論文においてなしたことは，彼の生涯の仕事の基本的な見解を放棄するということ以上でも以下でもない」（『臨床精神医学の諸問題 *Probleme der klinischen Psychiatrie*』1932, p. 21）．

「失活力（アチモルミー）　Athymhormie」（1922年）　ブラクヴィーユ（Braqueville）精神病院の院長のモーリス・ディード（Maurice Dide: 1873-1944）および彼の病院のスタッフ精神科医ポール・ギロー（Paul Guiraud: 1882-1974）は，1922年の教科書『臨床医のための精神医学 *La psychiatrie du médecin practicien*』において，早発性痴呆の病因的機序を提唱した．中脳の視覚中枢下部の調整障害——とくに黒質——がこの疾患にみられる生の力（vital force）の欠乏における鍵となる要素である，と（彼らは早発性痴呆を「本能的な生の活動と体感的統合（cenesthetic synthesis）を調整する神経細胞群の選択的萎縮と脆弱さによって特徴づけられた遺伝性疾患」と呼んだ［p. 209］）．彼らは早発性痴呆を「若年性失活力（アチモルミー）juvenile athymhormie」と改名し，中心となる性質を「体感的［身体感覚的］なそして感情的な能力の推進力（élan）の消失」であると提唱した（p. 178）．

ギローは1950年の著書『総合精神医学 *Psychiatrie générale*』において，この新造語を選択したことを以下のように説明した．「破瓜病の本質的な要素は…生命的ダイナミズムの消失である…失活力（アチモルミー）からすべての本質的な症状が派生してくる．無関心，無為，感情の消失…生理学的ダイナミズムの消失は，このように細胞性のダイナミズムの消失の結果の可能性がある，ということを提案したい」（pp. 493-494）．**アンリ・エー**は1960年の彼の教科書において，この状態を「感情生活における変化」と定義した．「患者は自分自身の中に引きこもり，無関心で，人生の喜びや苦痛にも無頓着に見える．振る舞いは最後には，陰気で気難しくなり，突然哲学や演劇へ熱中するというような矛盾した行為や思考または感情で中断される」（『精神医学マニュエル *Manuel de psychiatrie*』p. 479）．今日のフランスでは，「失活力（アチモルミー）」は統合失調症の自閉的症状か欠損と見なされる．ディードは戦時中はレジスタンスに積極的に参加していたが，ゲシュタポに逮捕され，ブーヘンヴァルト（Buchenwald）収容所内で死亡した（〔athymhormieの〕オルメ Hormé という概念は，「私は行動に移る」というギリシャ語で，これは両世界大戦間の精神医学で流行していた．チューリヒの神経学者コンスタンティン・フォン・モナコフ（Constantin von Monakow: 1853-1930）と精神科医のラウル・モルグ（Raoul Mourgue）は，1928年の著書『神経学と精神病理学の生物学的研究入門 *Introduction biologique à l'étude de la neurologie et de la psychopathologie*』において，「本能の基盤つまりオルメ」の部分としての脳の「生命的活動」について述べているが，これが，損傷を受けた機械と身体およびその自己再生能とを区別するものである［p. x]）．

統合失調感情精神病　schizoaffective psychosis（1933年）　一般的には統合失調症と躁うつ病の結合を意味する「結合性精神病 combined psychoses」の問題は，臨床領域で長い間論議されてきた．1903年，テュービンゲン大学の精神医学教授のロベルト・ガウプ（Robert Gaupp: 1870-1953）は『神経学・精神医学中央雑誌 *Zentralblatt für Nervenheilkunde und Psychiatrie*』において「結合性精神病」を吟味しているが，ドイツの精神病理学者には「混合精神病 Mischpsychosen」というフレーズが馴染み深い．このような混合体を単一の臨床亜型として同定する研究者ジェイコブ・S・カサニン（Jacob S. Kasanin: 1897-1946）は，ロードアイランドのハワード（Howard）にある州立病院の研究室長で，若い男女たちにみられる「急性統合失調感情精神病 acute schizoaffective psychoses」という独立したカテゴリーを提唱し，それらは「社会的に良く統合され，突然，劇的な精神病を発症し，その臨床像は統合失調症と呼ばれたり感情精神病と呼ばれたりするかもしれない」と述べた．カサニンの指摘では，過去の研究においても躁うつ病に緊張病等の統合失調症様の症状が認められていた．文献に見られる症例とは違って，カサニンが提示した9例の患者は荒廃しなかった．「ストレス」が一般的にはその疾患を招来し，その疾患はその後再発可能性がある．彼らの病前性格は健康なものであった．「比較的に，極端な奇矯さや不自然さ，不可解さがほとんど見られないという事実は，たぶん良い回復の徴候である」(p. 101).

1932 年の米国精神医学会の年次総会でのカサニンの論文を検討する論議の中で，一人の参加者が以下のように述べている．「私たちはこれまでこれらの症例を，統合失調質（schizoid）を有する精神病質性パーソナリティか，あるいは統合失調質の基盤のパーソナリティとレッテルを貼る習慣であった．しかし私は統合失調感情精神病という名称がよりふさわしいものと考える」（デトロイトのポロツカー（I. L. Polozker）の発言『米国精神医学雑誌 *American Journal of Psychiatry*』p. 123).

クルト・シュナイダーによる統合失調症の一級症状と二級症状（1939 年）**シュナイダー**は，独立した疾患としての統合失調症を認めなかったけれども，彼はそれを病いの一つの類型（type）として認めていた．この類型において彼が区別したのは，統合失調症に特有であり健常者や他の類型の精神医学的疾患には見られない症状群（「質的異常」）と，健常時にも見られる経験の増強としての他の症状群（「量的［gradmässig］異常」）であった．彼は前者を「一級症状」，後者を「二級症状」と呼んだ．一級症状には，妄想知覚（Wahnwahrnehmungen），思考化声（Gedankenlautwerden），話しかけと応答の形の幻聴（Stimmen in der Form von Rede und Gegenrede），自分の行為をたえず批評する声の幻聴（Begleitung des eigenen Tuns mit halluzinieren Bemerkungen），身体とくに性的器官の被影響体験（körperliche, insbesondere sexuelle Beeinflußungen），思考奪取とその他の思考への干渉（Gedankenentzug und Gedankenbeeinflußung），感情や欲動や意志の領域における他からの「作為」や「被影響」のすべて（alles "Gemachte"）がある（シュナイダーは 1946 年度版の分類『精神医学への提言 *Beiträge zur Psychiatrie*』において，一級症状へのリストに，思考伝播（Gedankenausbreitung）を追加した［p. 54］).

「二級症状」には，妄覚〔感覚錯誤〕(Sinnestäuschungen)，思考制止 (Denkhemmung)，観念奔逸（Ideenflucht），思考滅裂〔転導性〕（Zerfahrenheit）と困惑（Ratlosigkeit），強迫行為（der Zwang），妄想着想（der Wahneinfall），疎隔体験（die Entfremdungserlebnisse），「不機嫌 die meisten Verstimmungen」，そして感情鈍麻（die erlebte Gefühlsverarmung）がある（『精神的所見と精神医学的診断 *Psychischer Befund und Psychiatrische Diagnose*』1939, p. 25)．シュナイダーは，**カール・ヤスパース**の研究に基礎づけられた精神病理学の注意深い研究から，これらの特徴的な症状を引き出していたことを誇りにしていた．シュナイダーは後年こう述べている．「一級症状が存在するときには，これは私たちにとってつねに統合失調症を意味するが，しかし，一級症状がつねに存在するわけではない」(『神経学・精神医学の進歩 *Fortschritte der Neurologie, Psychiatrie*』1957, p. 490).

（マンチェスター大学の精神科医クライヴ・シドニー・メラー（Clive Sidney Mellor: 1932-）の後日の所見によると，それぞれの一級症状は統合失調症患者の少数者にのみ認められ，最も頻度の高いものは思考伝播であり［統合失調症患者 173 例中 21.4%］，最も少ないものは他者による「作為」体験［2.9%］である．『英国精神医学

雑誌 *British Journal of Psychiatry*』1970 の彼の論文を参照）.

シュナイダーの統合失調症の診断に対する最も信頼できる指針というものは，一級症状に関するものではなく，付加的に言うと，1933 年の家庭医向けの精神医学講義（『医師のための精神医学入門 *Psychiatrische Vorlesung für Ärzte*』）においてはっきりと述べられていることである．「診断は医師 - 患者関係の中でなされる（Erfassung aus der Beziehung）．これが日々の精神医学の中で通常行なわれている診断方法である．これは疏通性（ラポール）とか接触性（コンタクト）として言われているものだ．ここで関連がある事実は，多くの統合失調症者は端的に別の異空間に住んでいるようにみえること，そして健常者や精神病質者や循環性うつ病のようには，彼らと単純に交流することはできないということである．そのことをイメージ以外で表現することは難しい［どこかでシュナイダーは医師と患者の間にある〈ガラスの壁 glass wall〉について述べていた］，そしてまた，この方法を一つの概念として言葉で表現することも不可能である」（1936 年の第 2 版，p. 182）.

統合失調症様精神病 schizophreniform psychosis（1939 年） 統合失調症の荒廃に至るタイプとは対照的に，多少とも正常な病前性格を有する患者たちがおり，彼らは急性に発症するが，しばしばストレス反応性である．これは一種の反応性統合失調症（reactive schizophrenia）であり，オスロに近郊ヴィンデレン（Vinderen）にある大学の精神科クリニックの精神科医ガブリエル・ラングフェルト（Gabriel Langfeldt: 1895-1983）が「統合失調症様 schizophreniform」と呼んだものである．「統合失調症類似の症例ととくに躁うつ病の症状を呈する者で，強い遺伝負因があり，反応性の…傾向があり…予後良好［**インスリン**や**カルジアゾール**ショック療法によって］であったが，一方，離人症をもつ典型的な内因性過程の精神病は治療に反応しなかった」（pp. 10-11）．ラングフェルトは「統合失調症様精神病 schizophreniform psychoses」を独立のグループとして分離し，典型的な統合失調症と区別した．前者は自発的な寛解率が高く，ショック療法によく反応した．「統合失調症様精神病」の診断は一般に受け容れられたが，その理由は，治療反応性の下位集団の存在を示唆しているからであり，また，臨床医は予後の良さを好んだからである．ラングフェルトの著書『統合失調症様状態 *The Schizophreniform States*』は 1939 年に（コペンハーゲンで英語で）刊行された（「**けいれん療法：化学的**」も参照）.

統合失調症 SCHIZOPHRENIA：最近の概念

（「**統合失調症：概念の出現**」も参照） 第二次世界大戦後，二つの対立する勢力が，精神病や統合失調症へのアプローチを保証することになった．一つは次第に支配的となりつつあった精神分析学であり，診療所を基盤とする精神療法を適用しがたい精神疾患に対して「統合失調症」という用語を使用する傾向があった．二つ目は，統合失調症における生物学的研究への増大する期待であった.

偽神経症性統合失調症 pseudoneurotic schizophrenia（1949 年） 精神分析的志向

をもつ精神科医たちが統合失調症よりも神経症の診断をする傾向について不安を覚えながら，ニューヨーク州立精神医学研究所のポール・ホック（Paul Hoch: 1902–1964）とフィリップ・ポラティン（Philip Polatin: 1905–1980）は，1949 年の『季刊精神医学 *Psychiatric Quarterly*』誌の論文において，幻覚や妄想をもたない統合失調症の一つの類型への注意を促したが，それは，**ブロイラー**が**自閉**（autistic）思考と呼んだものが特徴的であり，また，パーソナリティ障害がみられるが，ひどくなると「汎神経症 pan-neurosis」と呼ばれる状態となるものである．これは精神力動的視点と伝統的視点との架け橋となるものであった．彼らによれば，これらの「境界性 borderline」の患者は，荒廃を呈する典型的な統合失調症に進展していくという可能性があると考えられた．ホックはブダペスト生まれで，ゲッティンゲンで学び，チューリヒではマンフレート・ブロイラーとともに，**オイゲン・ブロイラー**の統合失調症の概念寄りの傾向をとっていた．

DSM-"I" における統合失調症と精神病（1952 年） 米国精神医学会（APA）の診断と統計マニュアルのシリーズの第 1 版は，器質性脳疾患（「脳組織の機能障害」）と「心因性 psychogenic」障害の区別を採用した．心因性群には，退行期精神病性反応（「退行期 involutional」という用語はクレペリン由来である．「**うつ病と気分障害：出現：退行期メランコリー**［1896 年］」を参照），統合失調症性「反応」（反応の概念はカール・ヤスパースというよりアドルフ・マイヤーから借用されている），そして妄想反応がある．この当時のアメリカ精神医学で優勢であった精神分析的思考に一致して，「躁うつ病性反応 manic depressive reaction」「精神病性抑うつ反応 psychotic depressive reaction」も「心因性」と見なされていた．

APA が採用した統合失調症の現実的な精神病理学的症状は**オイゲン・ブロイラー**の定義の影響を受けていた（「**統合失調症：概念の出現**」を参照）．「症状は，強い現実からの退却傾向，感情の不調和，予測不能な思考の流れの障害によって特徴づけられる…」．ある部分の患者のみが荒廃に至る（p. 26）．

DSM-II における統合失調症と精神病（1968 年） *DSM* の第 2 版はアメリカの分類学をヨーロッパ寄りへより近づけることに努めていた．つまり，1966 年に採用された世界保健機関（WHO）の『国際疾病分類 *International Classification of Diseases*』（*ICD*，第 8 版）寄りにである．「心因性」統合失調症はこのようにしてその姿を消し，米国精神医学会の『マニュアル』は単に器質性脳症候群（Organic Brain Syndromes）（精神病性であろうがなかろうが）と「以前，リストにのっていた身体疾患に基礎づけられない精神病」とを区別した．その他の点では *DSM-I* と大差なかったが，妄想や幻覚は「しばしば心理学的に自己防衛的なものとして出現する」（p. 33）という精神分析的信念を要求するものであり，この動きは当時，アメリカのアカデミックな精神医学において優勢であった．一般的に，*DSM-I* と *DSM-II* の双方とも，「精神病」という用語を，特殊な精神病理学的な意味というよりも「重度 severe」という用語の同義語として使用していた．

統合失調症の「セントルイス診断基準」（1972 年） *DSM-III* へと至る診断の再考

の一部として，**セントルイス学派**のジョン・ファイナー（John Feighner）とその他のメンバーは，1972年，『総合精神医学アーカイヴズ *Archives of General Psychiatry*』に，「精神医学研究において使用される診断基準 Diagnostic Criteria for Use in Psychiatric Research」という論文を掲載した．統合失調症のために，彼らは，主に妄想や幻覚を含む，そしてそれに加えてある種の思考障害を含む改訂された診断基準のセットを提出した（いくつかの社会的診断基準も含まれ，そこにはたとえば単身であることや職歴の乏しさ等があった）．

1975年，ストーニー・ブルック（Stony Brook）にあるニューヨーク州立大学に所属していたマイケル・アラン・テイラー（Michael Alan Taylor: 1940-）とリチャード・エイブラムズ（Richard Abrams: 1937-）は，『米国精神医学雑誌 *American Journal of Psychiatry*』において，セントルイス診断基準はバーをあまりにも低く設定していると主張した．そして代わりに提案したのは，彼ら自身のより厳密な診断基準であり，そこには，「典型的な思考障害」（コミュニケーションが単に困難であるというだけではない），「感情鈍麻」の存在，幻聴，あるいは突然の十分に形成された妄想が含まれていた．「統合失調症」で入院したばかりの患者89例において，セントルイス診断基準を満たすものは12%，テイラーとエイブラムズの研究診断基準を満たすものは11%であり，たった5人の患者のみが，両方の診断基準によって統合失調症と見なされたのである．

統合失調症における代謝性異常の発見：前頭葉（1974年）　以前の研究者たちは，統合失調症において多くの散在性の脳異常を発見していたが，どれも信頼性のある再現性はなかった．1974年，スウェーデンのルンド大学の臨床神経生理学教授デイヴィッド・ヘンシェン・イングヴァール（David Henschen Ingvar: 1924-2000）とその精神医学部門のスタッフであるヨーラン・アンデシュ・フランシェン（Göran Anders Franzén: 1929-）が発見したのは，放射標識されたキセノンガスを使ったもので，対照群に比較して，血流量が統合失調症患者の前頭葉において減少し，とくにそれが高齢者で見られたということであった．前頭葉における代謝活動が低下しているというこの指摘は，神経細胞における活動低下を意味していた．『スカンディナヴィア精神医学雑誌 *Acta Psychiatrica Scandinavica*』の論文で彼らは言及しているが，それは「前頭葉の安静時の意義深い血流量の低下の所見（[前頭葉機能低下 hypofrontal] を示す rCBF〈regional cerebral blood flow：局部的な大脳血流量〉パターン）は…前頭葉病変と慢性統合失調症における症状の類似性を検討することを根拠づける」（p. 457）というものであった．彼らはさらに踏み込んで，統合失調症と器質性前頭葉病変との間の多くの類似性を指摘し，精神病研究者がこの大脳の領域へ直接注意を向けることに貢献した．

統合失調症における脳の異常に関する最初のコンピュータ断層撮影（CT）所見（1976年）　グラスゴー大学から博士号を得たイヴ・C・ジョンストン（Eve C. Johnstone: 1944-）（「**女性研究者，精神医学における**」を参照）と英国のミドルセックス州ハロー（Harrow）の臨床研究センターの精神医学と放射線医学部門にいた**テ**

ィモシー・J・クロウ率いる研究者集団によると，対照群に比較して，統合失調症の入院患者 17 名は脳室がより拡大し，その拡大した脳室のサイズは「認知機能検査の低い成績と関連」していた．これは，対照群を考慮にいれた，統合失調症における構造的変化の最初の所見であり，『ランセット *Lancet*』に掲載された（1964 年，統合失調症の器質的欠損に関するハイデルベルク大学のゲルト・フーバー（Gerd Huber: 1921–）によるさらに早い発見は，気脳写 pneumoencephalography の使用によるものであった）（グルーレ Gruhle 編『現代の精神医学 *Psychiatrie der Gegenwart*』第 1 巻の彼の論文を参照）（「**神経画像（ニューロイメージング）**」を参照）．

多くの「統合失調症」は躁うつ病へと転換されていった（1978 年）『総合精神医学アーカイヴズ *Archives of General Psychiatry*』において，ハリソン・G・ポープ・ジュニア（Harrison G. Pope, Jr.: 1947–）とジョゼフ・F・リピンスキー・ジュニア（Joseph F. Lipinski, Jr.: 1940–）は，――ともにハーヴァード大学の精神科に所属していたが――諸研究のレヴューにおいて，アメリカ合衆国の精神医学においては「統合失調症」は非常に過剰診断（overdiagnose）されてきたこと，同様に躁うつ病（MDI）は過小診断されていることを見出している．彼らの結論はまた，「統合失調症者の症状［当時理解されていた］は，精神病の転帰を予想するには事実上まったく価値をもっていない」（p. 826）ということであった．さらに「患者が，一旦誤診されると，さらにそののちもしばしば誤診に誤診が重なり，統合失調症の診断をこの国で受けた患者の 10 万人以上は事実上，躁うつ病に罹患していた可能性がある」（p. 825）と述べている．この論文が，精神病における強調点を統合失調症から感情障害にシフトさせた．

統合失調症の I 型と II 型症候群（1980 年）→「**陽性症状と陰性症状**」を参照

DSM-III* の統合失調症と精神病**（1980 年）**セントルイス学派**，テイラーとエイブラムズ，「研究診断基準 Research Diagnostic Criteria: RDC」（上記参照）の予備的研究を基礎にして，DSM-III*** では，精神分析的伝統や**マイヤー**流の伝統は破棄され，伝統的なドイツ流の精神病理学的解釈は活力を取り戻すことになった．*DSM* の起草者たちが，**エミール・クレペリン**に依拠し，診断が認められるには「以前の機能水準からの低下 deterioration」が存在することを主張した．彼らは**クルト・シュナイダー**の一級症状を拠り所に，ある特定の「思考の内容」がしばしば存在し，それらには思考吹入，思考奪取，そして外部の力によって操作されているという妄想性思考等が存在することを主張した．そして**ブロイラー**の「基礎症状」に依拠し，統合失調症者にはしばしば特定の連合弛緩（loosening of association）を含む「思考の形式」があると主張した．「連合弛緩が強いとき，支離滅裂 incoherence が生じる，つまり，談話は理解不能となる」（p. 182）（この節の要点は「**統合失調症：概念の出現**」でも言及されている）．

実際に，全ヨーロッパの精神病理学的伝統のすべてが，結果的に *DSM* の起草者たちが喜んで受容する症状に集約されていることを見ることができる．知覚の障害には，とくに幻聴，感情の鈍麻，意欲の減退が含まれる．非現実思考（dereism），緊張病，伝統的なその他の典型症状も彼らの通行手形を受け取っている．

お馴染みの*DSM-III*様式の，患者が診断を得るための症状の実際的なチェックリストは，クレペリン流の「陽性」症状（クレペリンは「陽性」という用語は使用しなかったが）をかなり重要視している．「クラスA」の6つの診断基準の中の5つには幻覚と妄想が入っている（クラスBには荒廃deteriorationがある，クラスCでは最低6カ月の持続期間が条件とされている）．このように，アメリカの*DSM-III*は，バランスをシフトして，予後を楽観視する寛容なブロイラー的視点から離脱し，予後を悲観視し，派手な精神病と悲観的な予後という限定的なクレペリン流へと後退した．**ジェラルド・クラーマン**が1990年にこれを「新クレペリン主義neo-Kraepelinian」と呼んだのは，部分的にはこのような理由によるものである（そしてまた部分的には，*DSM-III*は一般的に「疾患〔中心〕思考disease-thinking」への回帰を表象しているという理由からである）．

*DSM-III*は**統合失調質（schizoid）パーソナリティ**に独立の地位を認めた．同様に，*DSM-III*において，かつては統合失調症の傘の下に集められていたその他のいくつかの診断名が独立した．「パラノイア」「統合失調症様障害schizophreniform disorder」「短期反応性精神病brief reactive psychosis」もまたその地位を得た．精神病性のうつ病は感情障害のもとにしっかり並べられた．そして「統合失調感情障害schizoaffective disorder」と「非定型精神病」も論争から自由になった．

1960年代の合衆国の精神医学で伝統的に使用されていた定義をある患者グループに適用した場合には，163人が統合失調症の診断となった．*DSM-III*の診断基準を同じグループに適用すると，たった16人にしかその診断は該当しなかった．1992年，英国の精神科医イアン・ブロキントン（Ian Brockington）が『欧州精神医学*European Psychiatry*』誌で記述していたように，「その使用において不安定さが証明されているような概念には，どこか妥当でないものが根深くあるに違いないのである」(p. 203)（「**ウェルニッケ‐クライスト‐レオンハルト学派**」も参照）．

統合失調症の最初の定量的な磁気共鳴研究（1986年）　アイオワ大学の**ナンシー・アンドレアセン**は，磁気共鳴画像（MRI）の**神経画像**技術を使うチームを率いていたが，統合失調症の患者は前頭葉のサイズが小さく，また頭蓋内と大脳の量が少ない，ということを立証した．これによってこのグループは，1986年，『総合精神医学アーカイヴズ*Archives of General Psychiatry*』誌上に，統合失調症は「神経発達neurodevelopmental」障害であるという仮説を提出することとなった．この研究において，彼らは，「3D画素を基礎にした形態計測voxel-based morphimetry」に至ることになるMRI画像の定量的計測技術のパイオニアとなった．

ワインバーガーが「DLPFC」仮説を提出する（1986年）　研究者たちに以前からよく知られていたのは，統合失調症にはなんらかの前頭葉性の問題があるということであったが，1986年，ワシントンD.C.の**聖エリザベス病院**にある**国立精神衛生研究所**臨床神経精神医学部門のダニエル・ワインバーガー（Daniel Weinberger: 1947–）が示唆したのは，統合失調症のいくつかの症状が――陽性症状と陰性症状の両者とも

——背側前部前頭葉（dorsolateral prefrontal cortex: DLPFC）の病変によるものである，というものであった．研究者たちが観測したのは，放射性同位元素をラベルしたキセノンガス（Xe133）を吸入させ，対照群と比較した，統合失調症の局所血流であった．カード分類課題を施行中，対照群は，その部分における血流の明らかな増加が見られたが，一方，統合失調症のその部分には変化がなく，その大脳の場所の反応性の低下（病変）が示唆された．「この変化は部位に特異的で，ただDLPFCのみに見られた」(p. 114)．『総合精神医学アーカイヴズ *Archives of General Psychiatry*』のこの研究は「思春期後期に現れる傾向をもつ統合失調症の最も不可思議な生理学的な側面の一つに光を当てる」ことを約束するものであった．ワインバーガーは，「障害された神経系が「作動」しながら，成熟とともに出現するかまたは変化する臨床症状」を，それ以外の種の中枢神経系の障害と類比した（p. 123）．

統合失調症の可能性のある単一遺伝子の位置選定（1988年）　ロンドン大学の旧ミドルセックス医学校精神医学科では，ロビン・シェリントン（Robin Sherrington）に率いられた研究が行なわれ，9人の共同研究者グループは，『ネイチャー *Nature*』誌の論文で，クロモゾーム5の長腕の二つのDNA「ポリモルフィズム polymorphisms」（多形性）が，統合失調症の家族歴のある英国と，アイスランドの7家族にたしかに関連づけられることを報告した．この所見がなお仮説である理由は，当時の他の研究グループが再現することができなかったからである（「**精神遺伝学**［1988年］」を参照）．

遅発性統合失調症（1997年）　1997年，『米国老年精神医学雑誌 *American Journal of Geriatric Psychiatry*』において，カリフォルニア大学サンディエゴ校のディリップ・V・ジェステ（Dilip V. Jeste: 1944-）とその共同研究者たちは，「遅発性統合失調症 late onset schizophrenia: LOS」の概念を提唱した．3年後の2000年，ロンドンの精神医学研究所のロバート・ハワード（Robert Howard: 1961-）によって主催された合同会議で，遅発性統合失調症は，古い概念である「老年期のパラフレニー paraphrenia in the elderly」に取って代わった（「**パラフレニー**」を参照）．

同性愛，性同一性障害と精神医学　HOMOSEXUALITY, GENDER IDENTITY DISORDER, AND PSYCHIATRY

精神医学は，ある領域では，統合失調症の遺伝学やうつ病に関連する神経伝達物質の研究等で，可能なかぎり科学的であるように奮闘してきた．しかし他の領域では，この専門分野はかなりその文化的，政治的な影響を与える者の手作りの思想であることが明らかになっている．性的行動はそのような領域の一つであり，精神医学がそのときの流行にしたがって吹き流される傾向が，同性愛の領域以上に明瞭に見られるものはほかにない（「**サディズム**」「**マゾヒズム**」も参照せよ）．社会が同性愛に微笑む時代は，古代から一刻たりともなかったが，19世紀にはそれはとりわけ医学的非難の対象となった．

カール・フリードリヒ・ウェストファルと「反対性性感覚 contrary sexual feeling」

（1870）　ウェストファル（Carl Friedrich Westphal: 1833–1890）は，政府高官の息子としてベルリンで生まれ，1855 年にベルリン大学の医学部を卒業した．1850 年代後半に，彼はカール・ヴィルヘルム・イーデラー（Carl Wilhelm Ideler）（「**ドイツ「ロマン主義」精神医学**」を参照）のもとで，シャリテ病院の精神科で助手医師として働き，のちにはヴィルヘルム・グリージンガーのもとで働いた．1869 年，グリージンガーの死後，ウェストファルはシャリテ病院の精神医学・神経学部門の部長になり，1873 年には精神科の教授に就任した．1887 年，彼は神経梅毒と考えられる病いに倒れ，3 年後に，スイスのクロイツリンゲンにあるビンスワンガー家の運営する私立の神経科クリニックで死去した（「**不安と恐怖症：ウェストファルの広場恐怖 - パニック**［1872 年］」を参照．「**強迫性障害：「強迫観念」**［1877 年］」も参照）．

1870 年に，ウェストファルは『精神医学・神経疾患アルヒーフ *Archiv für Psychiatrie und Nervenkrankheiten*』誌に，「反対性性感覚：神経病質性（精神病質性）状態の症状 Die conträre Sexualempfindung: Symptom eines neuropathischen [psychopathischen] Zustandes」という論文を掲載した．彼は論文をこうはじめている．「以下に報告するような疾患の事例において，これまでほとんどあるいはまったく記述されてこなかったような症状として，主要な所見が現れた．それは，患者自身がその病理性を自覚するような，性感覚の生来性の倒錯である」．その症状は，本来の性的同一性の混乱であり，若い女性同性愛者（レズビアン）で他の女性との性交の欲求のゆえにシャリテ病院に入院してきた例や，他の男性との性行動の願望を否定しながら，自分自身を女性であると思う服装倒錯のある男性患者の例等であった．ウェストファルは，その女性にはうつ病の家族歴があることと，その男性はてんかんの患者であることを重要なことと考え，両者とも，彼の見解では，遺伝的な病理的体質の徴候であるとのことであった．

ウェストファルが，「反対性性感覚」という用語で確認しようとしたのは，必ずしも「性的欲求」だけではなく，「その人の内的存在全体を基にして，その人自身の性から疎外されているという単純な感覚［Empfindung］も含まれた」（p. 107）．ウェストファルは，自分は同性愛を疾患であると提案しているのではない，とはっきりと断言している．

少なくとも，先の男性の事例は，のちに「性同一性障害 gender identity disorder」と呼ばれるものの早期の記述と考えられる．

クラフト＝エービングは同性愛を変質 degeneration の根拠と見なした（1877 年以後）　すでにグラーツ大学の精神医学教授であった間，**リヒャルト・フォン・クラフト＝エービング**は「反対性性欲 contrary sexual desire」の研究に専念していた．1877 年の『精神医学・神経疾患アルヒーフ *Archiv für Psychiatrie und Nervenkrankheiten*』誌の論文で，彼は，男性の同性間の引きつける力は，女性と男性の特徴を混合した体質的な基礎をもつ性同一性障害から起因したものであり，それは中枢神経系の変質の根拠を構成するものであると論じた．

1886 年，精神科の教授としてウィーン大学に着任して間もなく，彼は，性倒錯の浩瀚な百科事典となった著作『性的精神病質 *Psychopathia sexualis*』の初版を上梓した．その中で彼が議論したのは，「代用の，それ自身の性に向かう性的欲望 Geschlechtsgefühl や性的欲動 Geschlechtstrieb を伴う，反対の性に対する性的感覚の欠如」であった．この精神病質性障害の特徴は，「反対の性への性的感覚の嫌悪に至るまでの欠如である．…同時に，男性を愛する男性は，同性の仲間うちでは，女性の性的役割を割り当てられ」，これは女性を好きになる女性についても同様のことが言える（pp. 56–57）．この障害は先天性のものかもしれないし，後天性のものかもしれないが，後者のケースにおいても何らかの体質を有するものである．

同性愛が変質の表現形態の一つであるとする根拠の中には（クラフト＝エービングが挙げた 6 つの徴候のうちの最初の 3 つを示すが），(1) そのふるまいが人生の早期に，異様な強度を伴ってはじまること，(2) 生殖器官そのものは変形しておらず，その障害はその個人の「性格やすべての情緒的感覚」から派生したものであること，(3) この疾患の個人は他の疑わしい異常も表すことである（pp. 59–60）．

クラフト＝エービングの著書が，引き続く版をとおして発展するにつれて，「反対性性感覚 contrary sexual feeling」は，さらに重要な地位を獲得し，その書名にまで現れるようになった．彼の死の直後の 1902 年に出版された第 12 版では，そのテーマについて（初版では 16 頁であったところが）100 頁以上の紙幅が費やされた．

しかし，晩年，クラフト＝エービングは多少の転向を遂げている．死の前年の 1901 年，彼は，同性愛は「病気ではなくむしろ例外的存在 anomaly である」と断言している．彼は，科学が最終的に同性愛者自身の視点にアプローチしたとする，同性愛者のものと考えられる雑誌（『性的移行状態のための年報 *Jahrbuch für sexuelle Zwischenstufen*』）に掲載した論文で，以下のように論じている．彼／彼女らの「奇妙な性的志向性」は，少数派ではあるが，彼／彼女らにとっては「適切で，自然で，妥当な」セクシュアリティの様式を表している，と．クラフト＝エービングは，しかし，その序文に 1902 年 12 月，つまり彼の死の数週か数日前の日付の署名がある『性的精神病質』の第 12 版において以前の主張を改めなかった（おそらく病弱のあまり内容の変更ができなかったのだろう）．引きつづき刊行された『性的精神病質』の版に変更はなく，1912 年に出版された第 14 版が，1990 年代に復刊された．クラフト＝エービングによる同性愛の解釈は，『性的精神病質』で明確に述べられているが，その後の数十年間支配的な考え方として精神医学の中に留まった．

同性愛を変質とする視点に反対したゲイの精神科医や医学著述者（ほぼ 1900 年以後）：

マーク＝アンドレ・ラファロヴィッチ（Marc-André Raffalovich: 1864–1934）　ラファロヴィッチは実際には医師ではなかったが，人生の大半を医療ジャーナリストとして過ごした．ロシア出身者であり，パリとロンドンの間を往き来した彼は，ゲイであることを公言し，同性愛が変質徴候であるとすることに，さまざまな著作において激しく反対した．彼が最もよく知られるのは，1896 年に出版されたその著作『ウラニスムと単一セクシュアリティ：性的本能の異なる出現の仕方の研究 *Uranisme et* *unisexualité: Étude sur différentes manifestations de l'instinct sexuel*』によってであり，それは同性愛を正常の性的行為のスペクトラム上に据える書物であった．ラファロヴィッチはこう記している．「正常な同性愛者 sexual invert は必ずしも病者や犯罪者ではない．彼は，守るべき節操と責務と慣習を有する他の文明化された男性と同じように，彼の性的本能のなすがままになっているにすぎない．犯罪者の同性愛者も存在する．…しかし，精神的に不均衡でなく，変質もしていない同性愛者の存在を認めようとしない者はいないだろう」（p. 25）．セクシュアリティの歴史家であるヴァーノン・A・ロサリオ（Vernon A. Rosalio）によれば，同性間の欲望としての同性愛という現代的概念をフランスに導入したのはラファロヴィッチであった（ウラニスムは同性愛を表す現代的な新造語であった）（注：同性愛をめぐってはフランスの医学界においても当時盛んな議論が行なわれ，司法医学の専門家であるアンブロワーズ＝オーギュスト・タルデュー（Ambroise-Auguste Tardieu: 1818-1879）のような代表的人物は，そうした見解に猛攻撃をした）．

パウル・ネッケ（Paul Näcke: 1864-1934）　ネッケは，同性愛者であると実際公言することがなくても，彼自身のバイセクシュアリティをほぼ認めているドイツの精神科医であった．ネッケは，ドイツ人の父とフランス人の母の間に生まれ，1873 年ヴュルツブルク大学の医学部を卒業し，1880 年からは一連の精神病院でさまざまな常勤医の地位に就き，最後はコルディッツ（Colditz）精神病院の医局長として終わった（コルディッツ精神病院がよく知られるのは，第二次世界大戦中そこは連合国の捕虜収容所に転用されていて，そこから何人かの高官の逃亡が生じたからである）．彼は長年フランスに住み，流暢なバイリンガルであった．1901 年以降，ネッケは，パリやベルリンやその他の市街における，公衆便所に焦点を当てたゲイの情況への驚くほどの精通を露呈する仏・独の犯罪人類学の主要学術雑誌のような視点から，一連の論文を書きはじめた（ネッケはラファロヴィッチの本に好意をもっていたが，ロシア人の著者がパリにおける実生活について十分に知っていること等ありそうもないと考えていた）．ネッケは，同性愛が変質という事象を示すものであるということを認めなかった．彼の意見では，男性も女性も基本的に生まれたときは両性愛的（バイセクシュアル）であり，その後の発達は，実際に大部分は偶然の機会によるものである．「幸せな結びつき」と言われているが，彼はゲイのタングキスや靴フェティシズムのようなテーマを誇張して話した．1910 年に雑誌『性的問題 *Sexual Probleme*』にこう記している．「現時点では，同性愛 Urnings は最も異常なものと見なされているが，病気や変質であるはずはない，単に反対性の欲望があるからといって変質徴候を示すことにはとてもならないのは明らかである」（p. 159）．さらにネッケは，同性愛に嫌悪感を抱くのは主に教育を受けた階層であり，「通常の人々の間ではこの話題はたいていはまったく月並みなこととして受け取られている」（『犯罪＝人類学アルヒーフ *Archiv für Kriminal-Anthropologie*』1910, p. 79）と主張した．死後の 1914 年に『精神医学・神経疾患アルヒーフ *Archiv für Psychiatrie und Nervenkrankheiten*』誌に掲載された論文の中で，ネッケは，同性愛者と「かなりにのぼる個人的経験」があったことを認めた（p. 323）．

ハヴェロック・エリス（Havelock Ellis: 1859–1939） エリスは，英国人の医師の性科学者であり，性の人類学的研究についての記念碑的な7巻シリーズの『性の心理学的研究 *Studies in the Psychology of Sex*』が刊行されたのは，1897年から1928年の間である．1896年に，まずドイツ語で，「反対性性感覚Konträre Sexualempfindung」についての巻からはじまり，それは英語で1897年に刊行された．エリスは自分の作品を，その最終巻の1933年に刊行された『性の心理学 *Psychology of Sex*』というタイトルの著作で要約している．彼は同性愛にきわめて受容的な論調で言及して，こう述べている．「性対象倒錯（同性愛 inversion）は先天的な異常であり…もしそれが病理学的なものなら，それは病理が疾患の科学ではなく，異常の科学であるという意味においてであり，倒錯した inverted 人は色覚異常の人と同様健康であることが多い．先天的な性的倒錯はしたがって生物学的変異と類似のものなのである」（pp. 228–229）．

注：同性愛のテーマについて沈黙したままの，たとえば，1923年から1939年まで**モーズレー病院**の最高責任者（superintendent）だった，エドワード・メイポーザー（Edward Mapother: 1881–1940）のような，数多くのゲイの精神科医がいる．

精神分析は同性愛に断固反対する　ジークムント・フロイト自身は同性愛にきわめて寛容であり，ゲイを異性愛者（ストレート）に変えるために精神分析を使用することを奨励しなかった．フロイトの考えでは，人間は基本的に両性愛的なものとして生まれ，発達における出来事でどちらの性を求めるかの方向性が決定されるということだった．同性愛的欲望そのものの本性についての精神分析学的説明として，フロイトは，1905年に出た『性欲論三篇 *Drei Abhandlungen zur Sexualtheorie*』の第4版（1920年刊行）において，こう記している．「精神分析学はこれまでのところでは性対象倒錯（インヴァージョン）の由来について十分な解明を与えはしなかったが，しかしその成立の心的なメカニズムを発見した…のである．われわれが調べたすべての事例について確認されたのは，のちに性対象倒錯者になった者は，その小児期のはじめの数年に，女性（たいていは母親）に対する非常に強烈ではあるが短期間の固着の時期を経てきており，それを克服したのちは自分を女性と同一視し，自分自身を性対象として選ぶようになる，つまり，ナルシシズムから出発して，母親が自分たちを愛したように自分たちを愛そうとしてくれる，若くて，自分自身に似た男性を求めるのだ，ということである」（p. 44；邦訳『著作集』5, p. 16）（「**ナルシシズム**」参照）．

しかし，精神分析学ののちの世代の者が，とりわけ第二次世界大戦後のアメリカにおいて，フロイトの寛容さを共有することはなかった．シルヴァーノ・アリエティ（Silvano Arieti）の浩瀚な教科書『米国精神医学便覧 *American Handbook of Psychiatry*』（1958）における，「性的逸脱 Sexual Deviation」の議論に当たって，スイスとパリからの移住者で，ニューヨークの精神分析医ポール・フリードマン（Paul Friedman: 1899–）は，同性愛という全体的テーマを——汚物嗜好（coprophilia）や小児性愛（pedophilia）とともに論じることで——できるかぎり不快に響くものとしてかろうじて扱った．「ここでは肛門が母親の膣の代理としての役割を果たしている．

…父親への潜在的な敵意が，同性愛的性交による父の去勢という無意識的観念とともに，かなり存在しているのかもしれない」（p. 595）．フリードマンは，こうした不幸な人々を異性愛に変換する精神療法を，確かに通常の方向性をもつものではないが，きわめて適切なものであると考えた．治療者はゲイの患者に禁欲〔自制〕を指示しなければならなかった．しかし，フロイトを引用しながら，フリードマンはよい知らせもあることを記している．「かなりの数にのぼる症例において，われわれは，いずれの同性愛者にもある，異性愛的傾向という枯れた萌芽を発達させることに成功した」（p. 607）．

精神分析家のエドマンド・バーグラー（Edmund Bergler: 1899–1962）は，1938 年にウィーンからニューヨークに移住した人物だが，1944 年に『精神分析レヴュー *Psychoanalytic Review*』誌に「同性愛の精神分析的治療のための 8 つの必須条件 Eight Prerequisites for the Psychoanalytic Treatment of Homosexuality」という論文を書き，「同性愛者の分析的治療の予後は良好なものである」（p. 268）と宣言した．1956 年，バーグラーは，かつての考えに少しも疑念を抱かぬ内容の著書である『同性愛：疾患か生き方の問題か？ *Homosexuality: Disease or Way of Life?*』を出版した．彼は，アルフレッド・C・キンゼー（Alfred C. Kinsey: 1894–1956）と共同研究者による 1948 年の研究，『男性における性行動 *Sexual Behavior in the Human Male*』に言及しながら，「倒錯は，誤った統計の普及の結果，新たな加入者を人工的に作り出すことによって，さらに広まることになった」と記している．バーグラーは，1944 年にたどり着いた結論を再度強調し，「最近になって発見されたことだが，同性愛は治癒可能な病いである」（p. 7）と述べた．彼らに一体どうして治癒が必要なのだろうか．「例外なく，倒錯が原因となった内面の深い罪悪感が，同性愛者には存在する．これは変更された罪悪感であり，マゾヒスト的下部構造に属するものである」（p. 24）．同性愛に反対意見を述べたそれ以外の精神分析家については，ロナルド・バイヤー（Ronald Bayer）の『同性愛とアメリカ精神医学 *Homosexuality and American Psychiatry*』（1987）に当たるのがいいかもしれない．

同性愛は，*DSM-I*（1952）と *DSM-II*（1968）においては，「性的逸脱 sexual deviation」の一つとして考えられた　さらに進んだ議論もないまま，これらの米国精神医学会『診断マニュアル』の早期の版は，同性愛を逸脱（deviant）であると言明するだけであった．性同一性障害は言及すらされていない．

同性愛は，精神医学にとって疾患ではないもの（nondisease）になった（1973 年）米国精神医学会内部での同性愛の再査定が，たとえばトマス・サス（Thomas Szasz）（「**反精神医学：サス**」を参照）やジャッド・マーマー（Judd Marmor: 1910–2004）といった精神科医（両者とも精神分析家としてトレーニングを受けた精神科医）による内部からの持続的な攻撃に晒された後に開始した．外部からのますます増加する攻撃もあった．サンフランシスコで開催された米国精神医学会（APA）1970 年の年次総会で，ゲイの活動家（アクティヴィスト）のグループが，転換療法（conversion therapy）を支持する発言をしてきたニューヨークの精神分析家アーヴィング・ビーバー（Irving Bieber:

1908-1991）を批判して，「セクシュアリティにおける問題点」についての討論会（パネル）の進行を妨害した．さらに1973年の5月，APAはその年次総会で，「同性愛をAPAの学術用語とするべきだろうか？ “Should Homosexuality Be in the APA Nomenclature?”」というシンポジウムを組んだ．その発表内容には，ゲイの活動家ロナルド・ゴールド（Ronald Gold）（「中止せよ，私を病気扱いする気か “Stop It, You're Making Me Sick”」）や精神科医リチャード・グリーン（Richard Green）（「異性愛をAPAの学術用語とすべきである」と論じた）が含まれるが，1973年11月の『米国精神医学雑誌 *American Journal of Psychiatry*』に掲載されている．**ロバート・スピッツァー**の主導で，1973年12月，APAの諮問委員会は，同性愛がもはや精神医学的疾患とは考えられないことを決定した．この決定は，次年度の学会員による投票で承認された．

DSM-IIIに自己違和的同性愛（Ego-dystonic homosexuality）が現れる（1980年）しかし，同性愛の問題はAPAの内部で議論百出状態のままであり，*DSM-III*を企画した学術用語についての特別委員会の「性心理的障害 psychosexual disorders」をめぐる諮問委員会は，それによって事実上分裂した．結局諮問委員会は，「自己違和的同性愛」を精神医学的疾患としてスティグマ化することで合意したが，それは，異性愛的欲望にきちんと反応できないまま，現状に幸福感をもてないでいる同性愛者にのみ適用することを明記した．

*DSM*の一連のものの最初のものとして，*DSM-III*では，「性倒錯 transsexualism」のような「性同一性障害」を精神医学的疾患として登場させた．「小児の性同一性障害」もこのとき作られたのである．

同性愛はDSM-III-R以降完全に消滅する（1987年）『マニュアル』のこの版では，同性愛への言及が一切ない．この版では，性同一性障害はマニュアルの小児精神医学のセクションに移動させられている（「障害は多くの場合，幼児期や小児期や思春期に最初に明らかになる」）．

「性と性同一性障害 sex and gender identity disorder」がDSM-IVにおいて独立した診断カテゴリーになる（1994年）　性的問題の分類で明らかに大きな問題を抱えていたので，*DSM-IV*の起草者は，性同一性障害をあらゆる種類の「倒錯 perversion」部門から完全に切り離し，そのかわり性的**サディズム**や**マゾヒズム**を「同一性障害」の下位分類に置いた．こうした事態は，その性的嗜好にいまだに病的というラベルが貼られている関係者の誰一人も満足させないであろうことは明らかである．将来の*DSM*の版では，どこの大学キャンパスでも保護規制の対象である，服装倒錯（transgendering）はもちろん，今日その集団（コミュニティ）においては「ロールプレイング」と呼ばれている性的なサドマゾヒズムのような行為も，病理的なものではないと見なされるのではないかと予想されるかもしれない．

米国精神医学会は同性愛者の「修復 reparative」あるいは「転換 conversion」療法を公式に不認可とした（1998年）　APAの諮問委員会は，同性愛そのものが精神障害であるという，あるいは患者はその性的志向性を変えるべきだという前提をもとにしたあらゆる種類の「修復」療法に反対するという基本方針声明を発表した．

トゥレット症候群　TOURETTE'S SYNDROME（TS）　TSは器質性脳疾患であり，とりわけ非律動的な筋肉のチック，不随意性の汚言（coprolalia）（ののしりswearing），強迫性行動等の症状がみられる．1885年，パリの精神科医＝神経科医のジョルジュ・ジル・ド・ラ・トゥレット（Georges Gilles de la Tourette: 1857–1904）は，当時**サルペトリエール病院**の**ジャン＝マルタン・シャルコー**の助手でもあったが，『神経学雑誌 *Revue neurologique*』に，彼が「チック病 la maladie des tics」と呼んだいくつかの症例を記述した．論文中で最も特徴的な症状を呈した患者は，貴婦人のダンピエール侯爵夫人（Marquise de Dampierre: 1799–1884）であった．彼女の主治医で精神科医のジャン＝マルク＝ガスパール・イタール（Jean-Marc-Gaspard Itard: 1774–1838）は，「アヴェロンの野生児 wild boy of the Aveyron」を治療したことで有名であったが，この患者はすでにその記録に留められていて，よく知られていた．ジルは，イタールが1825年に『医学総合アルシーヴ *Archives générales de médecine*』に発表した説を彼自身の説の基本にした．その婦人が，チックと強迫とに加えて，パリの社交界でよく知られていたのは，「くそ野郎」や「ばかやろう」等の罵詈雑言を突然叫ぶことによってであった．1886年の臨床講義で，シャルコーは，ジルの名をとって，この障害を「ジル・ド・ラ・トゥレットのチック病」と名づけた．後年，この障害がしばしば呈する多様な症状は，トゥレット症候群として知られるようになった．

TSを理解するために精神分析的な試みをはじめたのは，1921年，ブダペストの精神分析家シャーンドル・フェレンツィ（Sándor Ferenczi: 1873–1933）であった．『国際精神分析学雑誌 *International Journal of Psychoanalysis*』に発表された論文で，チックは自慰欲望の抑圧が原因であり，「定型化した自慰の等価物」である，と述べた．この定式化のその後の精神分析的修正の試みの中で最も影響力のあるものはマーガレット・S・マーラー（Margaret S. Mahler: 1897–1985）のものである．彼女はコロンビア大学の小児精神科医で精神分析家であった．その試みは1943年の『季刊精神医学 *Psychiatric Quarterly*』にはじまった（共著者は精神科医のレオ・ランゲル（Leo Rangell: 1913–）であり，彼はニューヨーク精神分析研究所でトレーニングを受けていた）．彼女の主張によれば，この疾患は器質的基盤をもつ可能性があるが，抑圧的な家族葛藤をもつ子どもだけに生じている．彼女の論点は，チック者は「きわめて自己愛的人間であり，自分自身の身体に過度の関心をもち，当面の防衛的なエネルギーの減衰もなく，刺激や興奮を保持することが不能である」というものだった．

1954年，ベルリン＝リヒテンベルクの精神病院のスタッフ精神科医ヨハン・ルートヴィヒ・クラウス（Johann Ludwig Clauss）と，ベルリン＝リヒテンベルクの市立病院の神経病理学研究室長カール・バルタザール（Karl Balthasar: 1927年資格取得）は，TS患者の基底核病変を発見し，それによって静かに新時代の幕を開いた．

病理解剖を根拠に，TS は小舞踏病の慢性化した異型ではなく独特な独立症候群である，と彼らは結論した（クラウスはベルリン神経学会の 1943 年の会合でこれらの所見のいくつかをはじめて公表した）．彼らの論文はもちろんドイツ語で『精神医学・神経疾患アルヒーフ *Archiv für Psychiatrie und Nervenkrankheiten*』に掲載されたが，合衆国ではほとんど注目されることはなかった．

1961 年，フランスのブローニュ＝シュル＝メール（Boulogne-sur-Mer）の保養地の精神科医ジャン＝ノエル・セニョー（Jean-Noel Seignot: 1953 年医学部卒業）は，TS は抗精神病薬のハロペリドール（1960 年にヤンセン・ル・ブラン Jansen Le Brun 社によってフランスに導入）によく反応するということを『医学＝心理学年報 *Annales médico-psychologiques*』に発表した．「R.1625［ハロペリドール］の効果は事実，顕著なものであった，なぜならば，チックの一日の頻度は以前は約千回ほどであったが，数えるほどに減少したからである」（p. 579）．

1967 年，合衆国におけるハロペリドールの認可に伴い，ニューヨークのモンテフィオーレ（Montefiore）病院の精神科医アーサー・K・シャピロ（Arthur K. Shapiro: 1923–1995）と，彼の妻で心理学者のイレイン・シャピロ（Elaine Shapiro）は，TS の精神分析療法偏重の傾向の流れの中でハロペリドールのような抗精神病薬の使用の推奨に尽力しはじめていた．彼らの最初の論文は 1968 年の『英国精神医学雑誌 *British Journal of Psychiatry*』に発表されたが，トゥレット症候群の歴史研究者ハワード・クシュナー（Howard Kushner）〔『悪態をつく脳？：トゥレット症候群の歴史 *A Cursing Brain?: The Histories of Tourette Syndrome*』の著者〕の言葉によると，「アメリカの主要精神医学雑誌のすべてから掲載不可とされた」ということである．シャピロ夫妻は後年，ニューヨークのトゥレット症候群協会の先駆的組織化に尽力した．

ドニケル，ピエール＝ジョルジュ　DENIKER, PIERRE-GEORGES（1917–1998）　精神薬理学のパイオニア，ドニケルはフランスの外交官の家庭に生まれた．1945 年に医学部を卒業，1946–1949 年にアンテルヌを終えたのち，彼は 1952 年までパリの医学部で医師助手（指導医 chef de clinique）をつとめ，また 1949 年からはパリの精神科病院で**ジャン・ドレイ**のもとスタッフ精神科医をつとめた．1961 年教授資格試験に合格し，彼は医学部の教授（professeur agrégé）となった．1971 年から引退する 1985 年まで，彼は（ドレイの引退後）新たに創設された**サン＝タンヌ精神病院**の精神保健と治療学の大学部門の長だった．**クロルプロマジン**に関する 1952 年のドレイとドニケルによる業績は，学問分野としての精神医学の発展にとって大きな重要性をもち，症候群に対する経験的アプローチに基礎づけられた（合衆国では精神療法に基礎づけられた）専門性から，薬物の処方に基礎づけられた専門性へと転回することになった．

1954 年，ドレイとドニケルは，合衆国の**ネーサン・クライン**と同時に，向精神薬としての**レセルピン**の有用性を発見した．1952 年ドレイとドニケルは「**神経遮断薬**

neuroleptics」（合衆国では抗精神病薬として知られていた）を精神病に対する独立した薬剤クラスとして記述した．1955 年，彼らはこれらの新薬を議論するために，初の国際的精神薬理学会である画期的な科学会議をパリで主催した．1957 年，ドニケルはラスカー賞を受賞した．何年にもわたる一連の著書と論文——とくに 1961 年にドレイと共同執筆した『精神医学における化学療法 *Méthodes chimiothérapiques en psychiatrie*』において，ドニケルは精神薬理学という学問領域の概念的基礎の多くを記した．ドニケルと彼の共同研究者たちはまた，国際的精神薬理学者集団が着々と高用量へと向かい，高用量のもたらすあらゆる不快な副作用がパリの病院ではみられないということが不思議に思われていた当時，低用量抗精神病薬の効果を強調した．

ドパミン　DOPAMINE　ドパミンは化学的にはカテコラミン綱に属する**神経伝達物質**である．多くの抗精神病薬の効果は，脳内ドパミン受容体，とくに D2 受容体の遮断の成功にあると考えられている．1957 年，スウェーデンの神経科学者アルヴィド・カールソン（Arvid Carlsson: 1923-）が神経伝達物質としてのドパミンの役割を発見し，その論文は 1958 年『サイエンス *Science*』誌に登場した（これらの神経伝達物質の発見にまつわる基礎的な科学的な話については，「**イプロニアジドとモノアミン酸化酵素阻害薬**」「**神経伝達物質**」「**レセルピン**」を参照）．1961 年，**米国立精神衛生研究所**のジュリアス・アクセルロッド（Julius Axelrod: 1912-）と共同研究者たちはノルエピネフリン（NE）〔＝ノルアドレナリン〕——そしてドパミン（NE の前駆体として，またドパミン自身も神経伝達物質である）——の再取り込み機制を発見し，この発見を『サイエンス』誌に発表した（アクセルロッドはこの業績も含む研究で 1970 年にノーベル賞を獲得した）．

1975 年，ソロモン・スナイダー（Solomon Sneider）と共同研究者たちはドパミン受容体の存在を発見し，これを『ライフサイエンス *Life Sciences*』誌に発表した．そして続く 1976 年，スナイダーのグループは『サイエンス』誌上で，抗精神病薬の効能はこのドパミン受容体の遮断能力という機能にあると発表した（二カ月後，トロント大学の薬理学者フィリップ・シーマン（Philip Seeman: 1934-）が，『ネイチャー *Nature*』誌でまったく同様の発見を名乗り出た）．1976 年さらに，スナイダーとその共同研究者は『米国精神医学雑誌 *American Journal of Psychiatry*』において，大胆にも統合失調症の「ドパミン仮説」を発表した．これは「ドパミンを活性化する dopaminergic」（すなわちドパミンの活動を増強する）アンフェタミンが統合失調症を悪化させるという情報をとりわけ使用していた．うつ病の「カテコールアミン仮説」の運命と同様に，統合失調症のドパミン仮説は，厳密にはもはや信じられていない．しかし，これはドパミンとその精神医学的疾患における役割について多くの重要な研究を刺激した．

ドレイ，ジャン＝ルイ＝ポール　DELAY, JEAN-LOUIS-PAUL（1907–1987）
フランスにおける精神薬理学のパイオニア．ドレイは南西フランスのバイヨンヌ（Bayonne）の外科医の家庭に生まれた，そして彼の経歴はやや誇張していえば，すべてのステップが輝きに満ちていた．彼は22歳のとき，パリ病院のアンテルヌだったが，1937年までに病院医長（médecin des hôpitaux）に昇進し，1939年に彼は教授資格試験に合格した，そして1942年に芸術と科学の博士号を取得した．1946年，彼は**サン＝タンヌ病院**の精神疾患（maladies mentales）講座の教授に任命された．フランスの小説家アンドレ・ジイド（André Gide）の二巻にわたる伝記に対して，ドレイは1959年アカデミーフランセーズ会員に指名された．精神医学においては，彼は心底からの生物学志向であり，実際にあまりに生物学的であったために，患者を診ることは彼をいらだたせた．自身の個人開業をのぞけば，彼はほとんどまったく患者を診なかった．

1939年以降，彼はフランスへの脳波の導入を促した．しかし1942年の記憶に関する学位論文（ドレイの師だった**ピエール・ジャネ**の影響をかなり受けている）を別にすれば，ドレイは主に精神薬理学の進歩，あるいは**ピエール・ドニケル**（1917–1998）と**ピエール・ピショー**（1918-）のような研究者に精神薬理学の進歩を促進したことで知られている（ドレイが関与していようとなかろうと，彼の名はすべての論文に掲載された）．1949年，『王立医学協会会報 *Proceedings of the Royal Society of Medicine*』に発表された研究で，ドレイはフランスにアミタール睡眠分析（narcoanalysis）を導入して（「**バルビツール剤：睡眠分析療法**」を参照）躁うつ病，急性神経症そして統合失調症におけるバルビツール剤の治療効果と対照比較し，その効果をメタンファタミンになぞらえた（ドレイはこれを「化学的精神分析」と呼んだ）．**レセルピン**の精神医学的効果を発見した功績は，通常**ネーサン・クライン**に与えられるが，ドレイとドニケルはそのわずか数カ月後に，レセルピンの効果についてフランス語圏精神科医・神経科医会議において発表した（『フランス語圏精神科医・神経科医会議 *Congrès des aliénistes et neurologists de langue Française*』1954，pp. 836–841）．

ドレイの名はとりわけ，抗精神病薬**クロルプロマジン**（CPZ）の治療効果の発見と結びつけられる．その薬剤の価値を最初に発見したのはドレイのチームではなかったが，彼らは事実はじめての系統的臨床試験を行ない，1952年夏に第一級の重要性を発見したと報告した．激動の1968年，学生グループが彼の研究室を台なしにしたときに，ドレイは非常なショックをうけ，二度とそこへ戻ることはなかった．1952年パリのフランス語圏精神医学の会議で，ドレイとドニケルは「神経遮断薬 neuroleptic」（北米では，**ハインツ・レーマン**が1961年に『カナダ医学会雑誌 *Canadian Medical Association Journal*』で提案した「抗精神病薬 antipsychotic」として知られる）という術語を新たに造った．

ナ

ナルコレプシー NARCOLEPSY ナルコレプシーは，突然の抵抗しがたい睡眠発作で，しばしばカタプレキシー（cataplexy 突然の筋緊張の消失），（入睡する直前の）「入眠時 hypnagogic」幻覚，睡眠麻痺（文字通りベッドに釘付けになったような感覚）を伴う．すでに 17 世紀の医師がこの現象を記述していたものの，最初に近代的な方法でこの状態を説明したのは，ベルリン大学精神医学教授カール・ウェストファル（Carl Westphal: 1833–1890）であった．彼が 1877 年に「入睡を伴う特異な発作 Eigentümliche mit Einschlafen verbundene Anfälle」についてベルリン医学会で講演し，つづいて『精神医学・神経疾患アルヒーフ *Archiv für Psychiatrie und Nervenkrankheiten*』に論文を発表したことに由来する．「私自身この患者（製本屋エーレルト Ehlert）の発作を繰り返し観察する機会があった．彼は，私と話しているときに一度発作を起こした．彼が話している間…彼のまぶたが徐々に垂れてくるのがみえる…それから患者は何かわけの分からないことをつぶやいたあとで話すのをやめる．彼は首をうなだれ…そして患者は座ったまま熟睡している人の図になる」（p. 632）．3 年後の 1880 年に，ジャン＝バティスト＝エドゥアール・ジェリノー（Jean-Baptiste-Édouard Gélineau: 1859–1906）が，パリの『病院雑誌 *Gazette des hôpitaux*』の二つの論文で「ナルコレプシー narcolepsie」という用語を新しく造った．「稀な，あるいは少なくともほとんど知られていない，多少とも短い間隔で起きる，重大かつ突然の一次的な睡眠欲求を特徴とする神経病に…私はナルコレプシーという名称を提案する．この名称は，ナルコレプシーと傾眠（somnolence）およびカタレプシー［カタプレキシーを意味している］との二重の類似を思い起こさせる*」（p. 626）．

治療に関しては，ミネソタ州ロチェスターのメイヨー財団の神経科副医局長ジョン・ベネディクト・ドイル（John Benedict Doyle: 1894–1971）と，同じく神経科のレジデントのルーマン・E・ダニエルス（Luman E. Daniels: 1895–1971）が，1930 年に，ナルコレプシーの治療にエフェドリンを提案した．『メイヨー・クリニック・スタッフ医師会報告 *Proceedings of the Staff Meetings of the Mayo Clinic*』（1930）を参照されたい（これは，チェコで，プラハ大学の精神科医オタカル・ヤノータ（Otakar Janota: 1898–1969）が，プルキンエ Purkyne 協会で同様の報告をしてから 4 カ月後であった．したがってヤノータがプライオリティをもつことになるが，彼がこの発見を再び 1931 年にドイツ語で『医学臨床 *Medizinische Klinik*』誌に発表するまで，誰もそれを知らなかった）．

1935年，ロサンゼルスの心臓病学者マイロン・プリンツメタル（Myron Prinzmetal: 1908-1987）（1955年に特殊な狭心症を発見し，それに彼の名が冠された）とハーヴァードの精神科医ウィルフレッド・ブルームバーグ（Wilfred Bloomberg: 1905-1987）は，『米国医学会雑誌 *Journal of the American Medical Association*』の中で，新薬ベンゼドリン（Benzedrin）（硫酸アンフェタミンのラセミ体）をナルコレプシーに処方することを提案した．彼らは，精神医学ではじめての対照試験の一つを行なった．アンフェタミンは永年にわたりナルコレプシーの治療の選択肢に残った．

ナルコレプシーは本来精神医学の診断ではなく，***DSM*** におけるその表記は場当たり的であった．睡眠障害の中で，***DSM "I"***（1952）と ***DSM-II***（1968）は夢中遊行症（somnambulism; sleepwalking）のみを論じた．***DSM-III***（1980）は「著しい傾眠の障害」の一つとして「ナルコレプシー」という用語に言及し，それについては論じなかった．***DSM-III-R***（1987）はナルコレプシーを独立した診断とせずに（過眠の一型として）より詳しく説明した．しかし，1994年の ***DSM-IV*** では，ナルコレプシーは他の「睡眠障害」と並んで，一つの疾患として独立した．

* カタレプシーは蠟人形のような姿勢を意味している．カタプレキシー，すなわち突然の筋力の消失は，ナルコレプシーに起きる．ジェリノー自身が述べたように「さらに，一般の話し言葉においてさえも，深夜に仕事で疲れ切った人に対して「彼は眠くて倒れそうだ Il tombe de sommeil」という語法が特別にある」（p. 636）．ジェリノーが二つの用語を混同していなければ，「ナルコプレキシー narcoplexy」という造語になっていただろう．

ナルコシシズム（自己愛）　NARCISSISM　ギリシャ神話のナルシス〔ナルキッソス〕は，水面に映った自らの像を見つめつづけて自滅した神である．ナルシスの神話は人間の条件に強く訴えかけ，「ナルシシズム」の概念はたやすく発見された．長い間，多くの精神科医が，患者をナルシスへと運命づける自己愛，自己への熱中，自己破壊の要素について言及してきた．しかしながら「ナルシシズム」の概念が精神医学に導入されたのは，むしろ間接的な経路による．フランスの心理学者アルフレッド・ビネ（Alfred Binet 1857-1911）は1887年の『哲学雑誌 *Revue philosophique*』ではじめて「美しいナルシスの寓話」を「悲しい倒錯」，つまりこの場合フェティシズムにあてはめた（p. 264）．それから，1898年4月，『精神科医と神経科医 *Alienist and Neurologist*』誌の論文で，イギリスの性科学者ハヴェロック・エリス（Havelock Ellis: 1859-1939）が，よく自慰をする女性の行動を「ナルシス的 Narcissus-like」と記述した．エリスはのちに著書『性の心理学 *Psychology of Sex*』で，「ナルキッソス的な傾向は，ときに，おそらくとりわけ女性において，性的な情動が自己崇拝に熱中ししばしば没頭することにおいて見出される」（1933年，第2版，p. 134より引用）と指摘した．1898年，エリスは論文のコピーをドイツの精神科医パウル・ネッケ（Paul Näcke: 1851-1913）に送った．ネッケが1899年の『精神医学・神経疾患アルヒーフ *Archiv für Psychiatrie und Nervenkrankheiten*』誌の論文の中で，自己愛（Selbstverliebtheit）の意味で「ナルシシズム Narcismus」という用語に言及した．

この論文を**ジークムント・フロイト**が見た．フロイトは，この用語を1905年の『性欲論三篇 *Drei Abhandlungen zur Sexualtheorie*』の中ではじめて用いた．そこで彼は「ナルシシズム的リビドー narcissistic libido」という用語を造った（フロイトにとって，リビドーは心身が協同して生み出す性的なエネルギーの総量を意味していた）．フロイトはナルシシズム的リビドーを「自我リビドー ego-libido（die Ichlibido）」と同じ意味で用いた．これはリビドーのエネルギーの心的な代理を示すとともに，このエネルギーすべてがどのように方向づけられているかを意味している．

フロイトは1911年に「自伝的に記述されたパラノイア（妄想性痴呆）の一症例に関する精神分析学的考察 Psychoanalytische Bemerkungen über einen autobiographisch beschriebenen Fall von Paranoia (Dementia paranoides)」を『精神分析学および精神病理学研究年報 *Jahrbuch für psychoanalytische und psychopathologische Forschungen*』に発表し，この主題に戻った．しばしば「シュレーバー症例」として知られているものである．ここで彼は「ナルシシズム」を幼児の性的発達の基本的な段階だとした．「成長途上の個人は，愛の対象を得るために自体愛的に方向づけられた性欲に注意を向ける．彼は今や，彼，彼自身の身体を愛の対象として選ぶ」（フロイトはドイツ語での用語を，慣用的な Narzissismus の代わりに Narzismus とした）（『全集 *Gesammelte Werke*』VIII, p. 297）．フロイトは，この種の選択は同性愛を特徴づけると考えた（フロイトによるシュレーバー症例の分析については「**パラノイア：フロイトの考え方**［1911年］」を参照）．

フロイトはつづいて，1914年に再び『年報』の中でナルシシズムについて熟考した．そこで彼は，**カール・ユング**（当時は反対派になっていた）の，リビドー理論は統合失調症にはおそらく適用できないという議論を論駁しようと試みた．フロイトは，オットー・ランク（Otto Rank: 1884-1939）の最新の著作を読んで，ナルシシズムの概念は，単に同性愛を理解するためだけではなく，実はもっと広い適用範囲があるかもしれないということに気づかされたという．そして，ナルシシズム概念は，統合失調症の性的エネルギーに何が起きているかについて若干の洞察をわれわれに与えてくれるという（『全集 *Gesammelte Werke*』X）．

第一次世界大戦後，フロイトは自我，超自我，**イド**をめぐる心的構造に専念するようになり，ナルシシズムへの興味は弱まった．精神分析においてナルシシズムに関する次の重要な理論的貢献は，ずっと後になってハインツ・コフート（Heinz Kohut）によってなされた（「**フロイト派の精神療法：技法：コフートの「自己心理学」**［1971年］」の項を参照）．

ニ

ニッスル，フランツ　NISSL, FRANZ（1860-1919）　神経組織学の先駆者であったニッスルは，プファルツ（Palatinate）（バイエルン）の小都市で，教師の家庭に生まれた．1885年，彼はミュンヘン大学で医学博士論文を書き，有力な脳解剖学者ベルンハルト・フォン・グッデン（Bernhard von Gudden: 1824-1886）の助手として精神医学のトレーニングをはじめた．1889年，ニッスルはフランクフルト市立精神病院のスタッフ精神科医となった．エミール・ジオリ（Emil Sioli: 1852-1922）が，その長を引き継いだばかりだった．ジオリは生物学的研究を強く志向しており，数カ月前に**アロイス・アルツハイマー**も招いていた．1895年，**エミール・クレペリン**が学術的な経歴のため大学の精神科クリニックに来るようにとニッスルを説得し，フランクフルトからハイデルベルクへと舞台が移った（アルツハイマーも1902年に跡を追うこととなった）．1896年，ニッスルは細胞生物学の研究でハイデルベルク大学から教授資格を受けた．クレペリンが1903年にハイデルベルクからミュンヘンへ移るとともに，ニッスルは事実上クリニックの長となり，1904年に精神科の科長兼教授となった．1918年，ニッスルは結局クレペリンを追ってミュンヘンに移った．クレペリンが1917年に新しく設立したドイツ精神医学研究所（Deutsche Forschungsanstalt für Psychiatrie: DFA）で，ニッスルは1919年に腎臓病で亡くなるまで組織病理学部門の長であった．

「ニッスルは精神疾患の解剖学の創始者兼創案者である」とDFAの同僚ヴァルター・シュピールマイヤー（Walther Spielmeyer: 1879-1935）は，1924年にニッスルの伝記に書いた（キルヒホッフ Kirchhoff, II, p. 288）．医学生のときに，ニッスルは中枢神経系の細胞を可視化する処置を発見した．それは，最初に組織をアルコールで固定し，次にアニリン染色――マゼンタ・レッドとその後にメチレン・ブルー――を行なうものであった．これにより，個々の細胞の核がはっきりと目立ち，内部にある細胞の細部を明らかにするような観察が可能となった．「神経細胞 nerve cell」の概念はニッスルに由来する．**ウィーン**の**テオドール・マイネルト**に反対し，ニッスルはさまざまな種類の神経細胞があると認識していた．1904年，彼はアルツハイマーとともに大脳皮質の組織病理学のシリーズを企画してその第1巻を刊行した．第1巻では**神経梅毒**に生ずる病理学的変化を明らかにし，それを他の種類の**認知症**から区別した．ニッスルは不運にもニューロン学説をめぐる議論で誤った立場に立ち（彼は，スペインの組織学者サンチャゴ・ラモニ・カハール（Santiago Ramón y Cajal: 1852-

1934）に反対してニューロン〔神経単位〕の存在を疑った），彼は歴史的には主に染色法により記憶されている．

認知行動療法　COGNITIVE-BEHAVIORAL THERAPY（CBT）　行動的技法は，主体側の思考によらない反射行動によって修正される活動と関連するものである．「オペラント条件づけ」は，バルハス・フレデリック・スキナー（Burrhus Frederick Skinner: 1904–1990）――とくに彼の著書『科学と人間の行動 *Science and Human Behavior*』（1953）において――が理解したように，行動は報酬あるいは痛み刺激の回避によって導かれ，したがって強化あるいは阻止（「消去 extinction」）によって行動は変化する．認知の技術は「自動思考 automatic thoughts」という現実検討力等の知的機能を扱い，ポール・デュボワ（Paul Dubois）が構想したような（「**精神療法：デュボワの「合理的精神療法」**［1904年］」を参照）一種の合理的な説得（persuasion）以上のものを含んでいる．このようにCBTは二つの源泉，イワン・ペトローヴィッチ・パヴロフ（Ivan Petrovich Pavlov: 1849–1936）とロシアの生理学学派（本『事典』ではこれ以上検討しないが，「**アイゼンク**」を参照）に遡る行動療法の豊穣な伝統に依拠している．なおそのうえCBTは，うつ病などの根本問題である認知の誤りを同定する近年の取り組みに依拠している．

この比較的最近の伝統は，ウィトウォーターズランド（Witwatersland）大学で講師をつとめた南アフリカの精神科医ジョゼフ・ウォルプ（Joseph Wolpe: 1915–）とともにはじまる，彼は1954年に『米国医学会神経学・精神医学アーカイヴズ *AMA Archives of Neurology and Psychiatry*』誌上で，精神療法の効果を論拠として「相互的抑制 reciprocal inhibition」を記述した（彼はこれらの見解を1958年の著書『相互的抑制による精神療法　*Psychotherapy by Reciprocal Inhibition*』において詳述した）．不安産生的な場面において，不安と正反対の刺激が呼び起こされれば，不安反応は抑制される．彼はこの理論を恐怖症をもつ人に適用し，恐れられる場面に長期にわたって曝露されることで「系統的脱感作 systematic desensitization」が産み出されることを発見した．ウォルプはまさに行動主義者であり，たとえば行動療法的技法によって同性愛者を異性愛者に転換しようと試みた（この種の「修復 reparative」療法に影響を与えんとする精神分析的試みに関しては，「**同性愛，性同一性障害と精神医学**」も参照のこと）．しかし，彼の業績はCBTの潮流のはじまりとなった．

これらの発見を拡張して，その頃ペンシルヴァニア大学で精神科准教授をつとめていたアーロン・ベック（Aaron Beck: 1921–）は1963年『総合精神医学アーカイヴズ *Archives of General Psychiatry*』において，うつ病の一部は，「低い自己評価，自己喪失という認識，問題と困難の誇張，自己批判と自己抑制，そして脱出あるいは死にたいという希望」（p. 333）などの主題を含む「認知的歪み cognitive distortions」の結果として現れると論じた．ベックが著書『うつ病：臨床的，経験的，理論的側面 *Depression: Clinical, Experimental and Theoretical Aspects*』（1967）でうつ病と認知に関する考え方を詳説したように，個人に「自分自身，その世界，そしてその将来に対して特異的な見方をとる」ように強いている認知的パターンの三つ組は，(1) 経験を否定的に解釈する，(2) 自身を否定的に考える，(3) 将来を否定的に考える (p. 255) である．ベックによれば，認知的あるいは洞察的精神療法は，「基本的な真実を確認し，誘発された心象を気分を修正するために用いながら，自動思考を」中立なものとすることに焦点を当てたものである．1970年刊行の『行動療法 *Behavior Therapy*』誌に掲載された論文で，彼は認知療法と行動療法の関係を詳細に説明した．彼の独創性に富んだ著書は『うつ病の認知療法〔邦題〕*Cognitive Therapy of Depression*』(1979) であった．

認知療法はいまだ精神分析が支配的だった医学的環境においてはじめられた．彼の共同研究者の一人はベックに，認知療法は「マラリアを扇風機で治療するようなものだ」と告げた．しかし臨床試験では，認知療法は入院を要しないうつ病において薬物療法とほぼ同等の効果を証明した．1994年にベックは治療者の訓練を援助するために，ペンシルヴァニアのバラ・キンウッド (Bala Cynwyd) にベック認知療法研究所 (Beck Institute for Cognitive Therapy) を設立した．

強迫性障害の治療における「曝露 exposure」療法の効果の確立 (1973年)　継続して患者に特定の強迫行為を繰り返させ，あるいは曝露させることが，患者の反復欲求を減じるということを，ジャネは1923年の『心理学的医学〔邦題〕*La médecine psychologique*』で最初に確立した．ジャネはそれらを「暗示による治療」と呼び，以下のように記している．「患者自身もその点は気づいており，自分が意図的にある行為を遂行することは不可能であること，疑惑や無用な努力，固着観念等のせいでその遂行に混乱をきたすことをよく知っていて，強制的な力で，あるいは自動症的にそれらが行なわれることを望む．「私が食べられなければ，管で栄養を補給してくれますか？」「もちろんですとも」．この場合，「私は強制されたのだ，責任をとるのはあなたです．その方が都合がいいのです」という意味が含まれている．そしてこの患者はまともに食べるようになった」(邦訳，p. 169)．

しかしこれらの観察がとりあげられることはなかった．1973年にロンドンの**モーズレー病院**の精神医学研究所にいた精神科医アイザック・M・マークス (Isaac M. Marks: 1935–) は，〔強迫〕儀礼と恐怖をもつ患者を連続して症状誘発的な刺激に従属させる「生体内曝露 exposure in vivo」が，症状それ自体の継続的な減少を生みだすと断定した．彼は1973年はじめて曝露の原理を『カナダ精神医学会雑誌 *Canadian Psychiatric Association Journal*』に発表し，そこでは「不安と回避反応が消失するまで恐怖状況に連続的に曝露させる」(p. 11) と主張している．8年後の1981年に，彼は『米国精神医学雑誌 *American Journal of Psychiatry*』の論文で，コントロール群を用いた研究をもとに，自己曝露は少なくとも治療者を伴う曝露と同様に効果的であると記した．「儀礼的行為を繰り返す人にとって，誘発刺激は汚れ，乱れた，あるいは不確実な知覚によってもたらされた不快感なのかもしれない．そのような刺激が強迫的な洗浄，整頓，あるいは確認という反応を呼び起こす…強迫的整頓者…は自身の所有物を散らかすように促されているのかもしれない…結果として生じる不快な誘発刺激は，やがて儀礼的行為や回避を誘発することなく耐えられるようになるだろう」(p. 585).

認知症（痴呆） DEMENTIA　あらゆる年齢の人々を冒しうる脳機能の一時的あるいは永続的な喪失という意味での認知症（痴呆）は，いつでも医師によく知られてきた．とくに年配者はしばしばパーソナリティ，知性そして情動の全体的な欠損に巻きこまれる．かつて医学はこの状態に対して「メランコリー」を含むたくさんの表現を用いてきた．オックスフォードの牧師ロバート・バートン（Robert Burton: 1577-1640）が1621年に『メランコリーの解剖学 *Anatomy of Melancholy*』で記したように「70年ののち…すべてが心配と悲しみだ．［年配者は］たちまちメランコリーにうちのめされる．あるいは彼らがその経過をたどり続けるのなら，彼らはついに耄碌し（老人は二度目の少年である〔八十の三つ児〕an old man is twice a boy）年齢に付随するありふれた衰弱によって財産も管理できなくなる．うずき，悲しみ，嘆き，子どもへの回帰，愚かさに満ちて，彼らは座れば不機嫌でがみがみとこぼし，独り言を言う」(p. 183)．老年期における認知機能障害とパーソナリティの劣化という，脳病理という近年の概念に限定された今日的概念としての認知症をめぐる画期的出来事のいくつかは，以下のようなものである．

カレンの「アメンチア amentia」（1777年）　1777年とその後何年かに出版された，『実地医学の第一方針 *First Lines of the Practice of Physic*』において，エディンバラの**ウィリアム・カレン**は「アメンチア」を「ヴェザニア Vesaniae」あるいは判断の障害の下位種として記述した．多様なアメンチアの一つは「老年期アメンチア，老年期における知覚と記憶の衰弱」だった．1785年**フィリップ・ピネル**がカレンの著作の第4版（1784）を仏訳し，アメンチアを「デマンス（痴呆）démence」と翻訳した．この用語は以前からときに使用されていたとはいえ，この術語が医学の舞台に決定的に出現したことを表すのはこのときである．

エスキロールの「老年期デマンス（痴呆）」（1814年）（「**うつ病：出現：デマンスからのうつ病の鑑別診断**［1814年］」を参照）　**エチエンヌ・エスキロール**は自身がリペマニーと呼んだうつ病の形態からデマンスを鑑別した最初の一人である．『医科学事典 *Dictionnaire des sciences médicales*』に掲載された小論「デマンスについて」で，彼は「他の多くの疾患の終末状態にしばしばみられる病気において，［デマンス］は，いわば，老年期の体質的な状態である」（論集第2巻，p. 237）と述べた．「老年期デマンス」は，「慢性」そして「急性」という種類から区別される，それは「加齢過程の結果」を表している．「個人がわずかずつ老年へ向かって押しやられるにつれ，その人はまだ老衰の最終段階に至る前から，感性を理性機能の自由な活動とともに失っていく．それは記憶，とくに最近の出来事の記憶の衰弱からはじまる」(p. 262).

ベイル Bayle の「慢性クモ膜症」：最初の器質性認知症が確認された（1822年）

→**「精神病：概念の出現」「単一精神病」**を参照

クラフト＝エービングは若年患者の可逆性「デメンチア」を「老年期」認知症と鑑別した（1872, 1879年）　多くの著者たちが精神病から痴呆（認知症）を鑑別し，あるいは老年期認知症（痴呆）から「精神病的痴呆 Dementia vesanica」を鑑別していたが，1872年，**リヒャルト・フォン・クラフト＝エービング**は，自身の教科書で，彼が「愚鈍 Stupidität」とも呼ぶ「一次性 primary で治療可能な痴呆」と「老年期痴呆」との間に明確な境界線を引いた．愚鈍型痴呆は，気分欠如（Stimmungsmangel）を伴う精神機能の遅れ，あるいは事実上の一時停止によって特徴づけられる「精神神経症」である．昏迷，幻覚そして妄想は合併症である．愚鈍性は重篤な生得的体質によって決定されるが，精神遅滞とちがって，成人期に獲得される．原因として，クラフト＝エービングは脳の「疲弊」あるいは「過剰な自慰」を仮説に立てた．クラフト＝エービングは，1872年版で「愚鈍」概念を紹介し，つづく版ではさらにこれを補完し詳説した．1879年の第2版で彼が「愚鈍性：一次性の治療可能な痴呆」で言及したところによると，「愚鈍に襲われるのはたいてい青年期，主として30歳以下の男性である」．しかし予後は，老年期痴呆と対照的に，良好である．「稀な症例においてのみ，［脳の］機能性疲弊は回復できない痴呆に変化する」（第II巻，pp. 47, 49）．ここで，クラフト＝エービングは良好な予後に至る精神病と老年期痴呆の区別を思い描いていた．

コルサコフは健忘症（amnesia）を認知症（dementia）から分離した（コルサコフ精神病）（1887年）　セルゲイ・S・コルサコフ（Sergei S. Korsakoff: 1853–1990）は，この発見の時点ではモスクワの神経疾患クリニックのスタッフ精神科医だった．振り返ってみれば，彼はロシア精神医学の創始者の一人に数えられる．ロシアの精神医学雑誌『精神医学・神経学雑誌 *Arkh. Psikhiat. Nevrol.*』に1887年に書かれた論文によると，コルサコフは，自身が「精神中毒症性脳疾患 cerebropathia psychica toxaemica」と呼ぶアルコール中毒に生じる，しばしば神経炎を併発する健忘症候群を確認した（今日の「コルサコフ症候群」あるいは「コルサコフ精神病」である）．「記憶の障害は驚くべき特有の健忘症として出現し，起きたばかりの新しい出来事の記憶が主に障害される，一方で遠い過去はきちんと思い出される」（1955年『神経学 *Neurology*』に掲載された英訳の p. 398）．1904年，当時**ハイデルベルク**にいた精神科教授カール・ボンヘッファー（Karl Bonhoeffer: 1868–1948）は，『精神医学総合雑誌 *Allgemeine Zeitschrift für Psychiatrie*』に発表した論文において，（アルコール症の）中毒症性コルサコフ型記憶喪失を老年性の記憶喪失と区別した．彼は近時記憶の喪失が，この症候群の顕著な特徴であると論じた．のちに，コルサコフ精神病の患者は，ウェルニッケ病という，チアミン欠乏（たいていはアルコール症から二次的に生じる）による脳病変のパターンに罹患していたことが明らかとなった（**「ウェルニッケ‐コルサコフ症候群」**を参照）．

器質性認知症の鑑別がはじまる：神経梅毒の認知症（痴呆）（1894年）　フランクフルト精神病院の研究室で，**アロイス・アルツハイマー**は，「進行麻痺 progressive paralysis」あるいは「精神病者の進行麻痺（general paralysis）」（のちの神経梅毒）による認知症（痴呆）を慎重に記述しはじめていた.『神経学中央雑誌 *Neurologisches Centralblatt*』に掲載された1894年の論説は，この領域の彼の研究のはじまりを示し，この寄与は1902年の『精神医学総合雑誌 *Allgemeine Zeitschrift für Psychiatrie*』で最高潮をむかえた.

アルツハイマーの初老期認知症 presenile dementia（1906, 1910年）　1906年11月，**アロイス・アルツハイマー**は学会で51歳女性の症例を報告した．彼女は完全に精神病状態で，短期記憶が欠け，そして神経学的局在症状と進行性認知症があった．解剖で，彼はさまざまな病的な脳変化を確認した．そのうちのいくつかはすでに文献で知られた，いわゆる脳萎縮，動脈硬化，そして老人斑だった．第4の所見，神経原線維変化は，アルツハイマーがすでに記述していた．斑と線維変化は，それまで若年患者の認知症症例で注目されたことはなかった．アルツハイマーの学会用の論文は，1907年に『精神医学総合雑誌 *Allgemeine Zeitschrift für Psychiatrie*』に要約された．しかし，決して彼は新しい疾患を発見したと主張したわけではなく，むしろこの症例は「このような規準はずれのパターン」を示し，「これは，知られているどのような疾患にも分類できない．解剖学的に現在知られている疾患過程のすべてから逸脱した所見がある」と主張した．彼は，近年このような症例の数が増えており，そして「いくらかの点で，われわれはこれらを臨床的により正確な手法で境界づけられるようになるだろう」と論じた．この論説のタイトルは「大脳皮質の特徴的な病気について Über eine eigenartige Erkrankung der Hirnrinde」だった（この発表に続く討論は行なわれていない）．アルツハイマーは「初老期認知症」という術語を使わなかった（実際のところ，「初老期認知症」という表現を初期に用いたのは，1898年イエナの精神科教授オットー・ビンスワンガー（Otto Binswanger: 1852-1929）の『ミュンヘン医学週報 *Münchener Medizinische Wochenschrift*』に掲載された死後組織解剖のない短報である）.

1910年の教科書第8版で**クレペリン**は，これらの，すみやかに認知症に進行する初期精神病の症例は，おそらく独特の，独立した疾患のカテゴリーを表すと主張した．剖検できた3例において，アルツハイマーは同一の病変を発見したとクレペリンは記した．クレペリンはこれらの患者は「初老期精神病 praeseniles Irresein」というより大きなグループの一部とし，「初老期精神病は，現在のところ精神医学においておそらく最も不可解な領域である」（『精神医学 *Psychiatrie*』第8版，II（1），p. 534）と語った.

「ピック」病（1892年および以後）　早くも1892年，プラハにあったドイツ大学の精神科教授アルノルト・ピック（Arnold Pick: 1851-1924）は，巣症状をもつ認知症に終わる大脳萎縮の症例を報告しはじめた．これは症状が脳のある領域に局在されるということを意味する．当時カール・ウェルニッケは，老年期認知症の症状はつねに巣症状ではないと考えていたので，これは興味深いものだった（「**ウェルニッケ - クライスト - レオンハルト学派**」を参照）．ピックは1892年『プラハ医学週報 *Prager*

Medicinische Wochenschrift』の論文「老年性脳萎縮の失語との関係について Über die Beziehungen der senile Hirnatrophie zur Aphasie」で，これらの見解を明瞭に述べた．この症例はしばしば「ピック病 Pick's disease」の典型的な例として引用される．しかし，それは違う．1906年にピックが報告した60歳男性症例には（『精神医学・神経学月報 *Monatsschrift für Psychiatrie und Neurologie*』において），解剖で重篤な前頭葉と側頭葉の萎縮が，すなわち，のちに彼にちなんで名づけられた疾患に明らかな種の病理がみられた，これが真の最初に報告された「ピック病」の症例である．

1906年，ピックが新たな疾患を記述したことに気づく者はいなかった，この種の神経病理学的研究は文献的にありふれたものになっていたからである．しかし1926年，ミュンヘン精神医学クリニックの所長，フーゴ・シュパッツ（Hugo Spatz: 1888–1969）は共同研究者とともに，『神経学・精神医学総合雑誌 *Zeitschrift für die gesamte Neurologie und Psychiatrie*』で，前頭と側頭領域の神経の全体的荒廃が，彼らが「ピック病」という名称を提案する特徴的な疾患を代表していると書いた．この著者たちはこの新語が，すでに亡くなっていたピックが心に描いていたものと厳密に一致するわけではないことを知っていた．ピックは領域全体でなく，局所的病変に興味をもっていたからである．ピックの組織学的業績は一貫して重要な共通点を保持しながら進んでいた．さまざまな認知症（痴呆）があり，それぞれが異なったパターンの脳の局所的変化に対応するという共通点である．

「レヴィ小体」型認知症（1912年）　1912年，マックス・レヴァンドウスキー（Max Lewandowsky: 1876–1918）の教科書『医師のための実践神経学 *Praktische Neurologie für Ärzte*』第2巻において，1910年にベルリンで医学部を卒業したばかりのフリードリヒ（フリッツ）・ハインリヒ・レヴィ（Friedrich (Fritz) Heinrich Lewy: 1885–1950）は，パーキンソン病の脳幹に，のちに「レヴィ小体 Lewy bodies」と呼ばれることになる細胞質内の含有物が存在することを記述した．この含有物はのちに，動揺する認知機能障害と精神病またはうつ病を伴う，「レヴィ小体型老年認知症」と呼ばれる，広く知られた認知症の形態の特徴であることが発見された．レヴィはのちに重要な神経科医・精神科医となり，1934年に合衆国に移住した（1962年，カリフォルニア，カマリロ（Camarillo）のカマリロ州立病院の神経病理学者ジョン・S・ウッダード（John S. Woodard: 1923–）は，成人後期のレヴィ小体精神病を独立疾患として提案した．彼は『神経病理学・実験神経学雑誌 *Journal of Neuropathology and Experimental Neurology*』において，「これらの症例は精神疾患に関連する独立した臨床病理的単位のように思われる」，そしてそれは「誘因のない暴力と攻撃」に加えて妄想性障害あるいは感情障害によって特徴づけられる，と述べた [pp. 448–449]）．

ブロイラーの「器質性精神症候群」（1916年）　『精神医学教科書 *Lehrbuch der Psychiatrie*』において，**オイゲン・ブロイラー**は「器質性精神症候群 organisches Psychosyndrom」として言及される大脳皮質の一連の広汎な障害が，「知性の衰弱」，とくに記憶を冒す原因となることがありうる，と述べた．「さまざまな知的能力が一様に消滅するわけではない…熟達した能力は，全般的な劣化を最も最後までのがれる．年老いた簿記係は他のあらゆる方向で顕著に認知症となるかもしれないが，加算においては多くの健康な者にまさる」（p. 232）と論じた．器質性脳症候群の例として，ブロイラーは「老年性精神病 senile psychosis」に言及する，それには3つある．動脈硬化性精神病（arteriosclerotic insanity），単純な脳萎縮（「老年性認知症 dementia senilis」）そして「プレスビオフレニー Presbyophrenie」である（1924年の英訳版 pp. 276-277）．この3つに共通の特徴は「脳実質の広汎な縮小と「器質性精神」症状の症状学的複合性」である．ブロイラーの「器質性精神症候群」は認知症に関する欧州の考え方に重大な影響を与えた．

アルツハイマー病と老年期認知症は同一の疾患である（1948年）　ドイツの組織病理学者たちは長いあいだ，アルツハイマーの初老期認知症と老年期認知症は単一の病理学的過程であると信じていたが，ロンドンのハーレイ・ストリート（Harley Street）クリニックの精神科医ロバート・デニス・ニュートン（Robert Denis Newton: 1904-1985）は1948年，『精神科学雑誌 *Journal of Mental Science*』（のちの『英国精神医学雑誌 *British Journal of Psychiatry*』）において，精神科読者に向けてこの意見を明瞭に論じた．こうしてアルツハイマー病は中年期の少ない人数を襲う病理学的興味から，老年期に最も多い疾患に高められた．「アルツハイマー病と老年期認知症がそれぞれ独立した疾患単位であると論じることには何の正当な根拠もない」と彼は書いた．「アルツハイマー型認知症という術語は，この器質性症候群を記述するように提案されている」（pp. 235, 248）．

マーティン・ロスは，認知症はいくつかある老年精神医学的諸結果の一つに過ぎないと言った（1955年）　1955年の『精神科学雑誌 *Journal of Mental Science*』に掲載された論文「老年期の精神障害の自然史 The Natural History of Mental Disorder in Old Age」で，英国チチェスターにある，グレイリングウェル（Graylingwell）病院のマーティン・ロス（Martin Roth: 1917-）は，現代の老年精神医学分類の基礎を提示し，人生後期の精神障害を5つのグループに細分類した．それは「情動性精神病」「遅発性パラフレニー」「動脈硬化性精神病」「急性錯乱」そして最後に，ただ一つの回復不可能なグループ「老年精神病 senile psychosis」である．イスラエルのテルアヴィヴにある，イチロフ（Ichilov）病院の老年精神医学者ジェレミア・ハイニク（Jeremia Heinik）は，ロスの分類が「（たとえば認知症のような）回復不能なもののみを扱うと見なされる分野に，楽観主義の精神を与えた」と評価した（マーティン・ロスについては「**パラフレニー**」を参照）．

良性と進行性の記憶機能障害を分離する（1958年）　**マッギル大学**老年学クリニックの精神科医ヴォイチェフ・アーダルベルト・クラール（Vojtech Adalbert Kral: 1903-1988）は『老年学雑誌 *Journal of Gerontology*』において「特定の遠隔記憶の記憶障害」と「老年性健忘症候群に至る…近時記憶の進行性障害」を区別した（p. 175）．翌年刊行された『老年医学 *Geriatrics*』に記されているように，彼と心理学者テムキン・ウィグダー（Temkin Wigdor: 1924-）は，経口アンドロゲンであるハロテスティン（Halotestin）を，「軽度 mild」記憶障害をもつ老年患者のグループと，老年性健忘症候群のグループに投与した．前者のグループは良好に反応し，後者は反応しなかった，このことは認知症の記憶喪失が，正常な老人の物忘れとは質的に違うということを示している．

この研究をもとに，良性の老年期物忘れ（benign senescent forgetfulness: BSF）は生理学的な，正常な加齢による付随現象を意味すると見なされるようになり，軽症認知障害（mild cognitive impairment: MCI）はアルツハイマー病の準備段階と考えられるようになった．

認知症の程度は脳の病理学的変化の総計と結びついている（1967 年）　マーティン・ロス（Martin Roth: 1917-）と英国ニューカッスル・アポン・タインの共同研究者たちは，1967 年『王立医学協会会報 *Proceedings of the Royal Society of Medicine*』で，認知症の量的な度合いは大脳灰白質の神経斑の程度と関係していることを示した．重症の認知症はおそらく異なるグループを示すだろうと，著者たちは述べた．しかし他の点では「認知症によって生じたと考えられる平均的な斑の数は，心理テストの成績と高度に有意に相関している．この所見は心理学的指標と病理学的指標がたがいに密接に関連していることを示唆している」（p. 258）と述べている（マーティン・ロスについては，「**パラフレニー**」を参照）．

アルツハイマー病は自然な加齢過程の単なる促進ではなく，年齢と関係した後天性疾患である（1977 年）　マーティン・ロスの議論（上記参照）を拒絶して，ハーヴァード大学の神経学教授レイモンド・アダムズ（Raymond Adams: 1911-）と，クリーヴランドにあるケース・ウェスタン大学の神経学教授モーリス・ヴィクター（Maurice Victor: 1920-）は，著書『神経学の原理 *Principles of Neurology*』において，この疾患は突然老年期に，病的に発生するものであって，老年期の範囲が早められたものではないと論じた．彼らは，他の議論の中で，「ホモサピエンスは加齢脳にアルツハイマーの神経原線維の変化と老年斑がみられるただ一つの動物種である…人間の加齢が他の動物種のそれと異なっているというのはわれわれにとって非生物学的 unbioligic に見える」と指摘した（1981 年の第 2 版から引用，p. 421）．

家族性アルツハイマー病を特定の染色体の位置に関連づける（1987 年）　当時マサチューセッツ総合病院の神経遺伝学研究室に置かれていた（のちにトロント大学に移動した），ピーター・H・セントジョージ＝ヒスロップ（Peter H. St. George-Hyslop: 1953-）が主導する国際研究者チームは，1987 年 2 月『サイエンス *Science*』誌の論文で，21 番染色体にある不完全な遺伝子がアルツハイマー病の原因かもしれないと提案した．著者たちはこの発見の意義について語った，「家族性アルツハイマー病（FAD: familial Alzheimer's disease）に関連づけられた DNA マーカーの存在は，適切な家族において FAD の症状発生以前あるいは出生前診断に使用できる可能性を高める」（p. 889）．

早期発症アルツハイマー病を特定の染色体の位置に関連づける（1992 年）『ネイチャー・ジェネティクス *Nature Genetics*』誌の論文において，タンパにある南フロリダ大学精神医学センターのマイク・マラン（Mike Mullan）と共同研究者たちは，ロンドンの聖マリア病院医学校（St. Mary's Hospital Medical School）の生化学と神経学科を本部とするグループとともに，「早期発症 early-onset」の 10 家族においてアルツハイマー病蛋白遺伝子の先駆体が 14 番染色体長腕の中間に位置づけられる証拠を発見した．これは，アルツハイマー病の症例——早期発症型——の重大な下位群が，遺伝的な原因を有することを示唆した．

ノ

脳波 ELECTROENCEPHALOGRAPHY →「ベルガー，ハンス」を参照

ハ

ハイデルベルク　HEIDELBERG　ハイデルベルク大学の精神科は，ドイツにおける現象学運動の震源であり，**エミール・クレペリン**の教科書の中心的な版を含む，多くの革新的思想の源泉であった．

大学の精神医学・神経学クリニック（Psychiatrische und Neurologische Klinik der Ruprecht-Karl-Universität）は1878年に開設され，精神医学の初代教授カール・フュルストナー（Carl Fürstner: 1848–1906）が1877年に任命されていた．

フュルストナーが1891年に辞任しシュトラスブルクに移って以降，そのクリニックの黄金の年が続いた．エミール・クレペリンは，1891年から1903年まで教授であり，**フランツ・ニッスル**と**アロイス・アルツハイマー**をスタッフ医師として迎え入れた．グスタフ・アシャッフェンブルク（Gustav Aschaffenburg: 1866–1944）は，ドイツの司法精神医学の創設者と見なされているが，レジデントとして勤務し，その後1890年から1900年までの間，スタッフ精神科医となった．エルンスト・リューディン（Ernst Rüdin: 1874–1952）は遺伝学者で（ナチス時代に彼がミュンヘンで行なった研究によって不名誉なものとされたが），1901年から1902年頃スタッフ精神科医だった．ロベルト・ガウプ（Robert Gaupp: 1870–1953）は，のちにテュービンゲン大学の精神科教授になったが，1900年から，クレペリンの跡を追って1904年ミュンヘンに移るまで，ハイデルベルク〔大学〕でスタッフ精神科医であった．ヴィリー・ヘルパッハ（Willy Hellpach: 1877–1955）は，社会心理学者でのちにドイツの政治家になった人物だが，1901年から1903年まで心理学実験室を開いていた．

クレペリンが去った1904年の直後の後継者は，カール・ボンヘッファー（Karl Bonhoeffer: 1868–1948）であり，就任するとすぐにベルリン大学の教授になるためにハイデルベルクを去った．メビウス（Möbius）の提唱した外因性と内因性疾患の区別を実際に使用したのはボンヘッファーであった（「**うつ病：出現：外因性対内因性［1909年］**」を参照）．

1904年から1918年の間，有名な神経組織学者**フランツ・ニッスル**（1860–1919）が，教授兼クリニックの所長を勤めた．ニッスルの庇護のもと，ハイデルベルクの「現象学派」が開花した．**オーブリー・ルイス**は，のちにこの時代について以下のように記した．「［ニッスルは］良心的な臨床家であったが，精神医学の諸問題への精神病理学的アプローチにはほとんど共感も理解ももたなかった．にもかかわらず彼は，周囲に有能な若手精神科医のグループを集めた．彼らは［神経病理学的］アプローチがあまり成果を生まないと考えていたが，…彼はその若手たちに彼ら自身のものの見方に従うことへの困惑させるような支持を示したのであった」(『心理学的医学 *Psychological Medicine*』1977, p. 11).

こうした若手研究者のもっぱらの関心は，クレペリン式の「疾患」分類体系の限界を克服することであった．その中でも主要な人物は，当時20代半ばで，ハイデルベルク大学の医学部生であった**カール・ヤスパース**だった．ヤスパースは1908年に，無給助手として入り（彼は研究をした），そこに1915年まで留まった．カール・ヴィルマンス（Karl Wilmanns: 1873–1945）は，統合失調症と浮浪問題の専門家であったが，1904年にミュンヘンから戻った．統合失調症の研究者であったハンス・グルーレ（Hans Gruhle: 1880–1954）は1905年にハイデルベルクに来て，1934年までその地に留まった．グルーレの考え方によれば，精神病のような疾患は，人為的な身体論的推論を基礎にするのではなく，精神病理学（経験の形式）を基礎に研究すべきであるというものであった．

その死後に出版された自伝（1977）において，ヤスパースは，このグループの強い同僚意識と熱意についての描写を残している．「それは，相互の自発性に満ちた例外的な世界だった．われわれすべてが巨大な知の拡張に参画しているという共通の意識と，あまりに多くを知った者の尊大さをもちながら，同時にあらゆる立場を覆す一種の根底的な批判をも伴っていた」(p. 19)．1918年に，ニッスルが，クレペリンが近年設立したドイツ精神医学研究所（Deutsche Forschungsanstalt für Psychiatrie）に就任するためにミュンヘンに移ったのち，ハイデルベルク大学の医学部長はヤスパースに，精神医学の教授職に就く意志があるかどうか打診している．ヤスパースは健康を理由に断り，教授ポストはヴィルマンスに引き継がれた．

1918年から1933年までの「現象学の時代」の間，カール・ヴィルマンス〔上記〕が教授だった．ヴィルマンスのもと，**ヴィルヘルム・マイヤー゠グロス**のような，現象学グループのよく知られた複数のメンバーが在職した．マイヤー゠グロスは，ヤスパースの提唱したerklären（合理的 - 説明）とverstehen（感情移入的 - 了解）の区別について熱狂的ではなかった．というのも彼によれば，すべてのものは後者の影響を受けるかもしれないからであり，彼は，ヤスパースの区別より，アリストテレス流の形式と内容の区別を好んだ．前者は，精神医学に割り当てられた任務だった．ハンス・プリンツホルン（Hans Prinzhorn: 1886–1933）は，1919年から1924年の終身在職（テニュア）期間に，患者の芸術作品を蒐集した．

1928年，マイヤー゠グロスとクルト・ベリンガー（Kurt Beringer: 1893–1949）は，新しい雑誌『神経医 *Nervenarzt*』を創刊し，それはハイデルベルク大学の同僚の生産的研究の多くを掲載し，精神病理学における投稿論文を促した．ベリンガーは，1927年に古典的研究であり，彼の教授資格取得論文である，『メスカリン酩酊 *Der Meskalinrausch*』で有名である．それは，精神病理を研究する一手段として実験的に精神病状態を創り出す20世紀初の研究であった（「**幻覚剤**」を参照）．

ヴィルマンスが1932年に編集した，オズヴァルト・ブムケ（Oswald Bumke）の名を冠したシリーズ『精神疾患便覧 *Handbuch der Geisteskrankheiten*』の統合失調症の巻（*Die Schizophrenie*）は，ハイデルベルク学派のこの疾患へのアプローチを象徴するものと見なされている．

ヴィルマンスに続いて，1933年から1945年までの間はカール・シュナイダー（Carl Schneider: 1891-1946）が教授を引き継いだ．ナチス支配期の最後に，シュナイダーは自殺した．最終的に，1945年から1955年の間，**クルト・シュナイダー**が教授になった．第二次世界大戦後，彼は現象学的な思考の最大の代表者となったが，1933年以前にハイデルベルクに存在したような学派はすでに姿を消していた．

パーキンソン症候群：神経遮断薬誘発性 PARKINSONISM: NEUROLEPTIC-INDUCED　パーキンソン症候群は，筋強剛，無動，振戦をきたす運動障害で，1817年にイギリスの内科医ジェイムズ・パーキンソン（James Parkinson: 1755-1824）が『振戦麻痺試論 *Essay on the Shaking Palsy*』の中ではじめて記載した．1954年，二人のスイスの精神科医が異なる施設で同時に，新しい**抗精神病薬**がパーキンソン症候群類似の運動障害を起こすことに気づいた．セリ＝ローザンヌ大学クリニックの精神科教授ハンス・シュテック（Hans Steck: 1891-1980）が『医学＝心理学年報 *Annales médico-psychologiques*』の中で，**クロルプロマジン**とセルパシル（Serpasil）〔レセルピン〕を服用する患者において「錐体外路症候群 extrapyramidal syndrome」に注意するよう喚起した．この症候群はのちに「**錐体外路系副作用** extrapyramidal side effects: EPSE」とも呼ばれた（「**レセルピン**」を参照）．同様に，当時オーバーヴィル＝ツーク（Oberwil-Zug）の精神病院のスタッフ精神科医であったハンス＝ヨアヒム・ハーゼ（Hans-Joachim Haase: 1922-）は，クロルプロマジンを服用する患者は「パーキンソン様 Parkinsonian」症候群を呈すると，『神経医 *Nervenarzt*』に報告した．EPSEの諸症状は基底核のドパミン受容体の遮断に関連すると考えられている．パーキンソン病自体がドパミンの欠乏により生ずるのと同様である（「**アカシジア：精神作用薬から生じる結果**」「**錐体外路系副作用**」「**遅発性ジスキネジア**」も参照）．

曝露療法 EXPOSURE THERAPY →「**認知行動療法**」を参照

パーソナリティ障害 PERSONALITY DISORDERS　昔日から人間の健康状態と同じように当惑させるような行動が認められるものであるが，精神医学が発展する中で，パーソナリティの障害に対して系統的な関心が向けられるようになったのは比較的最近のことである．概して，収容所型の精神病院で働いた世代の精神科医たちは，そういった性質をもつ患者たちを最終的に引き受けたのが精神病院ではなかったために，精神病と合併していたのでないかぎり，性格の障害についてはほとんど何も語らなかった．

パーソナリティ障害についての最古の記述は「ヒステリー」で，古典的には咽喉部の塊（ヒステリー球 globus hystericus）やひどい頭痛（ヒステリー釘 clavus hystericus）といった身体症状を伴うけいれん性の障害として理解された．19 世紀になると，それはパーソナリティの類型としても解釈されるようになった．

パーソナリティ障害を精神医学の分類に含める最初の試み：ピネルの「感情の狂気 emotional insanity」（1801 年）　**フィリップ・ピネル**はその教科書で，デリールを伴うマニー（manie avec délire）を，デリールを伴わないマニー（manie sans délire），つまり感情の狂気から区別している．これは狂気の一形態だが悟性（l'entendement）が消失することはなく，むしろ「まるで感情的な能力だけが損なわれているかのようなある種の本能的な憤怒」によって特徴づけられている（「**精神病：概念の出現・ピネル**［1801 年］」の項のピネルの「感情の狂気」の議論を参照）．ピネルは，ある女性を井戸に突き落とした紳士の農場経営者等の，荒々しい気性や暴力的な衝動を抑えることができない患者を数例示した（1809 年の第 2 版，pp. 155–157）．

性格類型としてのヒステリー（1845 年）　ヒステリーは基本的には女性に見出される性格類型の一つとしても理解されるようになった．ヒステリー的な性格への言及は，とくに女性について，精神医学の歴史そのものと同じくらい古くまで遡ることができる．しかし特筆されるのは，1845 年に出版されたウィーン大学精神科教授エルンスト・フォン・フォイヒタースレーベン（Ernst von Feuchtersleben: 1806–1849）による『医学的心理学教科書 *Lehrbuch der ärztlichen Seelenkunde*』である．「［ヒステリーの原因は］感受性を亢進させ，自発性を弱め，性的関心に優位性を与え，性的な感覚と欲動を妥当とするすべてを含んでいる」（p. 245）．

コッホが最初に「精神病質的劣格 psychopathic inferiority」の分類を導入した（1888 年）　フランス学派の変質概念に影響されて，ヴュルテンベルクのツヴィーファルテン（Zwiefalten）の州立精神病院の管理者だったユリウス・ルートヴィヒ・アウグスト・コッホ（Julius Ludwig August Koch: 1841–1908）は，自著の『精神医学小論 *Kurzgefasster Leitfaden der Psychiatrie*』（1888）に彼が「精神病質的劣格 psychopathische Minderwertigkeiten」と呼ぶものの一覧表を載せている．患者の中には生まれながらに精神病質的な者もいれば，後天的に精神病質的劣格を獲得した者もいる（コッホによれば，この両群をまとめた部分母集団が「変質者 Dégénéré」とされた）．生まれついて体質的に劣格な者たちには強迫的である等の性格特徴があり，変質的な弱さをもつ者が生活に困ると，「生殖に向けての衝動の病的な欠如」（p. 45）のような力強さの欠落に苦しむこととなる．変質群の者は容易に精神疾患に罹患しうるが，こういった対象が全体として実際の精神疾患を代表することはない．コッホの臨床観察は，彼の家族が所有していたシュヴーベン地方〔ドイツ南西部〕にあるクリニックと，彼が公立病院に勤める前に働いていたゲッピンゲン（Göppingen）のクリニックでの経験にもとづいている．

ジャネが「ヒステリー性」パーソナリティを記載した（1893年）　**ピエール・ジャネ**はヒステリーを体質的な疾患と考えていたが，皮膚における感覚消失のような身体面でのヒステリー症状の進展への反応として，ヒステリー性格は獲得されるものだとした．彼がヒステリーの心理学について述べた1893年の著作では，「疾患に圧倒され減退したヒステリー患者の精神状態は，必然的にある線に沿って再構成される」「[このような諸症状は］精神的な疾患，心理的な疾患であることを意味している．つまり，感覚消失は四肢や脊髄や脳の神経核に存在しているのではなく，心の中に存在しているのである」と書いた．ジャネにとって，ヒステリー性パーソナリティの本質は解離（dissociation）であった．「[ヒステリーは］精神を特殊な仕方で運用することに基礎を置いている．個人が知覚を行なう際に，新しい諸感覚の全体を自分のパーソナリティと同化させることが，人生のいかなる瞬間においても可能となる．ヒステリーは心理的な要素を総合することの弱まり，別の所で私が心理的解体 désagrégation psychologique と呼んだことのために生じるのである．ヒステリー性の感覚消失はパーソナリティの病いなのである」（『ヒステリー者の心理 *L'état mental des hystériques*』1893，pp. 48-50）．

クレペリンが「精神病質性人格（パーソナリティ）」を分類した（1904年）　**エミール・クレペリン**はその著書『精神医学 *Psychiatrie*』第7版において，「病的な体質から生じる精神疾患の諸形式の中には，まったくの病的状態から健常人の中にもみられるようなパーソナリティの偏りにいたるまでの広大な中間領域が存在する」（『精神医学』第7版，第II巻，p. 815）と述べた．この中間領域の「病的なパーソナリティの偏り」には，以下のようなものが含まれている．(1)「生来性犯罪者」（ここで彼は1896年の**オイゲン・ブロイラー**の生来の犯罪者についての著作の他に，**チェーザレ・ロンブローゾ**を引用した）（→「**素行障害**」「**犯罪性と精神医学**」を参照）．(2)「軽佻者 die Haltlosen」，意志の力が弱いもの（Willenschwäche）．(3)「病的虚言者と詐欺師」．(4)「偽好訴者 Pseudoquerulant」（真の好訴者は『精神医学』の中で妄想性の疾患として別の所に分類されている）．「偽」が意味するのは，些細なことで興奮するが本当に精神病的にはならないということである．

1915年に出版された『精神医学』の第8版では，「精神病質性人格（パーソナリティ）」の類型は7つにまで増やされた．(1) 興奮者（die Erregbaren），(2) 軽佻者（die Haltlosen），(3) 欲動者（die Triebmenschen），「衝動」的行動に支配されるもので，浪費家，放浪者，渇酒者，享楽癖を含む，(4) 奇矯者（die Verschrobenen），(5) 虚言者と詐欺師（die Lügners und die Schwindlers），(6)「社会敵対者 die Gesellschaftsfeinden（反社会的人格：die Antisozialen）」，(7) 好争者（die Streitsüchtigen）で，この名称が先の「偽好訴者」に置き換わった．

こういった分類は，科学的に妥当と見なされる障害ではなく，編集者の感情や価値観の反映されたものとなってしまうことは避けがたい．クレペリンはきわめて禁欲主義的な生活を送り絶対禁酒者だった．彼が社交的飲酒や「享楽を求めること」を病理と見なしたのは驚くにはあたらない．

フロイトと「肛門性格 anal character」（1908 年）　フロイトは一般的に言って，パーソナリティ類型の分類にはそれほど関心を示さなかった．この主題についての彼の重要な貢献は『精神医学＝神経学週報 *Psychiatrisch-Neurologische Wochenschrift*』に掲載された「性格と肛門性愛 Charakter und Analerotik」である．「精神分析治療による援助を試みられる患者の中には，いくつかの性質の同時併存によって特徴づけられる，ある類型がしばしば認められる．…この種の性格とある身体器官をめぐる行動の間に関係があるという印象を，どのような機会から私が抱くようになったかについては，もはや思い出すことができない」と彼は書いた．彼の注意を引いた患者たちは，次の 3 つの特質が際立っていた．彼らは几帳面で清潔であり，仕事を行なうにあたってもきちんとしていて配慮が行き届いていた．彼らは倹約家でときに吝嗇と呼べるほどだった．彼らは強情でもあった．フロイトは患者たちの小児期のことを尋ね，彼らの排泄訓練についての記憶に興味をもった．「性的体制が発達していく中で，肛門領域が非常に強調されているのは明白だった」．フロイトは，これらの患者たちがのちの人生でその肛門への固着を乗り越えようとするときにも，この 3 つの性質が現れたと推測した（『全集 *Gesammelte Werke*』VII, pp. 203–204）．

ヤスパースは「異常」パーソナリティと「病的」パーソナリティを区別した（1913 年）ヤスパースは『精神病理学総論 *Allgemeine Psychopathologie*』において，神経衰弱やヒステリー性格のような，正常なパーソナリティの極端な変種であるような異常パーソナリティと，疾患におけるパーソナリティの解体が病前性格とほとんど共通点をもたないような，統合失調症などの「過程」で起きるパーソナリティの病的な変化を区別した．彼はパーソナリティについて体系的な分類を行なわなかった（「**精神病：概念の出現**」「**精神病理学：ヤスパース**［1913 年］」「**パラノイア：ヤスパースによる…嫉妬妄想**［1910 年］」「**ヤスパース，カール**」も参照）．

クレッチマーの体質にもとづいた性格類型（1921 年）（「**クレッチマー，エルンスト**」を見よ．「**精神病：概念の出現：クレッチマーの体質性精神病**［1921 年］」も参照）　クレッチマーは『体質と性格 *Körperbau und Charakter*』（1921）で，体型から生じるものとして気質を分類した（その気質が精神疾患の土台を準備すると考えた）．次の二つが分類された．

・「循環病質者 zykloid」の気質は，（循環精神病の気分変動にまで進展することがあり）「まるで子どものように良心的で信じやすく，従順である」（p. 116）．

・「統合失調質者 schizoid」の気質は，（循環気質における「気分変動」よりも）統合失調症の病的エピソードに陥りうるもので，クレッチマーはブロイラーが「**自閉**」と呼んだ，他人が実際うかがい知ることのできない人物であるという特徴を記した．「それは，彼らがその内側で生きているということである．彼らが何を感じているのかは分からない．ときには彼ら自身でもぼんやりとしか分かっていないことがある．…彼らが感じていることは，それが陳腐なものであれ，気まぐれであれ，平凡なものであれ，魔術的な考えであれ，誰も知ることができずに，彼らはそれを自分たちだけのものとしている」（p. 131）（第 7 版 1929 年よりの引用）．

ユングの「外向性」パーソナリティと「内向性」パーソナリティ（1921年）→「**ユング，カール・グスタフ**」を参照

シュナイダーの精神病質パーソナリティについての包括的な分類（1923年） **クルト・シュナイダー**はすべての性格特性とその反対物についての包括的な分類を，精神医学的な病理学としてではなく，性格研究の実践として構築することをはじめた．彼の性格図式は心理学者ルートヴィヒ・クラーゲス（Ludwig Klages: 1872-1956）の著書『性格学の基礎 *Prinzipien der Charakterologie*』（1910）にもとづいている．シュナイダーはこれらの特性のどれであっても疾患の現れであることを否定した．これは先行のパウル・ユリウス・メビウス（Paul Julius Möbius: 1853-1907）のような観察者が「法的には，変質的な個人は精神を病んでいるのではなく，他のどんな個人とも同様に，彼はその行為の結果を担わなければならない」と主張したのと同様である．シュナイダーは精神病質パーソナリティを「病んでいる個人」というよりも「性格学上の偏り」と見なした．1923年の著書『精神病質人格〔邦題〕*Die psychopathischen Persönlichkeiten*』で，シュナイダーは「精神病質パーソナリティは，その異常性から本人が苦しむ，あるいはその異常性から周囲が苦しむもの」（p. 16）とした．彼は性格を体質的なものと見なして人は生まれつきそのパーソナリティをもつとした一方で，性格の異常性を理解するに当たってはそれまでの「変質」という概念を否定した．

シュナイダーは以下の類型を提唱し，それぞれに広範な文献的な裏付けを行なった．（1）発揚性精神病質は，基本的に楽天的であるが，軽躁的となるときにのみ精神病質的といえる．（2）抑うつ性精神病質は，一貫して沈うつな人々である．（3）自信欠乏性精神病質については，さらに二つに分類される．きわめて敏感な人々と強迫的な考えにとらわれやすい人々（制縛的）である．（4）狂信性精神病質は，過大評価された観念にのっとって闘争する人々である．（5）気分易変性精神病質では，あるときにはきわめて反応性に富んでいるが，次の日には刺激に対して耐性があって簡単に流すことができるといった具合である．（6）顕示性精神病質（Geltungsbedürftige）では，シュナイダーは**カール・ヤスパース**の「自分を実際以上のものと見せようとする」という言葉が核心をついているとした．（7）情性欠如性精神病質（Gemütlose）についてシュナイダーは反社会性精神病質を同意語として用いることを認めている．彼は，これは社会学的というよりもむしろ性格学的な構成概念であるとした．（8）意志欠如性精神病質は，決断力がほとんどない浅薄な人々である．（9）無力性精神病質は，「神経質で」「神経衰弱的な」人々を意味する（シュナイダーは数十年に及んで神経衰弱の神経生理学とも呼ぶべきものを構想していたが，それについては「まったく神話的なものだった」とした）．（10）爆発性精神病質は，きわめて些細な出来事で「ヒューズが飛んでしまう」人々である（シュナイダーは「感情てんかん Affektepilepsie」を，神経学的に近縁の病態とした）．この分類一覧はその後の版で多少改訂された．

アブラハムは小児の発達段階と性格類型を結びつけた（1924年） ベルリンの精神科医で，フロイトに最も近しい高弟の一人であったカール・アブラハム（Karl Abraham: 1877-1925）は，小児が通過するとフロイトの考えた精神性的発達の3つ

の段階それぞれにおける破綻と，独特の性格類型が結びついていることを1924年に主張した．口唇期における固着は依存的な性格類型を，肛門期では強迫的な性格を，性器期ではヒステリー性格を生み出しうるとされた．アブラハムの論文「リビドーの発達小史 Versuch einer Entwicklungsgeschichte der Libido auf Grund der Psychoanalyse seelischer Störungen」は『医学的精神分析における新研究 *Neue Arbeiten in der ärztlichen Psychoanalyse*』誌に1924年に掲載された．これにはそれまでのフロイトのリビドー発達についての考えが集約されていた（「**イド**」「**ナルシシズム**」「**パラノイア**」を参照）．

ヴィッテルスの「ヒステリー性格」（1930年）　ジークフリート（フリッツ）・ヴィッテルス（Siegfried “Fritz” Wittels: 1880–1950）の精神医療における臨床経験のほとんどは，ウィーンの「コティッジ・サナトリウム Cottage Sanatorium」という患者層を神経症的な女性に限定した個人開業の施設における，上級内科医兼精神科医としてのものだった．しかし1920年代の後半にはアメリカで成功し，1932年にはニューヨークに居を構えた．彼の死後1951年に出版された『アメリカ女性の性習慣 *Sex Habits of American Woman*』は，ウィーンとニューヨークで『医学研究の展望 *Medical Review of Reviews*』誌に発表された「ヒステリー性格」（のちに「ヒステリーパーソナリティ」あるいは「演技性 histrionic パーソナリティ」とも呼ばれた）の，影響力があるが女性嫌悪的な描写についての最終的な著作である．彼は「ひとりの女優として，ヒステリー性格の者は通常ではなしえないことを達成する．しかし彼女は信用できず，ときとしてその同じ役割や他の役割において手のほどこしようがないほど劣っていることが判明する．…愛する女性として彼女は真剣な受難者のような面を男性に見せるが，真面目に強迫的にその恋にとらわれた男性は幸福なひとときを楽しむものの，次の日には自分が裏切られたことを知るだろう」と記した．

ヴィッテルスによれば，ヒステリー性格の原因は「幼児的な水準」への発達の固着である．「なぜならその［性格の］人々は成人としての現実感を達成することができず，小児や女性の役割を演じているのである」（p. 187）．

パートリッジの「社会病質パーソナリティ」（1930年）　ボルティモアのシェパード・アンド・イノック・プラット（Sheppard and Enoch Pratt）病院の心理学者であったジョージ・エヴェレット・パートリッジ（George Everett Partridge: 1870–1953）は，『米国精神医学雑誌 *American Journal of Psychiatry*』に寄せた論文で，「社会病質 sociopaths」を，体質によってほぼ規定され「持続する反社会的で非生産的な行動」を続ける性質として，より広範囲な「精神病質パーソナリティ psychopathic personality」の中から分離した．社会病質パーソナリティの特徴は，「情動が過剰で不安定であり，普段から落ち着かず，人間関係で一定した気分や感情を維持することができず，自己中心的で…良識と判断力に欠け，さまざまな価値あるものに子どもじみた不適切な態度を示し…，権威に対して小児的な無責任な態度を向ける」（p. 97）こととされた．

ライヒによる「性格の鎧 charakter armor」の分析（1933年）　初期の精神分析家

の中で，性格の障害についての概念を最も発展させたのはウィーンのヴィルヘルム・ライヒ（Wilhelm Reich: 1897–1957）である．ライヒは自我の性格を，抑圧された内的衝動に対してのみならず，「外界からの刺激に対して防御するための鎧」であると考えた．さまざまな性格のタイプはこのような役割を果たしているのであり，本来は矛盾するいくつかの傾向性に対処している．(1)「ヒステリー的性格」についてライヒは「最も単純で分かりやすい性格の鎧」で，小児期の精神性的発達の性器期への固着の結果であるとした．この性格の鎧をまとっている人々は，「女性であることが普通であるが，それに限らない」．その固着に由来する不安に対処するために「性について騒がしい態度を示すが，いざという時になると引いてしまったり冷淡な態度を取ったりする」のである．(2)「強迫的性格」は「規則の細部に拘泥すること」や過度の倹約，敵意と攻撃が入り混じることで特徴づけられ，自我の精神性的発達が肛門加虐期に固着していることに対する反応である．(3) ライヒは 1926 年にはじめて「男根的 - 自己愛的性格」について記述し，「通常は強く抑制され，控え目で，抑うつ的」な鎧をまとっているとされた．このタイプの人々は攻撃性に満ち，粗暴に振る舞うことで自らの**ナルシシズム**（**自己愛**）を示す．成熟した精神性的発達のごく手前の「自分のペニスについてのプライドと自己確信に満ちた集中」の段階で停止していて，より未熟な段階に逆戻りしてしまわないように防衛している．(4) 1932 年にライヒは「被虐的性格」の概念を発展させたが，これはフロイトによる死の本能（この概念は，われわれには生物学的に規定された死を望む傾向があって，そのために苦しむことを意味している）理論を捨てさるためのものであった（「**マゾヒズム：ライヒ**［1932 年］」を参照）．ライヒは被虐者について「慢性的に苦悩を感じていて…不平不満を唱える傾向があるので，それは客観的にも観察することができる．被虐的性格はさらに，自らに負担を課して貶めることを慢性的に行なおうとするし…他者のことも苦しめずにはいられない強い情念を抱いている」と論じた（pp. 237–238）．この場合の性格の鎧の機能は「現実には満たされることのない幻想的な，途方もなく強大な愛情への欲求」に関するものである．この要求が不安を引き起こす．「挑発と反抗を通じて愛を求めること」（英訳書第 3 版の p. 246）で，その心は不安を縛りつけようとしているのである．

「境界性パーソナリティ障害」のはじまり（1938 年）　→「**境界性パーソナリティ障害**」を参照

アイゼンクのパーソナリティの次元（1948 年）　**モーズレー病院**心理学部長であった**ハンス・ユルゲン・アイゼンク**は著書『パーソナリティの次元 *Dimensions of Personality*』で，彼が生涯にわたって関心を傾けた病的なパーソナリティの類型についての精緻な考察を開始した．彼は神経症的傾向（neuroticism）と内向 - 外向の次元を明らかにした．1952 年の『パーソナリティの科学的研究 *The Scientific Study of Personality*』では精神病的傾向（psychoticism）が加えられ，このような性質は神経系と体型の中に深く根づいているとした．「内向的で神経症的な人は，不安・抑うつ・情動不安定の症状を示す．彼は過度に高いレベルの大志を抱き…，細身の［無力型］体型である」「外向的で神経症的な人は，ヒステリーの転換症状で特徴づけられる．彼は過度に低いレベルの志を抱き…，幅広型［短軀太身］体型を示す」（『パーソナリティの科学的研究』p. 122）．一般に，アイゼンクのようにパーソナリティ障害をディメンジョナルな視点から議論しようとする方法では，それらを正常パーソナリティの不適応的な亜型と見なす傾向がある．

→「**統合失調質パーソナリティ障害**（1952年）」を参照．

DSM-「I」における「パーソナリティ障害」（1952年）　*DSM*シリーズの第1版では，パーソナリティ障害は不安や苦悩をほとんど感じることがないような個人の「発達上の欠陥 developmental defects」として理解された．これはさらに（A）（B）（C）に分類された．（A）は体質に由来するパーソナリティ傾向の障害で生来的なものであり，精神療法によって基本的な変更を加えることができないもので，「不適切パーソナリティ inadequate personality」「**統合失調質パーソナリティ** schizoid personality」「循環気質パーソナリティ cyclothymic personality」「妄想性パーソナリティ paranoid personality」が含まれていた．（B）はそれほどには深刻ではないパーソナリティ特性の障害で，「情緒不安定パーソナリティ emotionally unstable personality（かつての精神病質パーソナリティ psychopathic personality）」「受動 - 攻撃的パーソナリティ passive-aggressive personality」「強迫性パーソナリティ compulsive personality」が含まれていた．（C）は社会病質パーソナリティで，そのように特徴づけられる人のほとんどは規則を破る者たちで，「反社会的反応 antisocial reaction」「非社交的反応 dyssocial reaction」「性的逸脱 sexual deviation（同性愛 homosexuality，フェティシズム fetishism 等）」が含まれていた．

社会病質パーソナリティ sociopathic personality の診断の妥当性が示された（1966年）　セントルイスの小児クリニックを受診した500例の30年間におよぶ追跡研究によって，**セントルイス**のワシントン大学社会学部門のリー・ネルケン・ロビンス（Lee Nelken Robins: 1922-）は，**素行障害**を示した小児がのちにしばしば社会病質の成人となることを見出した．彼女は著書の『逸脱児童が成長して：社会病質パーソナリティの社会学的・精神医学的研究 *Deviant Children Grown Up: A Sociological and Psychiatric Study of Sociopathic Personality*』（1966）で，**エミール・クレペリン**（上記）が1915年に「反社会的」人格と呼んだ障害にもう一度光を当て，これは1968年に***DSM-II***（下記参照）の「反社会的パーソナリティ障害 antisocial personality disorder」へとつながった．

DSM-II における「パーソナリティ障害」（1968年）　*DSM-II*は次の二点で*DSM-I*と異なっていた．第一に，これはパーソナリティ障害の下位分類を廃止してそれぞれのパーソナリティ障害を並列的に列挙した．第二に，精神分析的見地から，この『マニュアル』ではパーソナリティ「障害」が同名の「神経症」から区別される，つまり，（パーソナリティ障害において見られるような）脳の機能不全型の「不適応的な行動」と精神力動が明確に現れているような「神経症症状」が区別されることが主張された．この障害には「妄想性パーソナリティ」「循環気質パーソナリティ」「**統合失調質パー**

ソナリティ」「爆発性パーソナリティ（てんかん性パーソナリティ障害）」「強迫性パーソナリティ（制縛性パーソナリティ）」「ヒステリー性パーソナリティ（演技性パーソナリティ障害）」「無力性パーソナリティ」（これは「神経衰弱性神経症」から区別されなければならない）「反社会的パーソナリティ」「受動 - 攻撃的パーソナリティ」そして「不適切パーソナリティ」が含まれる．「性的逸脱」は別のカテゴリーに含まれることとなった．

チョドフが「ヒステリー性パーソナリティ」障害は差別的であると批判した（1974年） おそらくは「ヒステリー的」女性の描写と考えられる——その女性を不安定，自己中心的，誘惑的，冷淡，子どもっぽいものと描く——多くのものが侮蔑的だとして，ワシントン D. C. の精神分析家ポール・チョドフ（Paul Chodoff: 1914–）は，『米国精神医学雑誌 *American Journal of Psychiatry*』で古典的な「ヒステリー性」パーソナリティ障害を廃止するべきという提案を行なった．彼は「単純な男性研修医は，治療を求めてきた何らかの意味で魅力的な女性をすべてヒステリー性パーソナリティと分類してしまう」と論じた（p. 1076）．***DSM-II*** ですでに一部言及されていたが，チョドフは代わりに「演技性 histrionic」パーソナリティ障害を採用することを主張した．この提言は ***DSM-III***（1980：下記参照）では部分的に影響を及ぼし，チョドフがパーソナリティ障害の小委員会に参加した *DSM-III-R*（1987）ではさらに大々的に採用された．

***DSM-III* における「パーソナリティ障害」**（1980年） *DSM* シリーズの第3版からは，第2版とは異なりすべてのパーソナリティ障害を（発達障害とともに），「II 軸 axis II」と呼ばれる別個の軸に割り当てた（他のすべての精神疾患は「I 軸」となる）．パーソナリティ障害は機能障害と苦悩を引き起こす「パーソナリティの持続する特徴 personality traits」と定義された．パーソナリティ障害はさらに「群 clusters」にグループ分けされた．

第1群は，妄想性，統合失調質，そして統合失調型パーソナリティ障害で，最後の統合失調型（schizotypal）パーソナリティ障害が新たに付け加えられた（「**統合失調質パーソナリティ**」を参照）．この群には「時に奇妙に常軌を逸してみえる」人々が含まれる．

第2群は，演技性，反社会性，自己愛性，そして境界性パーソナリティ障害（BPD）を含む（「**境界性パーソナリティ障害**」を参照）．後二者は *DSM* シリーズに新たに加えられた．精神分析的なカテゴリーが，観察可能な診断基準の発展によって操作的に定義されるようになった．20世紀の終わりまでに，「BPD」は最も頻繁に診断されるパーソナリティ障害になったとも言えよう*．それ以前に境界性パーソナリティ障害と考えられていたような病態は，この版では統合失調型パーソナリティ障害に分類された．**ナルシシズム**（**自己愛**）については，ライヒ（上記）が1933年に自己愛性パーソナリティ障害の概念を発達させた．ライヒが精神分析学界から追放された後に，ニューヨークの精神分析家ハインツ・コフート（Heinz Kohut: 1913–1981）が，その著書『自己の分析 *The Analysis of the Self*』（1971）で精神分析における重要な役割を自己愛に割り当てた．第2群に含まれるのは，典型的には「しばしば劇的で，感情的で不安定」に見える人々である．

第3群には，回避性，依存性，強迫性（compulsive）（のちの版では「強迫性 obsessive-compulsive」），そして受動 - 攻撃性パーソナリティ障害が含まれ，この中では回避性と依存性が新たなものであった．この群の人々に共通しているのは「不安が強く恐れている」ように見えることである．

この版では，第2版で中心的であったパーソナリティ障害と神経症の区別という問題は廃棄されている．この分類は広範囲の臨床家への調査を行なった上で同意がえられた事項の上に成立しているもので，何か特定の理論体系から導かれたものではない．

＊　*DSM* のパーソナリティ障害についての諮問委員会の協議内容は，明らかにハーヴァードの精神分析家ジョン・ガンダーソン（John Gunderson）の業績の影響を受けていた（「**境界性パーソナリティ障害：ガンダーソンの定義**［1978年］」を参照）．

DSM-III-R（1987年）では，*DSM-III* におけるパーソナリティ障害の項目における基本的な構造に変化はなかった．

DSM-IV（1994年）では「受動 - 攻撃性」パーソナリティ障害が主要なパーソナリティ障害から除外され，その代わりに，今後の研究のための非公式の診断として「否定的 negativistic パーソナリティ障害」という名で『マニュアル』の最後に掲載された（「抑うつ性パーソナリティ障害」も同様に扱われた）．

***ICD-10* のパーソナリティ障害の分類**（1992）　パーソナリティ障害を他の精神障害と同等のものとして別軸に扱わなかった点を除いては，WHO の第10版での分類は *DSM* のパーソナリティ障害のそれと鋭く異なってはいない．『*ICD-10* 精神および行動の障害』（1992）におけるパーソナリティ障害の中には，妄想性，統合失調質（統合失調型は別の項目に分類された），非社会性，情緒不安定性（衝動型と境界型にさらに分けられる），演技性，強迫性，不安性（回避性），依存性のパーソナリティ障害が含まれ，それらの特定のパーソナリティ障害とは合致しないその他のものとして，風変わりな，「軽佻 haltlose」型の，未熟な，自己愛性，受動 - 攻撃的，精神神経症的等のパーソナリティ障害が挙げられている．

バティー，ウィリアム　BATTIE, WILLIAM（1703-1776）　治療のための収容施設（asylum）という概念を最初に提唱した人物の一人であるバティーは，デヴォン（Devon）州の小さな町に司祭の息子として生まれた．ケンブリッジ大学で医学を専攻し（1730年に文学修士），そののち医師免許を取得して同大学で解剖学を講義する傍ら実地で診療にあたった．1737年にケンブリッジで医学博士号を取得して，その年にロンドンへ移るとまもなく王立医師協会の特別研究員となった．バティーは精神病者のための聖ルカ（St. Luke's）病院設立（1750年）に助力してその医長となると同時に，いくつかの私立精神病院を所有しそれらを監督した．1758年刊行の著作『狂気論 *Treatise on Madness*』は理論的考察よりも実際の症例にもとづいた初の手引書であり，それにより彼は当時の最も卓越した「精神病医 mad-doctors」の一人となった．バティーは**キアルージ**や**ピネル**とともに，精神病院は治療的役割を担っていると考え，精神医学の医学上の専門性をはっきり認めた最初期の医師のうちの一人に数えられる．精神医学史家のリチャード・ハンター（Richard Hunter）とアイダ・マカルパイン（Ida Macalpine）の評価によれば，「バティーこそが…精神医学の新時代を切り開いた人であった．…科学的な背景と高い社会的地位を兼ね備えた最初の医師である彼は，狂気を自分の本業とし，「精神病の治療 Mad Business」をれっきとした医学的専門分野にまで高めたのである」（『精神医学の 300 年 *Three Hundred Years of Psychiatry*』p. 404）．

パニック障害　PANIC DISORDER　　パニックはつねに，より大きな精神疾患の一症状として考えられてきた．だが，最近になってはじめてパニックそのものが障害として考えられるようになった．パニックのすべてのストーリーは，精神医学史における諸症状の消長の一例として興味深い．症状はかつてはさまざまな事柄の一つとして扱われていたが，次いで疾患分類学全体の主眼となった．こうした諸症状の歴史的な変動の経過には，まっとうな科学的理由もあるかもしれないが，それと並んで商業的理由も役割を果たしている．というのも，工業的に開発された化合物のための症状が必要ならば，パニックのようなものはよく役に立つであろうことが確実と思われるからだ．以下の小項目は，パニックのストーリーにおける主要な諸段階を示している（「**不安と恐怖症：ウェストファルの広場恐怖 - パニック**［1872 年］」も参照）．

パニック発作 paroxysmic attacks of panic（1873 年）　ハンガリー出身の医師でパリで臨床をしていたモーリス・クリスアベ（Maurice Krishaber: 1836-1883）は，次のような患者を記述した．「（患者は）突然…「発作 bouffée あるいは波が上がってくるように」頭の中の特異な感覚にとらわれる．直ちに諸感覚が曇り，耳鳴りを生じ，閃光を見，同時に動悸を伴う胸部の苦悶感，吐き気を生ずる．…［続いて］めまい，ふらつき titubation を生ずる」．クリスアベは，発作はその後数カ月間欠的に生ずることがあり，不眠を伴うことも伴わないこともあると述べた（pp. 158-159）．1873 年に出版された本『脳 - 心臓神経病 *la névropathie cérébro-cardiaque*』において，彼はこの発作を脳 - 心臓軸の異常によるものとした．一般にこれは，のちに「パニック発作」と呼ばれることになる発作性不安に関する，フランスの文献で最初の記述と考えられている．

クリスアベのプライオリティはフランスにおいては事実だが，ドイツでは事情が異なる．1872 年，ドイツの精神科医でグライフスヴァルト（Greifswald）大学准教授ルドルフ・ゴットフリート・アルント（Rudolph Gottfried Arndt: 1835-1900）は，ライプツィヒの精神医学会で「メランコリー性不安発作 der melancholischer Angstanfall」に関する論文を発表した．なおこの論文は 1874 年に『総合精神医学雑誌 *Allgemeine Zeitschrift für Psychiatrie*』に掲載された．この論文において彼は，この現象はドイツの文献ではずっと前から記述されているものと当然のように考えていた．アルントにとっては，「メランコリー性」という用語は，抑うつよりもむしろ全般的な神経と精神の疾患を意味していた．彼はこの発作を心臓の神経の障害と結びつけて考えていた．

メランコリーの一部として「パニック」という用語が精神医学に導入された（1879年）『精神の病理学 *The Pathology of Mind*』*においてヘンリー・モーズレーはパニック発作の入念な記述を行なった．「これらの苦悩あるいはパニックの発作は，メランコリーの顕著な特徴の一つであり——メランコリー性パニック発作と呼んでもよいが——綿密に注目するに値する．発作はしばしば非常に突然に起きる．患者はことによると臥床して休息していることもあるが，［それから］大変な焦燥状態がはじまる．心臓が激しく鼓動し，感覚がひどく混乱し，窓に荒々しく駆け寄って身を投げ出そうとする．…ときにはけいれん性のパニックに先立って胃や心臓の部位に異常な警告的な感覚がある．その感覚は，それから頭に昇るようで，筆舌に尽くしがたい恐怖とひどい無力感を伴う．…この事態すべてが，精神的てんかんの発症を示唆する」（p. 365）．しかしながら，モーズレーの用語「パニック」は精神医学の文献に取り上げられなかった．

* 『精神の病理学』は，『精神の生理学および病理学 *Physiology and Pathology of Mind*』（1867）の全面改訂された第3版と考えられていた．しかしながら，2版までは「パニック」という用語は用いられていなかった．

身体的「苦悶anguish」（のちの「パニック」）と精神的「不安」との鑑別（1890年）パリのサン＝アントワーヌ St.-Antoine 病院の神経科医で，精神医学における全体論的な観点をもっていたエドゥアール・ブリッソー（Édouard Brissaud: 1853–1909）は，パリの『医学週報 *La semaine médicale*』に掲載された論文において，苦悶（l'angoisse）と不安（l'anxiété）とを鑑別した．苦悶は，たとえば前胸部（心臓－胃の部位）の痛み等，身体的な苦痛を意味していた．不安は「知的な苦悶 angoisse intellectuelle」，すなわち精神が苦悶の身体的感覚を処理する精神的な現象であった．心部痛において，「不安は胸部の絞扼感や窒息するような身体的感覚とはさほど結びついておらず，むしろこの状況に伴う精神状態に結びついている．不安はこの（胸部の）圧迫感の直接的な結果として生ずる動揺，不穏，恐怖を告げている」．ブリッソーは，発作性不安は心臓の問題に限らず，ヒステリー，神経衰弱，心気症にもみられると述べた．「不安メランコリーがこのような発作とともにはじまることはよくみられる」．それに対して，発作的な型の身体的苦悶はのちにパニック発作と呼ばれるものの核となるものであった．ただし，身体的「苦悶」と精神的「不安」は密接に絡み合っており，発作において両者はともに起きると信じる権威者たちもいた（フランシス・ヘッケル Francis Heckel『苦悶神経症と情動状態 *La névrose d'angoisse et les états d'émotivité*』［1917］参照）．

「パニック」という用語の精神医学への再導入（1932年） 当時ジョンズ・ホプキンス大学精神科准教授であったオスカー・ディートヘルム（Oskar Diethelm: 1897–

1993）は，1932 年の『米国医学会神経学・精神医学アーカイヴズ *A.M.A. Archives of Neurology and Psychiatry*』の論文において，パニックは「恐怖，極端な不安定感と疑念により特徴づけられる」独立の疾患であると示唆した．**ヘンリー・モーズレー**の以前の用例（上記）には言及していないが，ディートヘルムは，次のような患者を記述した．その患者は予定された手術を恐れて「ベッドから飛び出さずにはいられなかった．彼女は喉がかたくなる感じがして，動悸，吐き気…「精神病」の恐れを感じた」(p. 1154)．ディートヘルムは，他の著者がかなり限定的な「同性愛パニック」の例を記述していたと述べ，「私は自慰パニックと，処理できない異性愛的性欲によるパニックも見出した．また，ある体質の人々には耐えられないようなさまざまな状況で，そこから逃げ出すことも克服することもできないような状況により生ずるパニックも見出した」(p. 1156）と付け加えた．彼はパニックを不安神経症から区別した．不安神経症は通常恐怖の要素を欠いていた．彼はまたパニックをウェルニッケの苦悶精神病（Angstpsychose）(「**不安と恐怖症：ウェルニッケ…**［1895 年］」参照）からも，極端な驚愕反応（fright reactions）からも区別した．スイス生まれのディートヘルムはドイツ語文献に精通しており，驚愕反応にドイツ語の「驚愕神経症 Schreckneurosen」という用語も用いていた．

コーエンが不安神経症の患者における「不安」(パニック）発作の誘発を記述した（1940 年）　ハーヴァード大学の精神科医マンデル・コーエン（Mandel Cohen: 1907-2000）とスタンリー・コブ（Stanley Cobb: 1887-1968）は，1940 年に『臨床研究雑誌 *Journal of Clinical Investigation*』において，不安神経症の患者に二酸化炭素を投与することによっていかに不安発作が誘発されるかを記述した（対照群では，二酸化炭素を再吸入して同様の発作を経験する者ははるかに少なかった)．それゆえ，コーエンは「パニック発作」の概念の直接の父とみられている．ただし彼自身はこの用語を用いなかった．コーエンはこの研究についてのちにこう語った．「発作前の基準値は何の異常もなくみえるのに，不安発作の間に血中乳酸濃度等さまざまなものが異常になることをわれわれは示した．…それ以来乳酸起因の不安発作という分野が生じた」(ヒーリー Healy のインタビュー　雑誌『精神医学史 *History of Psychiatry*』2002, p. 212)．

ロスの恐怖性不安‐離人症候群（1959 年）　1959 年，『王立医学協会会報 *Proceedings of the Royal Society of Medicine*』において，ニューキャッスル大学精神科教授のマーティン・ロス（Martin Roth: 1917-）は，不安発作，恐怖症的な群衆の回避，離人感を含む症状の組み合わせが繰り返されることを記述した．「なじみの環境から離れること，街を歩くこと，店に入ること，乗り物で移動すること，映画館や劇場に入ることを恐れて回避する．そのような状況でじっと座ったり待ったりすることは，差し迫る災難の感覚，急性の焦燥，パニックへの逃避を引き起こす傾向がある」(p. 590)．患者は，典型的には 20 代後半の女性であり，この症候群によく見られる症状を呈する．「意識を失う恐怖，眠り込む不安，まどろみからはじまる恐ろしい発作．…症例には共通してストレスの影響下に一過性の意識混濁の時期がある」(p.

594）．ロスの症候群をパニック発作の初期の記述とみる評者がいる．

薬効にもとづくパニックの不安からの鑑別（1962, 1964年）　ヒルサイド病院の**ドナルド・クライン**と**マックス・フィンク**は，『米国精神医学雑誌 *American Journal of Psychiatry*』に発表した**イミプラミン**の臨床試験で，パニック障害を伴う不安の患者はこの薬物に反応するのに対し，恐怖症を伴う不安の患者は反応しないことを発見した．その後クラインは**国立精神衛生研究所（NIMH）**から研究助成金を得て，第二の対照試験を行なった．『精神薬理学 *Psychopharmacologia*』に1964年に発表された彼の論文では，イミプラミンはパニックには有効だが他の種類の不安には効果がないことが確認された．この研究が，薬理学的根拠にもとづきパニックを不安と異なる疾患として区別する土台を作った（詳細は「**クライン，ドナルド・F**」を参照）．

研究診断基準 Research Diagnostic Criteria（RDC）にパニックが含まれた（1978年）　**ロバート・スピッツァー**，コロンビア大学の心理学者ジーン・エンディコット（Jean Endicott: 1936-），**イーライ・ロビンス**（Eli Robins）は**セントルイス学派**の研究にもとづき，『総合精神医学アーカイヴズ *Archives of General Psychiatry*』誌において研究に使用されるべき診断の一覧表の改訂版を呈示した．「研究診断基準」と呼ばれたRDC体系には「パニック障害」が含まれ，不安神経症と同様な記述がなされた．

***DSM-III*におけるパニック**（1980年）　*DSM-III*はRDC（1978）のパニック障害のカテゴリーを引き継ぎ，これは数年のうちに巨大な診断カテゴリーになることとなった．*DSM-III*においては，「パニック発作は強い恐れ，恐怖が突然始まることで発症し，しばしば差し迫る破滅の感覚を伴う」（p. 230）と説明されていた．胸痛，めまい，現実でない感じ，「発作中に気が狂ったりコントロールを失った行動をとったりすること」に対する恐怖等の12の症状が言及されており，パニック障害の基準を満たすには，そのうち4つの症状を呈している必要があった．パニックを伴う広場恐怖の診断の方がふさわしい一群の発作があることも指摘されていた．

DSM-III-R（1987年）では，広場恐怖を伴うパニックと伴わないパニックとの区別が正式に導入された．そして1994年の***DSM-IV***ではさらに「パニック発作」「広場恐怖」「パニック障害」が区別され，「パニック障害」は反復するパニック発作および発作を起こすことの心配を意味した．

***ICD-10*における不安，パニック，恐怖症性障害**（1992年）　世界保健機関の『国際疾病分類 *International Classification of Diseases*（ICD）』第10版では，「恐怖症性不安障害」と，パニックを含む「他の不安障害」とが区別された．英国の精神科医サイモン・ウェスリー（Simon Wessely）は私信で次のような国による違いを指摘している．「少なくともわれわれにとって*DSM*はバイブルではない．あなた［ショーター］はアメリカとヨーロッパの重大な差異を見落としているように思える．われわれは回避／恐怖症が最も重要なものと考えている．それゆえわれわれの体系では広場恐怖の重要性が最も高く，パニックは単にその症状にすぎない．それに対してアメリカでは，**ドナルド・クライン**と**イミプラミン**の成功により，順序が逆になっている」．

ハミルトン，マックス　HAMILTON, MAX（1912-1988）　広く使われている抑うつと不安のための評価尺度の製作者であり，英国精神薬理学の開拓者であるハミルトンは，オッフェンブルク（Offenburg）（ドイツ・ヘッセン州）で生まれ，第一次世界大戦のはじめに両親とともに英国に渡った．1934年にロンドン大学（University College）の医学部を卒業し，第二次世界大戦の間に精神疾患に興味を抱くようになった．それは戦時中，技術工学系の部署に配属されたとき，その部署のメンバーの多くが，情緒的問題があるためにそこに配属させられていたからであった．彼は心理学について本を読みはじめ，その後戦後に精神医学のトレーニングを受け，ユニヴァーシティ・カレッジ病院で心理学者シリル・バート卿（Sir Cyril Burt: 1883-1971）の指導を受けた．バート卿は彼に統計について教えることをはじめた．後になってハミルトンはこう記している．「数年の間で，私は国内で計量心理学 psychometrics と評価尺度と測定理論を知る唯一の精神科医になった」．

1953年，ハミルトンはリーズ（Leeds）の医科大学に上級講師として移り，そこで，当時精神医学においてほとんど存在していなかった評価尺度について，集中的な研究を始めた．英国に**クロルプロマジン**が導入された1953年，メイ&ベイカー（May & Baker）社が彼に臨床試験の実施を依頼した．その後1950年代の半ば，彼はもう一つ導入されたばかりの抗不安薬であるメプロバメートの臨床試験を計画した．彼は患者の不安レベルの低下を測定するための尺度を考案した．臨床試験が終了したとき，「まだそこに患者がいた」と彼はのちに述べている．「われわれはまだ彼らを診て，治療しなければならなかった．そしてとても深淵で興味深いことが起こった．不安状態と診断され，慎重に選ばれた，それらの患者のうちの二，三名は，重症のうつ病となり，ECTをしなければならず，それに非常によく反応した．それで私は考えるようになった」．こうしてハミルトンは（のちに「HAM-D」として知られるような）抑うつ尺度を考案した．不安尺度は1959年に『英国医学心理学雑誌 *British Journal of Medical Psychology*』に，抑うつ尺度は1960年に，『神経学・脳外科学・精神医学雑誌 *Journal of Neurology, Neurosurgery and Psychiatry*』に，発表された．

実際のところ，これらの刊行のタイミングで，いくつかの混乱がもたらされた．1959年に『精神科学雑誌 *Journal of Mental Science*』に，ウェイクフィールド（Wakefield）にあるスタンリー・ボイド（Stanley Boyd）病院のジャック・モリソン・ホワイト（Jack Morrison White: 1941年に医学士 M. B. 取得）と共著で発表された，うつ病の臨床症候群をについて書かれたもう一つの論文で，ハミルトンは，自分が抑うつ尺度を考案し，その来るべき登場を「1959年」であると引用したのであった．しかし，先に述べたように，それは1960年になってはじめて刊行された．

双方の尺度とも，今日の精神医学において，ある意味で「よく知られた」ものである．ハミルトンは1963年リーズ大学の精神医学の主任教授になり，1977年にその学部から退いた．彼が共産党員であるという理由で，ロンドンの精神医学の支配層は彼に親近感を寄せることはなく，彼はリーズに留まった（それをハミルトンの不快な文体のせいにする者もいる）．彼の同僚である英国の精神薬理学者マートン・サンドラー（Merton Sandler: 1926-）は，のちにこう述べた．「マックスは**モーズレー病院**の**オーブリー・ルイス**の後継者となるべき人物だった」（ヒーリー Healy『精神薬理学者 *Psychopharmacologists*』II, p. 389）．

パラノイア（妄想症） **PARANOIA**（「**エロトマニー**」「**精神病：概念の出現**」「**二人組精神病**」「**フランス学派の慢性妄想状態**」も参照）　パラノイアとは，論理的推論を経て形成された確固たる誤った信念を意味する（論理的推論を経ている点で統合失調症から区別される）．妄想体系を別とすれば，その他すべての側面において，患者はまったく正常である．ギリシャ語の「パラノイア」という用語は，18 世紀から 19 世紀前半にかけて，精神医学的な議論においてときに表面にあらわれるようになり，19 世紀には一般的になった．「妄想 delusion」という用語と同義である．

ハインロートはパラノイアを知性の障害と呼んだ（1818 年）　ヨハン・C・A・ハインロート（Johann C. A. Heinroth: 1773-1843）は 1818 年に出版した『精神生活障害の教本 *Lehrbuch der Störungen des Seelenlebens*』において，「パラノイア」という用語に，感情と意志は保たれたまま知性が障害されるという現代的な意味を入り込ませた（「**ドイツ「ロマン主義」精神医学：ハインロート**」を参照）．彼は「痴呆を伴う狂気（忘我パラノイア ecstasis paranoia）について次のように述べている．「純粋狂気の症状は，概念および判断の転倒と結びついている．…この疾患は患者の知性と想像力の両方を支配してしまう．…狂気の領域が狭められ限定され，その結果狂気の形式は完全に変化する．…知性の介入により部分的な正気に至る」（ジョージ・モラ George Mora による英訳，p. 155）．

しかし，19 世紀のほとんどを通して，この症候群の輪郭が定まってくるとともに，「パラノイア」という用語は使われなくなった（妄想性精神病に対し好んで用いられた表現は，イギリスでは delusion であり，フランスでは délire であり，ドイツでは Verrücktheit であった）．

エスキロールの「知的モノマニー」（1838 年）　**エチエンヌ・エスキロール**が 1838 年の論集『精神疾患論 *Des maladies mentales*』において論じた「知的モノマニー monomanie raisonnante」は，現代的なパラノイア概念が形成された画期的な瞬間の一つである．エスキロールにとって，この種のモノマニーの患者は，論理的推論を経て妄想体系を導き出しているように思われた．彼らはそれ以外の点では正常にみえた．「狂気のようにはみえないモノマニー患者がいる．彼らの観念は正常な連合を保ち，彼らの推論は論理的で，彼らの話は一貫しており，しばしば生き生きと活気に満ちている．しかしこれらの患者の行動は，彼らの情動や，彼ら自身の利益や，社会的な慣習に反する．…彼らの行動がいかに非理性的であれ，これらのモノマニー患者は，自分は理性的な狂人 des fous raisonnables だと言わんばかりに，自らを正当化する多少とも妥当な主張をつねにもっている」（『精神疾患論』II, pp. 49-50）．エスキロールの定義は実際，現代的なパラノイア論の基礎をなす敷石である．

グリージンガーによる，妄想は狂気の「部分的な」残滓を意味するという見解（1845年）　**ヴィルヘルム・グリージンガー**は1845年の教科書『精神病の病理と治療〔邦題〕*Die Pathologie und Therapie der psychischen Krankheiten*』において，全体的な狂気の帰結としての，妄想的な「部分狂気 die partielle Verrücktheit」の概念を提案した．「われわれは，次のような狂気の二次的な病型を理解する．当初の病理的な感情が相当弱まった後でも，…患者は回復せず病んだままであり，念入りに育て何度も何度も繰り返す非常に確固とした妄想観念を示す．これはつねに，メランコリーあるいはマニーから生じる病気の二次的な病型である」（p. 258）．グリージンガーはそのような確固たる妄想的思考の例として，「患者は，彼らが迫害されている，陰謀に取り囲まれている，隠れた敵から電気で責められている，フリーメーソンから脅迫されている，悪魔に取り憑かれ永遠の責め苦を宣告されている，大事な財産を奪われる，等々と信じている」（p. 262）といった例を挙げている．

被害妄想（1852年）　**エルネスト＝シャルル・ラセーグ**はフランスの文献に――『医学総合アルシーヴ *Archives générales de la médecine*』誌の論文において――パラノイア性の被害妄想（délires de persécutions）は，未分化な狂気とは異なる一つの疾患を構成するという考えを導入した（フランス語の“délire”という用語は文脈によって妄想（delusion），せん妄（delirium），あるいは精神病（psychosis）と訳されることがある）．ラセーグは（グリージンガーを引用しないまま）先行研究者に対して次のように不満を述べている．「たとえ偽りの統一性に惑わされているのではないとしても，非常に不均一なさまざまな病理の形式が，この狂気（aliénation）という一般的なレッテルのもとに一括してまとめられてきた」（p. 129）．彼はすべての精神機能を障害する「全般的狂気 délires généraux」を，知的な領域のほとんどを無傷のまま残す「部分狂気 délires partiels」から区別する努力を賞賛した．彼は部分狂気の中の疾患単位として被害妄想（le délire de persécutions）を提案した（p. 133）．確固たる妄想的信念を意味するこの“délire”の用法が，その後100年にわたりフランス精神医学の根本原理となった．

カールバウム：パラノイアにおいて人格水準は低下しない（1863年）　**カール・カールバウム**は，症候群としてのパラノイアの理解が発展していくうえで重要な貢献をした．もし彼の見解がしばしば後継者たちに見落とされているならば，おそらくそれは彼が妄想に「ディアストレフィア diastrephia」というぎこちない言葉を選んだためであろう（彼は「パラノイア」を知能の領域の障害に充てた．『精神疾患の分類 *Gruppierung...*』p. 96）．カールバウムは1863年の『精神疾患の分類 *Die Gruppierung der psychischen Krankheiten*』の中で次のように述べた．ヴェザニア（Vesaniae）（全体狂気）の場合と異なり，ディアストレフィアにおいては患者の人格水準は低下しない，そして患者は，「非常に部分的な性質」の精神障害をのぞいては，まったく正常に生き抜くことができる．「患者の知的生活の病理的な異常は，長い間道徳的な逸脱と見なされるであろう．患者の奇異な企てや，人や動物に対する侮辱や傷害を，患者の友人や家族は耐えたりすすんで引き受けたりするだろう．衝突が部外者を巻き込んだり，当局の関心を引くに至るまでそれは続くだろう」(pp. 102–103)．グリージンガーとは異なり，彼はディアストレフィアをより重篤な他の疾患に続発する二次的なものとは考えなかった．

メンデルは「パラノイア」という用語を復活させた（1883 年） ベルリンの精神科医エマヌエル・メンデル（Emanuel Mendel: 1839–1907）は，1883 年にベルリン精神医学会で「二次性パラノイア」に関する講演を行ない（1884 年に『精神医学アルヒーフ *Archiv für Psychiatrie*』誌（pp. 289–290）に発表された），この中で，より古い用語である「パラノイア」の復活を提案した．メランコリーでは患者は自らに責任を帰するのに対し，メランコリーの「二次的な」合併症として，パラノイアの患者は周囲の世界に責任を帰する．1890 年の専門家の会議で，ローダ（Roda）市の精神病院の医師カール・ヴィルヘルム・ヴェルナー（Karl Wilhelm Werner: 1858–1934）は，「パラノイア」と呼ぶよう提案したものと狂気（Wahnsinn）との区別を提唱したのは自分であると宣言したのに対し，メンデルは，やや憤慨して自分のほうにプライオリティがあることに注意を促した（『精神医学総合雑誌 *Allgemeine Zeitschrift für Psychiatrie*』1890, p. 531）．ヴェルナーは，患者がしばしば「Verrücktheit」（日常語では「狂気 craziness」）という用語を不快に感じていると述べた．

マニャンの「体系的経過をとる慢性妄想病」（le délire chronique à évolution systématique）（1886 年） **ヴァランタン・マニャン**は 1886 年の医学＝心理学会での講演において「体系的経過をとる慢性妄想病」の概念を導入した．それは潜伏期の後に 4 つの段階を経過する，境界のはっきりした慢性の妄想病である．4 つの段階とは，不安 - 幻覚，迫害，躁的 - 誇大妄想，痴呆である．妄想は高度に構造化されており，そのため「体系的」と形容される．この疾病について，マニャンは一連の論文を 1888 年に『医学の進歩 *Le progrès médical*』に発表し，1892 年には同僚のポール・セリュー（Paul Sérieux: 1864–1947）とともに『体系的経過をとる慢性妄想病 *La délire chronique à évolution systématique*』というタイトルのモノグラフに記述した．二人の著者は「変質性の狂気」——たとえば急性錯乱（la bouffée délirante）（「**精神病：概念の出現**［1886 年］」を参照）——と，変質はみられないが軽度に素因のある「体系的経過をとる慢性妄想病」とを対比した．それゆえフランスの伝統では，いわゆるマニャンの「大発見」としばしば呼ばれたものの方が「パラノイア」という用語よりも好まれた．

慢性非幻覚性妄想状態（解釈妄想 Le délire d'interprétation）（妄想思考 delusional thinking）（1909 年） 1900 年頃，マニャンの変質に対する考え方が時代遅れになってきた．そのため，パリ学派による妄想性障害に対する新しい考えが一気に生じた．1909 年，精神科医セリューとカプグラは著書『理性的狂気：解釈妄想 *Les folies raisonnantes: le délire d'interprétation*』の中で，幻覚がないことと痴呆へ進行しないことが重要な診断特徴であるという理由から，妄想性障害をより広義の精神病性障害の一群から分離させた．当時，ポール・セリュー（Paul Sérieux: 1864-1947）は個人開業の神経科クリニックの院長であり，ジャン＝マリー＝ジョゼフ・カプグラ（Jean-Marie-Joseph Capgras: 1873-1950）はメゾン＝ブランシュ（Maison-Blanche）精神病院の精神科医長になろうとするところだった．二人ともマニャンの弟子だった．彼らは「解釈妄想 délire d'interprétation」を「実際の感覚や正確な事実を出発点として，…それらが誤った演繹や帰納に突き動かされて，患者にとって個人的な意義を帯び，患者はあらゆることを自らに関係づけるよう否応なく強制されるような，誤った推論」と定義した（p. 3）．一定の概念にしっかりと集中しているか否か，およびその対象によって，さまざまな妄想が順々に詳細な下位分類に組み込まれた．解釈妄想は**クレペリン**のパラノイアとは異なると主張された．それはフランスの診断では好訴的な人は含まれなかったためである（クレペリンにとっては，好訴妄想Querulantenwahnはパラノイアの一部だった）．

一方，解釈妄想は，著者らが「理性的狂気 les folies raisonnantes」と呼ぶ慢性妄想状態のより大きな群の一部であった（「**フランス学派の慢性妄想状態**」を参照）．その特徴は次の通りである．「境界のはっきりした妄想（部分狂気 délire partial）をのぞいては，患者は知性の鋭敏さをすべて保っており，しばしば彼らの確信について議論しそれを擁護する際立った傾向がある．解釈〔妄想〕者は狂った（aliénés）という蔑称に値しない…周囲との接触を保ち，正常にみえる．一部の者は人生の最後まで自由に生きるのに成功する．…多くの者は収容されるが，彼らの妄想的な観念のためではなく，彼らは暴力的で衝動的な性格によって危険だからだ」（p. 5）．

ヤスパースによる過程ではなく発展としての「嫉妬妄想」（1910 年）　1910 年の『神経学・精神医学総合雑誌 *Zeitschrift für die gesamte Neurologie und Psychiatrie*』の重要な論文において，**カール・ヤスパース**は，嫉妬妄想（Eifersuchtswahn）が突発的で了解不能な精神病が発生する「過程」ではなく，患者のパーソナリティ（人格）の中での緩徐な発展の結果だと考えた．この論文は，発展する種類の妄想体系を，統合失調症等の疾患「過程」から明確に区分した．こうしてパラノイアは病的な脳疾患というよりもパーソナリティ障害の一種となった．「患者の人生全体をパーソナリティ特性にもとづいて再構成できる」とヤスパースは述べた（p. 612）．

フロイトのパラノイアに対する考え方（1911 年）　**フロイト**にとって，精神病と神経症との区別はすっかり切り離されたものでは決してなかった．パラノイア的な思考は神経症的な性質のもの，同性愛的な欲望に対する防衛でもありえた．症例ダニエル・パウル・シュレーバー（Daniel Paul Schreber: 1842-1911）の分析において　フロイトは外界からのリビドーの撤退としてのパラノイア論を述べた．シュレーバーはライプツィヒの高官で，精神病となり，パウル・フレヒジヒ（Paul Flechsig: 1847-1929）教授の精神科クリニックに入院した．公刊されたシュレーバーの自伝『ある神経病者の回想録〔邦題〕*Denkwürdigkeiten eines Nervenkranken*』（1903）にもとづき，フロイトは『自伝的に記述されたパラノイア（妄想性痴呆）の一症例に関する精神分析学的考察 *Psychoanalytische Bemerkungen über einen autobiographisch beschriebenen*

Fall von Paranoia (Dementia paranoides)』を『精神分析学および精神病理学研究年報 *Jahrbuch für psychoanalytische und psychopathologische Forschungen*』に発表した．その中でフロイトは，リビドーが外的な対象から撤退し，自我をさらに肥大させたとき，パラノイア——尊大な種類の誇大性——が発症すると主張した．パラノイアにおいては，小児の性的発達が自体愛と**ナルシシズム**（**自己愛**）との間のどこかで「固着」を起こしている．フロイトはその論考をこう結論した．「神経症は基本的に自我と性欲との葛藤から生じる．そして神経症のさまざまな病型は，リビドーと自我の発達史の痕跡を残している」（『全集 *Gesammelte Werke*』VIII, p. 316）（しかし，シュレーバーは精神内界の葛藤ではなく**神経梅毒**を病んでいたと信じる研究者もいる）．

クレペリンの著作におけるパラノイア（1893 年以後）　**エミール・クレペリン**が診断についての独創的な思考を始めたのは，彼が**ハイデルベルク**に赴任してすぐ，1893 年に彼の『精神医学 *Psychiatrie*』の教科書の第 4 版を出版したときからである．第 4 版で彼は，パラノイアの二つの病型を区別した．(1)「偏執狂 Verrücktheit（パラノイア）」を，彼は比較的好ましくない予後に至る「健全なパーソナリティのもとでの持続する妄想体系」(dauerndes Wahnsystem bei vollkommener Erhaltung der Besonnenheit）と理解した（Verrücktheit という用語は英訳すれば“craziness（狂気）”であるが，クレペリンは狂った思考の結果として患者の生活が混乱するという意味で用いていた）．この議論から，彼がより大きな「狂気 madness」の中から妄想を取り出そうとしているところだったことが分かる．というのも彼は感情障害と幻覚をパラノイアの精神病理に含めていたからだ．(2) クレペリンは「妄想性痴呆 Dementia paranoides」という用語を造り，それを「精神的な変質過程」に分類し，整然とした妄想体系よりむしろ混乱した思考をもつ患者を特徴づけた．そのような患者は急速に痴呆に陥る．フロイトはダニエル・パウル・シュレーバーがその一人だと考えた（上記）．

1896 年の第 5 版では，二つの診断自体は変わらなかったが，それらがより広い疾患カテゴリーに移動した．妄想性痴呆はより広い「代謝疾患」の項目の中の痴呆化する過程となった．偏執狂パラノイアは「遺伝的精神疾患」(Geistesstörungen aus krankhafter Veranlagung）の種に割り当てられた．

1899 年の第 6 版——「躁うつ病」を創設したことで有名である——では，(1)「妄想性痴呆」を早発性痴呆（**ブロイラー**の統合失調症）の亜型に移動し（「**統合失調症：概念の出現**」を参照），(2) 偏執狂パラノイア（Verrücktheit-Paranoia）を維持し，(3) 初老期パラノイア〔被害妄想〕(praesenile Beeinträchtigungswahn）を固有の疾患として加えた．

1904 年の第 7 版は上記の内容に変更を加えなかった．

拡張され複数の巻に分かれて 1909 年から 1915 年にかけて出版された第 8 版では，クレペリンは，(1) 偏執狂パラノイアを維持し，(2) 早発性痴呆の妄想型について論じ，(3) 初老期パラノイアをより広い初老期「精神病」に含めて解消し，(4)「内因性痴呆 endogene Verblödungen」の，早発性痴呆と並ぶ別個のカテゴリーとして，

「妄想性痴呆 paranoide Verblödungen」あるいは「パラフレニー Paraphrenie*」と呼ぶものを独立させた（「**パラフレニー**」を参照）．この妄想性痴呆によって彼は，パーソナリティがほぼ健全に保たれ，重篤な妄想性の病理をもつが，進行性の下降経過をたどるものを意味していた．

＊　クレペリンの教科書の第9版（彼の死後1927年に出版された）では，編者のヨハネス・ランゲ（Johannes Lange: 1891-1938）が，パラフレニーを妄想型統合失調症の一部とした．ランゲは，ミュンヘンにあったクレペリンのドイツ精神医学研究所（DFA として知られている）のスタッフ精神科医であった．これは，ヴィルヘルム・マイヤー（Wilhelm Mayer）が，パラフレニーの患者は予後不良だとする研究を 1921 年に『神経学中央雑誌 *Zentralblatt für Neurologie*』に発表したのちのことだった（マイヤーはミュンヘンで精神科を開業しており，DFA と連携していた）．

総合すると，クレペリンの考えには紆余曲折があったが，彼のパラノイアについての説明は，非常に器質的，遺伝的，非心因性である点において，フロイト学派とは異なっていた．同時にクレペリンは，パラノイアや早発性痴呆等の主要な精神疾患と，「神経性疲弊 nervöse Erschöpfung」や外傷神経症等の「心因性 psychogene」（この用語を彼は 1915 年の第 8 版で用いた）の疾患，そして「ヒステリー」との間にはっきりした境界を維持していた．統合失調症やその他の精神病からパラノイアの概念を分離したことは，クレペリンの主要な業績の一つであった．

ガウプの反応性パラノイア（頓挫性パラノイア abortiva paranoia）（1909 年）　1909 年の学会で，テュービンゲン大学の精神科教授ロベルト・ガウプ（Robert Gaupp: 1870-1953）は，反応性パラノイアを躁うつ病とも強迫性障害とも異なる独立した疾患概念として提案した．典型的には，病前は健康なパーソナリティであった中年期の人物（ただし先天的にパラノイアまたはうつ病の素因をもった）に生じる．妄想的な観念は明確な輪郭をもって形成される傾向をもつ（たとえば医師を巻きこむようなことはほとんどの場合ない）．患者は，人格水準の低下を来さず，しばしば完全な病識とともに完治する．この論文は 1910 年に『精神医学総合雑誌 *Allgemeine Zeitschrift für Psychiatrie*』に発表された（ガウプはこの診断を症例ワグナーには用いていない．教頭エルンスト・ワグナー（Ernst Wagner）は，第一次世界大戦前のドイツで最も有名なパラノイア症例であった．彼は 1913 年にシュヴァーベンの村で大量殺人を犯し，ガウプは裁判所から精神鑑定を求められた．『ミュンヘン医学週報 *Münchner Medizinische Wochenschrift*』1914 年 3 月 24 日号の，ガウプの論文を参照のこと．ガウプの意見では，この症例はパラノイアの「純粋に感情的な」性質を示している）．

クレッチマーの「敏感関係妄想」（1918 年）　**エルンスト・クレッチマー**の著作『敏感関係妄想〔邦題〕：パラノイア問題および精神医学的性格論への寄与 *Der sensitive Beziehungswahn: ein Beitrag zur Paranoiafrage und zur psychiatrischen Charakterlehre*』は，彼がスタッフ医師だったテュービンゲン大学におけるガウプの教育に触発されたものである（「**精神病：概念の出現：敏感関係妄想**［1918 年］」を参照）．

米国精神医学会 American Psychiatric Association の『診断と統計のためのマニュアル（*DSM*）』におけるパラノイア（1952 年以後） 1952 年の ***DSM*** の第 1 版は，多くの精神疾患をさまざまな型の「反応 reactions」としたことが特徴的である．「精神病性障害 psychotic disorders」の中には，「統合失調症性反応 schizophrenic reaction：妄想型 paranoid type」とともに，「妄想反応 paranoid reactions」があり，妄想反応は「パラノイア」と「妄想状態 paranoid state」に下位分類されていた．統合失調症性パラノイアと非統合失調症性パラノイアとの区別は，概ねクレペリンの「妄想性痴呆」と「偏執狂パラノイア」との区別に対応する．またここでは，重症である多くは「内因性」の疾患と，精神神経症との，クレペリン主義的な区別も維持されていた．***DSM-"I"*** には「妄想性パーソナリティ paranoid personality」も含まれていた（「**パーソナリティ障害**」を参照）．

1968 年の ***DSM-II*** では，***DSM-I*** の妄想型統合失調症は維持された．また，妄想反応も維持されたが，「妄想状態 paranoid states」と呼ばれた．「パラノイア paranoia」はそのような状態の一つであり（「非常に稀な状態」と述べられた），「退行期妄想状態 involutional paranoid state」（「退行期**パラフレニー** involutional paraphrenia」とも呼ばれた）もそのような状態の一つである．***DSM-I*** の「妄想性パーソナリティ」も維持された．

精神科診断の多くの部分に換骨奪胎の変化をもたらしたことで有名な ***DSM-III***（1980）において，パラノイアに関してはほとんど変化がなかった．*DSM-III* には，「妄想型」統合失調症と「妄想性障害 paranoid disorders」がある．妄想性障害の一つが「パラノイア」であり，それは潜行的に進行し揺るぎない妄想体系をもつ．もう一つは「共有妄想性障害 shared paranoid disorder」（かつて**二人組精神病** folie à deux として知られていたもの）である．第三には，しばしばストレスのもとに急激に発症する「急性妄想性障害 acute paranoid disorder」がある．*DSM-III* は，前の版と同じように「妄想性パーソナリティ障害」を認めていた．

1987 年の ***DSM-III-R*** にはかなりの革新がみられた．(1) 共有妄想性障害は「感応精神病性障害 induced psychotic disorder」となった．(2) 統合失調症妄想型は維持されたが，パラノイアそのものは「妄想性障害 delusional disorder」と名称を改められた．*DSM-III-R* によると，「この障害の本質的な特徴は，他のいかなる精神疾患にも起因せず，持続性の，奇異でない non-bizarre 妄想がみられることである」(p. 199)．このことは，*DSM-III* の定義ではパラノイアは基本的に被害妄想か嫉妬妄想を意味するとされていたことと比較される．妄想性障害は以下の下位分類に分けられる．**エロトマニー**型（erotomanic），誇大型（grandiose），嫉妬型（jealous），被害型（persecutory），身体性（somatic）．(3) 妄想性パーソナリティは本質的には変化しなかった．

DSM-IV（1994）ではほとんど変わらなかった．

パラフレニー　**PARAPHRENIA**　**カール・カールバウム**が『精神疾患の分類 *Die Gruppierung der psychischen Krankheiten*』(1863) においてこの用語を創作した．この用語で彼は若年者の破瓜病 (Hebephrenie) (「**精神病：概念の出現**」を参照) と，高齢者の痴呆との両方を意味するつもりであった．彼の考えは，ライフサイクルの最初と最後でそれぞれ生理学的な変化を被った人は，精神病にかかりやすいというものであり，それゆえ "para-" とつけられた (p. 129)．

クレペリンは「パラフレニー」という用語を，『精神医学 *Psychiatrie*』の教科書第8版の1913年に出版された巻において取り上げた．ここでパラフレニーは，早発性痴呆に近い進行をする病型の**パラノイア**を意味していた．だが，パラフレニーは，死後に出版された1927年版の教科書からは消えた．

1954年，当時チチェスター (Chichester) のグレイリングウェル (Graylingwell) 病院の研究部長であったマーティン・ロス (Martin Roth: 1917-) は，クレペリンの遅発性パラフレニーの概念を復活させた．高齢者のパラノイアはクレペリンの教科書の第6版 (1899) において，初老期妄想症 (初老期被害妄想 praeseniler Beeinträchtigungswahn) として，はじめて独立した疾患として表面にあらわれた．それはクレペリンの体系において「初老期および老年期の精神病 presenile and senile insanity」の一部として残った．しかし，このカテゴリーに下位分類はあったのだろうか？

1952年にすでにロスは，認知症を除く高齢者の個々の疾患を鑑別する努力の中で，「パラフレニー」に注目を促していた．ただし，彼の『精神科学雑誌 *Journal of Mental Science*』の論文ではまだ，高齢者のうつ病が強調されていた．1954年にロスは，**エリオット・スレイター**，**ウィリー・マイヤー＝グロス**と共著の教科書ではじめて，この障害の詳細な記述を行なった．「パーソナリティは保たれたままで堅固に体系化されたパラノイア性の妄想をもち，器質性疾患から明確に区別される一群の症例…がある」．症例報告は次の通りである．「通常，その患者はより静かに，より孤独になり，友人を避ける．患者の疑いは，友人の一人や隣人や親戚に集中する．そして患者は警察に繰り返し苦情を訴えて困らせるかもしれない．あるいは，匿名の手紙で他人を攻撃するかもしれない．患者は敵が窓から光を出して互いに連絡を取っているのを見る．…最後には，患者の行動は非常に奇異でやかましく，あるいは攻撃的になり，当局の注意を引くことになり，患者は病院に収容される」(pp. 474, 501)．治療の選択肢として，著者らは白質切截術 (「**ロボトミー**」を参照) を推薦していた．

高齢者のパラフレニーは，***DSM*** のシリーズでは一度だけ登場した．1968年の *DSM-II* において，「退行期妄想状態 involutional paranoid state (退行期パラフレニー involutional paraphrenia)」としてである．これは *DSM-I* (1952) における「退行期精神病性反応 involutional psychotic reaction」から発展したものである (「**ウェルニッケ‐クライスト‐レオンハルト学派**」も参照)．

ロンドン精神医学研究所 (Institute of Psychiatry in London) のロバート・ハワード (Robert Howard: 1961-) が主催した，遅発性統合失調症 (Late Onset Schizophrenia:

LOS）についてのコンセンサス形成のための会議において，ロスによる高齢者のパラフレニーの概念は公式に廃棄された．その結果は『米国精神医学雑誌 *American Journal of Psychiatry*』に2000年に発表された．ライバルを早発性痴呆の診断の中に呑み込もうとするクレペリン主義者の主張が再び打ち勝ったことは，興味深い（「**統合失調症：最近の概念：遅発性統合失調症**［1997年］」を参照）．

バルビツール剤　BARBITURATES（1903年および以後）　バルビツール剤以前にも数多くの鎮静剤が有機化学産業によって開発されてきたが（たとえば抱水クロラールは1869年に精神科ではじめて使用された），バルビツール剤はそれ以前の薬剤よりも味が良く，副作用が少なく，毒性が弱かったので半世紀にわたって好評を博した．

1903年，ベルリン大学の化学教授で産業部門にも幅広い関わりをもっていたエミール・フィッシャー（Emil Fischer: 1852–1919）とハレ大学内科学教授ヨーゼフ・フォン・メーリング（Joseph von Mering: 1849–1908）は『今日の治療 *Therapie der Gegenwart*』誌の中で，鎮静剤と睡眠剤としてのバルビツール剤の治療的使用に関する知見を公表した．フィッシャーはすでにドイツ・レヴァークーゼンのバイエル社にジエチルバルビツール酸（バルビツールの原型）―― 1863年にはじめて合成された化合物――を改良した製剤を提案していた．これによってバルビツール酸系薬剤の使用への扉が開かれた．1882年に合成されたジエチルバルビツール酸の「代用」体であるバルビタールナトリウムは初のバルビツール剤であり，1903年にバイエル社からベロナール（Veronal）として，またシェリング社からメディナール（Medinal）として上市された．両商標名ともすぐによく知られるようになった．1911年バイエル社はさらにより強力な鎮静剤であり抗けいれん剤であるフェノバルビタール（ルミナール Luminal）の特許を得て，その翌年に発売した．

その後40年間に2500以上の異なるバルビツール調合剤が発売されていった．以下にその一部を挙げる．ペントバルビタールナトリウム（1916年にバイエル社が特許取得．アボット社が1941年にアメリカでネンブタール Nembutal として発売），アモバルビタールナトリウム（1924年に特許．リリー社がアミタールナトリウムとして発売），ブタバルビタールナトリウム（1932年にリリー社が特許取得．マクネイル社がブチゾールナトリウムとして発売），セコバルビタールナトリウム（1934年に特許．リリー社が1945年にセコナールナトリウムとして発売），チオペンタールナトリウム（1939年特許．アボット社がペントタールナトリウムとして発売）．

→「**深睡眠療法とバルビツール剤**」を参照

睡眠分析療法 narcotherapy とバルビツール剤（1930年および以後）　1930年，ウィスコンシン精神医学研究所の副所長ウィリアム・J・ブレックウェン（William J. Bleckwenn: 1895–1965）は『米国医学会雑誌 *Journal of the American Medical Association (JAMA)*』において，うつ病を含む多数の精神医学的状態へのアモバルビタール（アミタールナトリウム）静脈注射を提唱した．「うつ病は本薬剤の投与によって確かに重症度は軽減され疾患経過がかなり短縮された」. 統合失調症では4時間から14時間の「正常清明期」が得られた. さらに同年末の『ウィスコンシン医学雑誌 *Wisconsin Medical Journal*』においてブレックウェンは, うつ病について「[患者は] 活動性が向上し, よく話すようになり, 抑制されたぎこちない態度が減った」(p. 694) と述べている. やがてこの処置は「アミタール面接 amytal interview」として知られるようになった. ブレックウェンは「自白剤 truth serum」という用語を生み出したと言われているが, 現在ではアモバルビタールにそのような効用があるとはほとんど信じられていない*（この1930年『米国医学会雑誌 *JAMA*』論文でブレックウェンは, アモバルビタールが**緊張病**（**カタトニー**）を軽減し, それに対しては抗うつ薬として使用するよりも良く作用するとも述べている).

＊ ブレックウェンは『米国医学会雑誌 *JAMA*』論文中でついでに「統合失調症」の見出しのもとで, アモバルビタールが「緊張病性興奮」の軽減に有用であったとも述べている. 後年彼はこの薬剤が緊張病患者を「目覚めさせた」と報告し, 精神病治療に大きな衝撃を与えた. **マックス・フィンク**は次のように回想している.「1942年から1945年までの医学生だった頃と1949年から1951年までのベルヴュー病院で研修医だった頃, 緊張病患者にアモバルビタールを投与する機会が与えられた. 指示にもとづいて注射器と針と止血帯と水とを渡されて, 静脈注射を行なって投与することが許された（奨励された). これは私に医学生や研修医であることの喜びを感じさせてくれることであった」.

1931年, アイオワ精神病院（Iowa Psychopathic Hospital）のエリック・リンデマン（Erich Lindemann: 1900–1974）は『実験生物学・医学会会報 *Proceedings of the Society for Experimental Biology and Medicine*』において, 経静脈的なアミタールナトリウムが「静穏と幸福の感覚, コミュニケーションをもちたいという願望, ふだんは他人に明かさない問題や個人的事柄を話してみたいという願望を誘起する」効力をもつことにとりわけ注意を喚起し,「さらに, 言いたくないことまで口にしてしまうのを抑えられない感じがして, かなり内密な事情に触れるような質問にさえ返答を拒めなくなる」(p. 865) と述べている. 実際の治療ではこの薬剤によって, 何カ月も無言でいる緊張病患者が再び疎通可能となり, 罪業感に苛まれている寡黙なうつ病患者が自らの感情について進んで話す気になっている.

一方, 1936年にイギリスのドーセット（Dorset）精神病院のスタッフ精神科医ジョン・スティーヴン・ホースレー（John Stephen Horsley: 英国MRCS修士, LRCP [MRCS＝王立外科医学院会員；LRCP＝英国王立医科協会修士号]）は『精神科学雑誌 *Journal of Mental Science*』において, さらに別のバルビツール剤であるペントバルビタールナトリウム（ネンブタール Nembutal）の静脈注射によって彼が称するところの「睡眠分析 narco-analysis」——「精神分析的手法を望んでいても経済的に手が届かない場合の実際的な代替法」——が可能であると述べている.

1945年, シカゴ大学のロイ・R・グリンカー（シニア）(Roy R. Grinker (sen.): 1900–1993）とジョン・ポール・スピーゲル（John Paul Spiegel: 1911–?）は, まずは著書の『北アフリカにおける戦争神経症 *War Neuroses in North Africa*』(1943）に

おいて，次いで『ストレス下の男性 *Men Under Stress*』（1945）の中で，軍陣医学において「不安と葛藤の覆いを取り払って適切な除反応を生み出すこと」を短時間のうちに達成する手法として，ペントタールナトリウムの静脈内投与を用いる「睡眠統合 narcosynthesis」を提案した．その技法とは「患者が声を出して数を数えていたのが止んで，深くいびきをかきはじめるまでその薬剤を投与する」ものであった．その時点から面接がはじまる．「患者に話を始めさせて，連想がたとえ戦争という主題から遠く離れていってしまっても遮らずにそのまま続けさせる，というのが最良の手法である」（『ストレス下の男性』pp. 389–390）．「統合」とは「自我が異和的な観念や情動を奪還すること」であり「解離の過程で分断されてしまった，関連している諸感情を統合すること」（p. 393）である．

睡眠分析療法は精神医学の歴史に対するアメリカによるはじめての国際的に重要な貢献であった（「**神経衰弱**」という診断［ジョージ・M・ビアード（George M. Beard: 電気治療医，1839–1883）による］と「休息療法 rest cure」という治療法［**サイラス・ウィア・ミッチェル**，神経科医による］を除く）．

統合失調症におけるバルビツール剤の回復効果（1948 年）　神経生理学者シーモア・ケティ（Seymour Kety: 1915–2000）が率いる，カール・フレデリック・シュミット（Carl Frederic Schmidt: 1893–1988），フリッツ・フレイハン（Fritz Freyhan: 1912–1982），ケネス・E・アッペル（Kenneth E. Appel: 1896–1979）らの研究チーム――フライハン（デラウェア州立病院精神科医師）以外の全員がペンシルヴァニア大学医学部所属――は，バルビツール剤投与を含むさまざまな治療により生じる統合失調症患者の脳血流変化についての研究に取りかかった．彼らはアミタールナトリウムとペントタールが統合失調症の症状を一時的にだが有意に軽減させることを偶然に発見した．このことは 1948 年の『米国精神医学雑誌 *American Journal of Psychiatry*』に発表されたが，これについて後年ケティは次のように述べている．「［ここで］私はアミタールナトリウム睡眠の作用下において，何人かの統合失調症患者の思考と感情が一時的にではあるが顕著に回復するのを観察することができた．薬剤がそのような劇的な効果をもたらしうることに私は感動した．それは生化学的な過程が…精神病症状の原因であることを示唆しているように思われた」（シェパード Shepherd『世界の精神科医は語る〔邦題〕*Psychiatrists on Psychiatry*』p. 85）．この研究がもとになって，1951 年にケティはロバート・フェリックス（Robert Felix）によって**国立精神衛生研究所**の初代科学部長に推挙された．

ドレイ Delay の「精神弛緩薬」としてのバルビツール剤（1949 年）『王立医学協会会報 *Proceedings of the Royal Society of Medicine*』での論文において**ジャン・ドレイ**は，バルビツール酸ナトリウムを「精神弛緩薬 psycholeptic」と呼び，それが精神内界の緊張度を弱めるように作用する「心理的緊張の抑制薬である」ことをその理由とした．対照的にアンフェタミン化合物メタンフェタミン（メテドリン Methedrine）は，治療に用いられた場合「精神内界の緊張」を増大させるので「精神刺激薬 psychogogue」とされた．

チャールズ・シャーガスの「鎮静閾」（1954年）　1954年の『脳波と臨床神経生理学 *Electroencephalography and Clinical Neurophysiology*』誌で**マッギル大学**の精神科医・電気生理学者チャールズ・シャーガス（Charles Shagass: 1920-）は，異なる種類の疾患ではバルビツール剤による「鎮静閾 sedation threshold」の出現が違ってくることを定量的に示した（統合失調症や不安障害の患者では大うつ病や脳器質性疾患の患者よりも高用量のアモバルビタールを必要とする）．これは診断を確定するために精神薬理学を用いた初期の実践であった．

ワインスタイン - カーンによる脳器質性疾患のアモバルビタール試験（1955年）　グリンカー - スピーゲルによる報告（上記参照）の結果として，軍医たちは自由にアモバルビタールを使用するようになっていった．1955年にワシントン D. C. の神経科医兼精神科医で広くその地域の陸軍病院で診療していたエドウィン・アレグザンダー・ワインスタイン（Edwin Alexander Weinstein: 1909-1998）*とニューヨークのマウント・サイナイ（Mount Sinai）病院の心理学者ロバート・L・カーン（Robert L. Kahn: 1918-）は，脳器質性疾患患者の行動についての「否認仮説 denial hypothesis」を提唱し，彼らにアモバルビタールを投与してから見当識について質問すると，疾病についての否認と最小化が観察されるが，脳機能が正常な精神科患者ではそのような影響がないと述べている．彼らの著書『疾病否認 *Denial of Illness*』（1955）を参照．

* ワインスタインは大統領ウッドロウ・ウィルソン（Woodrow Wilson）の医学的伝記（1981）の著者としても知られる．1968年にニューヨークへ移り，マウント・サイナイ医科大学の神経学教授となった．

緊張病性緘黙の治療におけるバルビツール剤の再評価（1992年）　以上のような諸発見から長い年月を経てのち，デューク大学精神医学教室の W・ヴォーン・マッコール（W. Vaughn McCall: 1958-）とその共同研究者たちは，緊張病性（カタトニー性）緘黙におけるアモバルビタール対プラセボの無作為比較試験を実施した結果，アモバルビタールはかなり有効だがプラセボはまったく効果がないことを見出した．彼らがここで**ベンゾジアゼピン**ではなくアモバルビタールを選択したのは，それが「ゴールドスタンダード」としての歴史的評価を維持していると考えていたからであった（1992年の『米国精神医学雑誌 *American Journal of Psychiatry*』における彼らの論文を参照）．

犯罪性と精神医学　CRIMINALITY AND PSYCHIATRY

ジョン・スタインベック（John Steinbeck）は小説『エデンの東 *East of Eden*』（1952）の中で，登場人物であるキャシー・エイムズ（Cathy Ames）を以下のように記している．

私の信じるところでは，キャシー・エイムズは，一生を通じて彼女を駆り立て，強制するある傾向性をもって，あるいはそれらを欠いて生まれてきた．はずみ車のいくつかは比重を掛けまちがえており，歯車のいくつかは比率がまちがっている．彼女は他の人々とちがっていたが，生まれつきではなかった．肢体不自由者がその欠如を利用して，限定された分野で非障害者よりも有能となるように，キャシーはその違いを用いて，世界に痛ましく戸惑わせる階段をつくりあげた（ヴァイキング版，1970, pp. 72–73）．

「精神病質 psychopath」という術語は，英国の哲学者ジェレミー・ベンサム（Jeremy Bentham: 1748–1832）によって予見されていた．快楽主義（hedonism）にまつわる彼の 1817 年の著作『行動の原動力一覧表：快楽と苦痛の種をいくつか供覧する *A Table of the Springs of Action: Shewing the Several Species of Pleasures and Pains*』において「心理学的力動は…その基盤に心理学的病理をもつ．快楽と，苦痛の免除は，目的という性質において考えられていないときもある．そのとき快楽と苦痛は手段という性質で考えられている」（『選集 *Collected Works*』p. 87）と記されている．**ジェイムズ・C・プリチャード**の『狂気論 *Treatise on Insanity*』における「モラル狂気 moral insanity」という診断を，精神病質概念の最初の実際の具体化と見なす者もいるが，プリチャードがその診断を用いた言葉づかいはあまりにもあいまいなため，その栄誉に浴すには不足である．

「中央ヨーロッパ」の犯罪的精神病質　ウィーンの精神科医エルンスト・フォン・フォイヒタースレーベン（Ernst von Feuchtersleben: 1806–1849）は，1845 年の『医学的心理学教科書 *Lehrbuch der ärztlichen Seelenkunde*』において，苦痛を避けようとする衝動というよりは障害されたパーソナリティという狭い意味での「精神病質」という術語を普及させた．「われわれは精神病質あるいはパーソナリティの疾病 Psychopathieen oder Persönlichkeits-Krankheiten と呼ぶ…これらの複合的な状態では，精神と身体の間の相互的関係性が多数の方面で障害されており，その個人の経験的なパーソナリティが曇らされている［getrübt］ようである」（pp. 262–263）．

早くは**モレル**が 1860 年に精神の障害について書いた頃から，精神病質とは犯罪者と見なされていた．モレルは「変質者」について論じた（彼は「精神病質」という術語は使用しなかった）．「知的そして精神的 moral 見地から，有害な性質の遺伝的影響は…飲んだくれ，自殺そして浮浪等の不健康な傾向性に転じる」（p. 580）．モレルの変質論の影響下にあるヨーロッパの著述家たちの間では，犯罪者は次第に「生来的犯罪者 born criminals」となっていった．

ヴュルテンベルクのツヴィーファルテン（Zwiefalten）にある州立精神病院の院長ユリウス・ルートヴィヒ・アウグスト・コッホ（Julius Ludwig August Koch: 1841–1908）は 1888 年，『簡約精神医学入門 *Kurzgefasster Leitfaden der Psychiatrie*』（1888）において，彼が「精神病質的低格 psychopathische Minderwertigkeiten」と呼ぶ概念を紹介した．これら「生来的精神病質的変質」について彼は語っている．「これらのやからはきわめて頻繁に悪人［Bösewichte］の集団の中に姿を現す」（p. 45）．

チェーザレ・ロンブローゾと**オイゲン・ブロイラー**の著書を経由して，この種の精神病質は同時代の犯罪学と性格障害学に影響を与えた．オイゲン・ブロイラーの『生

来的犯罪者 *Der geborene Verbrecher*』に関する1898年の著書は，『男性犯罪者〔犯罪人論〕*L' Uomo delinquente*』（1876）と『女性犯罪者 *La donna delinquente*』（1893）にまつわるロンブローゾの初期の著作とともに，貧困や社会事情さらに遺伝によって多くを駆りたてられながら世にはびこる暗黒の肖像を創りあげた．

1929年，ミュンヘンの右翼の精神科医ヨハネス・ランゲ（Johannes Lange: 1891–1938）は，『犯罪と宿命：双生児犯罪者の研究 *Verbrechen als Schicksal: Studien an kriminellen Zwillingen*』（1930年に英訳された）と題された著作において，犯罪の遺伝学の概略を示し，これらの見解を補完した．ランゲはこう述べた．「犯罪者個人をあつかわねばならない生物学者，そして医師ならなおさらのことだが，個人の自由意志より強い犯罪者の宿命を，繰り返し何度も見ることから逃れられない．生まれもった性質傾向，成長する者を取り囲む世界，これらはつまるところ宿命なのである」（英訳p. 12）．ウィリー・**マイヤー＝グロス**と共著者が1954年の教科書『臨床精神医学 *Clinical Psychiatry*』で以下のようにコメントしている．「当時非常に大きな関心を集めたランゲの研究の結果によって，以下のことが示唆された…パーソナリティの構成は遺伝的因子によってほとんど排他的に決められる．そして社会的行動それ自体はパーソナリティのほとんど不可避な産物である」（p. 99）．

しかしランゲの結論は，他の精神遺伝学のパイオニアの業績からもある程度の承認を得た．それは当時ロサンゼルスの個人開業医だったアーロン・J・ロザノフ（Aaron J. Rosanoff: 1878–1943）による，『刑法と犯罪学雑誌 *Journal of Criminal Law and Criminology*』に掲載された「双生児の犯罪性と非行」にまつわる1934年の論文である．ロザノフはこう書いた，「一卵性双生児における成人犯罪行為事例の三分の二で，一方が犯罪者ならばもう一方も同様に犯罪者であることを，われわれのデータが示している」（p. 932）．彼は，同じテーマをめぐって1941年の著作で自身の見解を拡張した（1939年に彼はカリフォルニア州の精神病院施設局の管理者となった）．これらの犯罪性と精神病質に対する優生学者たちの見解は，多くの国で断種法をたきつけた．

精神分析的精神病質　精神分析の著作は，精神病質が生来のものでないという穏便な精神病質の解釈を生み出した．ウィーンの教育学者で精神分析家でもあるアウグスト・アイヒホルン（August Aichhorn: 1878–1949）は1925年の著作『非行化した若者たち *Verwahrloste Jugend*』（1935年に『厄介な若者たち *Wayward Youth*』として英訳された〔邦訳『手におえない子供』〕）において，リビドーの不運な出来事を強調した．「リビドー構造にある障害が加わり…子どもは非社会的なままになる…このことによって子どもは本能的な希望を認めずこれらを抑圧する，そのために本能的な希望は背景に潜み，満足に向かって突破する機会を待っている．この状態をわれわれは「潜在的非行」と呼ぶ．それは挑発によって「顕在的」になりうる」（英訳p. 4）．フランツ・アレグザンダー（Franz Alexander: 1891–1964）による「神経症性格」の研究（ベルリンで始まり，シカゴで継続した），とくに1930年の『国際精神分析学雑誌 *International Journal of Psychoanalysis*』にみられるものは，異常行動をする精神病質は基本的に「行動化 acting out」すると主張した．

アングロ - アメリカの犯罪精神病質　アングロ - サクソンの精神病質研究に多大な刺激を与えた社会因性理論は，エディンバラ大学の精神科教授デイヴィッド・ヘンダーソン卿（Sir David Henderson: 1884–1965）による 1939 年の著作『精神病質状態 *Psychopathic States*』にはじまる．ヘンダーソンは精神病質を遺伝というよりもむしろ社会的周縁化の結果と見なす．「われわれは群れの一部を形成しているとき，そこにはよりたくさんの安全と勇気と幸福がある，しかし精神病質はその群れの模範と調和しない，彼は仲間と親睦をもつ本能をもっていない．そのような状態はほとんど不可避に，攻撃的になるか服従的になるかの反応である宿命論と絶望につながる」（p. 133）．ヘンダーソンはこのような者たちは社会復帰できると信じていた．

アメリカにおける画期的著作は，ハーヴェイ・クレックレー（Hervey Cleckley）による『狂気の仮面：いわゆる精神病質パーソナリティに関する問題点を明細化する試み *The Mask of Insanity: An Attempt to Clarify Some Issues About the So-Called Psychopathic Personality*』（1941）である．オーガスタのジョージア医科大学の精神科教授だったクレックレー（1914–1984）は，精神病質者は遺伝ではなく成育のせいであるとした．精神病質の家族力動を，レオ・カナーが**自閉症**について記述した家族力動と比較して，クレックレーはこう語った，「そこには…その中心にある冷淡さの度合が… 20 年後に私が見たときには精神病質として反応する何人かの患者の早期環境において役割を果たしていたと感じる理由があった」（p. 475）（クレックレーはまた，「**多重人格障害**」の蔓延に火をつけた『イヴの三つの顔〔邦題：私という他人〕*The Three Faces of Eve*』［1957］の共著者としても記憶されている）．刑務所の心理学者ロバート・M・リンドナー（Robert M. Lindner: 1914–1956）による作品『理由なき反抗：犯罪的精神病質者の物語 *Rebel Without a Cause: The Story of a Criminal Psychopath*』（1944）は，ジェームズ・ディーンの 1955 年の映画に影響を与えた．リンドナーは精神病質パーソナリティを「パンドラの箱」と呼び，精神病質に与えられた多数の術語は，その性質が半分しか理解されていない証拠となっていると語った．「体質的精神病質低格 constitutional psychopathic inferiority，道徳的知的障害 moral imbecility，意味論的痴呆 semantic dementia，モラル狂気 moral insanity，社会病質 sociopathy，非民族的精神病質 anethnoathy，モラル狂 moral mania，自我病質 egopathy，変化病質 tropopathy，等など」（p. 3）．

ヨーロッパの精神病質と完全に異なったものは，ウィリアム・マックスウェル・マッコード（William Maxwell McCord: 1930–1992）とジョーン・フィッシュ・マッコード（Joan Fish McCord: 1930–2004）の著書『精神病質と非行 *Psychopathy and Deliquency*』（1956）から現れた——彼はハーヴァード大学の社会心理学の専任講師であり，彼女は同じくハーヴァード大の人間発達研究所の一員だった．マッコードのその若年精神病質者は非社会的で，「原始的欲望に駆られ」，大いに衝動的で攻撃的であり，罪悪感をほとんどもたなかった．とりわけ彼は，「歪んだ愛の能力」をもっていた．筆者たちは革新的な「環境療法 milieu therapy」を推奨した（環境療法の起源に関して「**精神療法**」を参照のこと）.

1952 年，*DSM* シリーズの初版，***DSM*「*I*」**では，精神病質パーソナリティは「社会病質 sociopathic パーソナリティ障害：反社会的反応」となった．これに続く ***DSM*** の諸版も同様で，「精神病質」という用語は精神医学内部では使用されつづけているが，独立した診断ではなくなった．

1970 年代以降，行動遺伝学の影響のもとで，古典的な中央ヨーロッパ的精神病質へのアプローチが再生しつつある．1976 年**サミュエル・グーゼ**は『犯罪性と精神障害 *Criminality and Psychiatric Disorder*』において以下のように記した．「少なくとも社会病質のいくらかの症例は，「異常な」あるいは「変質した」脳機能から生じる可能性がある」「いまだ社会病質の遺伝と環境に関するエビデンスの錯綜したもつれを解きほぐすことは不可能だが，その病因論に対する生物学的関与の徴候を完全に無視することは困難である」（p. 142）．これらの文章が書かれたおよそ 30 年後，アリゾナ大学の遺伝学学際的プログラムのデイヴィッド・C・ロウ（David C. Rowe: ca1950–2003）が，自著の『生物学と犯罪 *Biology and Crime*』（2001）において，「犯罪の遺伝子はあるか？」と問うまでになった（「**精神遺伝学**」「**素行障害**」「**パーソナリティ障害**」も参照のこと）.

反精神医学運動　ANTIPSYCHIATRY MOVEMENT　1960 年代初頭の全般的な知識人の騒乱期に，その一環として精神医学への抗議運動が起こった．運動のメンバー全員が理論に同意していたわけでは決してなかった．精神医学的疾患等はそもそも存在しないと主張する者もいれば，敵対的な社会的文化的条件によって排斥された人々の一群が医学的診断という偽装のもとに政治的に抑圧されているのだと主張する者もおり，さらには精神疾患患者を彼らの意志に反して治療することは非倫理的であり，**電気けいれん療法**などは治療というよりもむしろ脳を破壊する行為であると主張する者もいた．このようにさまざまな主張や異議申し立てが「反精神医学」の旗印のもとに結集した．数多くの卓越した理論的主導者を中心としてその運動は展開されることになった．

トマス・サス（Thomas Szasz: 1920–）　反精神医学を一般大衆の間に広めた功績はサスにある．サスはハンガリーのブダペストで会社員の息子として生まれ，18 歳でアメリカに移住した．1944 年にシンシナティ大学医学部を卒業し，そこで精神医学のトレーニングを受けた．シンシナティは当時精神分析が盛んな地であり，同様な学問的気風にあったシカゴ大学でさらに研修した．1947 年から 1950 年までサスはシカゴ精神分析研究所で学び，やがてそこのスタッフとして勤務してのち，海軍で二年間の兵役についた．1956 年に彼はシラキューズ退役軍人病院に移り，そののちもその地にとどまってニューヨーク州立大学北部メディカルセンターの精神医学教授となった．サスは次のように述べている．海軍にいる間に彼は「自分の心を長く捉えていた問題はなにか」と思案した結果，それが精神分析ではなかったことを悟り（とはいえ彼はすでに心身症に関する領域で長年の著作歴を有していたのだが)，実は患者の権利を徹底的に解放すること，また学問としての精神医学は無用であるとの確信，これこそが自分の問題であることに思い至った．サスにとって器質的な脳疾患以外に実際に精神疾患というものはない，ただ「生きることの問題 problems of living」があるだけである．まず 1960 年に『アメリカン・サイコロジスト *American Psychologist*』に論文「精神疾患の神話 The Myth of Mental Illness」を発表し，1961 年には同じタイトルで単行本〔邦題『精神医学の神話』〕を出版して精神医学が学問として正当性をもつという主張への反論の口火をきった．「「精神疾患」とは隠喩である」と彼は言う．「厳密に言えば，疾患ないし病いは身体にのみ影響を及ぼすことが可能である．それゆえ，精神疾患なるものは存在しえない」．さらに「精神医学的診断とは，他人を悩ませたり不快にさせたりする行動をとる人々に適用される，医学的診断に似せて表現された烙印的レッテルである」（改訂版 p. 267）と．

1969 年，サスはサイエントロジー（Scientology）教会の人権に関する市民委員会の共同創設者となった．時代の趨勢が反精神医学から離れはじめるにつれて，1970 年代以降における精神医学に反対する社会運動の多くはサイエントロジーから財政的支援を受けていた．

アーヴィング・M・ゴフマン（Erving M. Goffman: 1922–1982）皮肉なことに反精神医学運動は，20 世紀の最も聡明な社会学者の一人であるゴフマンの後押しを受けて知識人たちの間へと広まった．ゴフマンの研究分野は日常生活における行為であり，彼はそれを「ミクロ社会学 micro-sociology」と呼んだ．ゴフマンはその古典的著書『アサイラム *Asylums*』をごく短期間で手早く上梓した．たしかに本書は，『行為と演技：日常生活における自己呈示〔邦題〕*The Presentation of Self in Everyday Life*』（1959）——来る日も来る日も行為は演技のようなものであるという意味，『スティグマの社会学〔邦題〕*Stigma*』（1963）や社会的な相互行為についての一連の著作（1963 年以降）に比べると社会学や人類学へ与えた影響は少なかった．

［経歴］ ゴフマンはカナダのアルバータ州にある小さな町で商店を営む家に生まれた．1953 年にシカゴ大学で博士号を取得し，そこではじめて「全体的〔全制的〕組織 total institution」という用語を社会学者エヴァレット・ヒューズ（Everett Hughes: 1897–1983）から聞いた．1954 年から 1957 年までの間はメリーランド州ベセスダの**国立精神衛生研究所**で客員研究者の資格を手に入れ，1955–56 年の一年間にわたり公衆衛生局と提携して 7000 床以上の病床を有していた**聖エリザベス病院**で体操指導の助手に扮してフィールドワークを行なった．そこでの経験から『アサイラム：施設被収容者の日常世界〔邦題〕*Asylums: Essays on the Social Situation of Mental Patients and Other Inmates*』（1961）が著された（1959 年に『精神医学 *Psychiatry*』誌に掲載された論文「精神障害者の精神的閲歴 The Moral Career of the Mental Patient」も同じ経験にもとづいている）．ゴフマンの主張では，精神病院が患者に対して険悪な管理を実行しているのは，病院が「全体的〔全制的〕組織」として機能しているからである，とされる．「これらの施設の包括的ないしは全制的性格は外部との社会的

交流に対する障壁，ならびに物理的施設設備自体，たとえば施錠された扉・高い塀・有刺鉄線・断崖・水・森・沼沢地のようなもの，に組み込まれている離脱への障碍物によって象徴されている」(p. 4；邦訳p. 4)．そのような施設への新来の入所者は「一連の貶め，降格，辱しめ，非聖化を受けはじめる」(p. 14；邦訳p. 16)．

聖エリザベス病院が以下のような施設として機能していることは疑いのないもの，とゴフマンの眼には映った．「これらの全制的施設の多くのものにおける新規参加者のように，新しい院内患者は自分が慣れ親しんで来た確信・充実感・防衛をきれいに剝ぎ取られ，かなり徹底した無力感にひしがれる経験，すなわち行動の自由の掣肘，共同生活や階統化された人間全体を覆う権威に曝されるのだ」(p. 148；邦訳pp. 157-158)．本書は反精神医学運動のその後の展開に大きな影響を与え，たとえばフランコ・バザーリア（Franco Basaglia）やロナルド・レイン（Ronald Laing）（両者とも以下の項を参照）によってしばしば引用されている．このようにゴフマンは反精神医学の理論面での育成者（ゴッドファーザー）と見なされている．彼はその後カリフォルニア大学バークレー校の社会学教授となり，1968年からがんで死去するまでペンシルヴァニア大学ベンジャミン・フランクリン記念講座・人類学および社会学教授を務めた．

ミシェル・フーコー（Michel Foucault: 1926-1984）　フランスのポワティエ（Poitiers）で外科医の家に生まれたフーコーは，理論を基礎にした歴史の有力な実践家に，そして重要な哲学者になった．1946年に，大学制度外の存在であるエリート養成学校の名門パリ高等師範学校（École Normale Supérièure）に入学し，1952年に精神病理学で学士号を得た．1950年代末まで国外で教鞭をとってから，フランスに帰国してクレルモン゠フェラン大学の哲学教授となった．彼の多岐にわたる関心の一つに精神医学史があり，1961年に『狂気と非理性 *Folie et déraison*』を出版し，それは1964年に縮刷版となって『狂気の歴史：古典主義時代における〔邦題〕*Histoire de la folie à l'âge classique*』というタイトルのペーパーバックで発売された．1965年にこの縮刷版が『狂気と文明：理性時代における狂気の歴史 *Madness and Civilisation: A History of Insanity in the Age of Reason*』というタイトルで英訳された．1967年にロナルド・レイン（下記の項を参照）が『ニュー・ステイツマン *New Statesman*』誌に熱狂的な書評を発表すると，一躍その書は表舞台に踊り出た．その結果フーコーの名は反精神医学運動の代名詞となった．

フーコーの認識によれば，精神医学という学問は，資本主義的生産体制の隊列に従わない人々に強引に秩序を押し付けることによって社会を統制する働きをもっている．17世紀の「大いなる閉じ込め」の時代に施療院（hospices）や救貧院（workhouses）が果たした機能ははっきりしていた．「もはや失業者を閉じこめることが問題ではなくて，被収容者に仕事を与えて，万人の繁栄のために彼らを役立たせることが重要である．明らかに役割の交替が認められるのであって，完全雇用と高賃金の時期における，安い労働力，その一方では，失業の時期における，怠け者の再吸収と暴動や動乱の社会的な防止が目指される」(p. 51；邦訳p. 85)．また産業における労働規律の強制にも収容施設は一役担っていた．「古典主義時代［17世紀］においてはじめて，狂気は怠惰という罪名を通して知られるようになった．…この［産業］社会は分断するという倫理的な力を獲得し，それによって社会的に無益なすべての集団をまさに別世界へ排除することが可能になった．労働という神聖な力に取り囲まれたこの別世界においてこそ，狂気は現在われわれが認めている立場を引き受けることになるだろう」(p. 57)．こういった認識は1960年代後半から1970年代にかけての知識人階級に多大な影響を与え，反精神医学運動の先端思想となった．

1968年，パリで革命が起きた年にフーコーは恋人と過ごしていたチュニジアからパリへ戻り，パリ大学ヴァンセンヌ校哲学主任教授となった．1970年にコレージュ・ド・フランス教授に選ばれ，はじめてエイズ（後天性免疫不全症候群）に斃れた卓越した知識人のうちの一人として1984年に死去した．

フランコ・バザーリア（Franco Basaglia: 1924–1980）　イタリアのヴェネチア生まれのバザーリアは，パドヴァ大学精神科クリニックに12年間勤務し，1961年にイタリア東端ユーゴスラヴィアとの国境近くゴリツィア（Gorizia; Görlitz）の精神病院の院長となった．彼はすでに以前からアーヴィング・ゴフマン（Erving Goffman）による「全体的〔全制的〕組織」についての著作（既出）を通じて収容所型精神医学に反対する姿勢に傾き，イギリスでマックスウェル・ジョーンズ（Maxwell Jones）を訪ねた際に聞き知ったいわゆる治療共同体をゴリツィアで実現しようと決心した（「**精神療法：治療共同体**［1939年以後］」を参照）．

バザーリアは，精神疾患は実在すると信じていたが，それが治療されるべきなのは監獄のごとく機能する隔絶された精神病院においてよりもむしろ一般社会においてである，と考えた．ゴリツィアでバザーリアは，人道的なケアシステム，病院開放化方針を実行し多くの患者を社会へ復帰させた．しかしイタリア各地からゴリツィアへやって来た急進的な青年たちの多くにとっては，このような対策は中途半端なものでしかなく，彼らの一部には患者として入院する者までいた．こうしてバザーリアは1968年にゴリツィアを去った．この時期の成果は『施設の否定 *L'instituzione negata*』（1968）に著されている．

パルマでの一時滞在を経て，1971年にバザーリアはトリエステで精神病院の院長になった．そこで彼は施設の実質的撤廃に向けて尽力し，1978年までにはその閉鎖の告知に漕ぎつけたが，一般社会に居住先を見つけることができない300名の「宿泊者」が依然として同じ建物内にとどまった．その後すぐバザーリアはトリエステを去り，精神病院を撤廃する法律を首都周辺で実現するためにローマへ移った．その法案はいわゆる180号法として1978年に成立した（同法は一般社会の中で治療を行なうこと，総合病院を除くあらゆる施設への強制入院の終結を命じている）．その間にイタリアの反精神医学運動は左翼集団を巻き込んで大政党「民主的精神科連合 Psichiatria Democratica」を形成し，精神科患者の診断や閉じ込めがマルクス主義的階級理論の用語で説明されていった．その奮闘により，バザーリアはヨーロッパにおける反精神医学勢力の事実上の中心人物となった．その著作は未亡人フランコ・オンガロ・バザーリア（Franco Ongaro Basaglia）によって集められ，2巻本の『著作集 *Scritti*』として入手可能となっている．第1巻は1953年から1968年までの時期（「現象学的精神医学からゴリツィアの経験へ Dalla psichiatria fenomenologica all'esperiènza di Gorizia」），第2巻は1968年から1980年までの時期（「施設開放から精神科ケア新法へ Dall'apertura del manicomio alla nuova legge sull'assistenza psichiatrica」）を扱っていて，両巻とも1981年に出版された．彼の伝記を著したアンツェル・フィンツェン（Anzel Finzen）は1980年の『精神医学的実践 *Psychiatrische Praxis*』誌に故人略伝を載せ，バザーリアは実のところ反精神医学的であったわけではなく，彼を「反精神医学の父」と見なすのは不当であるとの考えを示した．彼はただ単に，独断的で横暴な施設の支配力の前に立たされた患者たちを無防備なままにしておく政治権力の不均衡を転覆させようと努めたにすぎない（バザーリア曰く「科学はつねに統治階級の支配下にある」）．

ロナルド・D・レイン（Ronald D. Laing: 1927–1989） レインはグラスゴーで育ち，1951年にグラスゴー大学医学部を卒業して陸軍や母校で精神科医として研修した．1950年から1960年までロンドンの**タヴィストック・クリニック**で精神分析医としてのトレーニングを受けてから，タヴィストック人間関係研究所のスタッフとなった．1962年から1967年までの間はランガム（Langham）クリニックの院長を務めた．1964年，彼は一般社会における統合失調症患者向けのグループホームのネットワーク，フィラデルフィア協会（Philadelphia Association）を設立した．そのうちで最も名高かったのがロンドンのイーストエンド（東部地区）のキングスレイ・ホール（Kingsley Hall）であった．彼は反精神医学運動において最も卓越した英国知識人であったが，彼自身は反精神医学という言葉を否認した．1960年の『引き裂かれた自己〔邦題〕*The Divided Self*』にはじまる一連の著作において，彼は，統合失調症が解剖学的あるいは生化学的な組織病変をもたず，伝統的な意味での疾病ではなくむしろ家庭生活で生じるような絶望的状況への反応である，との見解を示した．症状とはこの絶望的状況という耐え難い苦痛からの脱出口として若者たちが選びとったものであるとされた（本書では，葛藤の強い家庭の一つとしてレイン自身の家庭が描かれていた）．

統合失調症患者の自我は超自我の搾取する力に対抗する革命の果てに崩壊へ至ったものである，というマルクス主義ばりの理論によって，レインは新左翼の偶像となった．『経験の政治学〔邦題〕*The Politics of Experience*』（1967）の中でレインは統合失調症を「ある人々が特定の社会状況のもとで別の人々へ貼りつけるレッテル」と呼び，「「統合失調症」の「原因」は…その中で精神医学的儀式が執り行なわれている社会的背景全体を吟味することで見出すことができる」（p. 103）とした．生化学を専門とする精神科医アレク・ジェンナー（Alec Jenner）は後年こう語った．「私はロニー・ラン（レイン）をとてもよく知っていた．…彼が私に話してくれたところでは，彼はそれほど反精神医学的であったわけではない．…本当のところ彼は医学の世界に我慢がならなかったのだ．彼は，芸術上の才能や文学の世界といったものに夢中で，学生のような革命的姿勢――〈現実のほうに誤謬があるのであって自分の意見を曲げてはならない〉というタイプの人生観――を抱いていた」（ヒーリー Healy『精神薬

理学者 *Psychopharmacologists*』III, p. 154).

デイヴィッド・G・クーパー（David G. Cooper: 1931–1986）　精神科医デイヴィッド・クーパーは「反精神医学」という用語――20 世紀初頭にドイツではじめて用いられた――を 1967 年に著書『精神医学と反精神医学 *Psychiatry and Anti-psychiatry*』で復活させた．彼は南アフリカのケープタウンで薬剤師の家に生まれ，1955 年に医学部を卒業して 1960 年にイギリスで心理学的医学の学位を取得した．研修を終えてからイギリスで多数の精神病院に勤務し，その頃に**タヴィストック**の精神科医たちが第二次世界大戦中に治療共同体で経験したことに感銘を受けて，1962 年から 1966 年までハートフォードシャーのシェンレー（Shenley）病院で「ヴィラ（Villa）21」を運営した．それは主として統合失調症青年男性のための治療共同体でありインスリン昏睡療法ユニットの中に作られた．そこでは権力機能はひっくり返され，患者は医師や看護師と対等になり階層関係は完全に平等とされた．この実験が徐々に終わりに近づき，医療スタッフの集団的疲弊という結果に至るうちに，1965 年，クーパーはロナルド・レイン（Ronald Laing）のフィラデルフィア協会に加わり，その宿泊施設キングスレイ・ホールにおいて活動した．しかしそこでの試みは長続きしなかった．一般的に統合失調症の症状とは，疾患としての症状であるというよりもむしろ社会的な対人関係の隠喩的表現である，とクーパーは信じていた．1976 年の著書『生の文法 *The Grammar of Living*』で彼は，精神科医たち自身は単に「広大な暴力的システムのごく一部分」にすぎないと述べている．彼はとりわけ家族をコミュニケーションが失敗する温床であると見なして，1970 年の著作『家族の死〔邦題〕*The Death of the Family*』では「人々が互いに愛し合うことができるためには，家族は撤廃されなければならない」と記した．

反精神医学運動に呼応して，少なくともアメリカ，カナダ，イギリスでは，精神科医が患者を病院へ収容し強制的に治療する権限が法律で制限されるようになった．そして独立した委員会や裁判所が，収容患者の市民権を守るために多くの公権力内部に設置されてきた．しかしこのような制限が深刻な精神医学的疾患を抱える人々にとって果たしてプラスなのかマイナスなのかについては，いまだに議論の余地がある．

反応性うつ病　REACTIVE DEPRESSION　→「**うつ病：出現：生気的うつ病 vs. 反応性うつ病**（1920 年）」を参照

ヒ

ビアーズ, クリフォード　BEERS, CLIFFORD（1876-1943）　「精神衛生 mental hygiene」運動の創始者であるビアーズは，コネチカット州ニューヘヴン（New Haven）で農産物の販売を業とする家庭に育った．彼がイェール大学在学中の1894年に，最愛の弟がてんかんを発症した．ビアーズ自身にもその疾患が及んでくるのではないかという恐怖が頭から離れなくなった．自伝『わが魂に会うまで〔邦題〕*A Mind That Found Itself*』（1908）で述べているように「この恐怖こそがやがて私の魂にとりついた観念となった．この観念や弟のことについて考えれば考えるほど，私はより神経質になった．そしてより神経質になればなるほど，自分自身の発病も時間の問題に過ぎないとますます思えてくるのであった」（pp. 7-8）．1897年に大学を卒業するまでは自分は実際「病人」であったと彼は言っている．最終的に回復するまでにいくつかの私立病院に入退院を繰り返した．自伝を出版したのと同じ1908年に彼はコネチカット精神衛生協会（Connecticut Society for Mental Hygiene）を設立し，翌年（1909年）には全国精神衛生委員会（National Committee for Mental Hygiene）を組織し，それはのちに全国精神保健連合（National Association for Mental Health）と改称され，彼はその事務局長を1939年まで務めた．全国精神保健連合の使命は，精神疾患を予防し，その状態からスティグマを排除し，さらに専門家の育成とその分野の研究を促進することにあった．作家のアルバート・ドイッチュ（Albert Deutsch: 1905-1961）は，後年広く影響を与えた著作『精神疾患：植民地時代からのケアと治療の歴史 *The Mentally Ill: A History of Their Care and Treatment from Colonial Times*』（1937）――アメリカ精神衛生財団からの助成で出版――の中でこう述べている．「『わが魂に会うまで』は専門家にも一般の人々にも深い感動を与えた．ビアーズの挙げた声は人々の耳と心に届いた．若き改革者により空高く掲げられた旗印のもとにあらゆる階級の人々が集まって来た」（p. 309）．1966年までに重刷はじつに38刷に達していた．すでにヨーロッパでは広く用いられている「精神衛生 mental hygiene」という語は，ビアーズの全国精神衛生委員会の設立メンバーである**アドルフ・マイヤー**によって提唱されたものである．1931年にビアーズは国際精神衛生委員会（International Committee for Mental Hygiene）の共同創設者になり，1939年までその事務局長の地位にあった．

精神衛生運動において重要な概念とは「精神保健 mental health」であり，これによって標準からのいくらかの量的な差異として理解された．臨床医の考えでは，それとは対照的に，精神疾患においてはさまざまな疾患の間の質的な相違が問題であった．精神衛生運動が外来患者施設を強調したという点で，ビアーズの仕事に社会精神医学の起源を見出せるかもしれない．

PMS →「**月経前緊張症**」を参照

ピショー，ピエール　PICHOT, PIERRE（1918-）　フランスの精神薬理学に計量的な手法を導入することに主要な役割を果たしたピショーは，ヴァンデ（Vendée）県の生まれで，1948 年にパリで医学博士の学位を取得した．**サルペトリエール病院**と**サン゠タンヌ精神病院**の**ジャン・ドレイ**のもとで精神医学のアンテルヌとレジデントとなり，1949 年からはサン゠タンヌ病院でドレイの助手となった．1964 年には医学的心理学の講座を受け持った．早くも 1948 年にはピショーは精神医学における心理テストについての著作を発表しはじめていたが，その頃は「あらゆるフランスの精神科臨床医が計量化と統計についての軽蔑を露わにしていた」（シェパード Shepherd『世界の精神科医は語る〔邦題〕*Psychiatrists on Psychiatry*』p. 126 より）．1955 年の投影法としての**ロールシャッハ**法についての彼の著書は，『臨床的計量心理学 *Méthodes psychométriques en clinique*』をめぐる業績と並んで，計量的な分析の先駆的な研究と見なされている．1972 年から 1986 年までドレイの跡を継いで彼はパリ大学の臨床精神医学部門の責任者となった．それはちょうど**ピエール・ドニケル**の主導でサン゠タンヌ病院において**クロルプロマジン**の開発がなされた頃であり，その数年後にピショーは抗精神病薬ハロペリドールの早期の臨床試験に着手した．1983 年に彼は精神医学の主要な歴史について『精神医学の 20 世紀〔邦題〕*A Century of Psychiatry*』を著し，精神薬理学が治療だけではなく，病気の本態の解明に関わるものであることについて，それ以前の歴史家たちよりも深い理解を示した．

ヒステリー - 心身症的 - 身体化　HYSTERIA-PSYCHOSOMATIC-SOMATIZATION　1802 年，パリの精神科医であるジャン゠バティスト・ルイエ゠ヴィラメイ（Jean-Baptiste Louyer-Villermay: 1775-1837）は，心気症とヒステリーの区別に関する論考で，恋愛に自信のない若い女性患者を記述している．「彼女は，愛する人を見て気絶し，夢うつつの状態をさまよいながら，悲しげな叫びをあげ，知らず知らずにむせび泣いた．彼女は完全な無意識状態に陥ると，両上肢のまとまりのない筋収縮がはじまり，胸がけいれん性にひきつり，激しい動悸と突発的な喉の筋収縮等を認め，窒息感，喉に塊がある感じ（ヒステリー球）を伴いながら，下顎の強直性の筋収縮，ときにその筋肉のけいれんも呈した」（pp. 40-41）．ルイエ゠ヴィラメイはそれをヒステリーと診断した．一般に「ヒステリー」という用語は古代ギリシャに遡ると言われるが，実際にはそうではない．その診断は17世紀になって医学に浸透したのである．

「精神生理的障害」の全域，もしくは精神 - 身体関係の崩壊において，ヒステリーはつねに，以下のように定義される特定のニッチを占めてきた．(a) 男性医師らが理解しえない女性のふるまいのためにつねに使用してきたスティグマ化する用語，(b) 機能的けいれん性障害，もしくは「偽てんかん pseudoepilepsy」の同義語，(c) 精神身体疾患（心身症）あるいは「機能性」疾患の同義語で，ときに「転換 conversion 症状」ないし「転換性障害」と呼ばれる，(d) 近年は，やはり女性を主としたパーソナリティ障害の一種．「ヒステリー」という用語が使われるようになった17世紀から，1980年に至って「ヒステリー」が精神医学的な用語から公式に除外されるまでの間に，いくつかの重要な出来事がつづいた．

用語としての「心気症 hypochondriasis」の移り変わりは，病気への異常な恐怖または身体症状に対する懸念を意味しており，この『事典』で検討しきれぬほどに，非常に多かった（とりあえずは，「**うつ病：出現：心気症（ヒポコンドリー），デプレッションの下位形式としての**［1860年］」を参照）．

けいれん性の現象すなわち発作としてのヒステリー（1667年）『脳と神経系の病理試論 *Essay of the Pathology of Brain and Nervous Stock*』という小論文の中で，オックスフォードの内科医で講師である，神経学の創設者トマス・ウィリス（Thomas Willis: 1621–1675）は，ヒステリーをけいれん性の現象（明らかに多くのてんかんを含んだもの）と同等に考えた．「女性の疾患において，世間の半数がそう認めるように，ヒステリー的情念は非常に悪評である．というのも，それは他の多くの疾患の問題点を有しているからで…咽頭の窒息感，めまい，回転 inversio つまり眼球の回転運動，しばしば笑ったり泣いたりし…ときにけいれん性の動きが顔面，四肢に見られ，ときにそれらの興奮が全身に及ぶといった障害を生じるのである」（ハンターとマカルパイン Hunter & Macalpine『精神医学の300年 *Three Hundred Years of Psychiatry*』p. 189からの引用）．ウィリスはこうして，次の300年の間，神経学において通用するヒステリーの学説を打ち立てた．

医学的に説明されない症状と同義語としてのヒステリー（1682年）　観察にもとづく医療の父といわれるロンドンの偉大な内科医トマス・シデナム（Thomas Sydenham: 1624–1689）にとって，「ヒステリー性障害」とは病気の偽造者であった．彼が1681年に記述したように「ヒステリーの頻度は，それが示す形態の多さに負けず劣らず，顕著である．致死率が悲惨な多くの病気がヒステリーによって模倣される．身体のどこにでも，その部分に見合った症状を創り出す」（『著作集 *Works*』II，p. 85）．さらにこう記している．「私がこれまでに見たほとんどすべてのヒステリーの女性は，意気消沈 dejection（彼女らは「気の落ちこみ sinking」と呼ぶ）を訴える．そして彼女らはこの窮状（つまり「気の落ちこみ」）があることを示したいと思う場合には，自身の胸を指し示す…そのヒステリー女性は大袈裟な発作を起こす，ときに笑い，ときに泣き，そしていかなる明白な原因もないことは世界中で明らかなのである」（p.

88）．ヒステリーに関する覚書において，シデナムはこのように次の300年の間，精神医学の多くに，そして内科のすべてに知識を提供する概念をもたらした．

簡潔さに重きを置いたため，この『事典』では，前述の著者らが学説を打ち立てた17世紀から，現代的解釈の輪郭が出来上がった19世紀中頃までの間の，ヒステリーへの数多くの貢献を割愛している．また精神 - 身体関係に関する19世紀の主要な医学文献についても言及することができない．詳細は筆者の著書『麻痺から疲労へ：近代における心身症の歴史 *From Paralysis to Fatigue: A History of Psychosomatic Illness in the Modern Era*』（1992）を参照されたい．

シャルコーのヒステリー学説（1870年以後）　**ジャン＝マルタン・シャルコー**のヒステリーとの関わりは，**サルペトリエール病院**において彼が病院の診療室の上級医師であった1870年にはじまる．彼は，他の部門から来る「ヒステロ＝エピレプシー hystero-epilepsy」の，精神病ではない女性患者のための専門病棟が造られるよう要請した．彼は系統的にこれらの患者を研究しはじめ，ヒステリーの二つの形式を区別した．一つは，視野狭窄，皮膚の感覚消失，被催眠性等多かれ少なかれ恒久的な徴候（stigmata）により示される「小ヒステリー la pétite hystérie」であり，もう一つは，おそらく大発作の経過中にみられるさまざまな段階を通して発展した，劇的な情念の爆発と姿勢により示される，「大ヒステリー la grande hystérie」であった．シャルコーによると，ヒステリーは，先天性の，体質的な疾患であり，男性も同様に罹患するリスクがあった．彼の人為的な現象を基礎としたヒステリーの理論は，1893年の彼の死後，急速に崩壊した．しかし，彼の医師としての名声が，おそらく神経学的な，脳生理にもとづく現象としての「ヒステリー」に国際的な注目をもたらした．彼の見解は，その『サルペトリエール病院火曜講義，1887-1888年 *Leçons du mardi à la Salpêtrière, Policliniques, 1887-1888*』で系統的に展開された．

ブリッケ：体質的な疾患としてのヒステリー（1881年）　1859年，パリにあるシャリテ病院の内科医であったピエール・ブリッケ（Pierre Briquet: 1796-1881）は，400人以上に及ぶ彼の女性患者の定量的な分析にもとづき，ヒステリーについての大著『ヒステリーの臨床と治療 *Traité clinique et thérapeutique de l'hystérie*』を記した．本書は，性的欲求不満が原因となるというような，この障害について慣習的に述べられてきたいくつかの神話を打破するのを助けた．また本書は，身体症状の成因として，感情やストレスの果たす役割に光を投げかけた．しかし，ブリッケがヒステリーにおける家族「素因」の役割を強調したのは，彼の死んだ年である1881年に医学アカデミーで発表した論文においてのみであった．片頭痛，慢性疼痛，消化不良，皮膚感覚消失と偽性てんかんのような症状を見て，彼は，より重い負因が女系の家系図上にある「素因のある」女性が，素因のない者に比し発症時期が早く，より長い入院期間を要し，そして，彼女らがより頻回に感覚消失やけいれんのような，骨の折れる症状を呈する傾向があると断定した．大部分の患者が罹患中の病気から回復したにもかかわらず，多くは再発した．彼は，ヒステリーを「感受性の狂気 la folie de la sensibilité」と呼んだ（論文「ヒステリーの素因について De la prédisposition à l'hystérie」は，

『医学アカデミー紀要*Bulletin de l'Académie de médecine*』Paris, 1881に掲載された).

サイラス・ウィア・ミッチェルはヒステリーの亜型としての「ヒステリー性運動失調」を定義した（1881年）　裕福な女性の機能性の障害を専門としていた**ミッチェル**は，自身の神経系疾患の講義において，とくに「ヒステリー性運動失調 hysterical motor ataxia」をきたす女性について注意を促した．「実際に存在する奇妙な脱力は…単なる神経衰弱症例とは別に位置づけられそうである…この障害は，「ベッドケース bed cases」と呼ばれる大きな分類に含まれる多くの障害の一つである．そして何ものにもまして，休息状態でいたいという彼らの願望により特徴づけられる」(p. 48)．第一次世界大戦の頃まで，このヒステリーの特別な型は「ソファーケース sofa cases」とも呼ばれ，これらの患者分類の中で広く知られるものであった.

失立失歩 astasia-abasia（ブロック症候群 Blocq syndrome）（1888年）　当時，パリの病院でアンテルヌであったポール＝オスカー・ブロック（Paul-Oscar Blocq: 1849-1933）は1888年の『神経学アルシーヴ *Archives de neurologie*』において，「失立と失歩 astasia-abasia により特徴づけられる障害」（起立や歩行の不能）について記述している．彼は**ジャン＝マルタン・シャルコー**とポール＝マリー＝ルイ＝ピエール・リシェ（Paul-Marie-Louis-Pierre Richer: 1849-1933）が1883年にすでに「起立と歩行の協調運動欠如による下肢の運動能力欠如」という用語で描いていると述べている（p. 24)．にもかかわらず，それはシャルコーではなくブロックの用語と解された（「**アカシジア**」も参照).

フロイトのヒステリー概念（1892年および以後）　→「**フロイト派のヒステリー学説**」参照

ババンスキーによる「ヒステリー」の定義（1901年）　シャルコーのもとでトレーニングを受け，1901年にはピティエ（Pitié）病院の神経科の科長となったパリの神経科医，ジョゼフ＝フランソワ＝フェリックス・ババンスキー（Joseph-François-Félix Babinski: 1857-1932）によれば，ヒステリーは，暗示によって誘発でき，説得によって廃することができるような障害であった．「暗示 suggestion」とは，彼にとって主として，患者自身がヒステリーのある種の形態をもつと考えるように促す医学的暗示を意味していた．説得（persuasion）とは，催眠やそれ以外の形式の精神療法を意味していた．彼の1901年の『神経学雑誌 *Revue neurologique*』中の記載によれば，「ヒステリーは，患者の自己暗示を可能にする心理的状態である」(p. 1077)．そののち，これを上回る明確な定式化は見られなかった.

「身体化 somatization」という用語の精神医学への導入（1924年）　ウィーンの家庭医であり精神分析医であった，フロイトのかつての協力者，ヴィルヘルム・シュテーケル（Wilhelm Stekel: 1868-1940）によって「身体化 somatization」という概念が精神医学に導入された．彼は1924年にすでに，「この感情欠如［Gefühllosigkeit］という身体化の結果として，その患者は両腕の完全な感覚消失を発現する」と書いていた．この覚書は彼自身の雑誌である『性科学の進歩 *Fortschritte der Sexualwissenschaft*』の第1巻に掲載された．1932年に彼は『精神分析実践 *Psychoanalytische Praxis*』の中で「身体化の興味深い一例 Eine interessante Somatisation」について記述している.

「個人としての患者」運動（1924 年以後）　アメリカの内科学の中で，1920 年代に，患者の身体症状は，器質性疾患の結果であるけれどもストレスや神経過敏の結果でもありうるという見解が現れた．内科医の中には，その障害を身体と精神の両面から包括的に治療するために「個人としての患者 patient as a person」という見方を主張する者がいた．おそらくフランシス・ウェルド・ピーボディ（Francis Weld Peabody: 1881-1927）の『患者のケア *The Care of the Patient*』（1924）によって「個人としての患者」運動の火蓋が切られた．ハーヴァードの医学部教授であったピーボディは，これらの症状の究極の原因について以下のように述べた．「妥当な器質因が見出されない症状は，…関連する器官に大きな構造変化はみられず，むしろ情動的もしくは知的な営みに端を発する神経的な影響に見出された…この影響が，直接あるいは間接的に，随意か不随意かいずれかのコントロール下にある諸器官に作用するのである」（pp. 24-25）．この運動のピークは，第二次世界大戦後に起こった生化学と内科学の重大な結合の直前であり，おそらくジョージ・キャンビー・ロビンソン（George Canby Robinson: 1878-1960）の 1939 年に出版された『個人としての患者：病いの社会的側面の研究 *The Patient as a Person: A Study of the Social Aspects of Illness*』であった．ロビンソンは，ジョンズ・ホプキンス大学で医学部の講師をする胃腸病専門医であったが，以下のように記している．「人は精神と身体の統一体であり，医学はこの統一体について考慮しなければならない．生理学，化学，生物学が，単独にせよ，一緒にであるにせよ病いのすべての複雑な機序を説明できるわけではない．精神と身体の障害は，別々に扱うことができない．これらは一つの問題の二つの側面を形成しているに過ぎない」．

「心身 psychosomatic の特異性」に関するアレグザンダーの学説（1934 年および以後）　1932 年，ハンガリーからの移民で精神分析医のフランツ・アレグザンダー（Franz Alexander: 1891-1964）はシカゴ精神分析研究所を創設し，またシカゴ大学の精神分析学の教授となった．その研究所で彼は精神 - 身体関係の問題に心血を注いでいた．1934 年の『季刊精神分析学 *Psychoanalytic Quarterly*』において彼は，機能的な胃部の障害を「受けとるあるいは摂取する願望」に，大腸炎タイプの病いを「与えるあるいは消去する願望」に，便秘を「保持する願望」に，それぞれ結びつけて考えた（p. 508）．アレグザンダーはこの時点では「心身的 psychosomatic」という用語を使用せず，「［胃，下痢，便秘タイプの］各グループにおける前景となる葛藤状況や解決策」について述べた（p. 533）．のちの著書『心身医学〔邦題〕*Psychosomatic Medicine*』（1950）の中で，アレグザンダーは，ある種の精神内部の葛藤が自律神経系（ANS）の交感神経系に反映され，それ以外の葛藤は副交感神経系に反映されることがあるという学説を展開させた．彼は，交感神経系，すなわち「闘争 fight または逃走 flight」側の自律神経系が，葛藤への反応として，高血圧や糖尿病，慢性関節リウマチといった「心身」症を引き起こし，一方，副交感神経系，すなわち「引きこもり withdrawal」側の自律神経系は潰瘍性大腸炎や気管支喘息を引き起こす，と主張した．これらの学説はアメリカの心身医学に長年にわたり多大な影響を及ぼした．たとえば，後に医学の「生物・心理・社会的 biopsychosocial」モデルを呈示したロチェスター大学の内科医**ジョージ・エンゲル**も，アレグザンダーのもとで研究していた．

カール・メニンガーの記述した「ポリサージェリー（頻回手術症）嗜癖 polysurgical addiction」（1934年）「われわれは皆，ヒステリー的な患者が，自らの無意識の欲求を満足させる症状を創り出す能力を知っている」と，**メニンガー**は『季刊精神分析学 *Psychoanalytic Quarterly*』誌に記している．「そして，その欲求が外科手術によってさらに満足することができるならば，その手段は，外科的な処置が必須でないとしても，たいていの良心的な外科医でさえ手術適応と見なしたくなる状態をもたらす」(p. 176)．メニンガーは，この「外科手術を甘受したいという衝動」が無意識的な形態の「自己破壊」を表すことを見出した．

「植物神経失調症 vegetative dystonia」（1934年）　ドイツのミュンスター大学の精神科クリニックの若手助手であったベルトルト・ヴィッヒマン（Berthold Wichmann）は，1930年，多くの機能的な内科的障害は，交感神経と副交感神経の過興奮によるものであると見なし，1934年には雑誌『ドイツ医学週報 *Deutsche Medizinische Wochenschrift*』においてそう主張した．彼は，さまざまな頭痛，めまい感，胃腸不調，発汗過多，筋興奮性亢進，脈拍変調，機能的振戦等プライマリケアで一般にみられるものに対して「植物神経失調症 vegetative Dystonie」（自律神経失調症 autonomic dystonia）という用語を提案した．ヴィッヒマンはこの障害は本来的には体質や器質的なものであり，心因性ではないが，二次的には精神医学的な影響も及ぼすと述べている．この診断はアングロ - サクソンの世界では決して受け容れられなかったにもかかわらず，第二次世界大戦後，ヨーロッパ大陸で普及した．長年にわたり，いくつかのスイスの製薬会社が「植物神経失調症」の特効薬として，サンド社のベレルガル（Bellergal）（エルゴタミン，ベラドンナアルカロイド，フェノバルビタールの合剤）のような薬を市場に出した．1961年，ガイギー社は，ローヌ・プーラン社が発見したシグマ受容体リガンドを買い取り，それを三環系抗うつ薬オピプラモール（インシドン Insidon）として発売したが，それは当初より植物神経失調症を対象にしていた（「精神 - 植物神経調和剤 psycho-vegetative harmonizer」）．アングロ - サクソンの世界では，植物神経失調症は不安と抑うつの混合状態の身体症状として理解されていた．

「心身 psychosomatic」という用語の受容（1935年）　コロンビア大学で内科と精神科を兼務していたヘレン・フランダース・ダンバー（Helen *Flanders* Dunbar: 1902–1959）は，『情動と身体的変化：心身の相互関係に関する文献概説，1910–1933年 *Emotions and Bodily Changes: A Survey of Literature on Psychosomatic Interrelationships, 1910–1933*』というタイトルの著作を1935年に執筆した．彼女は『インデックス・メディクス *Index Medicus*』が依然として「身体 - 精神の関係 physical-mental relationships」と呼ぶ文献をまとめようとしていた．この書物は熱烈に受け容れられた．1938年に発表された第2版の序文で，彼女がどのように用語を造り出したかについて説明している（彼女は自身が用語を造ったと信じていたが，それらの用語は19世紀前半には使用されていた）．彼女はからだ（body）が精神（psyche）と身体（soma）に分割できるわけではないと述べた．「「心身psychosomatic」という用語は，観察される生物体より，むしろ捉えようと努力する観察者を記述している．精神的（psychic）と身体的（somatic）は単に観察上の二つの視点を表しているに過ぎない．われわれの疾患理解は，同時に見え，立体視的に統合されるこれらの二つの視点からの像によるものである」（p. xix）．

「心身症 psychosomatic illness」という用語の普及（1938年）　ジェイムズ・ロリマー・ハリデイ（James Lorimer Halliday: 1897–1983）はスコットランドの保健局に所属する地域の保健所員であった．彼は，被保険者の間で病身者の率が上昇しているという問題に直面した．そして彼は1938年の『英国医学雑誌*British Medical Journal*』において，心理的変化，脳を経由した行為，自律神経系，そして内分泌系（「情動の身体的機制 bodily mechanism of emotion」とこれを呼ぶ者もいる）が「身体の一つ以上の部分の化学，リズム，分泌，さらには構造にさえ変化」をもたらす仕方を示すために「心身症 psychosomatic illness」という用語を提案した．ハリデイによれば心身症とは，「機能的」な病いと完全に重なることはなく，器質的変化のみられない諸症状を意味した．ハリデイの『心理社会医学：病める社会の研究 *Psychosocial Medicine: A Study of the Sick Society*』（1948）という著書によって，「心身疾患 psychosomatic affections」という概念は周知のものとなった．

単なる個々の転換性障害とは異なる，明確な症候群としての「ヒステリー」（1951年）　タフツ大学医学部の精神科医ジェイムズ・J・パーテル（James J. Purtell: ?–1949）と，セントルイスの**イーライ・ロビンス**（**「セントルイス学派」**を参照），ハーヴァードのマンデル・コーエン（Mandel Cohen: 1907–2000）は，『ニューイングランド医学雑誌 *New England Journal of Medicine*』に発表した慢性の機能的な疾患についての研究から次のように結論づけた．ヒステリーは，主として女性患者にみられ，長い経過の多様な身体症状を伴い，若年発症で，特定のパーソナリティ様式をもつ，はっきりと識別できる症候群である．「症状の数が11に満たない患者はいない」と彼らは記述している．

***DSM*「*I*」における「精神生理学的な自律神経系および内臓の障害 psychophysiologic autonomic and visceral disorders」**（1952年）　米国精神医学会の『診断と統計のマニュアル』初版では「ヒステリー」の用語は使用されず，「心身的な障害」という用語も明らかに避けられた．この表現については特定の具体的疾患というより，むしろ医学上の「見解」と見なされ，そして上記のむしろ複雑な表現が「感情の内臓的な表現visceral expression of affect」を確定するために選ばれた（p. 29）．この『マニュアル』はまた，古典的な精神分析的「転換反応」について，「その不安を引き起こす衝動は，臓器や身体の一部の機能的症状に「転換」されるが，通常それらは随意的な制御下にある」との注釈付きで容認している（pp. 32–33）．最終的には，遁走状態等のために「精神神経症性障害」のもとでまとめられ，「解離反応」のカテゴリー

を含むに至った．

明確な「疾患単位 disease entity」としてのヒステリー（1962 年） **イーライ・ロビンス**とパーテルのはじめた**セントルイス学派**の研究を継続して，1962 年，ミネソタ大学出身インターンであり，セントルイスにあるワシントン大学公衆衛生局の研究生でもあったマイケル・パーリー（Michael Perley: 1936–）と**サミュエル・B・グーゼ**は『ニューイングランド医学雑誌 *New England Journal of Medicine*』において，パーテル - ロビンス - コーエンの診断基準にもとづくヒステリー患者 39 例の長期追跡調査研究の結果を発表した．彼らはヒステリーが臨床的症候群，すなわち「疾患」であり，「35 歳以前にはじまる劇的で複雑な病歴をもち，多くの臓器システムを巻き込む多数の症状を伴う」ことを見出した（p. 423）．その表現形態は長期にわたり不変である．**ジャン゠マルタン・シャルコー**のような偉大な先人たちもヒステリーは確固たる疾患であると信じていた．にもかかわらず，その筋道は絶たれ，しかし**セントルイス学派**によって，その疾病分類的見地は再興された．

DSM-II* におけるヒステリー**（1968 年） 米国精神医学会の『マニュアル』の第 2 版では，より精神分析学的志向が強く，ヒステリーは「ヒステリー性神経症 hysterical neurosis」つまり「心因性の不随意の機能喪失もしくは障害」として，「神経症」のもとに復活した．ヒステリーはさらに「転換型 conversion type」と「解離型 dissociative type」に細分され，こうして *DSM-I* の「解離性反応」も包含された．DSM-I*** と違い，この第 2 版では**パーソナリティ障害**としてのヒステリーも「ヒステリー性パーソナリティ（演技性パーソナリティ障害）」の呼称で承認された．それは，「誘惑的」で「注意を引きつける」自己劇化によって特徴づけられる（p. 43）．*DSM-II* では *DSM-I* の「精神生理学的障害」はそのまま引き継がれた．

「身体化 somatization」は精神分析的でない意味で精神医学に再導入された（1968 年） シュテーケルの後，「身体化 somatization」という用語は，特別なやり方で，精神分析的文献において使われつづけた．1968 年当時，ロイヤルヴィクトリア（Royal Victoria）病院の精神科コンサルテーションサービスとモントリオールにある**マッギル大学**のアラン記念研究所のメンバーであったズビグニエフ（「ビシュ」）・J・リポフスキー（Zbigniew（“Bish”）J. Lipowski: 1924–1997）は『心身医学 *Psychosomatic Medicine*』誌の論文において「身体感覚，機能的変化，あるいは身体的メタファーとしての…心理的状態…を経験する傾向性」（p. 413）として身体化を再定義することを提案した．

「ブリッケ症候群 Briquet's syndrome」（1971 年） 1881 年，ブリッケ（上記参照）は，部分的な遺伝素因を有し，人生早期に発症する，女性にみられる慢性の精神身体的（心身的）な疾患のパターンを確定した．100 年後，**セントルイス学派**の**サミュエル・グーゼ**と共同研究者であるロバート・A・ウッドラフ，ジュニア（Robert A. Woodruff, Jr.: 1934–）とポーラ・クレイトン（Paula Clayton）（「**女性研究者，精神医学における**」を参照）は，1971 年の『米国精神医学雑誌 *American Journal of Psychiatry*』の論文において，この症候群を，ブリッケに因んで名づけた．著者たちはヒステリー，すなわちブリッケ症候群について以下のように書き記した．「ほとんどつねに女性にみられ，人生早期に発症する，多症状性の障害であり…また反復性もしくは慢性の不健康状態，しばしば劇的に描写される込み入った病歴を特徴とする」(p. 134)．また著者らは，女性におけるヒステリーと男性における反社会的行動は同じ家族内に生じる傾向があることに注目している．4年後，『米国精神医学雑誌』で，グーゼは，ヒステリーと社会病質はこれらの患者の一親等の親族に見出される傾向があることに気づき，それゆえ，確かに部分的な遺伝的基盤をもつとした．

DSM-IIIにおいてヒステリーは精神医学から姿を消した（1980年）「ヒステリー」という語が女性に適用される際，スティグマ化するものとして見られがちであるとする啓発的な世論の圧力のもとで，*DSM-III*を構想した特別委員会（task force）はヒステリーをいくつかの部分に細分化した．

この版では精神身体〔心身〕症状——歴史的にはヒステリーの中核群——を「身体表現性障害 somatoform disorders」，つまり「心理的障害を示唆する身体症状」へと追いやっている．「身体化障害 somatization disorder」（グーゼのいう「ブリッケ症候群」）と「転換性障害 conversion disorder」は，「明らかに心理的葛藤の表現である」身体症状であり，この身体表現性障害に含まれた（p. 244）．

「ヒステリー性パーソナリティ」という語を広めたのは精神分析学者であり，これは*DSM-III*においては「演技性パーソナリティ障害 histrionic personality disorder」とされた．「この障害をもつ者は，生き生きとし劇的であり，つねに自分自身に注意を引きつけている．彼らは大袈裟な傾向があり，しばしば自覚のないまま「犠牲者」や「王女」といった役割を演じている」(p. 313)．解離（dissociation）は基本的に不変のままだった．かつて部分的に患者の自由意志のコントロール下にあると考えられたヒステリーの病型は，「虚偽性障害 factitious disorders」として分類された．「ヒステリー的 hysterical」とされる一部の短期精神病を探究する精神医学的伝統は，「短期反応性精神病 brief reactive psychosis」と名づけられた診断において認められた（*DSM-III*の索引では，それは形容詞的な「ヒステリー的」の下位分類として掲載された）．こうして，*DSM-III*は精神医学からヒステリーを廃止した．

ヒッツィヒ，ユリウス・エドゥアルト　HITZIG, JULIUS EDUARD（1838–1907）　グスタフ・テオドール・フリッチュ（Gustav Theodor Fritsch: 1838–1927）とともに，脳の電気的興奮の原理の共同発見者であったヒッツィヒは，ベルリンで高名な建築家の家庭に生まれた．1862年ベルリン大学で医学博士号（M. D.）を取得後，1872年には同大学で内科学で教授資格を取った．3年後，精神医学の教授と大学精神科クリニックの所長として，チューリヒに招請され，1879年には，精神医学の教授とニートレーベン（Nietleben）精神病院の院長として，ハレ（Halle）大学に移った（ハレ大学が独立した大学の精神科クリニックを受け容れたのは1885年になってからのことであり，その所長にヒッツィヒは就任した）．1903年には名誉教授になり，糖尿病性昏睡でその4年後に死去した．彼の最もよく知られた著作は，大脳の運動皮質の電気的興奮という彼の画期的な発見についてのものである．1870年4月5日，ベルリン医学会の会合で，彼は，会員に，フリッチュの助力を受けながら，自分が運動皮質のほとんどの部分のマッピングをしたと述べた．この歴史的な論文は，1870年に，『ベルリン臨床週報 *Berliner Klinische Wochenschrift*』に掲載された．

PTSD →「外傷後ストレス障害」を参照

ピネル，フィリップ　PINEL, PHILIPPE（1745–1826）　近代精神医学の創設者の一人であるピネルは，フランス南西部カストル（Castres）近くの村の医師の家に生まれ，1773年にトゥールーズ大学で医師の資格を取得した．1778年にパリに移ったが，医学ジャーナリストとして精彩を欠いた生活を送った．1786年には「ベロム館 Maison Belhomme」という医師ではない民間人に所有されていた精神科の患者のための寄宿所にスタッフ医師の職を得た．ピネルは1789年にフランス革命と出会い，1793年から1795年まで，精神科部門を含むケアの必要な男性を収容した大規模施設のビセートル（Bicêtre）病院の主任医師となった．ここで彼はさまざまな心理学的な治療法（**モラル療法** le traitement moral）の導入を試みた．基本的には患者を今までよりも寛大に扱ったのであり，ピネルは医師でない看護人のジャン＝バティスト・ピュサン（Jean-Baptiste Pussin: 1746–1811）に患者を鎖から解き放つ権限を与えた（この功績は歴史的にはピネル本人に帰せられてきたが，それは正確ではない）．1794年に彼は新しく創設された革命的パリの衛生学校（École de santé）の教授となり，1795年にはビセートル病院の女性版である**サルペトリエール病院**の主任医師となり，死ぬまでそこに留まった．精神病院患者の管理への卓越した技法の他にも，ピネルには1785年に**ウィリアム・カレン**の『疾病分類学 *Institutions de médecine pratique*』を翻訳し，自らの大部の教科書『精神病に関する医学＝哲学論 *Traité médico-philosophique sur l'aliénation mentale*』（1801）においてカレンとは別の精神疾患の分類を行なった業績が知られている．

1809年の『医学＝哲学論』の第2版でピネルの疾患分類は，「マニー（彼はこの用語を全体的狂気 délire général と理解していた）」を強調するものから，「メランコリー（部分的狂気 délire exclusif）」「デマンス démence（すなわち思考の廃絶）」——この時代の古い著者たちの著作では，この用語は知性が失われることよりも滅裂思考を意味していた——，そして「知的障害 idiotisme」（すなわち「知的・感情的能力の喪失」）——これには先天的なものと後天的なものがある——を含むものへと変化した．フランスの精神医学史家ジャック・ポステル（Jacques Postel）が指摘したように，ピネルの著作の第2版にはサルペトリエールでの経験が反映されており，「精神疾患の原因や持続期間，その再発についての，家族や地域社会や他の患者との関係の重要性が示された．彼は規律や患者の毎日の生活の管理，患者を厳格に分類すること，最も危険な患者を隔離することを強調した」のである（ピエール・モレル Pierre Morel『精神医学の伝記的辞典 *Dictionnaire biographique de la psychiatrie*』p. 196 におけるポステルの記載より）．ピネルは精神薬理学についての貢献は少ない．その家族がピネルの記憶をもつ，のちの世代の精神科医ルネ・スムレーニュ（René Semelaigne: 1855-1934）は，1888 年に「ピネルは多数の薬剤の使用に最も強く反対した医師の一人であった」（スムレーニュ Semelaigne『ピネル *Pinel*』p. 130）と記した．ピネルの多くの弟子の中では，**エチエンヌ・エスキロール**がのちに最も有名になった．

広場恐怖　AGORAPHOBIA　→「**不安と恐怖症**（1870 年および以後）」を参照

フ

「ファイナー診断基準 FEIGHNER DIAGNOSTIC CRITERIA」（「セントルイス診断基準 the St. Louis criteria」とも呼ぶ）（1972年）　アメリカの精神医学において当時流行していたあいまいな印象診断ではなく，真の精神医学的疾患を突きとめたいという欲求に動機づけられて，1972年，セントルイスにあるワシントン大学医学部精神医学教室の研究者チームは，時を経た安定性，家族歴，よく定義された臨床的特徴の観点から，少数の自然の法則に従った疾患単位（disease entities）（実際は15）を示した．気分の領域では，その研究者たちはうつ病と躁病を「一次 primary」障害とし，加えて反応性うつ病を「二次 secondary」障害として認めた．彼らは，その患者だったらその診断が適切であると答えるような特徴的な操作的基準を列挙した．たとえば悲哀感だったら，他の8つの症状一覧からたとえば睡眠困難，死つまり自殺への反復する念慮等の5つの項目を加えるように，である．『統合精神医学アーカイヴズ *Archives of General Psychiatry*』誌に掲載された記念碑的論文の筆頭著者は，その教室のレジデントであるジョン・ファイナー（John Feighner: 1937-）であった．共著者の中には，アメリカ精神医学における生物学的思考法の復活に功があった**セントルイス学派**の主導者たち，たとえば**イーライ・ロビンス**（1921-1995）や**サミュエル・B・グーゼ**（1923-2000），ロバート・A・ウッドラフ・ジュニア（Robet A. Woodruff, Jr: 1934-），ジョージ・ウィノカー（George Winokur: 1925-1996），ロドリゴ・ムニョス（Rodrigo Muñoz: 1939-）が含まれていた．

ファルレ，ジャン＝ピエール　FALRET, JEAN-PIERRE（1794-1870）　フランスの南部で生まれたファルレは，まずモンペリエ大学で医学を学び，1811年からはパリで学んだ．パリでは，**フィリップ・ピネル**と**エチエンヌ・エスキロール**の学派に加わるようになり，ビュフォン通りにあったエスキロールの私設神経クリニックで仕事をはじめた．1819年に医学博士となって医学部を卒業した（1822年，ファルレとフェリックス＝オーギュスト・ヴォワザン（Félix-Auguste Voisin: 1794-1872）はヴァンヴ（Vanves）の郊外に自分たちの私設クリニックを開設した）．1831年ファルレは**サルペトリエール病院**に着任し，その後そこに留まった．ファルレの名前が最も知られるのは，バイヤルジェ（Baillarger）と並んで，躁うつ病の診断を創設したことによる（「**躁うつ病：循環精神病**［1850年］」を参照）．彼は病院への入院治療の熱心な支持者であったが，それは精神疾患の患者を通常の環境から治療的志向のある精神病院に「隔離 isolement」することで，彼らの回復を助けることになると考えたからであった．

不安と恐怖症　ANXIETY AND PHOBIAS　不安と恐怖症的思考とは，正常な感情であることもあれば，明瞭な症状群（「症候群* syndromes」）であることもあり，さらには明瞭な疾患単位という意味での病気であることもある．精神分析学においては「不安」は理論用語として用いられ，おそらく無意識の状態であって，抑圧（容認できない観念を意識から取り除くこと），昇華（容認されがたい衝動をより社会的に容認されやすいものへと代理する）や置き換え（精神的なエネルギーをある観念群から別の観念群へ移す）といったような防衛機制を誘発する．不安症状はほとんどの精神疾患に共通してみられ，しばしば不安は抑うつと同時に生じるので，それら自体ではっきりとした一つの疾患単位を形成するほどである（イギリスの精神科医ピーター・タイラー（Peter Tyrer: 1940–）のいう「コサイミア cothymia」）．しかし，臨床家たちがこの変幻自在な概念を理解しようとする試みの中からいくつかの画期的な知見が得られていった．学問上では恐怖症と不安はいくらか恣意的に区別されてきたが，臨床上ではこれらの症状ははっきりした区別なしに使われる傾向にある．

＊　たとえば，心不全や黄疸は症候群であってその原因はさまざまである．

何世紀にもわたって医師たちは，不安（恐怖）の主観的症状を，客観的ないし身体的症状（動悸 racing heart，下痢 loose bowels）と同様にもっと重大な疾患に付随する医学的症状として認識してきたが，それら自体を疾患とは見なしてこなかった．ライプツィヒ大学精神科教授ヨハン・クリスティアン・アウグスト・ハインロート（Johann Christian August Heinroth）（「**ドイツ「ロマン主義」精神医学：ハインロート**」を参照）はその著書『精神生活障害の教本 *Lehrbuch der Störungen des Seelenlebens*』において，「メランコリー性狂気 mania melancholica」という疾患は「不安，重苦しさ，慰めようのないほどの落胆」を特徴のうちにもち「不安と抑うつが刻々と高まる．…会話能力も失ってしまったかにみえるか，そうでなければ「すべては終わった，もう誰も私を救うことができない」と繰り返す」（p. 206）と記述した．

何かを恐れるという意味での「恐怖症 phobia」という語の使用については，18 世紀の分類学者（疾病分類学者）にまで遡ることができる．たとえば**ウィリアム・カレン**はのちに狂犬病（発作の最中に水を恐れると考えられていた）と呼ばれるものを指して「狂水症 hydrophobia」という語を用いた．またフィラデルフィアの精神科医**ベンジャミン・ラッシュ**は 1798 年に新聞へ寄稿した記事で次のように恐怖症という語の使用法を面白おかしくもじっている．「猫恐怖症（CAT PHOBIA）．このジステンパー〔哺乳動物の伝染病〕の流行についてはご存知のとおり．…単独恐怖（SOLO PHOBIA）．それは孤独を恐れることを意味する…家庭恐怖（HOME PHOBIA）．この病いは家庭生活よりも居酒屋を好む男性たちを指す」（ハンターとマカルパイン

Hunter & Macalpine『精神医学の 300 年 *Three Hundred Years of Psychiatry*』pp. 669-670 における引用). 不安の診断における画期的な発展を以下にいくつか挙げていく.

モレルの情動デリール (délire émotif) (1866 年) **ベネディクト = オーギュスタン・モレル**は 1866 年の『医学総合アルシーヴ *Archives générales de médecine*』誌において「情動デリール délire émotif」を記載し, 不安, パニック, 強迫行為と後年考えられるようになったものの複合した状態をそれによって理解した (人は思考においてだけでなく感情においてもデリールになりうる). 彼はこれらの多彩な症状に共通するものとして, とくに「心窩部中心部」における「内臓神経節系」の乱れを挙げている. モレルはこの「神経症」についての記述の中でこう述べている.「人は, 場違いな感情が急激に生じたり, ある固定観念が瞬時に心に植えつけられたりして衝撃を受けると, 動機のない恐怖, ほとんど抑えられないほどの衝動, そして全般的恐怖 [真性広汎恐怖 une véritable panophobie] とも言うべきあのばかばかしい怖れを抱くことになる」(p. 704). これはかなり大まかに構成されたものではあるが「不安神経症」をはじめて記載したものと考えられる.

概念としての広場恐怖 (agoraphobia) (広場めまい Platzschwindel) (1870 年) ウィーンの神経学者モーリッツ・ベネディクト (Moritz Benedikt: 1835-1920) は,『ウィーン総合医学新聞 *Allgemeine Wiener Medizinische Zeitung*』紙上の論文において, 広場めまい (Platzschwindel) について説明し, それは開放空間に対する恐怖心であるとした.「この異常な状態が関係するのは, 室内や狭い通りにいる限りは無事な人々である. しかし大通りやとりわけ公共の広場に来るとたちまちめまいに襲われるので, 倒れることを恐れるか不安に襲われてあえてその場を通らなくなる」(p. 488). 1867 年フランクフルト・アム・マインでの科学者の会合に参加中のある晩, 彼と**グリージンガー**と**エルネスト・ラセーグ**が「脳と精神のあいまいな障害」について議論しているときにその診断を思いついた, とベネディクトはのちに自伝の中で回想している. 障害としての広場めまいについて彼ら 3 人は意見が一致し, 3 年後にベネディクトが詳細な報告としてまとめた (p. 125). ベネディクトはその原因が自慰にあると考えていた. 広場めまいという用語は広場恐怖の記述としては早期のものであったのだが, 広く受け容れられることはなかった.

記述されたはじめての不安症候群 :「心臓過敏症 irritable heart」(1871 年) アメリカ南北戦争中に軍医ジェイコブ・M・ダコスタ (Jacob M. DaCosta: 1833-1900) は下記の「ヘンリー・H」のような症例を多数経験した.「彼は連隊において多くの困難な軍務についていた. フレデリックスバーグ Fredericksberg での戦いを前にして突然下痢に襲われた. 戦いののち, 彼は心臓部を刺すような痛みと動悸に襲われ, その痛みがあまりに激しいので地面に倒れこむほどであった. これらの症状は…視界のかすみとめまいを伴った」. その症状はその兵士が兵営の整頓業務に配置換えになって以後消え去った (p. 21). ダコスタは症状の原因が心臓の障害にあると誤って考え, その症候群を「心臓過敏症 irritable heart」と呼んだ. のちにそれは「兵士の心臓

soldier's heart」として知られるようになる．しかし，若い兵士たちが訴えたような，めまい，頭痛，手の発汗，動悸，「前胸部」の痛み（心窩部と胸郭下部），不眠や「神経過敏」の症状は（「ある兵士は高い建物から落ちる夢を見ると頻繁に語った」が）不安の身体症状と一般的に見なすことができる．1871年にダコスタはこれらの所見を『米国医科学雑誌 *American Journal of Medical Sciences*』に発表した．当時彼はフィラデルフィアにあるペンシルヴァニア病院の内科医であった．

ウェストファルの広場恐怖 - パニック（1872年）　当時ベルリンのシャリテ病院精神神経疾患部門の医長であったカール・ウェストファル（Carl Westphal: 1833–1890）は「開放的な場所を横切ったり特定の通りを下って行ったりすることができず，またそうした場所に対する恐怖があるために自由な移動が制限されてしまう，という奇妙な訴えをする患者たちが長年にわたって私のところへやって来ている」と記した．ウェストファルは「広場恐怖 agoraphobia」という用語を提案し，それをさらにドイツ語で Platzfurcht と呼んだ．患者がこのように通行経路をあれこれ考えるときに襲ってくる「不安の感覚」を彼は強調した．同じ論文でウェストファルは，別の患者たちを予測なしに襲う突然のパニックの感覚についても記述し，次のようなセールスマンを例に挙げている．「4年前，書きものをしていたときに強い不安と胃部不快感の発作が突然襲ってきて，彼は通りへと走り出さずにはいられなくなった．このとき以降彼はその部位をつきとめたうえで，すべてのさまざまに変化する異常感覚について，そしてさまざまな状況で起きる特定の不安について，その日時を記録した．彼の妻が自宅からわずか数歩離れただけで不安を生じることもあった」．この患者のパニック様の不安発作はこの少し前から広場恐怖によってさらに悪化していた（ウェストファルによる広場恐怖とパニックの古典的な記述は1872年の『精神医学・神経疾患アルヒーフ *Archiv für Psychiatrie und Nervenkrankheiten*』誌に掲載）．広場恐怖やパニックについての医学的記述は当然それ以前にも存在したが，広場恐怖をその用語によって典型の地位まで引き上げたのはウェストファルである．

ラセーグの「精神的めまい vertige mental」（1877年）　この症候群は前胸部広範の苦悶にはじまり，それから失神しそうな感覚が現れ，視野が曇ってくる，と**エルネスト＝シャルル・ラセーグ**はパリの『病院雑誌 *Gazette des hôspitaux*』の論文において述べた．精神的な不安感，顔面蒼白，不安に満ちた呼吸，冷汗等がみられる．この症候群では圧倒的な感覚はめまいであるが，恐怖心である場合もある．自らの不安には理由がないと患者は気づいていても，自分では抑えることができない．これらの不安発作は広場恐怖と同時に起きていることもある．「精神的めまい vertige mental」という用語はそれ自体では広くは取り上げられなかったが，**パニック障害**の原型となったことは明らかである．

ビアードの神経衰弱：1880年版　ニューヨークの電気治療医ジョージ・ミラー・ビアード（George Miller Beard: 1839–1883）は1869年の『ボストン内科・外科雑誌 *Boston Medical and Surgical Journal*』における論文で「**神経衰弱** neurasthenia」という用語を造り出した．そのときの彼は不安については何も触れていなかった．しかし，影響力をもった1880年の著書『神経的疲弊（神経衰弱）の臨床論 *A Practical Treatise on Nervous Exhaustion (Neurasthenia)*』では，神経衰弱の基本症状としての不安，すなわち神経的力（nervous force）が不足していることについて詳しく述べている．「病的恐怖 morbid fears」について彼はこう書いている．「健康な人は恐れる．しかし彼の神経系統の機能が障害されたときにはそれだけ恐れやすくなる．正常かつ必要な恐怖は…障害された神経系統における単なるエネルギー不足によって異常な病的状態に陥る」（p. 26）．ビアードが列挙した恐怖のうちには，「場所恐怖 topophobia」つまり場所全般への恐怖（ビアードはウェストファルの広場恐怖をほとんど評価しなかった），「人間恐怖 anthropophobia」（社会的な出会い全般への恐怖，のちに「社交不安障害 social anxiety disorder」と命名された）や「無恐症〔恐怖欠如症〕pantaphobia」あるいは「あらゆるものへの恐怖 fears of everything」があった（pp. 29–36）．後年の神経衰弱の解釈においては「過敏性衰弱 irritable weakness」という，疲弊状態が不安よりもむしろ強調されていた．しかし当初ビアードが重要視していたのは不安のほうであった．

ヘッカーの記述による独立した症候群としての身体的不安（1893年）　かつて**カールバウム**の共同研究者であったエーヴァルト・ヘッカー（Ewald Hecker: 1843–1909）（「**統合失調症：概念の出現：破瓜病**［1871年］を参照）は，1893年までにはヴィースバーデンの私立神経科クリニックの院長になっていた．『神経学・精神医学中央雑誌 *Zentralblatt für Nervenheilkunde und Psychiatrie*』に発表した論文「神経衰弱における仮面性ないし頓挫性不安状態 Über larvirte und abortive Angstzustände bei Neurasthenie」の中で彼は次のように言っている．「多くの［神経衰弱］患者においては不安発作［Angstanfall］が疾患の全経過中にたった一回しか起きないが，かなりの回数に達する患者もいる．不安発作は，広場恐怖やそれに類する恐怖症の場合と同じようにきわめて特定の機会においていつも同じ誘発状況下に起きる場合もあれば，あるいは外的な原因なしに自発的に起きる場合もある．軽度である程度慢性化した不安は，症状の軽い発作として現れるというよりも，一日じゅう患者を支配するようになる」（p. 565）としてさらに別の症例が示されている．患者が実際に「不安だ」と意識することでこれらの不安状態を知覚するわけでは必ずしもないことにヘッカーは興味をもった（すなわち身体的な不安）．彼は「広場めまい Platzschwindel」という症候群と比較して，その患者はいつも「めまい感」を感じているわけではないがかなり不安であるとした．「神経衰弱症者においては驚くほどの頻度で，完全な不安発作のかわりに，数多くの身体的な不安症状が心理的な不安感を伴うことなくそれぞれ個別に出現する，ということが起きる」（p. 567）．

フロイトが精神神経症から不安神経症を含む「現実」神経症を分離する（1895年）　1895年に**ジークムント・フロイト**の論文「ある特定の症候複合を「不安神経症」として神経衰弱から分離することの妥当性について」が『神経学中央雑誌 *Neurologisches Centralblatt*』に登場し，これによって不安についての膨大な精神分析学的思索が開始されていった．フロイトは，ヘッカーの1893年の論文に出会うまでは不安症候複合（Symptomenkomplex）というフロイト自身の概念が独創的なものであると思っていたと自ら述べている．しかしフロイトはこの論文で不安神経症をビアードの神経衰弱から分離した．フロイトの分析によれば，成年女性においては，夫の早漏や出産制限を目的とする性交中断のためにオーガズムに達することができないことが原因として推定される．男性においては，中絶性交〔体外射精〕と神経衰弱症とが重なって不安神経症を生み出す（フロイトは過労や疲弊も不安神経症を導くことを渋々認めている）．性差が生み出す多様性のメカニズム，「身体的な性的興奮が精神的なものに関与しなくなること，また，そのために生じたこの興奮の異常な用い方」（『全集 *Gesammelte Werke*』I，p. 334）．しかしながら，不安神経症と神経衰弱症はともに，心的葛藤に根源をもつヒステリーのごとき「精神神経症 psychoneuroses」であるよりも，むしろ現実の問題（現実神経症 Aktualneurose），すなわち中絶性交（不安神経症）や自慰（神経衰弱症）から生じているという点で共通していた．

ウェルニッケの苦悶（不安）精神病（Angstpsychose）（1895, 1900 年）　ブレスラウ大学精神科教授カール・ウェルニッケ（Carl Wernicke: 1848–1905）（「**ウェルニッケ - クライスト - レオンハルト学派**」を参照）は，まず1895年の『精神医学総合雑誌 *Allgemeine Zeitschrift für Psychiatrie*』に発表した覚書において，またその後 1900 年の臨床講義『精神医学概論 *Grundriß der Psychiatrie*』において，精神病性苦悶（不安）を独立した疾患単位として提唱し，情動メランコリーや「困惑を伴う急性精神病」から分離した．彼によれば精神病性苦悶においては幻聴がしばしば妄想とともに存在する．「基本症状の多くは胸部とりわけ心臓や心窩部における苦悶（不安）である．…この苦悶（不安）からいつも決まったように，ある種の不安なイメージ（Vorstellungen）が出現することになる」（『精神医学概論』p. 239）．この障害で目立つのは身体的な（運動性の）焦燥である．患者たちはベッドにじっと横になっていることができない．ウェルニッケによれば，いわゆる焦燥〔激越〕メランコリーは精神病性苦悶の亜型に相当し，メランコリーとは関係がない．苦悶精神病の予後は良好であるとされた．

アルテンバーグが「内気 timidité」の記述をする（1901 年）　パリの精神科医ポール・アルテンバーグ（Paul Hartenberg: 1871–1949）の著書『内気な人と内気 *Les timides et la timidité*』（1901）は，のちに「社交不安障害 social anxiety disorder」とも呼ばれる ***DSM-III*** の診断名「社交恐怖症 social phobia」の原型を記述したものと見なされることがある．彼は内気を「焦燥［心配］，混乱，当惑，恐怖，自責，羞恥心等が複合した状態で…心悸亢進，不安，冷汗，振戦，赤面等といったような症状をはっきりと伴うもの」と定義した．アルテンバーグはこれらの症状を「二つの基本的な情動」つまり恐怖と羞恥心の結果であると見なしていた．「若い男性にとっては，サロンに入って行くだけでもたいへんなことだ．彼は誰もが自分に注目していると想像し，自分の身なりに少しでも欠けたところがありはしないかという恐怖でまさに死ぬ思いがする」（第 4 版よりの引用，pp. 3–4）と説明している．

シュテーケルがフロイトの「不安神経症 Angstneurose」から「不安ヒステリー

Angsthysterie」を分離する（1908年）　ウィーンの家庭医で精神分析医のヴィルヘルム・シュテーケル（Wilhelm Stekel: 1868-1940）は，フロイトの提案を受けて，不安神経症というより大きい疾患単位からさまざまな恐怖症を中核とした不安ヒステリーを分離した．シュテーケルは1908年の著書『神経的な不安状態とその治療 *Nervöse Angstzustände und ihre Behandlung*』において，不安神経症と違って不安ヒステリーには心的原因があると主張した．シュテーケルは，フロイトの不安神経症が——もし実際に「現実神経症」であるとしても——現在の性的な問題によって引き起こされているという説を受け容れ難いものと考えていた．彼は師の考えから離れ，不安神経症は心因的なものにちがいないと主張した．この意見の相違によってシュテーケルは第一次世界大戦直前に精神分析学運動から追放され，1940年に自殺するまで心的葛藤がすべての神経症の根源であると主張しつづけた．先の著書の第3版（1921）において，彼は不安ヒステリーと不安神経症とを区別することも断念し，「不安神経症」という用語は使いつづけたが，実在するのは不安ヒステリーのみであるとした．この時点で彼は「不安ヒステリー」という用語の臨床上の使用を主として恐怖症に限定していた．「われわれは，すべての神経症［Parapathien］において感情生活の障害である二つの感情の相克にいつも気づかされる．それは決して二つの思考どうしの相克ではなくむしろ二つの感情どうしの相克という問題である（宗教感情が性衝動に抗して立ち向かったときそれは愛として表現されるし，その逆のことも言える）」（第3版，p. 276）．

不安ヒステリーというカテゴリーは精神分析学運動の中で長く生き残った．フロイトの弟子でウィーンから移住してきたニューヨークの精神分析医オットー・フェニヘル（Otto Fenichel: 1898-1946）は，その教科書『神経症の精神分析理論 *The Psychoanalytic Theory of Neurosis*』（1945）で不安ヒステリーについて多くのページを割いている．しかし，そこにはすでに異端の徒と見なされて久しいシュテーケルについての言及はまったくみられない．

フロイトの不安概念がそれまでの多くの区分を打ち壊した（1926年）　精神分析学運動が影響力を得るにつれ，フロイトの概念がそれ以前の精神病理学的区分に取って代わっていった．『不安という問題 *The Problem of Anxiety*』というタイトルの英訳版でよく知られている1926年の著作（『制止，症状，不安 *Hemmung, Symptom und Angst*』）の中でフロイトは「不安は対象喪失の危険に対する反応である」（『全集 *Gesammelte Werke*』XIV, p. 202）と論じている．このように不安は悲哀に次いで心的力動の一大原動力となり，精神分析学では伝統的に不安は症状であるよりも機制であるとされている．こうして1866年にモレルが先鞭をつけた不安の精神病理学的研究は一時的な終結をみることになる．

レオンハルトが「苦悶（不安）-恍惚精神病 Angst-Glückspsychose」を記載した（1939年）　フランクフルトでカール・クライスト（Karl Kleist）のクリニックに勤務していた（「**ウェルニッケ-クライスト-レオンハルト学派**」を参照）カール・レオンハルト（Karl Leonhard）は，**エミール・クレペリン**の大疾患単位である早発性痴呆（「**統合失調症：概念の出現：クレペリン**［1893年以後］」を参照）から，苦悶（不安）精神病（Angstpsychose）と非現実的な恍惚感の両相が交互に起きる類循環性障害を分離した．「苦悶（不安）の病相（不安妄想病：ängstlich Wahnpsychose）は，困惑，関係念慮［妄想様観念］，幻覚の存在という点で苦悶精神病〔ウェルニッケ〕とは異なってくる．恍惚の病相（クライストの恍惚精神病 Glückspsychose＝啓示精神病 Eingebungspsychose）は恍惚の気分［と］限りない自己誇大感を伴う」．レオンハルトは『神経学・精神医学総合雑誌 *Zeitschrift für die gesamte Neurologie und Psychiatrie*』掲載の論文において，類循環精神病は濃厚な遺伝負因をもち，予後は良好で，病相間は完全寛解すると述べた．

DSM "I" における不安および恐怖症性障害（1952年） ***DSM*** シリーズの第1版は「恐怖反応 phobic reaction」を新しいカテゴリーに加えた（1947年の世界保健機関 WHO による『国際疾病分類 *ICD*』に続く形で）．そこでは「不安反応 anxiety reaction」も加えられて恐怖症とともに「精神神経症性障害 psychoneurotic disorders」のカテゴリーに位置づけられた．***DSM-I*** には「これらの［精神神経症性］障害の主要な特徴は「不安」であり，直接的に感じられ表現されることもあれば，無意識のうちに…さまざまな心理学的防衛機制によって…支配されていることもある」（p. 31）と記述されている．

DSM-III における不安および恐怖症性障害（1980年） ***DSM-I***（1952）から ***DSM-II***（1968）への改訂に際しては，*DSM-I* の「反応」を「神経症」と改称した以外には不安と恐怖症の分類に変更点はなかった．しかし ***DSM-III*** は疾病分類を実質的に作成し直し，すべての疾患単位を「神経症」ではなく「障害」と呼ぶことにした．1978年に**ロバート・スピッツァー**，ジーン・エンディコット（Jean Endicott: コロンビア大学の心理学者，1936年生まれ）と**イーライ・ロビンス**が『総合精神医学アーカイヴズ *Archives of General Psychiatry*』誌に発表した「研究診断基準 Research Diagnostic Criteria」であらかじめ提案していたように（「**パニック障害**」を参照），*DSM-III*（1980）では不安神経症はパニック障害と全般性不安障害とに分けられた．恐怖症性神経症は5つのカテゴリーに再分割された．パニックを伴う，あるいは伴わない広場恐怖症，「社交恐怖症 social phobia」（つまり人前での特定の行為に対する恐怖），「単一恐怖症 simple phobia」（残遺カテゴリー）と「分離不安障害（小児）」である．***DSM-III-R***（1987）と ***DSM-IV***（1994）では以上の概要に大きな変更はなかったが，1994年版では「社交恐怖症」の同義語として「社交不安障害」が，以前の「単一恐怖症」の同義語として「特定の恐怖症」が提案された（これらの変更は些細に聞こえるかもしれないが，たとえば製薬市場には重大な影響がある）．

身体的不安と心理的不安の区別の復活（2003年）「精神医学では交感神経系が忘れられてきた」とスプリングフィールドにある南イリノイ大学精神医学研究部門主任教授コンラッド・M・シュワルツ（Conrad M. Swartz: 1946–）は2003年に述べている．『精神医学タイムズ *Psychiatric Times*』においてシュワルツは，身体的不安（かつて精神医学的文献では苦悶 angoisse と呼ばれた）の症状として「イライラ時の不安 jumpiness，驚愕，焦燥，落ち着きのなさ，筋肉痛」に注意を喚起した．シュワルツは，神経伝達物質であるアドレナリンやノルアドレナリンの効果を減じるために，身体的不安に対しては，多彩な心理状態へ処方される**選択的セロトニン再取り込み阻害薬**よりもプロプラノロールのような「β遮断薬」を処方することを推奨している．

→「**パニック障害：*ICD-10* における不安，パニック，恐怖症性障害**（1992 年）」を参照

フィンク，マクシミリアン（マックス）　FINK, MAXIMILIAN（MAX）（1923–）

電気けいれん療法（ECT）をアメリカ精神医学に再び復活させた運動の主導者であるフィンクは，医師を父にもって，ウィーンに生まれた．両親は本人が生まれてすぐに合衆国に移住し，1945 年フィンクは医学博士号を取得しニューヨーク大学を卒業した．1948 年から 1953 年の間，ウィリアム・アランソン・ホワイト研究所で精神分析のトレーニングを受け，同時に，モンテフィオーレ，ベルヴュー，ヒルサイド病院で精神科レジデントの教育を受けた．1952 年には神経学の，1954 年には精神医学の資格を認められた．1954 年，フィンクはニューヨーク州グレン・オークス（Glen Oaks）にあるヒルサイド（Hillside）病院で研究部長職に（1956 年以降は実験精神医学部長に）就いた．1962 年から 1966 年の間，彼はセントルイスにあるミズーリ精神医学研究所の所長であったが，その後ニューヨークに戻り，ニューヨーク医科大学の精神科教授になった．1972 年から 1997 年の引退まで，ストーニー・ブルック（Stony Brook）にあるニューヨーク州立大学のキャンパスで教鞭をとった．

フィンクが，1952 年に，そのほとんどが精神分析的方向性を有するヒルサイド病院にレジデントとして入ったとき，彼は**電気けいれん療法**の仕事を割り当てられ，二年後に精神医学の資格を得たときには，ECT と**インスリン昏睡療法**治療部門の主任の役を割り当てられた．1954 年には，**国立精神衛生研究所（NIMH）**から，電気けいれん療法における脳波（EEG）の研究に助成金が出て，こうして彼の研究者としてキャリアがはじまった．1959 年，彼はヒルサイド病院において，**ドナルド・クライン**とともに**イミプラミン**と**クロルプロマジン**とプラセボの無作為割付け研究をはじめ，1961 年以降からいくつかの論文において，クロルプロマジンの抗うつ作用と，両薬剤のさまざまな診断における効果を確定した．フィンクは，患者群とそうでないボランティア群における，クロルプロマジン（1955 年）とイミプラミン（1957 年）が脳波に及ぼす効果を研究した．この研究は，薬物－脳波（pharmaco-EEG）研究の最初のものとなった．1958 年のローマにおける学術会議で，フィンクは，ニュルンベルク大学の精神科医テューラン・イティル（Turan Itil: 1924–）に出会った（この会議において，この二人は，もう一人ニュルンベルクから来たディーター・ベンテ（Dieter Bente: 1921–1983）とともに，国際薬物 - 脳波グループ（the International Pharmaco-EEG Group: IPEG）を結成した）．フィンクの招きで，1963 年にイティルはミズーリ精神医学研究所に移り，彼ら二人は脳波解析のコンピュータシステムにつ

いての共同研究をはじめた．

当時の**反精神医学運動**の結果としての低調のもと，フィンクがECTの正当性を再び認めさせようとする努力は，1967年，彼と，共同研究者であるリチャード・エイブラムズ（Richard Abrams: 1937-），プラハのヤン・ヴォラヴカ（Jan Volavka: 1934-）が，国立精神衛生研究所の支援で，ECTの総合的研究をはじめたときに開始された．1972年には，当時マサチューセッツ総合病院にいたシーモア・ケティ（Seymour Kety: 1915-）や，カリフォルニア大学アーヴァイン校のジェイムズ・マクゲージ（James McGaugh: 1931-）とともに，フィンクはけいれん療法の心理生物学というNIMH会議を組織した（報告書は1974年に出版されている）．フィンクの，米国精神医学会のけいれん療法の特別委員会（task force）への関わりは，1975年にはじめて開催されたが，ECTを名誉回復させようとする彼の努力の前進を示すものであった（ECTについてのその特別委員会の報告書は1978年に出版されている）．1980年から1982年にかけて，フィンクは，国立精神衛生研究所のECT共同〔研究〕プロジェクトの委員を務め，1985年には，雑誌『けいれん療法 *Convulsive Therapy*』の創刊編集者になった．フィンクは，同じテーマについて書かれた後続の数冊はもちろん，当時のECTの標準的な入門書である『けいれん療法：理論と実際 *Convulsive Therapy: Theory and Practice*』（1979）を著した．

フェニヘル，オットー　FENICHEL, OTTO（1897-1946）　ウィーンの弁護士の家庭に生まれたフェニヘルは，精神分析学理論，とくに神経症理論を体系化しようとした一人だった．彼は1921年ウィーン大学医学部を卒業し，その後とくに性的解放の面を強調するような若者の運動に参加するようになった．第一次世界大戦の間，フロイトの講義を大学で聴講すると，1919年，彼は医学部の中に，精神分析的影響を受けた性科学のゼミを組織した．フェニヘルは精神分析の教育分析を，ウィーンではパウル・フェダーン（Paul Federn: 1871-1950）に，ベルリンでは**シャーンドル・ラド**に受け，1924年には，その地の精神分析協会の組織の枠外に「小児セミナー」を組織した．ベルリンでは，同僚の精神分析家ヴィルヘルム・ライヒ（Wilhelm Reich: 1871-1950）の共産主義者との結びつきに共感を抱いた．「マルクス主義と精神分析は，彼にとっては同じように科学的学問分野であった」と，観察者の一人は記している（ミュールライトナー Mühlleitner の『伝記 *Biographien*』p. 94より引用）．1933年，フェニヘルは国を追われ，まずはノルウェーに（彼はそこで1934年にデンマーク‐ノルウェー精神分析協会の事務局長になった），次いでプラハに，そして1938年以降は合衆国に移り住んだが，アメリカでは数多くの精神分析家同様，ロサンゼルスに住みついた．彼の1931年の著作『ヒステリーと強迫神経症：精神分析学的神経症研究 *Hysterien und Zwangsneurosen: Psychoanalytische Spezielle Neurosenlehre*』はまさにヒステリーと強迫性障害についてのものであったが，1934年に英語に訳され，『臨床精神分析学概説 *Outline of Clinical Psychoanalysis*』として出版された．1945年にはフェニヘルの主著『神経症の精神分析学理論 *The Psychoanalytic Theory of Neurosis*』が刊行されたが，それによって彼は「精神分析学の百科全書派」という自身の立場を確立した（「**フロイト派の強迫の解釈：オットー・フェニヘル**［1945年］」も参照のこと）．

フェニルケトン尿症　PHENYLKETONURIA (PKU)　1934年，ノルウェーの生化学者のイヴァール・アスビョルン・フォーリング（Ivar Asbjørn Følling: 1888–1973）は，『ホッペ＝ザイラー生理化学雑誌 *Hoppe-Seyler's Zeitschrift für physiologische Chemie*』に発表した研究の中で，**精神遅滞**の原因の一つは，いわゆる「先天性の代謝異常」で，L‐フェニルアラニンというアミノ酸を代謝できない遺伝的な障害であると述べた．結果としてフェニルアラニンの代謝物が毒性を発揮する量にいたるまで脳に蓄積し，フェニルケトン尿症（PKU）という疾患を引き起こす．このように名づけられたのは，尿に排泄されるケトン代謝物であるフェニルピルビン酸には特有のにおいがあり，葉酸の存在下では緑色に変わるからである（ひどい話ではあるが，フェニルピルビン酸のことを「知的障害者の酸 the idiot acid」と呼ぶ研究者もいた）．

フェニルケトン尿症は遺伝学において重要な役割を果たした．1935年，精神遅滞者のための施設であったコルチェスター王立東部州立病院（Royal Eastern Counties' Institution at Cholchester）のスタッフ医師ライオネル・S・ペンローズ（Lionel S. Penrose: 1898–1972）は，1280名の患者の家族に詳細な面接を行なって，精神遅滞（MR）の遺伝について研究した．彼はフェニルケトン尿症が常染色体劣性遺伝を示すことを発見し，その研究は1935年の『ランセット *Lancet*』誌に掲載された．

1953年，バーミンガム小児病院のホースト・ビッケル（Horst Bickel: 1918–2000）* と共同研究者たちは『ランセット』誌に，低フェニルアラニン食がフェニルケトン尿症を減少させることを報告した．ニューヨーク州バッファローにある小児病院のロバート・ガスリー（Robert Guthrie: 1916–1995）は，『小児科学 *Pediatrics*』誌に，細菌の繁殖抑制を調べる検査で，フェニルケトン尿症を簡単にスクリーニングできることを発表した．**米国国立精神衛生研究所**の神経化学研究室の主任だったシーモア・カウフマン（Seymour Kaufmann: 1924–）は，フェニルケトン尿症の生化学の基礎研究に専念し，1987年にあるコエンザイムの欠損によって生じるフェニルケトン尿症の一型を，葉酸を投与することで治療し，その研究成果は『小児科学雑誌 *Journal of Pediatrics*』に掲載された．フォーリングの発見からはじまるこの一連の研究以降，精神遅滞の生物学的原因の探究が盛んになった（実際，フェニルケトン尿症だけが精神医学において確立された病態であると考える者もいる）．

* ビッケルはのちに**ハイデルベルク大学**で小児科学の教授となった．

フォレル，アウグスト　FOREL, AUGUSTE（1848–1931）　組織学への関心と催眠とセクシュアリティの著作で知られるフォレルは，スイスのヴォー（Waadt）州にある両親の農園で生まれた．小さいときから科学的関心（とくに蟻に対する）が強かったが，チューリヒにある**ブルクヘルツリ病院**でグスタフ・フグエニン（Gustav Huguenin）とベルンハルト・フォン・グッデン（Bernhard von Gudden）の講義を聴いたのちは，精神医学の研究をしようと決心した．1871年から1873年までの間，**ウィーン**で，**テオドール・マイネルト**（Theodor Meynert: 1833–1893）のもとで神経組織学のトレーニングを受けたのち，1877年にはミュンヘンで，神経解剖学をめぐって教授資格試験を行ないながら，グッデン（彼はある時点で精神医学の教授としてミュンヘンにやって来ていた）の助手医師として，北部バイエルンの州立精神病院のポストを得た．1879年，彼はチューリヒに戻り，その後すぐに精神医学教授と大学精神科クリニックの所長に就任した．1887年，ライプツィヒの解剖学教授ヴィルヘルム・ヒス（Wilhelm His: 1831–1904）――彼もまたスイス出身者であった――とほぼ同時に，フォレルは，中枢神経系における伝達の「神経細胞理論 neuron theory」を発展させた．彼が行なったのは「実験的変質」と呼ばれる手法を通してであり，それは脳の神経策を切断しその後の結果を観察するというものであった．

1898年に，フォレルは教授職を退き，スイスの辺境に隠居をした．そこでは彼の神経解剖学的研究をやめて，性的な問題の研究に専心した．1905年の著作『性的な問題 *Die Sexuelle Frage*』は，ドイツで10万部以上の売り上げを示し，11カ国語に翻訳された．セクシュアリティや神経解剖学についての研究に加え（彼は脳の構造にきわめて精通しており自分自身の脳卒中の部位を説明したほどであった），フォレルはアルコールへの敵意と催眠への関心で知られた．彼は蟻についての国際的な権威でもあった．

二人組精神病：フォリー・ア・ドゥ　FOLIE À DEUX　心理的症状の伝染を示すものとして，この用語は**エルネスト＝シャルル・ラセーグ**とジュール＝フィリップ＝ジョセフ・ファルレ（Jules-Philippe-Joseph Falret: 1824–1902）によって，1877年の『医学＝心理学年報 *Annales médico-psychologiques*』掲載の論文で創作された．「精神病は伝染するものであり，精神病患者と一緒にいることは接触して暮らす者にとって危険をまぬがれえないと考えるべきである，とこれまで言われてきた」（p. 322）．著者らの認めるところでは，この見解が必ずしも完全に誤りではないような特定の状況が存在する．妄想患者が自分のものの見方をもう一人の人に成功裏に押し付けるとき，後者の押し付けられた人はいくつかの特徴を示す．「彼が知的に弱い場合，それから解放されるよりも受動的にそれに従うことになりやすい．二番目は，彼が常時患者と接触して生活している場合であり，三番目は，何らかの種類の個人的な利益の魅力によって［その妄想への］協力を求められる場合である．…人が狂気の圧力にゆだねるのは，それによってその人の心に抱いた夢が現実のものになるのを束の間味わう限りにおいてである」（p. 326）．

ドイツ語の同義語である「感応性狂気 induziertes Irresein*」は，ゲオルク・レーマン（Georg Lehmann: 1855-1918）によって，1883年の『精神医学・神経疾患アルヒーフ *Archiv für Psychiatrie und Nervenkrankheiten*』誌に記載された．レーマンはその頃，以前はフランスであったロレーヌ地方のザールゲミュント（Saargemünd）にある精神病院の精神科医助手であった．彼の結論では，二番目の人は多くの場合，気質的に精神病になりやすい傾向があるとのことであった．1894年に，パリに近いヴィル＝エヴラール（Ville-Evrard）精神病院のエヴァリスト・マランドン・ド・モンティエル（Evariste Marandon de Montyel: 1851-1908）は，『医学＝心理学年報』に投稿した「病的な精神的感染」という論文において，この障害には3つの形式のものがあるとした．それは，(1) 伝達狂気（la folie communiquée）（これはジュール・バイヤルジェ（Jules Baillarger: 1809-1890）から引き継いだ概念で，およその意味は一人の人物が他者の症状を引き起こすこと，つまり感応性狂気を示す），(2) 同時狂気（la folie simultanée）（同一の原因にさらされた二人の人物が同時に病気になる），そして (3) 押し付け狂気（la folie imposée）（精神病者がその人物とは独立した関係にある人に妄想的観念を移し伝える），である．***DSM-III***（1980）では，folie à deux（二人組精神病）を，フランス語のフレーズで「共有された妄想性障害 shared paranoid disorder」を示すものとして記載している．「その主要な特徴は，被害的妄想の障害をすでにもつもう一人の人物との密接な関係の結果発展する被害妄想体系である」(p. 197)．***DSM-III-R***（1987）では，これは，“folie à deux”への言及なしに「感応性精神病性障害 induced psychotic disorder」になり，***DSM-IV***（1994）では「共有された精神病性障害 shared psychotic disorder（folie à deux）」になっている．

＊ 1913年出版の『精神病理学原論〔邦題〕*Allgemeine Psychopathologie*』において，**カール・ヤスパース**は，伝染性のヒステリーを「感応精神病 induziertes Irresein（精神病性流行病 psychische Epidemie）」の一様式であろうと考えていた（p. 340）．

物質乱用　SUBSTANCE ABUSE　19世紀の半ば以前には，乱用される可能性のある物質はアルコールであった．エーテルのような麻酔用ガス（医学的には1846年にはじめて使用された）の到来とともに，また注射可能な麻薬系鎮静剤（opiate narcotics）（1853年，エディンバラのアレグザンダー・ウッド（Alexander Wood: 1817-1884）の皮下注射方法による薬物投与の導入後）の出現とともに，そして**バルビツール剤**のような精神作用物質の出現につれて，乱用可能性のある物質の数が増加した．**エミール・クレペリン**は，1896年の教科書第5版において，以下のように警告している．「アルコール中毒に非常に類似する精神疾患で恐ろしいほど急速な勢いで増加しているものはモルヒネへの嗜癖である，そのことを最近の数十年で学んできた．そしてモルヒネによって，脳における毒物の麻痺性作用と興奮作用の結合効果が一般にみられる」(p. 44)．このように，ほとんど当初から，精神医学は物質乱用の概念を認識していた．しかしながら，長い年月において変化したのは，個人的依存性対社会的損害をめぐる学問分野間の評価のバランスである．

第二次世界大戦以前に，物質乱用の医学的記述はたくさんあったが，現代のような語りがはじまったのは，1952年の***DSM***の初版においてである．そこでは「薬物嗜癖 drug addiction」は「社会病質的なパーソナリティ障害」の一側面であった．それ以上の詳細な記述はなかった．

世界保健機関の嗜癖惹起性薬物に関する専門家委員会の1964年の会議が，「嗜癖 addiction」と「習癖 habituation」を「薬物依存 drug dependence」という概念へ置換することを推奨してから以後，1968年の***DSM-II***は，「薬物依存」を公認した．そこには多くの化合物のリストが続くが，依存が生じるものとして，カンナビス・サティバ（Cannabis sativa）（マリファナ）やアンフェタミンが含まれた．アルコールとタバコは除外された．依存の診断を下すには，「薬物に対する習慣的な使用と明らかな欲求」が根拠として要求された．離脱症状，これは『マニュアル』では強調されたが，診断のゴールドスタンダードではない，なぜならば，「それらは，コカインやマリファナの離脱時にはほとんど見られないからである」(p. 45).

1980年の***DSM-III***ではまったく異なる記述が見られる．「物質使用障害 substance use disorders」という概念である．ここでは強調点は，依存よりも「行動変化 behavioral changes」に置かれていて，不都合な行動の優先順位のリストの高位置に薬物探索行動（search for drugs）を位置づけている．「物質乱用 substance abuse」という診断を満たすためには，以下のことが明らかに示されなければならない．(1)「病的使用 pathological use」の行動様式，その現れとして犯罪的行動，自動車事故，あるいは薬物探索行動．そして（2）乱用による「社会的あるいは職業的機能の障害」．『マニュアル』において採用されているのは「物質依存 substance dependence」であり，物質使用障害の社会的尺度よりもより薬理学的な尺度であり，それに含まれているのは耐性（次第に増加する薬物量）と離脱症状である．アルコールとタバコはもはや除外されていない．嗜癖による脳への影響については，「物質誘発性器質性精神障害 substance-induced organic mental disorder」の項で考察されているが，その亜型はその後の版においても存続していく．

1987年の***DSM-III-R***では，この診断グループを「精神作用性物質使用障害 psychoactive substance use disorders」と呼ぶ以外にはほとんど変化していない．生活が薬物探索に向けられるような行動の大部分は依存カテゴリーへシフトされたが，行動（「物質乱用 substance abuse」）と離脱のような依存症状との間の区別は，是認されている．

1994年の***DSM-IV***は，関連するカテゴリーを「物質関連障害 substance-related disorder」と呼び，乱用を起こす可能性のある薬物を，かつてないほどの幅広いリストの中へ分類していて，今やそのリストには11のカテゴリーが入っている．この版は乱用対依存の二分法にこだわっているが—— 1980年にもそれは強かった——，*DSM-III-R*では少しあいまいにしていた．依存が意味するのは，「反復する自己投与であり，それは結果的に，耐性，離脱そして強迫的な薬物摂取行動へと至る」．乱用が意味するのは，行動に関わるもので，乱用者自身や社会にトラブルをまねく結果となるものである（「物質使用の不適応パターン」）．この版では「依存 dependence」（問題にもかかわらず使用しつづけることを意味する），「乱用 abuse」（社会的，法律的問題），「中毒 intoxication」（脳への影響），そして「離脱 withdrawal」へと論を分解している．

DSM-IV は「乱用」と見なされるものの敷居を大幅に低く設定した．*DSM-III-R* は，二つの基準のうちの一つが満たされること（問題にもかかわらず，もしくは危険な状況にあるにもかかわらず，使用を継続）を主張し，*DSM-IV* は，4つの基準の中の一つを，診断を判定するために必要とした．基本的には，問題の種類は『マニュアル』において，3つの別個のカテゴリーへと分割され，いわばこれらのうちどの一つでも重要な事項であり患者を診断することになるのである．

精神医学が，長年，物質乱用に対してとってきたアプローチが蛇行していることの中に，中心となるものがあるとすれば，それは人々が快楽のために摂取する化合物へのますます増大する渇望である．ニコチン，アルコール，そしてバルビツール剤がすべて，乱用者――そして彼らの周囲――を害する可能性のある物質であるので，警笛を鳴らすレベルは，エミール・クレペリン時代よりも，*DSM-IV* において，かなり低くなっている（「**アルコール症**」「**国立精神衛生研究所**」を参照）．

フランス学派の慢性妄想状態 FRENCH CHRONIC DELUSIONAL STATES（1909年以後）　フランスにおいては，**ヴァランタン・マニャン**の著作にみられるように，妄想を精神病の本質と考える長い伝統があった．しかし第一次世界大戦の時期になると，マニャンによる変質疾患と非変質疾患との区別は重要なものとは見なされないようになりはじめていた．このことで，妄想の診断のすべてを再編せざるをえなくなった．同様に，フランスの精神科医は統合失調症のようなドイツ流の概念――それは情動の平板化やその他の種の感情の病理を強調するものであった――から距離を置こうと苦労した．妄想状態は，したがって，（幻覚が主要であれ妄想が主要なものであれ）推定されたメカニズムをもとにして分類されるようになった．**ピエール・ピショー**は，こうしたフランスの診断学的な拡散状態に，『心理学的医学 *Psychological Medicine*』誌の論文（1982）で，有用な説明を与えている．

慢性非幻覚性妄想状態：解釈妄想（délire d'interprétation）（1909年）　パリの精神科医セリューとカプグラ（Sérieux and Capgras）は，彼らの書いた『理性的狂気：解釈妄想 *Les folies raisonnantes: le délire d'interprétation*』で，これらを，幻覚がないことと痴呆に発展することがないことが重要な診断学的特徴であるという理由で，妄想の大きな塊から区別した（詳細については「**パラノイア**」を参照）．

慢性空想精神病（1910年）　フランスの非変質性妄想性障害の三組のうち，この二番目のものは，現在まで生き延びている分類であるが，当時パリのオテル＝ディユ（Hôtel-Dieu）病院のスタッフ精神科医であったエルネスト・フェルディナン＝ピエール＝ルイ＝デュプレ（Ernest Ferdinand-Pierre-Louis Dupré: 1862–1921）と，その弟子のバンジャマン・ログル（Benjamin Logre）によって，学術誌『脳 *L'Encéphale*』に，入念に作り上げられた作話というおおよその意味をもつ「空想妄想病 délires d'imagination」というタイトルで発表された．1910 年の学会で，彼らは，作り話という意味での「空想」を，幻覚や解釈妄想と並ぶメカニズムではないかと提案した．「空想がちの患者は，［妄想性の患者と同様］感覚的印象や論理的証明に無関心である．…十分に形成された観念の連合を創り出しながら，患者は彼の主観的創造物を外的な世界に移し換え，それらに客観的な性質を与える．…彼の誤りの出発点は，外的な事実や，真か偽かではなく…内因的な起源をもつ虚構であり主観的な創造なのである．妄想患者は学者のように進展するが，空想患者は詩人のように進展する」（『脳』1911，p. 211）．随分後になって，しかも明らかにデュプレの研究を知らないまま，米国精神医学会は，「病的虚言 pathological lying」を公式の診断名としようと考えた．

慢性幻覚精神病（psychose hallucinatoire chronique）（1911 年）　パリのオテル＝ディユ病院で「治療困難な精神病質者」部門を管理していた精神科医ジルベール＝ルイ＝シメオン・バレ（Gilbert-Louis-Siméon Ballet: 1853–1916）は，1911 年の『脳 *L'Encéphale*』誌において，遺伝を原因とする明確な疾患単位として，妄想と結びついた慢性の幻覚精神病を提案した．この用語はすでによく知られたものであったが，バレ曰く，（一つの名詞として）適切に定義されるならば，診断学的に明確な疾患を表すことになる．セリューとカプグラの定式化したものと同様に，バレの提起した疾患が痴呆に至ることはなく，それ以外の精神的機能に病的変化は見られないままなのである．この診断はフランスでは大いに議論され，海外で採用されることはほとんどないものの，今日でもよく知られた構成概念のまま残っている．

クレランボーによる精神自動症と熱情精神病（psychoses passionnelles）（1920 年）　しばしばその姓を省略してクレランボーと呼ばれる，ガエタン＝アンリ・ガティアン・ド・クレランボー（Gaétan-Henri Gatian de Clérambault: 1872–1934）は，パリ警察の特別医務院（L'Infirmerie spéciale）で長年精神科医をしていたが，1920 年，妄想性精神病についての二つの重要な論文を上梓している．最初のものは，『臨床精神医学会雑誌 *Bulletin de la Société Clinique de Médecine Mentale*』の 4 月号に出たもので，すべての妄想性精神病に可能なメカニズムを提案したものだった．クレランボーはこれを精神自動症（automatisme mental）と呼び，神経梅毒を進行させる基底にあるメカニズム，つまり脳を文字どおり支配する器質的な深部の原因をもった精神病で，「自動症的に」妄想や幻覚を産み出すものと考えた．

クレランボーによる二番目の論文は，1920 年の 12 月に同じ雑誌に掲載されたもので，すでに述べた三組のものに加え，妄想性障害の新たな種類を導入するものだった．クレランボーはそれらを，核心部の深い情動的確信を伴ったものという意味で，「熱情精神病 psychoses passionnelles」と呼び，この精神病は人の人生の中で突然全開するものであると述べた．クレランボーは，それに加えてエロトマニーを含め，これ以降しばしば「クレランボー症候群 Clérambault's syndrome」と呼ばれることになったが，もう一つの「クレランボー症候群」である精神自動症と混同されることが多い（「**エロトマニー**」を参照）．クレランボーは，これらの慢性の体系化された，つまり輪郭のはっきりした，精神病の全領域のものを，精神自動症によって駆り立てられるものであると考えた．

クレランボーの精神自動症の学説は今日では忘れ去られ，熱情精神病はもはや独立した疾患単位とは考えられていないが，精神自動症と熱情精神病の概念は，双方とも，フランス精神医学に大きな影響力を及ぼした．

プリチャード，ジェイムズ・カウルズ　PRICHARD, JAMES COWLES

（1786-1848）　「モラル狂気 moral insanity」の概念で広く知られているプリチャードは，英国のヘレフォードシャー（Herefordshire）のロス（Ross）にある教育のあるクェーカー教徒の家庭に生まれ，ブリストルで育った．1808年にエディンバラ大学で医師の資格を取得し，そのすぐ後からブリストルで診療活動を開始した．そこで彼は，（なぜアフリカ系の住民は肌が黒いか等の）人類学的な研究を行なった．1811年に彼は精神科の患者が多かったセントピータース病院（St. Peter's Hosptal）の医師に選任された．この経験をもとに1822年に『けいれんと異常な興奮をひきおこす…神経系の疾患についての考察 *Treatise on Diseases of the Nervous System... Comprising Convulsive and Maniacal Affections*』を執筆し，身体の特定の部位だけを巻き込む「部分てんかん partial epilepsy」等の，てんかん学の領域における多くの概念の創始者となった（「**てんかん**」を参照）．『臨床医学百科事典 *The Cyclopaedia of Practical Medicine*』（1833-1835）の記事の中でプリチャードは，幻覚や妄想といった「狂気」を欠くが，そこに情念や意志が巻き込まれている部分的な狂気の形式としてモラル狂気の概念をはじめて記述した．彼は1835年の『精神に影響を与える狂気や他の障害についての考察〔狂気論〕*Treatise on Insanity and Other Disorders Affecting the Mind*』でその考えをさらに展開した．彼は「この種の精神の障害は，幻覚や物事を理解することに関する誤った信念を含まない，感覚や感情・意欲についての病的な倒錯として記載されてきた」と主張した．知性はこの障害では保たれているとされ，「彼らは自分たちの奇異な行為について，しばしばきわめて巧妙な説明を考える．…そして彼らの置かれていた状況で，自分たちが感じた内容が道義的であったことを正当化する．実際，ある意味で彼らの知的能力は保たれているといえるだろう．彼らは強く興奮した感覚に影響されて考え行動する．そのような状態では正常と考えられる人々であっても，その判断や行動を間違えるだろう」（pp. 20-21）とされた．

プリチャード自身によってその用語が深められることはなかったが，フランスやドイツの分類学者がそれを引き継いでさらに詳しい定義を与えた（英国は一度として国際的な疾病分類の先頭に立ったことはなかった）．それにもかかわらず，精神医学史家のリチャード・ハンター（Richard Hunter）とアイダ・マカルパイン（Ida Macalpine）は，「プリチャードによってはじめて，それまで周縁におかれて無視されてきた，感情と行動のみを障害する多くの精神障害が，精神医学の概観図の中心に置かれたのである」（『精神医学の300年 *Three Hundred Years of Psychiatry*』p. 837）と述べた．のちの世代では，プリチャード自身の理解とは異なり，「モラル狂気」は社会病質や精神病質とほぼ同じ意味で受け取られるようになった．

ブリーフ・サイコセラピー　BRIEF PSYCHOTHERAPY　→「**精神療法：「うつ病の対人関係療法」**（1967年以後）」「**フロイト派の精神療法：技法：シュテーケルの「短期」精神分析技法**（1919年）；**シフニオスの「短期精神療法」**（1972年）」を参照

ブルクヘルツリ，チューリヒ大学精神科クリニック　BURGHÖLZLI, THE UNIVERSITY PSYCHIATRIC CLINIC OF ZÜRICH（1870年および以後）　すでに1860年からチューリヒ大学の医学教授および大学医学部クリニック院長に就任していた**ヴィルヘルム・グリージンガー**は，1863年に市の古くからの精神病院の中に「精神科クリニック」を開設し，そこで医学部生に講義をしはじめた．彼はその精神病院院長に任命され，二年後ベルリンへ去った．1869年にチューリヒ大学では精神医学教育担当が教授職へ昇格され，同講座担当教授は1870年に新たに創設された「ブルクヘルツリ Burghölzli」（通称「ブリ Bli」）と呼ばれる大学病院（「クリニック」）の院長を兼任することになった．

グリージンガーの後継者には数多くの著名な精神医学者がいる．1869年から1872年までは，神経解剖学と生理学の先駆者であるベルンハルト・フォン・グッデン（Bernhard von Gudden: 1824-1886）が教授であった．彼は自分の担当患者であり精神を病んでいたバイエルンのルートヴィヒII世（King Ludwig II of Bavaria: 1845-1886）とともにミュンヘン郊外のシュタルンベルク湖において不審な死を遂げている．1873年から1874年までの短期間はグスタフ・フーゲニン（Gustav Huguenin: 1838-1907）が教授職にあり，1875年から1879年までは**エドゥアルト・ヒッツィヒ**（1838-1907）がそれを継いだ．1879年から1898年まで**アウグスト・フォレル**（1848-1931）が精神科教授であり，そして1898年から1927年まで**オイゲン・ブロイラー**（1857-1939）が教授となり，精神医学という学問分野の最高峰となる業績を残すことになった．1927年から1941年までブロイラーのあとをハンス・ヴォルフガング・マイヤー（Hans Wolfgang Maier: 1882-1945）が引き継ぎ，その後1942年から1969年までオイゲン・ブロイラーの息子マンフレート（Manfred Breurer: 1903-1994）が精神科教授となった．マンフレート・ブロイラーは，精神病理学の研究と統合失調症の内分泌的側面――1929年ボストンのスタンリー・コブ（Stanley Cobb: 1887-1968）のもとで研究生活を送っているときに脳神経外科医ハーヴェイ・クッシング（Harvey Cushing: 1869-1939）の下垂体腫瘍患者たちを目にして刺激を受けた——の研究で知られていた．マンフレート・ブロイラーの著作『内分泌精神医学 *Endokrinologische Psychiatrie*』は1954年に出版された．ブロイラーは統合失調症の長期経過についての著作でも知られ，その経過の多くは驚くほど前向きなものであることが明らかになった．『長期にわたる病者の個人史および家族史からみた統合失調症性精神障害 *Die schizophrenen Geistesstörungen im Lichte langjähriger Kranken- und Familiengeschichten*』（1972）（英訳は *The Schizophrenic Disorders: Long-term Patient and Family Studies*, 1978）である．ブロイラー以後，このクリニックはいくつかに分かれた．

フロイト，アンナ　FREUD, ANNA（1895-1982）　小児の精神分析の創始者の一人である彼女は，ウィーンで，**ジークムント・フロイト**の三女（6人の子どものうちの末子）として生まれた．ウィーンで教師の資格をとり，1918年から1921年の間に父親によって分析を受け，1923年ウィーン精神分析協会に加わって，精神分析学の理論家としての父の航跡を継いだ．彼女は，ベルクガッセ（Berggasse）19番地にある，一家の広々としたアパートにある父の診療所の隣に，私設の精神分析クリニックを開設し，小児の精神分析技法について広く執筆と講義をした．1923年，そのテーマで最初の論文を書いたが，それはウィーンの精神分析学協会への入門講義であった．彼女の全講演は1927年に『小児精神分析技法入門 *Einführung in die Technik der Kinderanalyse*』として出版された．精神分析学の歴史研究者であるエルケ・ミュールライトナー（Elke Mühlleitner）によれば，「1923年以降がんを患った父親のかわりに，彼女はさまざまな職務を引き継いだ．父の代理での学会への旅や，いろいろな折衝，そして父に代わってのさまざまな賞の受賞（それには1930年のゲーテ賞も含まれる）などであった」（『伝記辞典 *Biographisches Lexikon*』p. 101）．ヘレーネ・ドイッチュ（Helene Deutsch）が1935年に合衆国に移住したのち（「**女性研究者，精神医学における**」を参照），アンナ・フロイトは，協会の教育分析研究所の所長になった．彼女の主著『自我と防衛機制〔邦題〕*Das Ich und die Abwehrmechanismen*』は1936年に出版され，それは「自我心理学」の礎石の一つとなった．1938年のナチスによるオーストリア併合の後に，アンナは父とともにロンドンに避難し，そこで，ジェイムズ・ストレイチーと協力して，父親の全集の出版と翻訳の指揮を執った．

英国で彼女は，小児の精神分析における中心人物となり，まず1941年から45年の間に開設されたハムステッド（Hampstead）戦争育児院幼稚園で活動し，次いで1947年にはハムステッド小児治療コースセンターを，1952年にはその付属の診療所であるハムステッド・クリニックを設立し，亡くなるまでその指揮をした．1945年から，『小児精神分析学的研究 *Psychoanalytic Study of the Child*』誌の編集の助力をし，1965年には『小児期の正常と異常〔邦題〕*Normality and Pathology in Childhood*』

を出版した．アンナは，ウィーン生まれの小児精神分析家で，ロンドンに1926年に移り住み，彼女の到着を不快に思いながら眺めていた**メラニー・クライン**との確執でも知られている．

フロイト，ジークムント　FREUD, SIGMUND（1856–1939）　精神分析学の創始者であるジギスムント・シュロモ・フロイト（Sigismund Schlomo Freud）は，モラヴィアのフライブルクで，商人の息子として生まれた．4年後に一家はウィーンに移り，1873年にフロイトは医学の勉強をはじめ，1881年に修了した．卒業までに長い時間を要したのは，彼が基礎科学の研究，とくに生理学者であったエルンスト・ヴィルヘルム・フォン・ブリュッケ（Ernst Wilhelm von Brücke: 1819–1892）の研究に興味を抱くようになったからである．1882年から1885年の間，フロイトは，ウィーン総合病院のさまざまな科で卒後のトレーニングを行ない，1885年には私講師（Privatdozent）になった．1885年から1886年の冬，フロイトはパリにある**サルペトリエール病院**で，**ジャン＝マルタン・シャルコー**のもと，研究生として過ごした．

学問生活をつづけるのではなく，フロイトは1886年ウィーンで精神科医＝神経科医，つまり神経医（Nervenarzt）として個人開業をはじめた（彼は精神医学の専門トレーニングを受けたことがなかった）．しかし，彼の学問的関心は持続していた．1887年には，ベルリンで家庭医をしていたヴィルヘルム・フリース（Wilhelm Fliess: 1858–1928）との親交が開始され，その期間中にフロイトは精神分析学の基礎的な学説を苦労して作り上げた．1895年には，彼の共同研究者である，ウィーン出身の家庭医ヨーゼフ・ブロイアー（Josef Breuer: 1842–1925）とともに『ヒステリー研究 *Studien über Hysterie*』を刊行し，そこではブロイアーは症例「アンナ・O Anna O」（実名ベルタ・パッペンハイム Bertha Pappenheim: 1859–1936）の部分を寄稿し，フロイトは自分のいくつかの症例について記している．本書が端緒となって，フロイトの，患者の現在の問題の起源を遠い過去の出来事の中に探ることがはじまった．1896年には「神経症の遺伝と病因」についての論文がフランス語で出版され，そこではじめてフロイトは「精神分析学」という用語を使用し，翌年には，患者の述べる誘惑されたという記憶が実際にあった過去の出来事によるとする視点を放棄している．

精神分析学が学説として実際に進水したのは，1900年に出版されたフロイトの単著『夢判断 *Die Traumdeutung*』によってである．1902年には熱望した員外教授（außerordentlicher Professor）の職を得，したがって「教授先生 Herr Professor」と呼称される権利を獲得し，それ以降そう呼ぶことを要求した．同じく1902年にフロイトは，心理学水曜会を創設し，運動としての精神分析学のはじまりとなった．翌年には，**カール・ユング**（彼は短期間しか学派に留まらなかった）やカール・アブラハム（Karl Abraham: 1877–1925）のような支持者が助手として参画した．1908年には，水曜会グループはより公式的なウィーン精神分析協会になり，同時に，最初の精神分析学の国際学会がザルツブルクで開催され，それは1910年にニュルンベルクで開催された第2回，1911年のワイマールでの第3回に引き継がれた．数多くの分裂の最初のものは，1911年アルフレート・アドラー（Alfred Adler: 1870–1937）がウィーン精神分析協会から去ったことである．ユングのフロイトからの離反はその翌年に明らかになるだろう．1913年には，第4回の国際学会がミュンヘンで開催された．

第一次世界大戦ののち，精神分析学は国際的な運動として誰にも止められぬ勢いで成長した．精神分析の外来患者のクリニックはベルリンでは1920年に，ウィーンでは1922年に開設された．1938年3月のナチスのオーストリアへの進軍で，オーストリアにおける精神分析学は容赦のない終末を迎えた．その実践家は亡命を強いられたのである．その後まもなくフロイト一家もロンドンに逃れ，そこでハムステッドの郊外に一家は家を手に入れた．フロイトはその翌年，少なくとも（最初の手術を受けた）1923年以来彼を苦しめた上顎がんで死去した．彼の主治医であるマックス・シュール（Max Schur: 1897–1969）が，モルヒネを何回か注射することで彼の苦しみを終わらせた（フロイトの学説については「**フロイト派の…**」を参照．もちろん，精神分析学の独特な用語については五十音順で示しているが，以下を参照せよ．「**ナルシシズム**」「**パーソナリティ障害：フロイトと「肛門性格」**［1908年］」「**パラノイア：フロイトの…考え方）**」）．

フロイト派の強迫の解釈　FREUDIAN INTERPRETATIONS OF OBSESSION AND COMPULSION（1896年以後）　ヒステリーと並んで，強迫は，精神分析学が説明しようとした中心的な精神神経症（無意識的機制を有する諸症状）であった．

フロイトが最初にこの強迫神経症（Zwangsneurose）の概念について詳細に述べたのは．1896年の『神経学中央雑誌 *Neurologisches Zentralblatt*』に掲載された論文「防衛‐神経精神症再論 Weitere Bemerkungen über die Abwehr-Neuropsychosen」においてであった．フロイトは以下のように説明している「強迫神経症の本質は，…強迫表象とは，そのつど変形された，抑圧から繰り返し回帰してくる呵責であり，それはつねに幼少期において好んで行なわれた性的な行為と関係しているのである」と（邦訳『フロイト全集』3, p. 200；『標準版 *Standard Edition*』III, p. 169）．

1909年に，フロイトは，『精神分析学および精神病理学研究年報 *Jahrbuch für psychoanalytische und psychopathologische Forschungen*』に掲載された「強迫神経症の一症例に関する考察 Bemerkungen über einen Fall von Zwangsneurose」，しばしば「症例鼠男」として言及される論文において，この定義をいくぶん拡大した．フロイトはこう記している．「強迫というものは，このような疑惑感を克服するために，またこの疑惑感が裏づけるような耐えがたい自発性の抑制状態に打ち勝とうとして企てられる一つの試みである」（邦訳『フロイト著作集』9, p. 278；『標準版 *Standard Edition*』X, p. 243；『全集 *Gesammelte Werke*』VII, p. 459）．この症例で，フロイトは退行過程を強迫神経症の独特な特徴として考察したのである．

1926年の『制止，症状，不安 *Hemmung, Symptom und Angst*』においてフロイトは，望まれない感覚の侵入，とくに不安に対するさまざまな心的防衛機制を詳細に説明した．「おそらく強迫神経症では，正常者やヒステリー者の場合よりも，もっとはっきり去勢コンプレックスが防衛の動因となっていること，防衛される相手はエディプス・コンプレックスの勢力であることが分かろう」（邦訳『フロイト著作集』6, p. 339；『標準版 *Standard Edition*』XX, p. 114；『全集 *Gesammelte Werke*』XIV, p. 144）．フロイトは，強迫神経症の患者における抑圧機能は，ヒステリーの場合のような完全な健忘による抑圧ではなく，意識から有毒な感情を分離することである，と述べている．

オットー・フェニヘル（1945年）は，彼の教科書である『神経症の精神分析理論 *Psychoanalytic Theory of Neurosis*』（1945）において，強迫神経症に対する究極の精神分析的定式化を行なった．彼は，その「強迫性」の章を以下のようにはじめている．「すべての精神神経症において，自我のコントロールは比較的不十分になる．…強迫性〔障害〕の場合，［転換性障害とは異なり］自我が運動性を制御するという事実は変わらないが，自我はこの制御力を自由に行使する感覚がないのである．それがその力を使用せざるをえないのは，判断とは矛盾していても，より力をもった代理者のなじみのない命令によって行なうときである．それは，無理やり特定のものを行なったり，考えたり，あるいは排除したりしなければならず，そうしなければ恐ろしい脅威によって脅かされる感覚をもつからである」（p. 268）．

フロイト派の精神病と統合失調症の解釈　FREUDIAN INTERPRETATIONS OF PSYCHOSIS AND SCHIZOPHRENIA（1907年および以後）　フロイトの同僚の精神分析家カール・アブラハム（Karl Abraham: 1877-1925）は，チューリヒの**ブルクヘルツリ精神科クリニック**のブロイラーの病棟で助手としての期間を終えたばかりで，1907年，ベルリンで個人開業の精神科医として独立しようとしていたが，早発性痴呆における思春期の性の夢の精神分析的説明を試み，『神経学・精神医学中央雑誌 *Zentralblatt für Nervenheilkunde und Psychiatrie*』に発表した（彼は1908年にヒステリーと早発性痴呆の相違をめぐる第二の論文を書いている）．

フロイト自身の精神病への見解（1911年）　1911年，フロイトはリビドー理論の観点から精神病性疾患を説明する課題にはじめて向かった（「**パラノイア**」を参照）．法律家で政治家のダニエル・パウル・シュレーバー（Daniel Paul Schreber）（彼は1903年に自らの神経の病いについての本を書いた）の自伝を分析しながら，フロイトは，パラノイアと早発性痴呆（統合失調症）は異なった無意識のメカニズムをもつことを確定した（フロイトは，シュレーバーがパラノイアであり統合失調症ではないと考えた）．フロイトは，**エミール・クレペリン**の早発性痴呆の解釈も，**オイゲン・ブロイラー**によるその改訂版の解釈ももちろん受け容れた．しかし，フロイトはその両者が案出した用語が好きではなく，早発性痴呆をリビドーの外的世界からの退却という視点で説明した．彼は「パラフレニー」という用語を好んだ（『全集 *Gesammelte Werke*』VIII, p. 313）．フロイトの論文「自伝的に記述されたパラノイア（妄想性痴呆）の一症例に関する精神分析学的考察 Psychoanalytische Bemerkungen über einen autobiographisch beschriebenen Fall von Paranoia [Dementia paranoids]」は，1911年の『精神分析学および精神病理学研究年報 *Jahrbuch für psychoanalytische und psychopathologische Forschung*』に発表された．

精神病の精神分析学的解釈は，ウィーンの精神分析家パウル・フェダーン（Paul Federn: 1871–1950）の諸著作，とくに1933年の『国際精神分析学雑誌 *Internationale Zeitschricht für Psychoanalyse*』における「精神病分析 Psychosenanalyse」に要約された．それから北米では，精神病に向き合おうとするこうした分析的努力が，とりわけ新フロイト派の**ハリー・スタック・サリヴァン**によって継承された．

「境界性 border-line」精神病という精神分析概念（1924年）　ウィーン育ちで非医師の分析家ロベルト・ヴェルダー（Robert Wälder: 1900–1967）は，ウィーン精神分析協会に入会したときに「精神病のメカニズムと被影響可能性について Über den Mechanismen und Beeinflußungsmöglichkeiten der Psychosen」というタイトルの論文を提出した．この論文は『精神分析学雑誌 *Journal of Psycho-Analysis*』（1924）に，「精神病：そのメカニズムと影響への接近可能性 The Psychoses: Their Mechanisms and Accessibility to Influence」という英文で掲載された．ヴェルダーは，自分が「精神病への移行現象がとても容易に観察できる「境界性」性格において，それによって精神病が現れたりあるいは回避されたりする条件となる要因」（p. 260）を理解したいと述べている.*

* ヴェルダーの述べる「境界性 border-line」患者は，ニューヨークの精神分析家アドルフ・スターン（Adolph Stern: 1879–1958）がのちに1937年の論文で記載し，翌1938年の『季刊精神分析学 *Psychoanalytic Quarterly*』に掲載された「境界例 border line」患者とは必ずしも同一ではない（「**パーソナリティ障害：境界性パーソナリティ障害**［1938年］」参照）．この用語でスターンが示したのは，精神病でも精神神経症でもないが，精神分析がうまくいかないという共通の特徴をもつ患者であった．スターンによれば，こうした患者は，「ナルシシズム（自己愛）」や「根本的に深い不安定状態すなわち不安」を含む，11の特性を共通に有するものとされた（「**境界状態**」も参照）．

フロイト派の精神療法：技法　FREUDIAN PSYCHOTHERAPY: TECHNIQUE
（1893–1930年代）

ブロイアーとフロイトの「カタルシス法 cathartic method」（1893, 1895年）『神経学中央雑誌 *Neurologisches Centralblatt*』のための論文において，フロイトとヨーゼフ・ブロイアー（Josef Breuer: 1842–1925）は，ヒステリー症状をもつ一人の若い女性患者の症例を報告した．その症例はブロイアーが1880年代の初期から引きつづき回数催眠を行ない，その症状の原因となった心的条件を想起するよう導くことで，そのつどその症状を取り除くように説得し，「カタルシス」を獲得した症例であった．

この二人の著者は1893年の「暫定報告」の中でこう記した.「被害者の外傷に対する反応は，そもそもそれが復讐のように十分な反応である場合にのみ，完全な「カタルシス的」作用をもつ．しかし，人は言語のうちに行為の代替物を見出すこともあり，その助けを借りて，行為がなされるのと同様に情動は「浄化反応」されうるのである」(邦訳『フロイト全集』2，p. 12；ペンギン版Penguin edition p. 59)．1895年，ブロイアーとフロイトは『ヒステリー研究 *Studien über Hysterie*』を上梓し，その分担執筆部分でブロイアーは，この症例を，「アンナ・O」という仮名の患者として，さらに詳細に報告した（英国の精神科医で精神分析家であった**アーネスト・ジョーンズ**はのちに，フロイトの伝記の中で，その症例の本名がベルタ・パッペンハイム（Bertha Pappenheim: 1859-1936）であることを明かしている）．

フロイトは，彼自身の臨床において，催眠下ないし催眠抜きでこのカタルシス療法を用いはじめ，その後しだいに埋もれた記憶を明らかにする自由連想へと移行していった．『ヒステリー研究』の結論部分で，フロイトはこう記している．「私はしばしば自分のうちで，カタルシス精神療法を外科手術になぞらえて，自分の治療を，精神療法的手術と呼んできた．そして膿で満たされた腔の切開や，カリエスとなった個所の掻爬等との類似性を追究してきたのである」(邦訳『フロイト全集』2，pp. 389-390，p. 392)．しかし，ブロイアーの報告した症例アンナ・Oの細部がすべて歴史的に正確であるとは言えないということが判明し，関心をもった読者の中には彼女の本当の物語を再検討したいと思う者もいた．そこで，ドイツの医学史家アルブレヒト・ヒルシュミュラー（Albrecht Hirschmüller）は，この症例がブロイアーの治療ののちに結果的に入院することになった，スイスのクロイツリンゲン（Kreuzlingen）にあるサナトリウム「ベルヴュー城館 Schloß Bellevue」の診療記録を探し出したのであった（1978年に出版されたヨーゼフ・ブロイアーの伝記『ヨーゼフ・ブロイアーの生涯と業績 *The Life and Work of Josef Breuer*』を参照）．

フロイトの精神分析的方法（1904年以後）（「**イド**」も参照）　フロイトの技法はカタルシス療法の時代（1890年代初期）から着実に進化を遂げ，さまざまな症例研究から蓄積されたのであろう，1904年頃になってはじめて彼は精神分析の技法を説明するようになった．ミュンヘンの精神科医レオポルト・レーヴェンフェルト（Leopold Löwenfeld: 1847-1924）が編集した，『心的強迫現象 *Psychische Zwangserscheinungen*』についての巻に収められた論文で，フロイトは，患者をソファに快適な状態で横臥させ，その患者の背後の椅子に彼が座ることを説明しながら，「フロイトの精神分析法 die Freudsche Psychoanalytische Methode」と呼ぶものを展開している．彼自身を三人称で語りながら，フロイトは以下のようにつづけている．「彼は，患者に病歴をくわしく話して下さいと要求する代わりに，むしろ病歴を話している間に頭をかすめて浮び上がってくる考えは何でも，たとえそれが，重要でないとか今の問題とは関係がないとか無意味だとか思えても，そのすべてを話すように厳命したのである．とくに強調したのは，それを話すことが恥ずかしいとか苦痛だとかいう理由でその考えや思いつきを話すことを止めてはならない，という点である」．分析者はこうして，話から除外されているもの，つまり抵抗という行為において抑圧されたままのものを理解する．抵抗の重要性はこうして解釈（Deutung）されねばならず，その詳細はいまだ明らかにできないものであるとフロイトは述べている（邦訳『フロイト著作集』9, p. 9；『全集 *Gesammelte Werke*』V, pp. 5–7）．

精神分析史家ルーベン・ファイン（Reuben Fine）によれば，フロイトの精神分析の技法は4つの段階を経て発展した．(1) 無意識を意識的なものにする（1886–1905），(2) 転移と抵抗を徹底操作する（1905–1914），(3) 自我やイドの視点から，心という構築物を測り知る（1915–1923），(4) 自我機能の適切な設定を生み出すものとしての分析の機能（1923–1939）である（ファイン Fine『精神分析学の歴史 *History of Psychoanalysis*』p. 499 参照）．

シュテーケルの「短期」精神分析技法（1919 年*）　ウィーンの精神分析家であり異端者であったヴィルヘルム・シュテーケル（Wilhelm Stekel: 1868–1940）の一つの革新的な発想は——それについて公式の精神分析運動はほぼ沈黙を貫いているが——精神分析的治療を3～4カ月のうちに成功裏に終了するというシュテーケルの考え方である．彼がこの見解を部分的に示したのは，1919 年の『今日の治療 *Therapie der Gegenwart*』誌掲載の論文においてであり，そこで彼は「不安神経症は良好な予後を示し，4～6 週間で治癒可能である」(p. 339) と述べた．それから技法についての彼の 1938 年の著作（『分析的精神療法の技法 *Technik der analytischen Psychotherapie*』）で，シュテーケルは，その主題をより詳細に再論した．「何年も前に私は，短期間（2～3 カ月）で目覚ましい結果を獲得できる事実について注意を喚起した．私のもとに海外から受診し，6～8 週間以上ウィーンに滞在できない患者が，その訴えから自由になり，個人的にも社会的にも再び健康を取り戻した．その反対の例として，1 年から（なんと！）5 年もの間，毎日分析を受けつづけて毫も改善しない多くの興味深い外国人を，私は知っている」．短期的で介入的な自分の技法を「能動的技法 active method」と称し，彼は，（古典的精神分析では禁忌になっているところだが）患者に質問する中で分析者は自分の直感に従わなければならないと述べた．というのも，「患者は行為者であり，彼は，彼自身とわれわれの双方に向けて役割を演じ，われわれをだませていると信じる．もちろんフロイトは無意識の存在を信じている．しかし私は無意識があるとはもはや思わない．30 年の臨床経験がその逆のことを私に証明したのである」(pp. 7–9；感嘆符は原著)．

* 短期精神療法 (brief psychotherapy) のはじまりは，多くの場合，精神分析家であるオットー・ランク（Otto Rank: 1884–1939）とシャーンドル・フェレンツィ（Sándor Ferenczi）（下記）に結びつけて考えられている．彼らはその 1924 年の著作『精神分析学の発展目的 *Entwicklungsziele der Psychoanalyse*』において，もし分析家がその患者のパーソナリティ構造のまさに明らかになる最終局面というゴールを断念するならば，精神分析は短い期間のものになりうる，と論じた．「その人独自の異常性のあらゆる細部について理論的に明らかにされるまでは，完全に精神分析が行なわれたとは言えない，と考えるのは致命的な間違いである」(p. 50)．だが，シュテーケルは明らかに彼らより先行していた．

フェレンツィの「能動的」精神分析技法（1920 年以後）　1920 年にハーグで開催さ

れた第6回国際精神分析学会の講演において，ハンガリー出身で，精神分析学をハンガリーにもたらし，フロイトに最も近い協力者であったブダペストの家庭医で精神分析家のシャーンドル・フェレンツィ（Sándor Ferenczi: 1873–1933）は，「能動的精神療法 active therapy」について説明した．それは彼が「さらに」詳細に説明した技法で，それによってまずそれを思いついたのはフロイトであることをほのめかすことになった．しかし，フロイトの「受動的」技法と対比して，フェレンツィの「能動的」方法は，患者にあらゆる種類の相互行為を与えることになる．フェレンツィはこう述べている．「私はすぐに一人の患者に彼女のそれまで快楽につながった特定の行為（生殖器の自慰的な刺激…）を断念するような課題を与える機会をもった．その結果，新たな記憶に接近できるようになり，分析の進展が目に見えて加速されたのである」（フェレンツィ Ferenczi『さらなる提案 *Further Contributions*』英訳版，1927, p. 201）．実際，フェレンツィは患者に対して十分に機敏に，いくつもの指示――のちに「暗示 suggestions」と呼んだ――や禁止を与え，中には患者にキスをしてまで，その否定的な感情を治療者に向けて発散するように促した．フェレンツィの若き同僚であるシャーンドル・ローランド（Sándor Lorand: 1893–1987）の言葉によれば，その意図は，「患者に対して，緊張力を増強しそれによる無意識的素材の動員を期待して，自由連想に加え，特定のやり方で行動ないしふるまうことを要求するものである」．フェレンツィの見解によれば，非常に手におえない患者の中には，外傷（トラウマ）が生じる以前の心的な状態との接触を回復するために「愛」を必要とする者がいる，ということであった（ローランド Lorand 著，アレグザンダー Alexander 編『精神分析学のパイオニア *Psychoanalytic Pioneers*』pp. 20, 23）．

コフートの「自己心理学 self psychology」（1971年）　ハインツ・コフートの自己心理学は，フロイト派の古典的精神分析が分裂してできた3つの流れのうちの一つで（他の二つは，自我心理学と対象関係論であり，前者は古典的な伝統と連続性のあるものであり，後者は英国と関連づけられるものである），競合する陣営には議論好きな歴史的主導者である**メラニー・クライン**，**アンナ・フロイト**，そしてドナルド・ウッズ・ウィニコット（Donald Woods “D. W.” Winnicott: 1897–1971）がいた．自己心理学は，コフートの著作『自己の分析〔邦題〕*The Analysis of the Self*』（1971）の刊行後の1970年代と80年代のアメリカで大きな衝撃を与えるものであった．

ハインツ・コフート（Heinz Kohut: 1913–1981）は，1941年にオーストリアを逃れて合衆国に渡ったウィーン生まれの医師で（シカゴで神経学のレジデントとしての医学のキャリアを再開したが），古典的精神分析は患者がますます求めているような種類の援助としては役立っていないと考えていた．アメリカの患者は，古典的な精神神経症の症状の軽減を求めるというより，人間関係で問題を抱えたり，自分は意味がないという経験をしたりしていた．コフートは，この新たなパターンの訴えにフロイトの用語である「自己愛（ナルシシズム）」というレッテルを貼り（「**ナルシシズム**」「**パーソナリティ障害：*DSM-III***［1980年］」参照），患者の「自己」を満たすような共感的な精神療法を推奨した．コフートは，これら自己愛的パーソナリティについて，先の『自己の分析』の中でこう書いている.「安定した自己愛的転移の一つが自発的に確立していること［**転移**は深い精神療法が生じるのを可能にする］は，一方では，これらの患者を精神病的ないしは境界例の事例と区別し，他方では，通常の転移神経症の事例と区別する，最も信頼のおける最良の鑑別診断上の徴候である」(p. 4). 症状についていえば，コフートはこう述べている,「患者はほのかに経験された，侵入的な空虚感や抑うつ感を言葉で表すようになるだろう. …患者は分析者に以下のことを分からせるように試みるであろう…彼が十分に現実的(リアル)ではなく，あるいは少なくとも彼の感情はぼんやりしていること. そしてこう付け加えるかもしれない，仕事をしているが何も面白味もなく，自分には独創性がないように思えるので，決まり事をすることで自分を納得させている」(p. 16). 1970年代後半のアメリカ都市部においてこうした種類の訴えを扱うことが，コフートに大量の追従者をもたらすことになった.

シフニオスの「短期精神療法 short-term psychotherapy」（1972年） 1954年から1968年の間，マサチューセッツ総合病院の精神科クリニックの所長だったピーター・E・シフニオス（Peter E. Sifneos: 1920-）は，疑問を投げかけることによって，不安を静めるのではなく，刺激するという原理をもとにした短期精神療法の技法を発展させた. その著書『短期精神療法と情動的危機 *Short-Term Psychotherapy and Emotional Crisis*』（1972）において，シフニオスは，自らの技法を，長期の精神分析的精神療法と「理論的に類似」してはいるが，患者の中心的な情動的問題を解決することに焦点を当てたものだと述べている. 危機介入の段階（phase）は二カ月まで続き,「短期の不安誘発 anxiety provoking」第二段階は12カ月間まで続く. シフニオスはこう付け加えている,「精神分析とは，もちろん，長い期間をかけた不安刺激の精神療法である」(p. 71).

フロイト派のヒステリー学説 FREUDIAN DOCTRINE OF HYSTERIA（1892年および以後）

「ヒステリー」という語は，生涯を通してフロイトにつながりをもつものであった. フロイトにとって，それはつねに心理的原因〔因果関係〕をもつ身体的な症状を意味したが，そのメカニズムについての彼の概念は，年を経るごとに大きく変化した.『催眠・暗示療法雑誌 *Zeitschrift für Hypnotismus, Suggestionstherapie*』（vol. 1, 1892-1893）に掲載された彼の最初期の論文の一つ,「催眠による治癒の一症例 Ein Fall von hypnotischer Heilung」において，彼はヒステリーを「意識の解離」を伴うものであると述べている.

フロイトは「転換性障害」をヒステリーの特殊な形式のものであると考えた. 1894年の「防衛 - 神経精神症」をめぐる論考で，フロイトはこう説明している. 恐怖症や強迫症とは対比的に，ヒステリーにおいては，その興奮性の総量を身体的症状に変形することで，過去の出来事の耐えられない記憶は精神の中で解毒される.「その過程について私は「転換 Konversion」という用語の使用を提案したいと思う」（「**転換性」障害が導入される**を参照）（『神経学中央雑誌 *Neurologisches Zentralblatt*』に掲載された「防衛 - 神経精神症 Die Abwehr-Neuropsychosen」論文）（『全集 *Gesammelte Werke*』I, p. 63）.

次に 1895 年には，ウィーンの家庭医であったヨーゼフ・ブロイアー（1842-1925）との共著『ヒステリー研究 *Studien über Hysterie*』において，フロイトは，「外傷性ヒステリー」はずっと昔の外傷的出来事が原因であり，カタルシス療法で治療可能であると論じた．フロイトが「転換症状」という語の意味を詳しく述べたのはこの著書においてであった．「[侵入する過去の記憶に対する] ヒステリー的性質をもった防衛は，…焦燥を身体的な神経刺激に転換することにあり，その特典は耐え難い考えが意識から抑圧されることにある」（『全集 *Gesammelte Werke*』I, p. 181）.

1905 年には，『精神医学・神経学月報 *Monatsschrift für Psychiatrie und Neurologie*』に掲載された「あるヒステリー患者の分析の断片 Bruchstück einer Hysterie-Analyse」の中で，フロイトは，ヒステリーがその患者の基底にある性生活と密接に結びついている症例研究を呈示した．「その精神病理は，率直に言えば，患者の性生活である」（『全集 *Gesammelte Werke*』V, p. 278）．フロイトはこのようにも述べている．セクシュアリティは，元来，ひとりでに，生物学的構成要素を有しているのである，と．

そして最終的に 1926 年の，彼の最も理論的に生産的な年月の最後の頃に本として出版された『制止，症状，不安 *Hemmung, Symptom und Angst*』の中で，フロイトは，ヒステリーを，「エディプス・コンプレックスのリビドー的要請に対する必要な防衛」（『全集 *Gesammelte Werke*』XIV, p. 146）と呼んだ．こうしてヒステリーは，不安とコーピングするための精神内的機制になり，それにつづく精神分析の著作において，転換症状を不安を拘束する一つの方法と「理解する」ことになった．

ブロイラー，オイゲン　BLEULER, EUGEN（1857-1939）　統合失調症の心理学への関心と統合失調症（Schizophrenie）という用語の提唱で知られるブロイラーは，チューリヒ近郊にあるツォリコーン（Zollikon）の農家に生まれた．医学部生として学ぶうちに精神科医になることを決意し，1881 年に医師国家試験に合格してベルン大学ヴァルダウ（Waldau）精神科クリニックの助手となった．その後，ロンドンで，またパリの**ジャン＝マルタン・シャルコー**のもとで，さらにミュンヘンのベルンハルト・フォン・グッデン（Bernhard von Gudden: 1824-1886）のもとで国外研鑽を積んでから，**ブルクヘルツリ精神科クリニック**で**アウグスト・フォレル**の助手になった．1886 年に 29 歳でライナウ（Rheinau）州立長期療養精神病院院長となり，その後 1898 年にはチューリヒ大学精神科正教授に就任し，1927 年に退官して名誉教授となった．精神分析学に一時興味をもったことやフロイトとの親交に加えて，1906 年の情動性についての著作（『情動性，被暗示性，パラノイア *Affektivität, Suggestibilität, Paranoia*』）や 1908 年と 1911 年の統合失調症についての入念な臨床研究等によってもブロイラーは知られている（「**統合失調症：概念の出現：ブロイラー**［1908，1911

年]」を参照）．彼は1910年に自閉（Autismus）という用語を新たに造った．ブロイラーのそのほかの主要な貢献としては『精神医学教科書 *Lehrbuch der Psychiatrie*』（1916）があり，これはヨーロッパにおいて広く用いられることになった．

現在という視点から見ると，ブロイラーは統合失調症研究における重点をその経過や転帰から症状の横断像へと移行し，その疾患概念を本質的に拡大してその予後をより多様なものとしたといえる．

プロザック（フルオキセチン） **PROZAC (fluoxetine)** →「**選択的セロトニン再取り込み阻害薬**（SSRIs）」を参照

へ

ベスレム病院／「ベドラム」 BETHLEM HOSPITAL/"BEDLAM"（1247年以後）　1724年にノリッジ精神病院（Norwich asylum），そして1751年にロンドンに聖ルカ（St. Luke's）病院が設立されるまでは，ベスレム病院がイギリスで唯一の精神病院であった．同院はそれゆえ，リチャード・ハンター（Richard Hunter）とアイダ・マカルパイン（Ida Macalpine）が述べるように「イギリス諸島における精神病者の歴史で独特な位置を占めている」（『精神医学の300年 *Three Hundred Years of Psychiatry*』p. 306）．1247年，ロンドンのビショップスゲート管区にベスレムの聖マリア病院（Hospital of St. Mary of Bethlem）として設立されたこの病院は，当初聖地パレスチナへの十字軍の基地としての役を果たした．それが貧困者宿泊所および精神病者収容施設の役割を担うようになったのは，のちになってからのことである．1547年にロンドン市はその管理・監督権を得てそれを役所の指導下に置いた．それから一世紀余りのちの1676年に同院はモアフィールズ（Moorfields）管区に新施設を開設した．

16世紀半ばまでに，ベスレム病院は精神病者のための専門病院としての十分な役割を果たすまでになり，その名が訛った「ベドラム Bedlam」は狂気を表す一般用語になった．近年のイギリスの精神医学史家が指摘しているように，ベスレムでの虐待と放置に関する噂話には大幅な誇張が含まれている．

1815年同院は，今度はサウスウォーク管区のセント・ジョージズフィールズ（St. George's Fields）に再び移転し，1930年にケント郊外モンクスオーチャード（Monk's Orchard）へ再移転するまでその地にあった（その移転後にサウスウォークの建物は両翼の居住部分を除いて帝国戦争博物館 Imperial War Museum となった）．1850年代，初の非常駐の監督者ウィリアム・チャールズ・フッド卿（Sir William Charles Hood: 1824-1870; 在職 1852-1862）のとき，同院は貧困者と精神病者の避難所から個人負担の患者向けの精神病院へと姿を変えた．1823年以降，スコットランド生まれの精神科医アレグザンダー・モリソン（Alexander Morison: 1779-1866）がそこで講義をはじめ，ベスレムは医学生と卒後医師（レジデント）の教育にいささかの役割を担うようになった．しかし実際にはベスレムはロンドン大学へ統合されることなく，1944年に始まった卒後教育大改革後は教育課程から外されて，**モーズレー病院**にその役割を譲った．このような格下げによって威信が失墜し，その結果1948年にベスレムとモーズレーは合併することになり，数世紀に及んだベスレムの特殊な位置づけには終止符が打たれた．

イギリス精神医学史上注目に値する人物のうち何人かがベスレムに関わっている．中でもジェイムズ・モンロー（James Monro: 1680–1752）にはじまり 1728 年から 4 世代にわたり医療監督官の地位にあってベスレムを統轄したモンロー「医師」一族が特筆される．ジョン・モンロー（John Monro: 1715–1791）は 1751 年から 1791 年まで在職し，**ウィリアム・バティー**との大々的な公開論争で記憶されている．トマス・モンロー（Thomas Monro: 1759–1833）は 1787 年から 1816 年まで在職し，ウィリアム・ノリス（William Norris: 1760?–1815）という名の患者を長期にわたって鎖でつないだという醜聞のためにその職を追われた．そしてエドワード・トマス・モンロー（Edward Thomas Monro: 1790–1856）は 1816 年から 1855 年まで在職し，この「医師」一族の最後の人物であったが，なんらかの不名誉な理由で辞職している．同院の「薬剤師 apothecary」や医員からはジョン・ハスラム（John Haslam: 1764–1844）の名が挙げられる．彼は『狂気とメランコリーに関する観察 *Observations on Madness and Melancholy*』（1809）――その詳細な症例集は精神医学における最初の症例報告の一つに数えられる*――の著者であり，1795 年から 1816 年まで在職した（精神医学に携わった最後のモンロー一族はヘンリー・モンロー（Henry Monro: 1817–1891）であるが，ベスレムには関わりがなく，むしろ生物学的理論の初期の論者で聖ルカ St. Luke's 病院の医師でもあった）．

* 『狂気に関する観察 *Observations on Insanity*』と題された初版は 1798 年に刊行されたが，第 2 版は大幅に改訂されて新たな本となった．

ベルガー，ハンス　BERGER, HANS（1873–1941）　脳波（EEG）の発案者であるベルガーは，南ドイツのコーブルク（Coburg）に地域病院の主任医師を父として生まれた．1897 年に彼はイエナ大学で医師国家試験を受けた．イエナ大学は彼が最後に学んだ医学校であり，卒業後も彼はそこに留まった．1901 年に教授資格を取得し，1919 年にはオットー・ビンスワンガー（Otto Binswanger: 1852–1929）の後任として精神医学教授となっていた．1938 年に退職してバート・ブランケンブルク（Bad Blankenburg）の小さな療養所に転じ，1941 年にうつ病が増悪して自殺した．ベルガーの望みは脳の「心的エネルギー」の活動を単線検流計で測定することにあったが，その発想は同僚の嘲笑を買うことになった．だが実際に彼は，脳の活動において生起する電気的変化を頭蓋骨を傷つけずに記録することに成功した．ベルガーによる脳波の古典的な記述である「ヒトの脳波について Über das Elektroenkephalogramm des Menschen」は 1929 年の『精神医学・神経疾患アルヒーフ *Archiv für Psychiatrie und Nervenkrankheiten*』誌に登場し，それにつづけて彼は脳波の解釈や測定法についての論文を多数発表した．1931 年の同雑誌上の「第三報」では，薬物により惹起される脳波上の変化について記載し，薬物－脳波（pharmaco-EEG）の基礎を築いた．彼の門下であったクルト・コレ（Kurt Kolle: 1898–1975）は，世界で最も著名な 3 人のドイツ精神医学者として，**エミール・クレペリン**や**エルンスト・クレッチマー**についでベルガーの名を挙げている．脳波は，生物学的志向の強いベルガーが目標とした精神を「客観化する」ことの第一過程に相当した．ベルガーは事実上，脳の電気的活動を計測した最初の人物であった．

変質 DEGENERATION

→「**精神遺伝学：変質学説**（1857年）」を参照

ベンゾジアゼピン，抗不安薬のクラス BENZODIAZEPINES, A CLASS OF ANTIANXIETY DRUGS（1960年以後）

1950年代半ばにおける**クロルプロマジン**のような薬剤の成功に刺激されて，ホフマン・ラ・ロシュ社のニュージャージー州ナトリー（Nutley）支社は，化学者レオ・スターンバック（Leo Sternbach: 1908-）に更なる革新的な化合物の研究を指揮するように依頼した．スターンバックは当時オーストリア領であったイストラ半島のアバツィア（Abbazia）で生まれ，第二次世界大戦開戦までバーゼルのロシュ社に勤務していたが，同社は彼を含むユダヤ人科学者たちを安全のためにアメリカ支社へ送った．ナトリーで有機化学のグループリーダーとなった彼は，1955年にベンゾジアゼピンと呼ばれる化学物質クラスを創り出した．その最初の化合物であるクロルジアゼポキシド（ジアゼピン環の1および4位が窒素原子である，いわゆる1，4-ベンゾ）が1959年に特許を取得し，1960年にリブリウム（Librium）として発売された．「ベンゾ」あるいは「BZD」が薬剤クラスとして非常に成功したのは，それらが不安，混合性不安抑うつやその他の状態に有効な作用をもつと同時に比較的安全だからであった．のちにそれらの依存性が非難されたが，他の関連するクラスの向精神薬と比較してどれほど依存性があるかははっきりしていないままである．

1963年，ロシュ社はベンゾジアゼピン：ヴァリウム（Valium）（ジェネリック名はジアゼパム diazepam）の発売に乗り出した．1960年代後半までに同剤は当時の薬剤史上で最大の成功を収めた薬剤と言われるようになった．ジアゼパムは最終的に世界中でおよそ87の異なった商品名で発売され，ローリング・ストーンズのミック・ジャガー（Mick Jagger）はある曲中でそれを「お母さんの小さなお手伝いさん mother's little helper」に喩えた．1971年までにはリブリウムとヴァリウムがロシュ社のアメリカでの売上2億8000万ドルのうち2億ドルを占め，『フォーチュン *Fortune*』誌はその二剤を「処方薬の歴史で最大の商業的成功」と評した．1977年までに，年間約8000トンのベンゾジアゼピンがアメリカでは消費されるようになった．

これら以外の好評であったベンゾジアゼピンを以下に特許取得年順（カッコ内はアメリカでの発売開始年）に挙げる．

- 1963年　フルラゼパム flurazepam（1970年にロシュ社がダルメーン Dalmane として発売）

・1963年　ロラゼパム lorazepam（1977年にワイス社がアチバン Ativan として発売）
・1963年　フルニトラゼパム flunitrazepam（1976年にロシュ社がイタリアでロイプノール Roipnol として発売．アメリカでは未承認）
・1964年　クロナゼパム clonazepam（1975年にロシュ社がクロノピン Clonopin として発売）
・1965年　テマゼパム temazepam（1981年にサンド社がレストリール Restoril として発売）
・1965年　オキサゼパム oxazepam（1965年にワイス社がセラックス Serax として発売）
・1970年　トリアゾラム triazolam（1982年にアップジョン社がハルシオン Halcion として発売）
・1970年　アルプラゾラム alprazolam（1981年にアップジョン社がザナックス Xanax として発売）

1977年4月，デンマークのセーボリ（Soeborg）にある A/S フェロザン研究所の科学者リチャード・F・スクワイアーズ（Richard F. Squires: 1933–）とその助手でありフェロザンでワークスタディ（労働学習課程）中の博士課程の院生クラウス・ブレストロプ（Claus Braestrup: 1945–）は，ジアゼパムの脳神経細胞膜上の単一結合部位（受容体）の存在についてのエビデンスを得たことを『ネイチャー *Nature*』誌に発表した．ベンゾジアゼピン受容体のこの最初の発見は，同年11月にバーゼルのロシュ社の生化学者でその近くのフライブルク大学講師でもあったハンス・メーラー（Hanns Möhler: 1940–）と日本の鎌倉市にある日本ロシュ研究所の薬理学者岡田敏一による同様な知見で支持された（『サイエンス *Science*』掲載の彼らによる報告を参照）．ベンゾジアゼピンの特定作用部位を同定することは，これらの薬剤の作用メカニズムを説明するために役立った．

1990年代までに，世界市場には100以上の異なるベンゾジアゼピンが存在していた．今にしてみれば，ベンゾジアゼピン系は精神薬理学史上最も安全で最も効果的な薬剤クラスの一つと言える．ベンゾジアゼピンの登場によって，睡眠薬および鎮静薬の領域では**バルビツール剤**は実質的に選択の対象から外されることになった．

ホ

砲弾ショック　SHELL SHOCK　→「外傷後ストレス障害（PTSD）」を参照

ボウルビー，ジョン　BOWLBY, JOHN（1907-1990）　母子の結びつきについての「愛着理論 attachment theory」で知られるボウルビーは，貴族である医師一族――父のアンソニー・ボウルビー卿は王立外科医師会会長であった――に生まれ，ケンブリッジ大学時代（1925-1928）に精神分析学へ関心をもつようになった．卒業後，情緒的不適応を示す小児のための学校に勤務しているときにはじめて〔母子間の〕分離の重要性に気づいた．1929 年から 1933 年までロンドン大学医学部で医学を専攻してから，1933 年から 1936 年まで**モーズレー病院**で精神医学を研修中にイギリス精神分析協会の修練生としてジョーン・リヴィエール（Joan Riviere: 1883-1962）に教育分析を受け，**メラニー・クライン**からスーパーヴァイズを受けた．1936 年にロンドン小児支援クリニック（London Child Guidance Clinic）のスタッフとなり，人生早期の体験と成人期における神経症の形成との関係についての研究に着手した．この主題についての最初の論文は 1940 年の『国際精神分析学雑誌 *International Journal of Psychoanalysis*』に登場した．第二次世界大戦後の 1946 年にタヴィストック・クリニックの児童部門部長となり，没するまでその職にあった．

『愛着と喪失〔邦題：母子関係の理論〕*Attachment and Loss*』についての三部作においてボウルビーは，神経症は無意識の空想よりもむしろ愛着や依存を伴う母子間の現実体験に起因すると主張することによって，古典的な精神分析理論の見直しを行なっている．彼によれば，幼児と母親の間の結びつきはただ単に食欲や性欲といった原始的な欲求に由来するだけではなく，捕食動物から子を保護するという進化上の機能も担っているのであり，それは霊長類における実験でも観察される．三部作の第 I 巻では『愛着行動〔邦題〕*Attachment*』（1969）が論じられ，第 II 巻では『分離：不安と怒り〔邦題：分離不安〕*Seperation: Anxiety and Anger*』（1973）が探求され，第 III 巻は『喪失：悲哀と抑うつ〔邦題：対象喪失〕*Loss: Sadness and Depression*』（1980）に充てられた．これらは発達心理学における古典的著作となり，「母子の結びつき」や子どもの遊び部屋における母親（あるいはそれに類したケアする者）の重要性についての多くの研究に影響を与えた．

ホッヘ，アルフレート・エーリヒ　HOCHE, ALFRED ERICH（1865-1943）

〔訳注：著者は「ホッカ」と発音するように記しているが，日本でこれまで使用されてきた名称のまま「ホッヘ」と記すことにする〕**エミール・クレペリン**の強固な反対勢力の一人であるホッへは，ザクセン州のヴィルデンハイン（Wildenhein）に生まれ，ベルリンとハイデルベルクで医学を学び，1888年に資格取得試験に合格した．**ハイデルベルク**の外来患者クリニックの助手医師になったが，のちに，カール・フュルストナー（Carl Fürstner: 1848-1906）のもとの精神科クリニックに移った．1902年には，ドイツ西南部にあるフライブルク大学で精神科の正教授となり，1934年にナチスによる占拠の際に辞職するまでそこに留まった．ホッヘは，1920年に，法学者のカール・ビンディング（Karl Binding: 1841-1920）と共著で，重い精神遅滞をもって誕生した子には安楽死が望ましいことを記した小冊子『価値のない生命の安楽死の解放 *Die Freigabe der Vernichtung lebensunwerten Lebens*』を書いたことでひどく非難を浴びてきた（のちのナチスの安楽死に学問的正当性を与えることになった）．そのフレーズを鋳造する際の彼の判断についてはさまざまな議論はあろうが，ホッヘ自身は安楽死を組織的に推進しなかった．彼はナチスを嫌い，1943年にバーデン＝バーデン（Baden-Baden）で自殺を遂げた．彼の目を見張る業績は，クレペリンによる，早発性痴呆のような大疾患の構築と対比的な，「症状複合 Symptomenkomplex 学説」，つまり症候群研究（Syndromlehre）であった（「**躁うつ病**［1899年］」「**統合失調症：概念の出現：統合失調症**［1893年］」を参照）．彼は，症状の特定のパターンは症候群に繰り返し再現されるかもしれないが，それらは確固たる疾患を示すことはなく，また，明らかにいかなる脳の生物学の基本的パターンとも合致しない，と信じていた．

マ

マイネルト，テオドール　MEYNERT, THEODOR（1833-1892）　マイネルトは中枢神経系の構造と機能を科学的に基礎づけたことで記憶されている．彼はドイツのドレスデンで生まれた．父は作家・歴史家で，母は宮廷歌劇場の歌手だった．1841年，家族は**ウィーン**に移り，そこでマイネルトは医学を学んだ．ウィーンの偉大な病理学者カール・フォン・ロキタンスキー（Karl von Rokitansky: 1804-1878）のもとで，1865年に神経解剖学の私講師の資格を得た．同年，彼はウィーンのニーダーエスターライヒ（Niederösterreich）精神病院のスタッフ精神科医にもなり，病理部門の担当となった．外国の精神病院をいくつか訪ねたのち，1868年にマイネルトは精神科講師となり，二年後の1870年にウィーン精神病院のクリニックの精神科教授となった（1872年になってはじめて彼は大学から精神科教授の肩書きを得た）．興味深いことに，彼は神経解剖学の専門的教育を受けたのみで精神科の教授となった．

個人的な対立のため，1875年にはマイネルトのためにわざわざウィーン大学に第二精神科教授のポストがつくられた．これは（ウィーン精神病院の教授と別に）総合病院の教授だった．マイネルトは新しい教授職に移り，亡くなるまでその地位にあった（これらの動きの学問的政治的な背景については「**ウィーン**」も参照）．

マイネルトの弟子には当時の最も優れた精神科医が何人かいた．カール・ウェルニッケ（Carl Wernicke: 1848-1905）（「**ウェルニッケ - クライスト - レオンハルト学派**」を参照），**オーギュスト・フォレル**（1848-1931），アルノルト・ピック（Arnold Pick: 1851-1924,「**認知症：「ピック」病**［1892年]」を参照），ウィーン市精神病院「アム・シュタインホーフ Am Steinhof」の病院長を永年勤めたヨーゼフ・ベルツェ（Josef Berze: 1866-1958）等である．**ジークムント・フロイト**もマイネルトのもとで一時学んだことがある．ただし，精神医学史家アルブレヒト・ヒルシュミュラー（Albrecht Hirschmüller）が指摘するように，彼はマイネルトの器質主義を非常に嫌っていた．

マイネルトは，神経解剖学に関する大著，1869年の『大脳皮質の構造およびその部位的差異 *Der Bau der Gross-Hirnrinde und seine örtlichen Verschiedenheiten*』および1884-1885年に出版されさまざまな言語に翻訳された『精神医学：構造，機能，生理学にもとづく前脳疾患の臨床 *Psychiatrie. Klinik der Erkrankungen des Vorderhirns, begründet auf dessen Bau, Leistungen und Ernährung*』によって記憶されている．精神分析を志向するウィーン人（およびのちの世代の精神分析家の歴史家）からかなり嘲笑されたが，マイネルトの脳生物学への関心には先見の明があったことが明らかになった．振り返ってみると，マイネルトは**クレペリン**や**フロイト**と並んで19世紀の偉大な精神科医の中に含まれる．

マイヤー，アドルフ　MEYER, ADOLF（1866–1950）　マイヤーはドイツ系スイス人で，合衆国に多くのヨーロッパの概念を紹介し，両大戦間のアメリカ精神医学の指導層への教育を助けた．

マイヤーはスイスのニーダーヴェーニンゲン（Niederweningen）でプロテスタントの牧師の家に生まれ，チューリヒ大学で1892年に医学の学位を取得し，直ちにアメリカに移民した．シカゴ大学の神経科でしばらく教えたのち，マイヤーは多くの精神病院に病理学者として勤めた．カンカキー（Kankakee）のイリノイ東精神病院（1893–1895年），マサチューセッツ州ウースター精神病院（1895–1902年），そしてニューヨーク州立病院病理学（のちに精神医学）研究所長．ニューヨーク市のコーネル大学医学校で1904年から1909年まで精神医学を教えたのち，1909年に当時アメリカで最も権威ある医学校であったジョンズ・ホプキンス大学の精神科教授となり，新しく開設されたヘンリー・フィプス精神科クリニック（Henry Phipps Psychiatric Clinic）の所長となった．この地位から彼が引退したのは1941年だった．

マイヤーはいくつかの理由で精神医学に影響を及ぼす役割を果たした．彼は合衆国の多くの優れた精神科医への教育を助けた．彼はロックフェラー財団の資金で，**オーブリー・ルイス**ら新進気鋭の英国の精神科医をポスドクとして呼び寄せた．1913年から1915年まで，デイヴィッド・K・ヘンダーソン（David K. Henderson: 1884–1965）がマイヤーの最初のチーフレジデントだった．ヘンダーソンはのちにエディンバラ大学精神科教授になった（マイヤーは，ロックフェラー財団の医科学プログラムの責任者をしていたアラン・グレッグ（Alan Gregg: 1890–1957）の親友であった．有望な海外のフェローがボルティモアに集まったのは，明らかにグレッグの要請によるものであった）．彼の「精神生物学的psychobiological」志向の一部として，マイヤーは患者全体に注意を払わなければいけないと説いた．彼は精神生物学を「エルガシオロジーergasiology」と呼び，「メレルガシアスmerergasias」や「カケルガシアスkakergasias」等の用語を含む彼自身の疾患分類を導き出した．クレペリンの体系に少し手を出したあと，マイヤーは患者の病いは，彼ら自身の個人的な問題に対する特有の「反応reactions」という観点で理解すべきだと主張した．マイヤーにとって，すべての精神医学的問題は反応あるいは失敗した適応パターンであった．そしてこの反応という言葉は***DSM-I***（1952）において再び表面に現れた．マイヤーはのちに精神分析に強い興味を示し，1911年にアメリカ精神分析協会の創設者の一人となった．

アメリカの初期の生物学的精神医学者レオ・アレグザンダー（Leo Alexander: 1905–1985）は，デューク大学にいた頃の1958年に皮肉めいた調子でこう語った．「私が思うに，アドルフ・マイヤーは，精神的病いmental illnessesが疾患diseases

であることを否定し，代わりにそのすべてを「反応」として描き出したときに，ゴルディアスの結び目を少し早まって切って〔訳注：難題を時期尚早に一刀両断にして〕しまったのだ」（『精神科治療への客観的アプローチ *Objective Approaches to Treatment in Psychiatry*』p. 4）．

マイヤー＝グロス，ヴィルヘルム　MAYER-GROSS, WILHELM（ウィリアム，「ウィリー Willy」，1889–1961）　ウィリー・マイヤーはドイツの科学的な厳密さと精神病理学的思考を英国精神医学に持ち込んだ．彼はドイツのビンゲン（Bingen）で商人の家庭に生まれた．グロスは彼の母親の旧姓であり，1919年に彼が結婚した頃に受け継いだ．彼は1912年にハイデルベルク大学において医学の最終試験を受け，1913年から**フランツ・ニッスル**のもと，〔大学〕精神病院で研修を始めた．しかし，マイヤー＝グロスはニッスルの脳組織学の研究よりも，**ヤスパースの精神病理学**に興味をもち，「幸福の異常感覚の現象学」についての博士論文を書いた（のちに1914年の『病理心理学雑誌 *Zeitschrift für Pathopsychologie*』に論文として掲載された）．1918年にカール・ヴィルマンス（Karl Wilmanns: 1873–1945）が同病院の管理者となった際も，マイヤー＝グロスは助手をつづけ，1929年には精神科准教授（員外教授 extraordinarius）となった．そこにおいて，彼は，ヤスパース，ハンス・ヴァルター・グルーレ（Hans Walther Gruhle: 1880–1958）やクルト・ベリンガー（Kurt Beringer: 1893–1949）らも含まれる「**ハイデルベルク学派**」として知られる，精神病理学に関心を寄せる中心人物の一人であった．1924年の彼の『錯乱状態の自己描写：夢幻様体験型 *Selbstschilderungen der Verwirrtheit: die Oneiroide Erlebnisform*』という教授資格論文は，精神病理学的手法（ドイツの精神科医らは「現象学的」手法と呼ぶ）が用いられたはじめての論文と見なされている．マイヤー＝グロスは精神病における特別な夢幻様状態（oneiroides Zustandbild）に着目し，その心理状態を分析した．この精神病の様式は統合失調症の近縁に位置するが，統合失調症ではない．1932年『精神疾患便覧 *Handbuch der Geisteskrankheiten*』（ミュンヘンの精神科教授であったオズヴァルト・ブムケ（Oswald Bumke: 1877–1950）編）シリーズの中のヴィルマンスの統合失調症に関する巻の，統合失調症の臨床的側面についての章をマイヤー＝グロスは執筆したが，統合失調症へのドイツ特有のアプローチは非常に明確な表現として受け容れられた．マイヤー＝グロスの伝記を書いたU・H・ペータース（U. H. Peters）は「この巻が刊行された数週間後にハイデルベルク学派は壊滅した」とやや心に強く訴える調子で指摘した．

1933年以降に，ドイツにおけるユダヤ人の生活が耐え難いものになった頃，エドワード・メイポーザー（Edward Mapother）の奨励を受けた米国の基金団体（コモンウェルスファンド）の援助により，マイヤー＝グロス，エーリヒ・グットマン（Erich Guttman: 1896–1948）やアルフレート・マイヤー（Alfred Mayer: 1895–1990）らは英国に移住することが可能となった．マイヤー＝グロスはロックフェラー財団の援助のおかげで（英国に）

滞在可能となった．こうして，マイヤー゠グロスはグットマン（彼はモーズレー病院におけるメスカリン研究を主導することになった）とともに，**モーズレー病院**に当時の精神医学において最も胸を躍らせると考えられる方向性をもたらした．そこで彼らは，すでにオーブリー・ルイス（Aubrey Lewis）やエドワード・メイポーザーにより研究の重要性を叩き込まれていた次世代の英国の精神科医たちに影響を及ぼした．**エリオット・スレイター**は後日こう述べている．「私が考えるに，これらのドイツ人が私たちに与えた影響は，熱狂を鼓舞したということである．日々心血を注ぎ込む主題に対しては，われわれは真に熱狂的になるものなのだ」（ウィルキンソンWilkinson『精神医学を語る *Talking about Psychiatry*』所収，p. 8 より）．

またマイヤー゠グロスは，いかにして体系的な研究を行なうかという明確な概念ももたらした．英国の医学資格試験に合格したのち，1939 年に彼は，スコットランドのダンフリース（Dumfries）にあるクライトン王立精神病院に臨床研究部長として赴任した．同院において，彼は**インスリン昏睡**部門を組織し，退職する 1954 年までダンフリースに留まった．その後，マイヤー゠グロスは**ジョエル・エルクス**のもと，バーミンガム大学の実験精神医学部門に異動し，アフカルム（Uffculme）の〔大学付属〕クリニックの開設を援助した．『マンク名鑑 *Munk's Roll*』〔ウィリアム・マンク（William Munk）がロンドン王立医師協会会員の伝記を集めた人名録〕によると，「彼の助力により，ドイツの体系と英国の経験主義から創出された精神医学は，現在では主要なものとして受け容れられている」（『マンク名鑑』V，p. 277）．マイヤー゠グロスの最終的な業績は，1954 年に，彼とスレイターおよびマーティン・ロス（Martin Roth）により出版された精神医学の教科書『臨床精神医学 *Clinical Psychiatry*』である．最初の草稿のほとんどをマイヤー゠グロスが執筆し，スレイターの仕事は「彼のドイツ語的な英語を英語にする」ことであった．興味深いことであるが，マイヤー゠グロスの経歴にかかわらず，実際に教科書は現象学派を象徴するものではなく，むしろ気質や遺伝学に重点が置かれ，生物学的アプローチの先駆けとなった．マイヤー゠グロスは，自身を，いくつかのドイツ語の出版物においても，「ウィリー Willy」と称していた．

マクリーン病院　McLEAN HOSPITAL（マサチューセッツ州ウェーヴァリー Waverley）　1818 年設立．マサチューセッツ総合病院（Massachusetts General Hospital）の理事会は 1818 年にチャールズタウン（Charlestown）に精神病者のための精神病院を開いた．1823 年にボストンの商人ジョン・マクリーン（John McLean）の遺産を寄贈され，理事会はこの施設をマクリーン精神病院（The McLean Asylum）と命名した．合衆国で最古の精神病院の一つであるマクリーン精神病院は，アメリカ精神医学における科学的ケアの代名詞となり，母体のマサチューセッツ総合病院を通して，ハーヴァード大学精神科の関連施設の一つとなった．この施設は 1895 年にマクリーン（McLean）病院と改名され，チャールズタウンからウェーヴァリー（ベルモント）に移った．**アドルフ・マイヤー**の意見では，アメリカ精神医学の科学的な躍進は19世紀末にマクリーン病院で最初に起きたという．病理学部門が1888年に組織され，化学研究室が1900年，心理学研究室が1904年に組織された．マクリーンのスタッフはヨーロッパ精神医学の科学的進歩を心に留めて，それに遅れまいとした．マクリーンの初期の病理学者で研究室長だったスイス生まれのオーガスト・ホック（August Hoch: 1868–1919）は，ドイツで**フランツ・ニッスル**や**クレペリン**とともに研究していた（「**うつ病：出現：良性昏迷**［1921年］」を参照）．1955年以降，精神科医長アルフレッド・H・スタントン（Alfred H. Stanton: 1912–1983）の影響のもと，マクリーン病院は治療共同体という基本理念をもつ，合衆国における先駆者となった（「**精神療法：「治療共同体**」」参照）．1978年，メイルマン研究所（Mailman Research Center）の開設とともに，マクリーン病院は神経科学の最先端の研究設備を得た．シーモア・ケティ（Seymour Kety: 1915–2000）は1983年に引退するまで，精神科研究室の室長だった．神経病理学者フィリップ・S・ホルツマン（Philip S. Holzman: 1922–2004）（ケティが招聘した）と共同研究者が多くの統合失調症患者と家族成員にみられる異常な追視障害（eye-tracking dysfunction: ETD）を研究しつづけたのはマクリーン病院においてであった．その研究は1973年，『サイエンス *Science*』誌にはじめて登場した．

マゾヒズム〔被虐性愛〕 MASOCHISM（「**サディズム**」も参照）　現在，「マゾヒズム」は3つの意味をもつ．(1) 自ら進んで苦痛を受けること．(2) 精神分析における，不安を扱う精神内界の機制．(3) 同意した成人間で近年増加しつつある「ロールプレイ role-playing」と称され，また「SM」(sado-masochism)，あるいは「BDSM」(bondage and domination, sadism and masochism) とも呼ばれるセックスプレイの一種．

精神医学には事実上，3つ目の意味で導入された．しかしながら，鞭打ちや鞭で打たれることへの関心については数世紀遡る——「共鳴者」であった15世紀のイタリアの学者，ジョヴァンニ・ピコ・デラ・ミランドーラ（Giovanni Pico della Mirandola: 1463–1494）がその例である（ピコが自身の『議論 *Disputationes*』（1495）で詳述したように）——鞭打ちの嗜好は，『毛皮を着たヴィーナス *Venus im Pelz*』を読んだオーストリアの精神科医**リヒャルト・フォン・クラフト＝エービング**により，はじめてマゾヒズムと名づけられた．同著は1869年，オーストリアの貴族であったレオポルト・フォン・ザッヘル＝マゾッホ（Leopold von Sacher-Masoch: 1836–1895）が，毛皮を着た横柄な女性に鞭打たれ侮辱されることを好む，彼自身と非常に似通った主人公を描いた中編小説である．1890年にクラフトは，彼の著書『性的精神病質の領域における新たな研究 *Neue Forschungen auf dem Gebiete der Psychopathia sexualis*』の初版において，「マゾヒズム」という用語を紹介し，「サディズム」という用語を普及させた．翌1891年に，彼の性愛の病理の大著『性的精神病質

Psychopathia sexualis』の第6版において議論を膨らませ，恋人の奴隷となることに性的興奮を覚える女性や，男性を見下す，クラフトのいうところの「ご主人様 domina」なる女性の，支配に服従する男性を例示した．

フロイトは，自身の精神力動論の探究においてクラフトの用語を借用したが，非常に異なった意味を結びつけた．「マゾヒズム」はすでに十分に確立されていたため，フロイトが彼の初期の著書に引用したことは驚くに当たらず，1900年の『夢判断 *Die Traumdeutung*』において次のように記している．「多くの人々の性的気質において，攻撃的，サディズム的な構成要素に対立するものに変化した結果として生ずる，マゾヒズム的な構成要素が存在する」（『全集 *Gesammelte Werke*』II，p. 165）．しかし，フロイトは1920年の著書『快感原則の彼岸 *Jenseits des Lustprinzips*』において，マゾヒズムをむしろ違った意味で使用している．死の本能の変形としての「一次的」マゾヒズムは，精神内界で自己自身に向けられたものである．

1932年，精神分析家であったヴィルヘルム・ライヒは『国際精神分析学雑誌 *Internationale Zeitschrift für Psychoanalyse*』において，彼が，フロイトの死の本能論（われわれが，死にたいという生物学的意志，すなわち「死の本能」により苦しめられることを含意している）を打破する手法として創り出した概念である「マゾヒズム的性格」の存在を提唱した．翌年，同論文は彼の著書『性格分析〔邦題〕*Character Analysis*』に組み入れられた．ライヒは「不快は快である」とするフロイト理論に異議を申し立てた．ライヒは以下のように述べている．「マゾヒストに特有な快楽の機制は，まさに，当人が世人と同様に快楽を追い求める過程で，それを妨害する機制の働きにより，その追求が不成功に終わることにある．このことは，今度はマゾヒストに，一般人にとっても度を越さなければ快楽として経験できる感覚であると気づかせた．不快感をまったく追い求めないマゾヒストは，どのような神経症にも見られないほどの，精神緊張や過剰な不快感に対する強い過敏症を示した」（英訳版，第3版の p. 236）（「**パーソナリティ障害：ライヒによる「性格の鎧」の分析**［1933年］を参照）．

フロイトとライヒののち，精神分析領域における関心は，死の本能の一形態から，「道徳的マゾヒズム moral masochism」にシフトした．「道徳的マゾヒズム」は，精神分析医であるテオドール・ライク（Theodor Reik: 1888-1969）が1941年の自著『現代人のマゾヒズム *Masochism in Modern Man*』において性格の型の表現として言及した．マゾヒストは「快楽の価値」を逆転させるわけでも，痛みから快楽を得ているわけでもない．「挫折を通した克服 Victory Through Defeat」と題された章において，ライクは以下のことを観察した．「マゾヒストもわれわれと同様の快楽を目指しているが，彼らは別の回り道を経て快楽に至る．脅威的な不安に脅かされ，懲罰的な観念や，その後には無意識の罪業感に抑制されて，彼らは，不安を回避し，快楽を得るための，彼ら特有の方法を見出す．彼らは自ら進んで懲罰，苦痛，屈辱を甘受し，そうして挑戦的に，それまで否定された願望充足を楽しむ権利を得るのである」（p. 428）．かくして，マゾヒズムは，同時に性格障害や性的行為形態の一種として，戦後の米国精神医学に導入された．

DSM-I（1952）では，マゾヒズムについて触れられなかったが，精神分析学の強い影響を受けた1968年の***DSM-II***では，明細な記述なしに「性的逸脱sexual deviations」としてリストに入れられた．1980年の***DSM-III***では，マゾヒズムは「彼あるいは彼女自身の苦悩により個体に生じる性的興奮」として定義された．ここでは，ロールプレイの心理ドラマよりも，実際の苦痛の産物であることが強調されており，『マニュアル』にも「脅かされた」状態の人について多くの記述がなされている．***DSM-III-R***では，マゾヒズムについて*DSM*のシリーズの中で最も精緻な考察がなされている．同考察は「屈辱を受ける，（鞭で）打たれる，縛られる，もしくは他の苦痛を与えられる」等に関わる「衝動」と，試案的に*DSM-III-R*の付録のリストに入れられ，マゾヒズムの診断は苦痛を享受する女性を含意していると女性を擁護するフェミニストたちが騒がぬよう「自滅的self-defeatingパーソナリティ障害」とも称された，「マゾヒズム的パーソナリティ障害」なる状態とを区別するものである．

1994年の***DSM-IV***からは，マゾヒズムはすっかり姿を消した．

まったく精神医学的でない，快楽的ロールプレイ（当初，クラフト＝エービングにより精神医学化された活動であった）のようなマゾヒズムの概念は，1930年代に，革製衣装を身にまとった女王様（dominatrix）の姿（彼女の服装は彼女の支配権を強く主張している）とともに現れたようであり，それ以来，着々と目に見えて増大した（サドマゾヒズムについては「**サディズム**」を参照）．

マッギル大学　McGILL UNIVERSITY　カナダ，モントリオールのマッギル大学における1940年からの精神医学と神経科学の歴史について述べる．マッギル大学は，1940年代から1960年代を通して，**セントルイス**のワシントン大学と並んで，生物学的精神医学の研修を行なう北米で最高峰の施設と言える．

1940年，ヒュー・アラン卿（Sir Hugh Allan）の子息が，一家の歴史的な大邸宅をロイヤルヴィクトリア（Royal Victoria）病院とマッギル大学に寄贈した．これが「アラン記念研究所 Allan Memorial Institute」と呼ばれることとなった．この新しい学科の支援者はジョナサン・ミーキンス（Jonathan Meakins）学部長と脳神経外科の先駆者であったウィルダー・ペンフィールド（Wilder Penfield: 1891–1976）であった．彼らはスコットランド人で当時オールバニー（Albany）医科大学で教えていたD・ユアン・キャメロン（D. Ewen Cameron: 1901–1967）を最初の学科長兼教授に選んだ．研究所の歴史に詳しいある歴史家によると，キャメロンはロックフェラー財団からの研究費と「『モントリオール・スター*Montreal Star*』紙の経営者J・D・マコーネル（McConnell）氏からの資金」を携えて1943年に着任したという．最初の患者は1943年に入院した．アラン記念研究所はロイヤルヴィクトリア病院の精神医学部門になった．

キャメロンとペンフィールドがアラン研究所に招聘した中には次のような人たちがいた．

精神分析医ミゲル・プラドス（Miguel Prados: 1894-）はファシスト政権のスペインから亡命した後1944年に着任した（プラドスはスペインの組織学者サンチャゴ・ラモニ・カハール（Santiago Ramón y Cajal: 1852-1934），**エミール・クレペリン**，イギリスの神経学者フレデリック・ウォーカー・モット（Frederick Walker Mott: 1859-1926）の弟子だった）．

神経病理学者カール・スターン（Karl Stern: 1906-1975）は1940年にヴァーダン・プロテスタント病院（Verdun Protestant Hospital："VPH" すなわちモントリオール精神病院）に着任していた．彼はまた神経病理学を講義し，アラン研究所に1944年に世界ではじめて老年病部門を設立した．

神経病理学者ヴォイチェフ・アーダルベルト・クラール（Vojtech Adalbert Kral: 1903-1988）はプラハのカレル大学を卒業し，チューリヒ，ミュンヘン，ウィーンで研究した．彼は3年間強制収容所で過ごした後，1949年にVPHに来て，1953年に老年病部門の部長としてアラン研究所に移った（「**認知症：良性と進行性の記憶障害機能を分離する**［1958年］」を参照）．

ロバート・クレグホーン（Robert Cleghorn: 1904-1995）は神経生理学者で，1946年にトロントからアラン研究所に来て，神経内分泌部門と治療薬の実験研究室を組織した．

チャールズ・シャーガス（Charles Shagass: 1920-）は，モントリオール出身で，アラン研究所で研修を受け，生理学者ハンス・セリエ（Hans Selye: 1907-1982）のもとでストレスの研究をし，1952年から1958年まで電気生理学教室にとどまった．シャーガスは，とくに1954年の『脳波と臨床神経生理学 *Electroencephalography and Clinical Neurophysiology*』に掲載された「鎮静閾 The Sedation Threshold」の論文で，人が異なれば同じ薬剤に対して異なる反応を示すことを発見した．これは精神薬理学の前提であり，定性的にも定量的にも証明できるが，シャーガスは脳波を用いて定量的に証明した（「**バルビツール剤：鎮静閾**［1954年］」を参照）．

エリック・ウィットカウアー（Eric Wittkower: 1899-1983）は1924年にベルリン大学医学部を卒業し，1932年にイギリスに渡り，1951年にアラン研究所とモントリオール総合病院に着任した．ウィットカウアーは心身医学の創設者の一人で，1955年にマッギル大学精神科と人類学科共同の新企画としてトランスカルチュラル精神医学研究部門を立ち上げた．ウィットカウアーはヘンリー・B・M・マーフィー（Henry B. M. Murphy: 1915-1987）を招き，マーフィーはウィットカウアーが1965年に退職したのちその部門の責任者になった．

ハインツ・レーマン（Heinz Lehmann: 1911-1999）は精神薬理学の草創期の一員で，1937年にドイツからカナダに渡り，1947年にVPHの診療部長になった．彼はマッギル大学精神科を併任し，のちにアラン研究所に研究室をもった（「**クロルプロマジン**」「**抗うつ薬：イミプラミン**」を参照）．

この設立期は，キャメロンが内部の政治的対立のために不評を買い，1964年に離任してオールバニーに戻ったときに終わった．彼は，単一のトレーニングプログラムとしては世界で最大となるものの基礎をつくっていた．

マニャン，ジャック＝ジョセフ・ヴァランタン　MAGNAN, JACQUES-JOSEPH VALENTIN（1835–1916）　フランスの地中海沿岸の都市ペルピニャン（Perpignan）に生まれたマニャンは，モンペリエで医学を学び，リヨンで修練を積んだ．1863年，彼は更なる研修のため，パリに赴き，ビセートル病院のプロスペール＝ジャン＝エメ・リュカ（Prosper-Jean-Aimé Lucas: 1808–1885）や，**サルペトリエール病院**のジュール＝ガブリエル＝フランソワ・バイヤルジェ（Jules-Gabriel-François Baillarger: 1809–1890）と**ジャン＝ピエール・ファルレ**らの指導を受けた．1867年，彼は**サン＝タンヌ精神病院**に新たに創設された入院病棟に配属され，1912年に彼が運営していた自身の神経科クリニックに退職して移るまで同院に勤務した．彼はアルコール症についての研究をする中で，1850年にリュカ，そして1857年に**ベネディクト＝オーギュスタン・モレル**によってはじめて考案された変質論の概念に導かれた．1881年以降，彼はこの概念にもとづき，精神病の分類を行なった．1886年に彼は「体系的経過をとる妄想性障害（慢性妄想病）」の概念を紹介した（「**精神病：概念の出現**［1886年］」を参照）．——彼とポール・セリュー（Paul Sérieux: 1864–1947）は1892年に著書『体系的経過をとる慢性妄想病 *Le délire chronique à évolution systématique*』を執筆している．著者らは，「変質精神病」——たとえば，急性錯乱（bouffée délirante）（「**精神病：概念の出現**［1886年］」）——と，変質はしていないが，軽い素因をもつ「慢性妄想病」とを対比している．マニャンは「慢性妄想病」においては，思考の滅裂や解体を認めないことを示すために「体系的」，あるいはより高度に「体系化」（高次に系統化され，論理的であるという意味）という形容詞を付け加えている．

精神科医のアンリ・バリュック（Henri Baruk: 1897–1999）（彼の父ジャック・バリュック（Jacques Baruk: 1872–1975）はサン＝タンヌ病院でマニャンとともに研修した）は以下のようにマニャンについて記している「［マニャンは］モレルが考え出したとされるこの概念を体系化し，変質の概念をかなり膨らませた．マニャンは，モレルのように明確に遺伝する疾患の群に限定せず，ほとんどすべての精神疾患に対して変質の概念を拡張した」．マニャンは耳介の形態等の身体的な変質徴候を見つけ出した．バリュックは，医者にはまさに二通りの人種がいると述べた．自然の複雑性に対する適用を可能にするような繊細さを理論立てる注意深い臨床的観察者と，「あらゆるものを体系化し，論理を絶対化したいという理性的欲望が優位であり，平衡力や歯止めを欠く」体系を構築する者である．バリュックは，マニャンは後者に属すると述べた（バリュック『フランス精神医学：ピネルから現在へ〔邦題〕*La psychiatrie française de Pinel à nos jours*』1976，p. 89）．回顧すると，一部の観察者たちは，マニャンの急性錯乱と彼の「妄想病」とが，確かに別々の障害であり，またクレペリンの統合失調症とは区別される価値があることに気づいていた．

ミ

ミッチェル，サイラス・ウィア　MITCHELL, SILAS WEIR（1829-1914）

神経衰弱に対する「休息療法 rest cure」の提案者であったミッチェルは，フィラデルフィアで医者の家に生まれた．彼は 1850 年にジェファーソン医学校を卒業し，一般医となり，その後南北戦争で北軍の外科医を務めた．フィラデルフィアに戻り，彼は神経科医として個人開業を始め，神経病診療所（Infirmary for Diseases of the Nervous System）という個人神経クリニックの顧問をした．彼は合衆国における神経学の創始者だと一般に考えられているが，彼の幅広い臨床には多くの精神疾患の患者が含まれていた．そして神経科医は「神経過敏 nerves」の専門家であったため，彼の名を最も知らしめた著作は精神医学的な性質のものである．

1875 年，神経科医エドワード・C・セガン（Edward C. Seguin: 1843-1898*）が編集した『アメリカ臨床講義シリーズ *A Series of American Clinical Lectures*』において，ミッチェルは神経衰弱に対する彼の「休息療法 rest cure」をはじめて記載した．それは患者（通常は女性であった）を個人神経科クリニックに入院させ，一人の看護師の監督のもと患者を外界から隔離し，電気療法，マッサージ，ミルクの食事療法を行なうものであった．この技法は「子どものような服従 childlike obedience」を強調し，その成功は医師の権威にもとづいていた．1877 年の著書『脂肪と血液：およびその生成 *Fat and Blood: And How to Make Them*』はヨーロッパで翻訳され非常に有名になり，『神経系疾患講義，とくに女性における *Lectures on Disease of the Nervous System, Especially in Women*』（1881）はさらにそれを上回った．ミッチェルの「休息療法」は，19 世紀後半の富裕階層にみられる共通の精神医学的障害の最も一般的な治療法として国際的に知られるようになった（「**身体像（ボディイメージ）：その障害：幻影肢**［1871 年］」も参照）．彼は当時の病院収容型（asylum）精神医学に対して非常に批判的であった．

＊　エドゥアール・セガン（Édouard Séguin）の息子．「**精神遅滞**」の項を参照．

ミュンヒハウゼン〔マンチョーズン〕症候群　MUNCHAUSEN SYNDROME

〔訳注：英語読みではマンチョーズンであるが，ここでは文中ミュンヒハウゼンに統一して記載する〕　入院して手術を受けるために意図的に内科的あるいは外科的な疾患の模倣をするのは，詐病の一種であり，非自発的な手術嗜癖とは異なる（「**ヒステリー：カー**

ル・メニンガーの記述した「ポリサージェリー（頻回手術症）嗜癖」の記述［1934年］」を参照）．病気を捏造するこの状態がミュンヒハウゼン症候群と呼ばれるのは，1785年にロンドンで出版された匿名の小冊子『ミュンヒハウゼン男爵の冒険 *The Adventures of Baron Munchausen*』にちなんでいる．この作品は，部分的には実在のヒエロニムス・フォン・ミュンヒハウゼン伯爵（Hieronymus, Count von Münchhausen）の冒険にもとづいている．彼は1760年以前にロシア陸軍で任務に就き，空想の中で軍事的および競技的に手柄を立てた．リチャード・A・J・アッシャー（Richard A. J. Asher: 1912–1969）*は，ミドルセックス中央病院に所属していたロンドンの内科医で，精神疾患に非常に興味をもっていたが，彼は1951年『ランセット *Lancet*』誌で，手術を受けるために病気の模倣をする信じられないような病歴の患者を，「ミュンヒハウゼン症候群」という用語で呼ぶことを提案した．「この患者は…もっともらしい劇的な病歴を根拠に，急性の病気らしいということで入院する．通常彼の病歴はほとんど嘘でできている．彼は驚くべき数の病院を受診してあざむいていたことが判明する．そして彼はほとんどつねに，医者や看護師と激しく口論したのちに，助言に反して退院していく．腹部のたくさんの手術痕がこの状態に固有の特徴である」（p. 339）．

リーズ（Leeds）の小児病院の小児科医（サミュエル・）ロイ・メドウ（(Samuel) Roy Meadow: 1933–）は，1977年『ランセット』誌で，自分たちの子どもがさまざまな空想上の病気だと偽って報告してくる親を「代理によるミュンヒハウゼン症候群 Munchausen syndrome by proxy」と呼ぶことを提案した．彼はこれを「児童虐待の辺縁 the hinterland of child abuse」だとした．ロイ卿（彼はのちに1997年爵位を受けた）は，「一人の幼児の突然死は悲劇だ．二人だと疑わしく，三人の場合は反証されない限り殺人だ」という指摘をしたことでイギリス中で有名になった．そのため，彼は，一家族に重なって起きた乳児突然死を評価するときに非常に厳しいという評判を得た．

＊　アッシャーは，1947年『英国医学雑誌 *British Medical Journal*』に発表された論文「臥床の危険 the dangers of going to bed」で，ベッドでの休息を医者が指示しすぎることに警告を発したことでも記憶されている．

ミンコフスキー，ウジェーヌ　MINKOWSKI, EUGÈNE（1885–1972）

フランスで「精神医学の進歩 Évolution psychiatrique」運動の発起人の一人であったミンコフスキーは，ロシアのサンクトペテルブルクで，ユダヤ系リトアニア人の両親のもとに生まれた．家族は彼が7歳のときにワルシャワに移り，そこで彼は医学校に入学し，1909年にミュンヘンで哲学と医学の勉強を終えた．第一次世界大戦の勃発とともに，ミンコフスキーは**オイゲン・ブロイラー**と共同で研究を行なうためにチューリヒに移り，統合失調症に興味をもち，統合失調症を「現実との生ける接触の喪失」と解釈した．それから戦争中の1915年にフランスに移住し，彼はフランス陸軍に志願し，ソンムとヴェルダンの戦いに居合わせた．フランスの市民権を獲得し，さらには戦功十字章とレジオン・ドヌールも得て，彼はパリに定住することにした．パリで彼はロチルド（Rothschild）病院の医員として働き，アンリ＝ルセール（Henri-Rousselle）病院（**サン＝タンヌ精神病院**複合施設の一部）で精神療法の責任者となった．

1925年，ミンコフスキーは雑誌『精神医学の発展 *L'Évolution psychiatrique*』の発起人の一人となった．この雑誌は，精神分析に何となく親和的な同じ名称の集団の機関誌であった．この団体は哲学的な基盤をアンリ・ベルクソン（Henri Bergson: 1859-1941）の著作と，エトムント・フッサール（Edmund Husserl: 1859-1938）の現象学に置いていた．ミンコフスキーは，直接的な体験を通して現象を理解することに専念する現象学的分析という分野の一人だった．精神医学における現象学的分析は，精神分析を志向し，患者との面接に多くの時間をかけて共感を成し遂げようと努力することを志向していた．**オーブリー・ルイス**が1937年にパリを訪問したとき，彼は精神医学の発展グループについてこう述べた．「いまや進歩的な人たちのほとんどがこのグループに関与しているようだ．…彼らは広い精神医学的な視点をとっている．ミンコフスキー自身，精神病理学のより広い医学的な側面を強調する望ましい方向を維持するうえで最も強力な影響力を今なおもっているようだ．そして彼の強い哲学的な傾向が，このグループによって行なわれる一般的な研究に深みを与えている」（エンジェル Angel『報告書 *Report*』p. 80）．ミンコフスキー自身の統合失調症に関する現象学的な分析は1923年に出版された（『統合失調症性メランコリーの一例に関する心理学的試論および現象学的分析 *Étude psychologique et analyse phénoménologique d'un cas de mélancholie schizophrénique*』）．ミンコフスキーは第二次世界大戦中ユダヤ人の黄色い腕章をつけていたが強制連行はされず，戦後，このグループでの活動に復帰した．

ム

無意識　UNCONSCIOUS　→「イド」を参照

メ

メニンガー家　MENNINGER FAMILY

チャールズ・フレデリック・メニンガー Charles Frederick Menninger（1862–1953）精神分析を志向するメニンガー・クリニックをカンザス州トピカ（Topeka）に創設したC. F. M. はインディアナ州の小都市で粉屋の家庭に生まれた．シカゴでホメオパシー医の資格を得たのち，トピカのカンザス医学校を1908年に卒業し，彼はミネソタ州ロチェスターのメイヨー・クリニックを訪問，その業績をトピカで再現したいと願った．1919年に，息子のカールとともに，彼はメニンガー診断クリニック（Menninger Diagnostic Clinic）を創設した．もう一人の息子ウィリアムもクリニックに加わり，クリニックの方向性はますます精神医学寄りとなった．1941年にC. F. M. はメニンガー財団をつくり精神医学のトレーニングを奨励した．1945年にメニンガー療養所（Menninger Sanitarium）が財団に加わり，C. F. M. の死の一年後，1954年にチャールズ・フレデリック・メニンガー記念病院が開院された．

カール・オーガスタス・メニンガー Karl Augustus Menninger（1893–1990）カンザス州トピカに生まれ，ハーヴァード大学を1917年に卒業して医師資格を得た．1918年から1920年までハーヴァードで神経病理学のトレーニングを受けたのち，彼は父が1919年にメニンガー・クリニックを創設したのを助けるため，トピカに戻った（上記参照）．そこで彼は財団の教育責任者として勤めた．1931年に，フランツ・アレグザンダー（Franz Alexander: 1891–1964）の指導のもと，K. A. M. はシカゴ精神分析協会（Chicago Psychoanalytic Society）の創設メンバの一人となった．彼はアメリカの精神分析学界で活躍し，『おのれに背くもの〔邦題〕*Man Against Himself*』（1938）と『生命のバランス *The Vital Balance*』（1963）によって記憶されている．さまざまな業績の中でも，1934年の『季刊精神分析学 *Psychoanalytic Quarterly*』で，ヒステリーの一形態として「ポリサージェリー（頻回手術症）嗜癖 polysurgery addiction」という用語を新たに造ったことで知られる（「**ヒステリー**」を参照）．

ウィリアム・クレア・メニンガー William Claire Menninger（1899–1966）トピカに生まれ，コーネル大学医学部を1924年に卒業して医師資格を得，翌年メニンガー・クリニックのスタッフに加わった．1927年，彼はワシントンD. C. の**聖エリザベス病院**で一年間精神医学のトレーニングを受け，トピカのメニンガー・クリニックに戻り，それから1934年から1935年にかけてシカゴ精神分析研究所で精神分析を学んだ．その後の職歴において彼はクリニックのさまざまな地位に就き，1946年以降は理事長になった．1948 年から 1949 年にかけて，彼は米国精神医学会（American Psychiatric Association）の会長となり，1947 年から 1949 年の間は米国精神分析協会（American Psychoanalytic Association）の会長も務めた．第二次世界大戦中，合衆国陸軍医務隊で彼は神経精神医学の責任者となり，社会への精神医学の拡がりを促進した．1946 年，彼は精神医学進歩の会（Group for the Advancement of Psychiatry: GAP）の最初の議長となった．これは精神医学の中で精神分析を奨励する活動的な集団だった．

メトラゾールショック療法　METRAZOL SHOCK THERAPY　→**「けいれん療法：化学的」**を参照

メランコリー　MELANCHOLIA　古代ギリシャ以来医学用語として用いられてきた「メランコリー」には，二つの核となる意味の要素がある．(1) 気分，欲動，知的機能が何らかの形で低下するようなすべての精神的障害（「マニー mania」は反対の意味であった）．(2) 固定した妄想観念という意味での狂気（madness）と同義語としてのメランコリー（マニーは誤った知覚あるいは幻覚を含んでいた）．たとえば，ロンドンの**ベスレム病院**（**「ベドラム」**）の「薬剤師 apothecary」だったジョン・ハスラム（John Haslam: 1764-1844）は，1809 年にこう書いている．「マニーとメランコリーという用語が一般に用いられ，狂気が顕れる型を区別するのに役立つので，これらを維持することに異議はない．しかし私はこれらが反対の病気として考えられることに強く反対する．両者において同様の錯乱が起きる」（『狂気とメランコリーに関する観察 *Observations on Madness and Melancholy*』第 2 版，pp. 36-37）．

メランコリーが「黒胆汁 black bile」の過剰と結びつけて考えられていた数世紀にわたる体液説と訣別した**ウィリアム・カレン**は，エディンバラ大学医学部の教授であったが，彼は『実地医学の第一方針 *First Lines of the Practice of Physic*』（1777）において，より近代的な根拠にもとづいて疾患分類を再編成しようと試みた．このことに関して最初に彼が過去と訣別したわけではなかったが，彼は最も重要であった．カレンは「ヴェザニア Vesaniae」すなわち知的機能の障害を確認した．そしてヴェザニアの中から「部分狂気」を意味するメランコリーと「全体狂気」を意味するマニーとを取り出した．後継者に大きな影響を及ぼしたカレンの体系は，気分障害そのものにはほとんど注意を払っていなかった（ただし彼は「意気消沈 despondence」と「生活の倦怠 weariness of life」に言及し，書物の別の箇所，「アディナミア adynamiae」の中で「抑うつ的な精神 depressed spirits」について考察している）．

1850 年以前のメランコリーに関する記述の多くは，気分の落ち込みがしばしば核心にあることを明確にしていた．ただしそれらを記述した著者らは「狂気」の他の特徴を強調していた．ロンドンの聖バーソロミュー（St. Bartholomew's）病院の内科医であったティモシー・ブライト（Timothy Bright: 1551-1615）は，1586年の著書『メランコリー論 *A Treatise of Melancholie*』の中で――彼が「自然な natural」メランコリーと呼ぶ――ある種のメランコリーは，「心にある心配事 the mind's apprehension」から生じ（のちの反応性抑うつ），もう一つの「不自然な unnatural」種類のメランコリーはより身体的な体液の病気（のちの内因性うつ病）だとした．ブライトはここで未分化な狂気ではなく，われわれがうつ病と認識するようなものを論じていた．

オックスフォードの聖職者ロバート・バートン（Robert Burton: 1577-1640）は，メランコリーに関する名著『メランコリーの解剖学 *The Anatomy of Melancholy*』（1621）の中で次のように述べている．「彼らはつねに悲しく恐れに満ちているわけではないが，たいていそうであると結論してよい，と私は考える．…ある者は天が頭の上に落ちてくると恐れ，またある者は自らが地獄に堕ちる，あるいは堕ちなければならないと恐れる」（p. 328）．バートンはこう続ける．メランコリーの患者は「ほとんど悲しい．愉快な考えはすぐに去り，悲しみは彼らに絶え間なくずっと取りつき，ハゲワシがティティウス Tityus の腸をつつくかのように苦しめる．彼らはそれを避けることができない．［悪夢のあとで］彼らの重い心臓は喘ぐ．彼らはずっとやきもき，いらいら，ため息をつき，悲嘆にくれ，泣き言を言い，過ちを見つけ，不平，不満を言い，めそめそ泣く…アレタイオス Aretaeus は正当にもメランコリーを心の乱れ，終わりのない苦痛と呼んでいる」（p. 331）．実際には，バートンは抑うつと不安の混合した状態を記述したものと思われる．この状態は，コミュニティ精神医療では純粋な抑うつや純粋な不安よりもよくみられる．バートン自身もこれに苦しんでいた．

1801年に，**フィリップ・ピネル**は著書『精神病に関する医学＝哲学論 *Traité médico-philosophique sur l'aliénation mentale*』の中で，「理性を堕落させうる陽気で誇大的な情念」と「しばしば最も極端な疎隔や最も誇張された観念の原因となるメランコリーの気質」とを対比した（第2版，1809, pp. 34, 59より）．このように，伝統的に「メランコリー」は狂気全般を示す役割をも果たしていたものの，その核にわれわれが「うつ病」と呼ぶものがあるという共通の理解がつねにあった．

19世紀後半から，うつ病という診断がメランコリーに取って代わるようになりはじめ，メランコリーという用語は気分障害の理解において時代遅れになっていった．

そして1957年，ドイツの精神科医カール・レオンハルト（Karl Leonhard: 1904-1988）は，『内因性精神病の分類 *Die Aufteilung der endogenen Psychosen*』の中で，彼の「純粋メランコリー」の概念を，「相性 phasisch」（双極性 bipolar）精神病の一つだとして，メランコリーの復権を始めた．彼は，エルフルト大学からベルリンのシャリテ教育病院に異動したばかりだった（「**ウェルニッケ‐クライスト‐レオンハルト学派**」参照）．

メランコリーは ***DSM*** の体系には，1968年の第2版において「退行期メランコリー involutional melancholia」という形で登場した．これはクレペリンによる診断名でクレペリン自身はのちに放棄したものである（「**うつ病：出現：退行期メランコリー**

[1896年]」参照). 1980年の第3版では, メランコリーは「大うつ病 major depression」の下位分類とされた. そして, 生活における喜びの喪失, 喜ばしい物事への反応性の欠如, および, 午後よりも午前の方が不快であること, 明白な運動制止または焦燥, 不適切な罪悪感等を含む6つの症状のリストから少なくとも3つを満たすことが, 操作的基準として具体的に挙げられた. 1987年の ***DSM-III-R*** では, 症状の階層が少し変更され, 単純に9つのメランコリーに生じうる症状のうち5つを求めるようになった. ***DSM-IV*** は, 1980年の形式に戻り, 患者は喜びの喪失あるいは反応性の欠如を, 他の6つのうち3つの症状に加えて呈すると主張した(治療に反応する均質な下位集団を分離できない *DSM* 流の精神医学の欠陥に対する, 多くの研究者のいらだちを, 読者は理解するだろう).

メランコリーの診断における他の発展については, **「うつ病：出現」**および**「うつ病：最近の概念：精神病性うつ病」**の項を参照のこと.

モ

妄想，妄想性障害　DELUSION, DELUSIONAL DISORDER　→「**精神病：概念の出現**」「**統合失調症：概念の出現**」「**パラノイア**」「**パラフレニー**」「**フランス学派の慢性妄想状態**［1909年以後］」を参照

モーズレー，ヘンリー　MAUDSLEY, HENRY（1835-1918）　モーズレーはヨークシャー州ウェストライディング（West Riding）の農場主のもとに出生し，1856年にロンドン大学卒業と同時に医学士を取得した．彼は東インド会社への入職を希望していたが，同社の医務官には6カ月間の精神科臨床経験が要請されていたため，二つの精神病院で短期間勤務した．彼は精神科の分野に留まることを決意し，1859年に23歳の若さでマンチェスターの精神病院の院長となった．1862年，彼はロンドンに移住し，『精神科学雑誌 *Journal of Mental Science*』の編集者となり，以降ロンドンに定住した．ロンドンで彼は「富裕階級の人々」と好条件の取引を多く取り付け，彼に因んで名づけられた病院（下記**モーズレー病院**を参照）の設立のために粉骨砕身した．1867年，彼は『精神の生理と病理 *The Physiology and Pathology of Mind*』なる教科書を出版した．それには確固たる器質論者である**ヴィルヘルム・グリージンガー**の視点が反映されており，モーズレーは疾患に遺伝が大きく関わっていると信じていた．さらに，彼は**モレル**の変質概念の影響も受けている．かつて彼は「明日，すべての狂気を地球上から一掃したとすれば，疑いの余地なく，人は新たな狂気を明後日になる前に生み出すだろう」と記述した（第3版，本書は単に『精神の病理 *The Pathology of Mind*』とも呼ばれる，1879，p. 97）．

モーズレー病院　MAUDSLEY HOSPITAL, ロンドン．　1908年，ロンドン州議会の精神病院委員会は，精神病院の設立のための**ヘンリー・モーズレー**の寛大な寄贈を受領することを決定した．彼は「精神病院 asylum」ということは強調しておらず――それは外来診療科，研究室，そして医学生の教育等も兼ね備えていた．同病院はドイツの大学精神科クリニックのモデルにもとづいていた――，しかし，同時にモーズレーはドイツ流の理論的な定式化に疑念を抱いていた．第一次世界大戦の期間，新たに完成した施設は軍用病院に改変されていたが，1923年，精神科患者のための病

院として開院した．初代院長となったエドワード・メイポーザー（Edward Mapother: 1881-1940）は同時期の 1922 年にキングズカレッジ病院（ロンドン大学付属病院）の心理学的医学の医師となった．そして彼はモーズレーに大学の精神医学教育のための大学院を創ろうと考えた．

精神病院として開院する以前の 1916 年に，1895 年からクレイベリー（Claybury）精神病院を拠点としていたロンドン州議会病理学研究所が，モーズレーに移転した．フレデリック・W・モット（Frederick W. Mott: 1853-1926）が初代所長を務め（1923 年まで），フレデリック・L・ゴラ（Frederic L. Golla: 1878-1968）が 1938 年に引退するまで二代目を務め，そして神経学者のサミュエル・ネヴィン（Samuel Nevin: 1905-1979）が 1945 年より三代目を務めた．王立ベスレム病院の文書係であったコリン・ゲイル（Colin Gale）が述べたように，「さまざまな面で，それは精神医学研究所 Institute of Psychiatry そのものの前身であった」（下記を参照）．

1924 年，モーズレー病院はロンドン大学の「専門学部 Schools」の一つと認められ，1936 年に「教授」の肩書がメイポーザーのために用意された．二年後，研究所はロックフェラー財団からの資金提供を受けるようになった．戦時中の活動中断ののち，精神医学の教育部門という柱が病院機能に加わった．1946 年，**オーブリー・ルイス**がロンドン大学の精神医学教授に任命された（1936 年からすでにモーズレーの臨床部長であった）．ルイスの指導で，1948 年に病院施設は，新たに設立された英国医学大学院連合の一部となった．そして医学校は精神医学研究所（Institute of Psychiatry: IOP）と改名された．ルイスは国民健康保険制度（National Health Service: NHS）に含まれない卒後教育機関である IOP の所長となった．また 1948 年に，モーズレー病院は王立ベスレム病院と合併した．

1940 年代の後半に，ルイスは医学研究審議会（Medical Research Council: MRC）部門を加えることで施設の研究部門の強化を始めた．1948 年にルイスは，モーズレーに MRC 職業精神医学（Occupational Psychiatry）研究部門を創設した（1958 年以後は社会精神医学研究部門となった）．これは精神科医が主導するものとしては初の医学研究審議会部門であった．1965 年，ルイスが所長を辞した際に，**ジョン・ウィング**（1965 年から 1989 年の間，所長を務めた）がこれを新たな社会精神医学研究部門として再構成した．次期所長を 1989 年から 1995 年の間，ジュリアン・P・レフ（Julian P. Leff: 1938-）が務めた．この部門は 1995 年に，新所長であった**マイケル・ラター卿**（Sir Michael Rutter: 1933-）のもと，モーズレー病院の社会・遺伝・発達精神医学研究センター（Social, Genetic and Developmental Psychiatry（SGDP）Centre）との合併を機に閉鎖された．

1959 年，**エリオット・スレイター**は MRC 精神遺伝学部門（Psychiatric Genetics Unit）の創設を援助した．1969 年，同部門は彼の引退とともに閉鎖されたが，精神遺伝学セクションはモーズレー病院において精神科のもとで存続した．

1984 年，ラターは MRC 児童精神医学部門（Child Psychiatry Unit）の創設を援助した．2000 年，同部門は新たな社会・遺伝・発達精神医学研究（SGDP）センターと統合した．この部門はラターが所長になり1998年にピーター・マガフィン（Peter McGuffin）に引き継がれた．

1966年にルイスが引退したのち，デニス・ヒル（Denis Hill: 1913-）が教授およびモーズレーの院長となり，1979年に引退するまで務めた．彼の後任として，「神経性**過食症** bulimia nervosa」の用語を造りだしたジェラルド・F・M・ラッセル（Gerald F. M. Russell: 1928-）が引き継いだ．精神医学的疫学研究者であるデイヴィッド・ゴールドバーグ（David Goldberg: 1934-）は1993年から2000年までの間，教授を務めた．彼は『英国医学雑誌 *British Medical Journal*』にはじめて掲載され，疫学的精神医学の領域で幅広く使用されたスクリーニング調査票である精神健康調査票（General Health Questionnaire: GHQ）を1970年に開発した．1999年に精神医学研究所（IOP）がモーズレーから分離され，ロンドン大学のキングズカレッジ校に移行したため，ゴールドバーグは，厳密に言えば最後のモーズレーの精神科教授である．2000年にロビン・マリー（Robin Murray）が精神科教授となり現在〔本書の出版は2005年〕も在職中である．

モノアミン　MONOAMINES　→「**神経伝達物質**」を参照

「モラル療法」，心理的治療の意味での　“MORAL TREATMENT” IN THE SENSE OF PSYCHOLOGICAL TREATMENT

「モラル療法」という言葉は，18世紀後半に流行しはじめ，**ヴィンツェンツォ・キアルージ**と**フィリップ・ピネル**がそれぞれの教科書の中で用いた．1801年の著作で，ピネルは「モラル療法 le traitement moral において従うべき一般的な指針」を説いた．「途方に暮れたようにみえる人たちを社会に戻す揺るぎない希望のもとに」ピネルは，患者と話し患者を公正に扱うことで患者に自信をもたせること，精神病院の生活を一定の日課で構成すること，患者をさまざまな活動に巻き込むこと，患者に時間通り食欲をそそる食事を与えることその他，秩序立って上手に精神病院を運営するための手段を推奨した．多くの患者が「心理的な能力の障害 lésion des facultés morales」（p. 211）に苦しんでいるという前提から，単に身体的に監禁するよりもむしろ心理的なアプローチの方が「患者の外的な感覚すべてに活力ある持続する印象を」与えるためのよりよい方法と考えられた（1809，第2版，pp. 251, 258）．ピネルの伝記を書いたドラ・ワイナー（Dora Weiner）によると，「[ピネルの] 控え目だが善意ある態度は，患者たちが彼を信頼して心配事を打ち明け，人生の変転を思い起こすよう促した．このサルペトリエールの住人が毎日いることが，患者を安心させた．こうして「善きピネル氏」の一般的なイメージができあがった」（『ピネル *Pinel*』p. 244）．

私設精神病院である「ヨーク退避所 York Retreat」は1791年にヨークの商人**ウィリアム・テューク**（1732-1822）によって設立され，そこでは「医学治療」に加えて

「モラル療法」が実践されていた．クェーカー教徒の慈善家で商人だった**サミュエル・テューク**（1784–1857）はウィリアムの孫で，1813年の著書『退避所，すなわちヨーク郊外の精神病者のための施設の記録 *Description of the Retreat, an Institution near York, for Insane Persons*』において，「もしわれわれが，病気は精神に由来するという意見を受け容れるならば，精神に直接働きかけることが明らかに最も自然である」と説明した．彼は退避所での経験から学び，次のように説いた．「精神病の治療および緩和のために，分別ある管理とモラル療法によって多くのことがなされうる」「不幸なマニー患者を例にとろう．…彼はしばしば自分自身の病気に気づいていない…彼は，妻子や周囲の友人たちの振る舞いが変わったことに説明をつけることができない．彼らは彼にとっては冷酷で反抗的で恩知らずに映る」「このような場合，通常他者の分別ある親切が，患者の感謝と好意を呼び覚ますようにみえる」（pp. 131–136）．こうして，モラル療法によりテューク家の人々は，クェーカー教団の原則の一般的な拡張を理解したようにみえる．

モルセリ，エンリコ　MORSELLI, ENRICO（1852–1929）　モルセリはイタリア国外では「**醜形恐怖** dysmorphophobia」という用語を造ったことで知られている．イタリアでは，彼は精神医学の大教科書『精神疾患の症候学入門 *Manuale di semeiotica delle malattie mentali*』（1885–1894）および，師のカルロ・リヴィ（Carlo Livi: 1823–1877），アウグスト・タンブリーニ（Augusto Tamburini: 1848–1919）とともに1874年に『実験精神医学および法医学雑誌 *Rivista sperimentale di freniatria e medicina legale*』を創刊したことで知られている．1889年，モルセリはジェノヴァ大学の精神医学および神経病理学の教授に任命された．しかし，精神医学史家ジャーマン・ベリオス（German Berrios）が指摘するように，1880年代，まだトリノ大学の精神科教授だった頃に「彼は個人診療で豊富な臨床経験を積み上げ，それがおそらく彼がみた醜形恐怖の患者の大部分を成していた（一般的にこの訴えは精神病院では非常に稀であった）」（『精神症候学の歴史 *History of Mental Symptoms*』p. 279）．

モレル，ベネディクト＝オーギュスタン　MOREL, BÉNÉDICT-AUGUSTIN（1809–1873）　精神医学において変質学説を普及させるとともに，統合失調症をはじめて記載した一人であるモレルは，フランスがオーストリアに侵攻していた頃にウィーンで生まれた．彼の父はフランス軍の補給係だった．母については何も知られていない．思春期に放浪したのち，彼は1831年にパリにたどり着き，ジャーナリズムで身を立てようとしたのち，1839年に医学の勉強をはじめた．彼は若い科学者クロード・ベルナール（Claude Bernard: 1813–1878）と一緒に住んでいた．二人ともたいへん貧乏で，一着の服を共有し，一人がそれを着ている間にもう一人は寝ていたと言われている．師となる精神科医**ジャン＝ピエール・ファルレ**にモレルを紹介したのはベルナールだった．そうして，モレルは自身の精神医学研究の経歴を開始し，論文を早くから発表し，医学的文筆に携わった．1856年にモレルはセーヌ川下流，ルーアン（Rouen）郊外のサン＝ティヨン（Saint-Yon）精神病院の医長に任命され，その後そこにとどまった．モレルは啓蒙主義的な精神病院の管理者で，拘束を廃止し，早期退院を促進し，地域の家庭に患者たちを下宿させた．しかしながら彼は，1857年に出版された『変質論 *Traité des dégénérescences*』と1860年の『精神病論 *Traité des maladies mentales*』（「**統合失調症：概念の出現：早発性痴呆**［1860年］」を参照）によって最もよく知られている．研究者の中にはこの『変質論』を**精神遺伝学**の起源と見なす者もいる（「**精神病：概念の出現：変質の結果としてのマニー…**［1857年］」を参照）．1866年，多産なモレルは『医学総合アルシーヴ *Archives générales de médecine*』に「情動デリール délire émotif」についての論文を発表した．それは，不安障害と恐怖症についての最初の医学的記述であった（「**不安と恐怖症：モレルの情動デリール**［1866年］」を参照）．

モレルは，獲得形質が遺伝するという当時一般的だった理論にもとづいていた．こうした理論は1920年代末まで精神医学において強い影響力をもっており，ロシアでは何と1950年代まで続いた．そしてこの理論は精神医学の学説の身体的な要素と心理的な要素とを統合するうえで決定的な役割を果たした．

ヤ

ヤスパース，カール　JASPERS, KARL（1883–1969）　ヤスパースはドイツ北部のオルデンブルク（Oldenburg）に生まれ，法学を学んだのち，1908年に**ハイデルベルク**で医師資格を得た．そして1908年から1915年の間，**フランツ・ニッスル**のもと，ハイデルベルクの精神科クリニックの非常勤助手として勤めた．彼は持病の気管支拡張症のため，常勤にはならず，スケジュールがきつくならないようにしていた．精神科クリニックでは，彼は心理テストと血圧の調査を行なっていた．しかしながら，ヤスパースの精神医学への関与は短期間であった．そのクリニックでの彼の興味は次第に哲学はもちろん心理学の方に向かい，1913年にそれらに関する論文で教授資格を取得した．1920年に彼はハイデルベルク大学の哲学科教授に就任し，1922年には学科長（正教授 Ordinarius）となった．ナチズムのもとで1937年，ユダヤ人であった妻との離婚を拒絶した彼は，引退を余儀なくされた．1943年，彼はその後の出版を禁じられた．そして1945年にハイデルベルク大学の教授として復帰した．1948年，彼はバーゼルで哲学科長（正教授）となり1961年の引退まで勤めた．このようにヤスパースはまず哲学者として想起される．しかし，彼の精神医学への初期の貢献は非常に重要である．

ヤスパースは1910年の『神経学・精神医学総合雑誌 *Zeitschrift für die gesamte Neurologie und Psychiatrie*』掲載の嫉妬妄想（Eifersuchtswahn）に関する論文（「**パラノイア**」を参照）において，ものごと（この場合は患者の症状）を知るための合理的手法と感情移入的（einfühlbar）手法を区別するというドイツの哲学者ヴィルヘルム・ディルタイ（Wilhelm Dilthey: 1833–1911）の視点を精神医学に導入した．この合理的な因果関連の把握をヤスパースは――ディルタイの用語で――「説明 begreifen またときに erklären」と呼んだ．対照的に，患者の主観的な世界についての直観的な感覚による把握があり，それを「了解 verstehen」と呼んだ．「精神生活を観察する場合には，二つの方法がある．われわれは他人の身になって感情移入して「了解」するか，または現象の個々の要素をその関連や連続の点で現にあるものと見なすが…この関連は相手の身になり感情移入による内的なものとして「了解」されない．自然界の関連を把握するには客観的な基礎になっている「自然の」または「無意識の」過程を考えることによってのみ「把握」され，相手の身になってみられないことにその過程の本質がある」（p. 602）〔邦訳『精神病理学研究 1』p. 188〕．

病的嫉妬の症例において，たとえば，「了解」により治療者が，嫉妬はつねに患者の人格発展の一部として心理学的に理解することも可能となろう．しかし，嫉妬が突然に出現した場合は，突然の脳疾患の発症過程の一部として，より合理的な「説明」行為が適切であろう．この，原因の熟慮と直観との区別は精神医学に大いなる影響をもたらした．理解するということには，動機づけされた行為の意味を観察することが含意されている．それには「ある気分状態から，どのような感情が生じるか」といった「了解 verstehen」と，対照的に，どのようにして記憶が失われるか，また疲労が生じるかなどといった因果分析の「説明 begreifen〔＝erklären〕」が含まれる．

ヤスパースはのちに自伝（1977）において，上述の区別をハイデルベルクでの臨床に適用したことについて記述している．「われわれは，患者の人生のある時期を通して了解的な仕方で進展する人格の発展としての生活史を一方とし，別の一方は，真に捉えることはできないにしろ，われわれが器質的なものと見なすところの理由によって，無理矢理に患者の劇的な変化をもたらすであろう過程として区別した」（p. 20）．のちに，ヤスパースの追随者たちは「生活歴 Lebensgeschichte」対「現病歴 Krankheitsgeschichte」と表現した．

ヤスパースはすでに数々の秀でた小論文を書いていた成り行きで，1911 年に同僚のカール・ヴィルマンス（Karl Wilmanns）（「**ハイデルベルク**」を参照）から（加えて，シュプリンガー出版からも），精神病理学の総論的な教科書の出版を持ちかけられた．教科書は 1913 年に刊行され，同年にヤスパースは心理学教授資格を得ている．『精神病理学総論 *Allgemeine Psychopathologie*』は**精神病理学**において，彼が著書中の諸説の創始者でないにもかかわらず，かけがえのない，最も影響力をもつ教科書となった．この著書は，版を重ね，ヤスパースは 1942 年に**クルト・シュナイダー**の助力を得て，最終版を完成させたが，1946 年まで出版が認められなかった．この 1946 年版の最近のリプリントは 1973 年に「第 9 版」として刊行された．この著作の英訳版の出版は著しく遅れ，1962 年になってジャン・ホーニグ（Jan Hoenig）とマリアン・ハミルトン（Marian Hamilton）によって第 7 版が『精神病理学総論 *General psychopathology*』として出版された．同著作は今もってなお，精神病理学への古典的入門書である．

ユ

優生学　EUGENICS　→「精神遺伝学」を参照

ユング，カール・グスタフ　JUNG, CARL GUSTAV（1875–1961）

かつて精神分析に対抗するものとして切望された，心理（精神）療法の体系の創案者であるユングは，スイスのケスヴィル（Kesswil）で牧師の子として生まれ，1900 年にバーゼル大学医学部を卒業した（ユングは医学博士の学位を，1902 年にチューリヒで「いわゆるオカルト現象の心理と病理〔邦題：心霊現象の心理と病理〕Zur Psychologie und Pathologie sog. Okkulter Phänomene」なる学位論文において取得した）．パリで**ピエール・ジャネ**とともに学んだのち，1900 年に彼は**オイゲン・ブロイラー**のもと，チューリヒ大学の**ブルクヘルツリ精神病院**で精神医学のトレーニングを積むべく入職し，1905 年には大学教授資格を取得した．その際の論文は，1907 年に『早発性痴呆の心理学 *Über die Psychologie der Dementia praecox*』として出版された．1909 年，ユングは個人開業をはじめ，また著述に専念するため，大学の教職を退いた．

ユングは 1903 年に『夢判断 *Die Traumdeutung*』（1900）を再読して以降，フロイトの考え方に触発され，1906 年からはフロイトと親書を交わすようになっていた．フロイトとユングは 1907 年にウィーンではじめて出会った．早くも 1906 年には，ユングはフロイトの論拠を確証する取組みとなる，言語連想法の実験的研究を行なっていた（同年の〔ユング編著の論集〕『診断学的連想研究 *Diagnostische Assoziationsstudien*』における自身の論文で主張している）．しかしながら 1914 年，ユングは国際精神分析協会の会長を辞し，フロイトと訣別した．

ユングは独自の「分析心理学」を発展させつづけた．それらにおいては，乳幼児期の性的欲求は実際には機能を果たしておらず，代わりに「集合的無意識」の象徴が場の中心を占めていた．患者の心の中にみる象徴は，患者の個人的経験にもとづくのではなく，人類の集合的経験に依拠しているとユングは述べた．これらの経験から，ユングは「元型 Archetypes」という用語を選択した．ユングの分析においては，患者は個人として既知の象徴について，最終的に了解されるが，それは実際には普遍的無意識の表象である．ユングはこれらの概念を 1911 年の『精神分析学および精神病理学研究年報 *Jahrbuch für psychoanalytische und psychopathologische Forschungen*』に掲載された「リビドーの変遷と象徴：思想の発達史への寄与 Wandlungen und

Symbole der Libido: Beiträge zur Entwicklungsgeschichte des Denkens」において明らかにした．彼の概念の包括的な最初の記述は『無意識過程の心理学：分析心理学の現代の学説および方法概説 *Die psychologie der unbewußten Prozesse: ein Überblick über die moderne Theorie und Methode der analytischen psychologie*』（1917）にみられる．

ユングは人格型の類型学でも知られる．著書『心理学的類型 *Psychologische Typen*』（1921）で，彼は外界に向かってエネルギーが流出する外向的な人と，エネルギーが内部に向かう，内向的な人との区別を精巧に作り上げている．各々のタイプには，4つの機能的形式が存在する．つまり思考（thinking），感情（feeling），感覚（sensation），直観（intuition）で，これらは〔外向および内向的思考型と結びついて〕性格特徴を分類する8つの格子をもたらす．

ユングの分析心理学は多分に精神分析学の日陰に置かれていたが，20世紀の前半は，一定の国際的支持者を維持し，その後，一層の興味を引いた．ユングはまた，ドイツにおいてナチス政権を支持したことから，名声に傷が付いた．

ヨ

陽性症状と陰性症状　POSITIVE VS. NEGATIVE SYMPTOMS（1887年以後）
統合失調症に関連する文脈では，「陽性」症状は思考障害や幻覚・妄想を意味し，同様に「陰性」症状は社会的なひきこもりや情動の平板化を意味する．この用語を最初に精神医学で用いたのはイギリスの神経科医ジョン・ヒューリングス・ジャクソン（John Hughlings Jackson: 1835-1911）で，すでに医学文献で用いられるようになっていた「陽性」と「陰性」の用語をまずてんかんに，それから精神疾患に用いるようになった．ジャクソンは1887年の『精神科学雑誌 *Journal of Mental Science*』で「発展の度合いはさまざまな精神障害ごとに異なっている．…厳密な意味で病理学的な過程である疾病においては，陰性の身体的な変化である解体のみが起こり，意識障害が結果として生じる．疾病は陽性の精神症状の原因とはならない．どのような精神障害についてであれ，陽性の精神症状の身体的基盤を研究する者は，その発展と関わっているのである」（『選集 *Selected Writings*』II巻，p. 78）と述べた．ジャクソンの表現はあいまいではあるが，これは重要な区別についての最初の言及である．

1889年にリーズで開かれた英国医学会（British Medical Association）の会合で，ジャクソンはこの対立する二つの特徴について説明し，「すべての陽性の精神症状は，…高次の中枢は障害されているものの，健康な神経の配置が残存しているような精神障害でみられる．それは…精神障害におかされた人の精神機能の一部であり，…意識が障害されている証拠でもある．私たちが彼の幻覚 illusions と見なすものは，彼が知覚したものなのであり，彼が普段行なっている精神活動の低級な対応物なのである」と述べた．それとは対照的に「陰性の障害」は，麻痺や意識喪失を含んでいる．ジャクソンは1894年に『医学広報誌 *Medical Press and Circular*』に論文を掲載し，図を用いて最高次の「脳中枢」から低次までの機能が次第に解体していく様子を説明した．この中枢神経系の段階的な解体という図式は，のちのフランス精神医学に大きな影響を与えた．

「基本症状と副症状」（1911年）　**ブロイラー**（「**統合失調症：概念の出現：ブロイラー**［1911年］」を参照）が，統合失調症の思考障害のような「基本症状 Grundsymptome」と，幻覚や妄想などの「副症状 akzessorische Symptome」を区別したときには，ブロイラーはジャクソンの学説を詳しくは知らず，それとは別のことを考えていた．ブロイラーも「陽性」と「陰性」の表現を用いたが，それを思考内容について「陽性」と「陰性」の意味で用いた*．彼の「基本」症状である思考障害は陰性症状であると考えることができるし，彼の幻覚等の副症状は陽性症状と見なせるだろう．

＊　ブロイラーが『精神医学＝神経学週報 *Psychiatrisch-Neurologische Wochenschrift*』1910年，に掲載した「統合失調症性拒絶症 schizophrenic negativism」についての論文の p. 184 を参照．

再び「陽性症状と陰性症状」への関心が高まった（1974年）　ジャクソンのかつての用語使用に言及しながら，ロチェスター大学のジョン・S・ストラウス（John S. Strauss: 1932–）と**国立精神衛生研究所**の共同研究者たちは，1974年の『統合失調症紀要 *Schizophrenia Bulletin*』誌に，統合失調症において「陽性」と「陰性」の症状の概念を再び用いることを論じた．研究者の**ナンシー・アンドレアセン**（1938–）が陰性症状を評価する尺度を開発した業績によって，この使用は一層強化された．アンドレアセンは1982年に『総合精神医学アーカイヴズ *Archives of General Psychiatry*』誌で，「ヒューリングス・ジャクソンが脳の機能について概念化したモデルはそのままでは精確な適用が不可能であるが，…彼の陽性と陰性症状の区別は記述的な現象学にとって非常に有用である」（p. 785）と論じた．

統合失調症のⅠ型とⅡ型症候群（1980年）　**ティモシー・J・クロウ**は1980年の『英国医学雑誌 *British Medical Journal*』で，統合失調症は実は二つの異なる疾患である可能性を論じた．Ⅰ型（Type I）統合失調症は，幻覚や妄想・思考障害などのいわゆる陽性症状が目立つもので，この疾患の急性の形式で，ドパミンの伝達の異常によって起こるとされた．Ⅱ型（Type II）統合失調症は，感情の平板化や会話の貧困・意欲の喪失のような「陰性」症状によって特徴づけられるもので，この疾患の慢性の形式，つまり「残遺」状態であり，おそらくドパミンと関係ないものとされた．この仮説は多くの研究への刺激を与えたが，完全に受け容れられているわけではない．

ラ

ラカン，ジャック＝マリー＝エミール　LACAN, JACQUES-MARIE-EMILE

（1901-1981）　精神分析学の内部で独自の思想を有する学派の創設者であるラカンは，パリの上流中産階級の家庭に生まれた．セーヌ県（パリ）の精神病院のアンテルヌを勤め，1928年，彼はパリの特別医務院（Infirmérie spéciale）でガエタン・ガティアン・ド・クレランボー（Gaétan Gatian de Clérambaut: 1872-1934）と過ごし（「**フランス学派の慢性妄想状態**［1920］を参照），クレランボーを「私の唯一の師」と後日記している．1932年，妄想精神病の論文で医学博士の学位を取得したのち，彼は**サン＝タンヌ精神病院**の**アンリ・クロード**のもとで指導医となり，またその間，シュールレアリストの知識人サークル内で活動を行なった．P・ゴデフロイ（P. Godefroy）による伝記的記述によれば，彼は高等研究実習院（École pratique des hautes études: EPHE）におけるアレクサンドル・コジェーヴ（Alexandre Kojève）によるヘーゲルに関する哲学ゼミナールの影響を多分に受け，フロイトの思想に「哲学的な鎧」を備えようと試みた．

1932年，ラカンは，高名なパリの精神分析家であったルドルフ・レーヴェンシュタイン（Rudolph Loewenstein: 1898-1976）による教育分析を受け，その後は臨床精神医学よりも，精神分析の世界に専ら身を投じた．1936年，ラカンはマリエンバード（Marienbad）での国際精神分析学会において，彼が「鏡像段階」と称する，乳幼児の発達における一過程について発表し，それが長期にわたる執筆，講義の端緒となった．1953年，ラカンは反体制派の一団とともにパリ精神分析協会を離れ，フランス精神分析協会（Société Française de Psychanalyse: SFP）を設立した．彼の突然な分析セッションの終わらせ方，型にはまらない患者治療等は波紋を呼びつづけ（たとえば，彼は分析セッション中にも書簡のことを気にかけ，そして患者に彼の手紙を投函するよう依頼したりもしていた），1963年に彼はSFPを去り，自らの会である「パリ・フロイト学派 École Freudienne de Paris」を設立した．同学派は彼の逝去する前年に解散した．また彼は1963年に，彼の受講者の多い講義の場を，サン＝タンヌ精神病院（ラカンの名声に腹を立てた**ジャン・ドレイ**は彼の会議室の使用を認めなかった）から高等師範学校に，その後はパンテオンの法学部内に移した．そして，彼は更なる世界的名声を得ることとなった．パリの精神科医であるジャン・テュイリエ（Jean Thuillier: 1921-）は1996年に「否定しえない明白な事実がある」と述べた．「彼の業績は，戦前の精神医学の明確な概念にもとづくものから，一部の人々が「ジャルゴン失語 jargonaphasia」と称する彼の最晩年まで，才気あふれた精神の発展である」（テュイリエ Thuillier『狂気 *La Folie*』pp. 601-602）．

ラセーグ，エルネスト＝シャルル　LASÈGUE, ERNEST-CHARLES（1816-1883）　きわめて重要な，精神科診断における鑑別の初期の創始者である（人格水準の低下を伴わない迫害的な妄想を，狂気（madness）から区別した．「**パラノイア**」を参照）．ラセーグは，パリで有名な博物学者の子として出生した．彼は**ジャン＝ピエール・ファルレ**（生理学者のクロード・ベルナール（Claude Bernard: 1813-1878）もアンテルヌとして在籍した）のもとで**サルペトリエール病院**において研修を行ない，1846 年に博士論文を書き上げた．1850 年，彼はパリ警察の精神科救急（入院）部門の最初の医療管理者となった——当時は「デポ dêpot」と称されていたが，1872 年以降は特別医務院（Infirmérie spéciale）と称された——以降，彼は他のポストを歴任しながらも，同部門を統轄しつづけた．この入院部門は長年にわたる他の数多くの臨床医たちに対するのと同様に，ラセーグにとって精神病理の無尽蔵の供給源となった．1853 年，ラセーグは教授資格試験に合格し，翌年には病院医長（médecin des hôpitaux）に任命された．その後，彼は**サルペトリエール病院**，サン＝アントワーヌ病院やネッケル病院（1862年以後，ここで精神医学の講義を行なった）等を含む数々のパリの公立病院を転々とした．彼はサルペトリエールでも精神医学の講義を行なっていたが，講義の最終年度となる 1866 年に学生を連れて，ルーアン（Rouen）近郊のサン＝ティヨン（Saint-Yon）精神病院における**ベネディクト＝オーギュスタン・モレル**の変質（「**精神病：概念の出現：変質の結果としてのマニー**［1857 年］」を参照）に関する講義を聴講する見学旅行を行なった．ラセーグは最終的にピティエ（La Pitié）病院に行き着き，1867 年に病理学教授の地位を得て，1869 年に臨床医学講座の教授となった．彼は幅広く内科の出版物を執筆したが，精神医学への貢献としては 1852 年の迫害妄想（「**パラノイア**」を参照），「ヒステリー性の無食欲症」（「**身体像（ボディイメージ）：その障害：神経性無食欲症**［1873 年］」を参照），そして**二人組精神病**に関する論文が挙げられる．

ラター，マイケル　RUTTER, MICHAEL（「**モーズレー病院**」も参照）　イギリスにおける精神分析的方法をとらない児童精神医学の創設者であるラターは，1933 年，当時はレバノンに住んでいたイギリス国籍の両親のもとに生まれた．合衆国で大戦の年を過ごした後，ラターはバーミンガムで医学を専攻し，1955 年に卒業した．モーズレー病院で精神医学のトレーニングを受け，それからニューヨークのアルバート・アインシュタイン医科大学で卒業後の研修を受けたが，1962 年，モーズレー病院の医学研究審議会（Medical Research Council: MRC）の社会精神医学部門に加わった．4 年後の 1966 年，ラターは上席講師となり，そこでその経歴のまま留まった．1973

年，児童精神医学の教授に任命されその部門の責任者になった．1984年にはモーズレーで児童精神医学研究ユニットを，1994年には，社会・遺伝・発達精神医学研究（SGDP）センターを設立し，1998年にセンター長を辞して，発達精神病理学の教授の職を得た（1992年に彼はナイト爵位の称号を得た）．

1979年以後，ラターは小児における脆弱性と防御因子についての研究でとくに名を知られるようになった．1987年の『米国矯正精神医学雑誌 *American Journal of Orthopsychiatry*』の論文で，彼は以下のように述べている．「われわれが必要としているのは，ある種の人々が，他の人々であったら諦念を抱き絶望に陥るような同様の逆境に直面しているのにもかかわらず，高い自尊心と自己効能感を維持するその理由と方法を探求することである…この探求は，幅広く定義されている防御因子を求めることではなく，むしろ防御過程に内在している発達や状況にまつわるメカニズムを追求することである」（p. 317）．ラターおよびモーズレーの児童思春期精神医学研究室の共同研究者らはともに，子どもにおける精神科疾患の疫学のパイオニアでもあり，1975年の『英国精神医学雑誌 *British Journal of Psychiatry*』に掲載された論文で，ロンドン中心部の10歳の小児における逸脱行動や精神疾患の頻度はワイト（Wight）島〔イギリス海峡にある島〕の二倍であるという所見を発表した．

ラッシュ，ベンジャミン　RUSH, BENJAMIN（1746-1813）　「アメリカ精神医学の父」と言われているラッシュは，ペンシルヴァニア州のバイベリー（Byberry）で鉄砲鍛冶職人の息子として生まれた．彼は，その当時は普通に行なわれていたことだが，まず見習いとして医学を学びはじめ，それから1768年，エディンバラ大学の医学部を卒業した（そのため，**ウィリアム・カレン**の考えに影響を受けていても不思議ではない）．1769年から死亡するまで，彼は，フィラデルフィア大学の医学部で臨床医として務めたが，1787年以降は，フィラデルフィアのペンシルヴァニア病院で精神疾患の治療に従事した．1791年，彼は，合衆国ではじめての精神医学の連続講義を行なった．彼が1812年に出版した『精神の疾患への医学的探究と観察 *Medical Inquiries and Observations upon Disease of the Mind*』は，合衆国で生まれたアメリカ人による最初の精神医学の教科書と言われている．注目に値することは，彼が1776年の独立宣言の署名人の中の一人であったことである．ラッシュは，精神疾患の回復に心血を注いだ強力な支援者であり，またいわば「視線 eye」という心理学的治療の初期の形態をも薦めてもいた．「臨床医が，混乱した患者の部屋や隔離室に入るとき，最初の目的は，患者の「視線 EYE」をとらえ，そして彼をみつめ当惑させることである．まず視線への恐怖があらゆる原野の野獣にはあった．虎，荒れ狂う雄牛，そして怒る犬等はすべて，その視線から逃げ出す．そして理性を失った人間は，これらの動物の性質を帯びている，彼はほとんどの場合簡単に恐怖するが，理性をもった人間の視線 eye によって落ち着くものである」（『精神の疾患への医学的探究と観察 *Medical Inquiries...*』第3版，1827, p. 173）．

ラド，シャーンドル RADÓ, SÁNDOR（1890-1972） ラドは，ハンガリーのキスヴァルダ（Kisvarda）で出生し，まず政治学で博士号を取得後，1915年にブダペスト大学で医学博士号を取得した．精神医学の研修を受け，若干の精神分析のトレーニング（彼は1913年のハンガリー精神分析協会の設立メンバーの一人であった）ののち，1923年，ハンガリーを離れベルリンへ移り，ベルリン精神分析研究所で教鞭をとった．このような背景のもと，彼はその運動の内部の人となっていった．1926年，フロイトは，二つの精神分析関連の雑誌『精神分析学雑誌 *Zeitschrift für Psychoanalyse*』と『イマーゴ *Imago*』の編集者に彼を任命した．1931年，エイブラハム・ブリル（Abraham Brill: 1874-1948）は，彼にニューヨークに来て，新設のニューヨーク精神分析研究所でトレーニングを組織してくれないか，と要請した．ラドは，「ニューヨークの精神分析学派間の市民戦争」として一部で知られている騒動である，より正統派の会員たちとのちょっとした意見の相違のため，1941年，この精神分析研究所を離れた．1944年，コロンビア大学の精神医学教授へ就任し，1945年はじめに，新設されたトレーニングと研究を目的としたコロンビア大学精神分析・心身医学クリニックの所長となった．それは大学内部では最初のトレーニング施設であった（このような理由で，大学主導の精神分析トレーニングを嫌う精神分析界からは反発を喰らった）．1957年，コロンビア大学を退官し，精神医学のニューヨーク校の精神科教授に就任しその学部長となり，1967年に退官するときには名誉学部長となった．ラドの名は，数多くの精神医学概念と関連があり，その中にはうつ病（「**うつ病：出現：抑うつ神経症**」を参照），統合失調症型パーソナリティ（「**統合失調質パーソナリティ**［1953年］」を参照），「適応性の精神力動 adaptational psychodynamics」（この用語は1956年に彼が造語した）がある．彼は，シルヴァーノ・アリエティ（Silvano Arieti: 1914-1981）の精神医学教科書の中で以下のように説明している．「フロイトは，思考が不合理なものとなるのは，情動を含む本能の影響を受けることによるものと考えた．われわれは，思考が不合理なものとなるのは，他の何かではなく有機体そのものが情動を有していることによって，それらの影響を受けることによるものと考える．われわれは，情動を，研究の関心の最前線に位置づけている」（アリエティ Arieti『米国精神医学便覧 *American Handbook of Psychiatry*』I，pp. 327-328）．

リ

離人症　DEPERSONALIZATION　その人の存在や思考が非現実的であるという意味の「離人症」という術語は，1898年の『哲学批評 *Revue philosophique*』でフランスの哲学者リュドヴィク・ドゥガ（Ludovic Dugas: 1857-?）によって創作された．「パーソナリティの疎隔感つまり離人症を，自らの行動がコントロールを逃れ，なじみのないものになるように自我〔le moi〕が感じている状態，と定義しよう」(p. 502)．この現象それ自体は以前から医学文献に記述されていたとしても，**ピエール・ジャネ**と，シャルコーの後継者となったフルジャンス・レイモン（Fulgence Raymond: 1944-1910）が，1903年のモノグラフ『強迫症と精神衰弱 *Les obsessions et la psychasthénie*』において，報告した患者の何人かにこの術語を適用した．「彼女は自らの人格性を失った，自分はもはや何者でもないと感じる．彼女にとって見る主体は自身でなく，聞く主体は自身でなく，食べる主体は自身でない．彼女にとって腕や下肢は彼女なしのそれ自体のものである．…基本的に彼女は死んだかのようであり，せいぜい下肢が生きつづけているようなものである．しかし彼女自身は死んでいる，あるいは少なくとも存在しない」(『強迫症と精神衰弱 *Les obsessions et la psychasthénie*』I，p. 41)．

カール・ヤスパースにとって，1913年の『精神病理学総論 *Allgemeine Psychopathologie*』においては，離人症は「人格意識 Persönlichkeitsbewußtsein」の障害に属するとされ，そこでヤスパースは思考と行動が自動症的になったという感覚（der Automatismus der Willensvorgänge）を強調した――これは彼の友人**クルト・シュナイダー**（「**統合失調症：概念の出現**」も参照）が数えあげた統合失調症の「一級」症状のいくつかに近い概念である．このように離人症は神経症症状から精神病症状にシフトし，何年ものあいだ重症の精神病を見る精神病院の精神科医によって頻繁に言及され，また同様に神経症患者を見る精神分析家によっても言及されていた．この用語は1968年の第2版で，「神経症」の一つ「離人神経症」として ***DSM*** シリーズに組み入れられた．患者は「自己，身体あるいは環境の非現実感と疎隔感に支配される」(p. 41)（最後に記した感情はしばしば「現実感喪失 derealization」と呼ばれる)．1980年の ***DSM-III*** では離人症は「解離性障害」に加わり，つづく版でも本質的な変化はない．

2003年，ニューヨークのマウントサイナイ（Mt. Sinai）医科大学のダフネ・シメオン（Daphne Simeon: 1958-）と共同研究者たちは，『臨床精神医学雑誌 *Journal of Clinical Psychiatry*』で，離人症を典型的には16歳から25歳までの間に発症し，慢性経過をとるものと特徴づけた．「慢性離人症は，一部は発達的に駆動され，思春期は「現実の」そして「基礎のしっかりした」自己体験を編成するための傷つきやすい時期である」（p. 995）．

リーズ，ウィリアム・リンフォード・ルウェリン REES, WILLIAM LINFORD LLEWELYN（1914-）　精神医学における薬物の対照試験のパイオニアであるリーズは，ウェールズの農村部の教師を多く輩出した家族に生まれた（彼によると，「教師になることを回避するために」医学を学んだ）．1938年，国立ウェールズ医科大学から医学修士号を取得した．パウィック（Powick）のウースター（Worcester）精神病院の病院勤務医（house officer）として勤務後，1940年，ロンドンへ行き，**モーズレー病院**の心理学的医学の学位を取得した（そこはすでに戦時中でミル・ヒルへ移転していた）．1947年，すでにスタッフ精神科医となっていたモーズレーを去り，ウェールズのいくつかの精神病院のポストに就いたが，1954年，ロンドンへ戻り，コンサルタント医として，現在では王立ベスレム病院とモーズレー病院が合併した病院へ勤務した．1966年，聖バーソロミュー病院（略称「バーツBarts」）の精神科教授となった．

しかしながら，リーズが，カール・ランバート（Carl Lambert）といくつかの重要な試験を行なったのは，外来のクリニックをしていた南ウェールズにいたときであった．1950年，リーズは，パリの第1回世界精神医学会で，統合失調症の治療における**インスリン昏睡療法**，**電気けいれん療法**，そして白質切截術（**ロボトミー**）と，歴史的な無作為対照群との比較を行なった（患者たちはこれらの治療が使用可能になる以前にすでに入院していた者たちであった）．彼の報告では，これらの中でインスリン昏睡療法が最も効果的なものであった．

その後，リーズとカール・ランバートは，不安状態における**クロルプロマジン**の対照試験を行なった．交差研究（患者の半分はクロルプロマジンを投与され，もう一方の半分は偽薬を投与され，それから後半は気づかれないように逆に切り替える）としてデザインされたもので，のちに標準化された無作為化平行グループ（randomized parallel groups）の方法を採用したものではなかった．リーズは後日こう語っている．「100例の不安状態を集めるのには，私にはそう時間はかからなかった」「ロンドンの同僚たちは仰天するだろうが，ここは違うので，患者は際限なく集まった」．彼は1955年のパリにおける研究会でこの所見を発表した．この会は，**ジャン・ドレイ**，**ピエール・ドニケル**，**ピエール・ピショー**がクロルプロマジンに関して組織したものであり，その後，その論文は同年『精神科学雑誌*Journal of Mental Science*』に掲載された．彼は，この薬物は不安状態には不十分な効用しかないこと，「なぜならば重役や責任ある地位にある人々の不安は緩和されるだろうが，しかしそれはまた熱意ややる気を阻害もする」ことを，後年（デイヴィッド・ヒーリーDavid Healyとの）インタビューで語っている．リーズと共同研究者たちは，多様な精神科薬物の長期にわたる対照試験を進めていたが，これらは次々と改良を加えながら行なわれたもので，患者は一般的に，治療群と対照群に無作為化されていた．この無作為化対照試験（randomized control trials: RCTs）の方法は，精神薬理学における臨床試験のゴールドスタンダードとなった*．

* 1935年，マイロン・プリンツメタル（Myron Prinzmetal）のアンフェタミンの試験（「**ナルコレプシー**」を参照）は例外として，アメリカ精神薬理学における最初の対照試験は，ジョンズ・ホプキンス大学の薬理学者ルイス・ラザーニャ（Luis Lasagna: 1923-2003）によって行なわれたが，これは新しい催眠薬とバルビツール剤を比較したものであった（後者が勝った）．それは1956年の『慢性疾患雑誌 *Journal of Chronic Diseases*』に掲載された．

リチウム療法の歴史　LITHIUM THERAPY: HISTORY OF（1949年以後）

前史：デンマークの医師であったカール・ゲオルク・ランゲ（Carl Georg Lange: 1834-1900）は，過剰な尿酸がうつ病を引き起こすという自身の見解にもとづき（「**うつ病：出現：周期性メランコリー**［1886年］」を参照），1886年に内因性うつ病におけるリチウムの系統的な使用について記述した．彼の弟で，精神科医であったフレデリック・ランゲ（Frederik Lange: 1842-1907）は1894年にデンマークで出版された著書『精神病の最重要群 *The Most Important Groups of Insanity*』において，急性うつ病に対する炭酸リチウム単剤療法について記述している．しかし，尿酸素因仮説の衰退に伴い，これら早期の試みは忘れ去られた．

ケイドの発見（1949年）　ジョン・F・J・ケイド（John F. J. Cade: 1912-1980）は躁状態に対するリチウムの治療効果を再発見した．彼は1934年にメルボルン大学医学部で医学学位を取得し，1940年に従軍し戦地に赴くまで精神科のトレーニングを積んだ（彼は1942年から1945年まで戦争捕虜となった）．1946年，帰還した彼はオーストラリアのバンドゥーラ（Bundoora）で帰還兵精神病院の院長となった．そこで，彼はモルモットと彼の鋭い観察力を用いた実験をして，偶然にも，炭酸リチウムが精神病性興奮の治療において症状軽快をもたらすことを見出した．この発見は1949年に『オーストラリア医学雑誌 *Medical Journal of Australia*』に論文として掲載された．この躁病（躁状態）の治療薬に関する報告はほとんど顧みられなかった．

モーエンス・スコウの試験（1954年）　モーエンス・スコウ（Morgens Schou: 1918-）は，躁病（躁状態）におけるリチウム治療の効果を確認し，リチウムが予防に有用であり，うつ状態と躁状態の再発を防ぐと主張した．彼はコペンハーゲンで，精神科医であったハンス・ヤコブ・スコウ（Hans Jacob Schou 彼自身も躁うつ病であった）の子として出生した．彼は1944年にコペンハーゲン大学の医学部を卒業し，リスコフ（Risskov）にあるオーフス（Aarhus）大学クリニックにおいて精神科のトレーニングを行なった．1952年，クリニックの院長であった**エリック・ストレムグレン**はケイドの論文を読み，彼とスコウとで，**電気けいれん療法**や**バルビツール剤**に代わるものとしてリチウムの研究を行なうことを提案した．彼のグループはそうして，一方の患者群には実薬を用いた治療を行ない，もう一方には病院薬局によって調剤された見分けのつかないプラセボ錠を用いるという，精神医学領域でははじめてとなる二重盲検試験を実施した（患者はコインを投げてランダムに振り分けられた）．「われわれはそうして，厳密な条件の対照化のもとで，リチウムの抗躁作用を立証した」とスコウは後述している（サムソン Samson 編『神経科学：発見の過程 *Neurosciences: Paths of Discovery*』II，p. 153）．スコウ，ストレムグレンと共同研究者らの研究結果は 1954 年の『神経学・脳外科学・精神医学雑誌 *Journal of Neurology, Neurosurgery, and Psychiatry*』に掲載された．スコウのこの業績には，患者のリチウム血中濃度測定を可能にしたベックマン炎光光度計が大いに役立った（これがなければ，リチウムの毒性が問題となりえた）．

1979 年，スコウは，リチウムが難治性うつ病に高い治療効果を有するとの見解を示した（『総合精神医学アーカイヴズ *Archives of General Psychiatry*』）．実際に，今日でもリチウムを難治性うつ病に対する特効薬と考える精神科医はいる．1987 年，スコウは「彼の画期的かつ系統的な，躁うつ病の治療および予防薬としてのリチウムに関する臨床試験」を評価され，ラスカー賞を受賞した．

うつ病の予防におけるリチウム（1963 年および以後） 1959 年から 1960 年の間に，英国ケント州，チャタム（Chatham）にある聖オーガスティン病院のジェフリー・フィリップ・ハーティガン（Geoffrey Philip Hartigan: 1941 年に医学士）と，デンマークのグロストラップ（Glostrup）にある精神病院のスタッフ精神科医であったポール・クリスティアン・バーストラップ（Poul Christian Baastrup: 1918–2001）は，各々，スコウと連絡を取り，更なるうつ病エピソードの予防にリチウムを投与しなければどうなるかを訊ねた．スコウは彼らの行なった限られた観察記録を発表するよう促し，ハーティガンは 1963 年の『英国精神医学雑誌 *British Journal of Psychiatry*』にスコウの所見との対比を含めて発表し，バーストラップは 1964 年の『総合精神医学 *Comprehensive Psychiatry*』に発表した．これら 3 つの論文はすべて「ほとんど顧みられなかった」とスコウは後日述懐している．そうして，スコウとバーストラップは共同でリチウムの躁病とうつ病の予防に関する長期研究（二重盲検ではない）に着手した．彼らはその結果を 1966 年の国際学会で発表し，1967 年に『総合精神医学アーカイヴズ *Archives of General Psychiatry*』誌に掲載された．躁とうつを伴う双極性の患者，および単極性のうつ病患者に関する調査結果はじつに目を見張るようなものであった（しかしながら精神医学研究所の**マイケル・シェパード**はこの結果に納得せず，これに関する大きな国際的議論を引き起こした．興味のある読者はデイヴィッド・ヒーリーがのちにスコウとシェパードに対して行なったインタヴューで知見を深められるだろう．ヒーリー Healy『精神薬理学者 *The Psychopharmacologists*』III に掲載）．

リチウムに疑念をもつ人々に反駁するため，バーストラップとスコウ，他二名の研究者らは，1970 年の『ランセット *Lancet*』誌において，躁うつ病と反復性うつ病についての二重盲検試験を発表し，リチウムの再発予防効果を示した．1979 年，スコウは『総合精神医学アーカイヴズ』において，単極性の感情障害の治療におけるリチウム対プラセボ，抗うつ薬対プラセボの比較試験の結果を報告した．プラセボ群の65%が一年以内に再発したのに対し，リチウム群での同様の再発は22%に留まった（対照的に，本試験において，抗うつ薬群では35%が再発し，プラセボ群では68%が再発していた）．スコウの生涯の主張は，リチウムによる予防法が一般化し，世界中の多くの国々で支持されることで結実した．

リビドー　LIBIDO　→「ナルシシズム（自己愛）」を参照

ル

ルイス，オーブリー　LEWIS, AUBREY（1900-1975）　英国で「その時代において最も卓越した精神科医」と称されたルイスは，オーストラリアのアデレードで10年前にロンドンから移住した時計屋の息子として出生した．1923年にアデレード大学で医学の学位を取得したのち，ルイスは精神医学の研修をはじめ，1926年にロックフェラー財団のフェローシップを得て，ボストン精神病院や，彼に多大な影響を及ぼすことになる**アドルフ・マイヤー**がいたジョンズ・ホプキンス大学のフィプス（Phipps）クリニック，そしてベルリンや**ハイデルベルク**においても学ぶことが可能となった．

ルイスはドイツ語を淀みなく読めるまでに習熟し，彼の論文中にドイツ語の原文の一節を引用するのを好んだ．**エリオット・スレイター**によれば，ルイスはマイヤーにトレーニングを受けたが，「彼がわれわれにもたらしたものの多くは，ハイデルベルクでの彼の初期の実習経験から生まれた」と後日述べている．

1928年，ルイスは開院5年目のロンドンの**モーズレー病院**に研究者として加わり，1932年に部長（consultant）に任命された．1936年にはモーズレー病院の臨床責任者となった．第二次世界大戦の間，彼は病院の一部の人々を連れてミル・ヒル・スクール（Mill Hill School）に疎開した．そして1946年にロンドン大学の精神科教授に任命され（エドワード・メイポーザーの後任として），モーズレーの教授職部門の管理者を兼任した．1966年に彼は名誉教授となった．1948年，ルイスは，新たに合併した王立ベスレム病院とモーズレー病院とを密接に提携した，英国で最大級の500床の設備と最も卓越した精神医学の教育センターを含む，精神医学研究所（Institute of Psychiatry: IOP）の創設を立案し指揮した．また1948年に彼は，モーズレーの職業精神医学研究部門である（1958年以後は社会精神医学研究部門となった），初の精神科医主導の医学研究審議会部門（Medical Research Council〔MRC〕Units）の名誉責任者となった．そこで，研究者たちは，以前は施設に留まっていた慢性期の精神疾患患者が，いかにしてコミュニティの中で働き，生きるのかを示そうと努めた．1959年，彼は英国で精神科医としてははじめてとなるナイト爵位を授与された．

マイヤーの影響を反映して，ルイスは，**マイケル・シェパード**が「広い精神生物学的視点と，それを臨床に生かそうとする試み」と呼ぶ立場を採用していた．彼はレジデント（registrars）には，包括的に病歴，生活歴を聴取し，患者の言葉をそのまま引用するといった3年間の精神科トレーニングコースが必要だと主張した．うつ病に関する歴史的に名高い論文を記述したのち（「**うつ病：出現：英国の論争**［1934年］」を参照），彼は気分障害の権威と認識されるようになった．回顧すると，ルイスの主要な業績は，英国における社会精神医学という学問領域を開拓したことと，モーズレー病院を世界に通用する，トレーニングおよび研究のための研究施設にしたことである．

レ

レセルピン，初期精神医学の薬　RESERPINE, AN EARLY PSYCHIATRY DRUG（1954年以後）　インドのアーユルヴェーダの臨床医たちは，精神の病いの治療に，何世紀もの間，ラウオルフィア科の植物の根を使用していたが，のちにその薬が現在進行中の精神薬理学における革命の一翼を担うことになる，しかしそれはたかだか1950年代の初期になってからのことであった．1952年，バーゼルにあるチバ社の3人の科学者――J・M・ミュラー（J. M. Müller），E・シュリットラー（E. Schlittler），H・J・バイン（H. J. Bein）――は，『エクスペリエンティア *Experientia*』の論文で，インドジャボク（印度蛇木）（*Rauwolfia serpentina* Benth.）の鎮静効果の主成分としてアルカロイドのレセルピンを分離したことを報告した．臨床使用がはじまったのは，メリーランド，ケートンズビル（Catonsville）のスプリング・グローヴ州立病院（Spring Grove State Hospital）の研究部長であるアルバート・カーランド（Albert Kurland: 1914-）の話によると，1953年5月の春の日曜日，**ネイサン・クライン**が，R・A・ハキム（R. A. Hakim）に関する『ニューヨーク・タイムズ』の記事を読んだときであった．ハキムは，〔インド西部〕アーメダバード（Ahmedabad）の精神科病院に勤務している「西洋医学派」のインド人の精神科医であった．そして彼は，ラウオルフィア植物から作られた調合薬による統合失調症の治療に関して賞を得ている〔1957年，ラスカー賞〕．二つのアメリカの製薬会社はすでに，高血圧治療のためラウオルフィアとそのアルカロイドを使用可能なものにしていた．クラインは，スクイブ&サンズ社から，ラウディキシン（Raudixin）として市販されているそっくりそのままの根からつくった調合薬を，そしてチバ社からは，すでにセルパシル（Serpasil）の名前で販売されていたアルカロイドのレセルピンを手に入れていた．クラインと共同研究者たちは，これら二つの薬をニューヨーク州オレンジバーグ（Orangeburg）のロックランド州立病院（Rockland State Hospital）の精神病入院患者に投与した．1954年4月，クラインは『ニューヨーク科学アカデミー年報 *Annals of the New York Academy of Sciences*』で，その根と抽出薬（レセルピン）双方ともに効果があることを発表した．これはまさに，合衆国で，**クロルプロマジン**が市場に出された時期と一致していた．1954年7月，**ジャン・ドレイとピエール・ドニケル**が『フランス語圏精神科医・神経科医会報 *Congrès des aliénists et neurologues de langue française*』で，レセルピンに関して類似の評価をしていた．

1955年，これらの所見は無作為対照試験で確かめられたが，当時，**モーズレー病**

院のデイヴィッド・ルイス・デイヴィーズ（David Lewis Davies: 1911–1983）と**マイケル・シェパード**らが，レセルピンには不安とうつ病の患者の治療に何らかの効果があることを確かめていた*．この重要な研究は，1955年，『ランセット *Lancet*』に掲載されたが，ほとんど無視された．

1955年8月26日，〔米国〕国立心臓研究所の化学的病理学研究室で，バーゼルのロッシュ社から来た客員研究者アルフレート・プレッチャー（Alfred Pletscher: 1917–），パークハースト・A・ショア（Parkhurst A. Shore: 1924–），研究室長のバーナード・B・ブロディ（Bernard B. Brodie: 1909–1989）らは，ウサギにレセルピンを投与すると，腸の細胞のセロトニンのレベルが低下すること（つまり，その薬物はセロトニンを放出させること）を『サイエンス *Science*』で報告した**．すでにレセルピンが行動に影響を与えるというエビデンスはあったので，著者らは以下のように推論した．「レセルピンのなんらかの中枢［脳］への効果は，セロトニンの放出に媒介されている．精神の障害において有益なレセルピンの効果は，セロトニンの遊離に由来すると考えられる」(p. 375)．これは，**神経伝達物質**セロトニンの精神医学的役割を指摘する最も初期の経験的な発見の一つであり，事実，生化学的精神医学の誕生を象徴するものであった（後年は，精神薬理学者がセロトニンのレベルを低下させること，つまり「放出」させることよりも，上昇を維持することを探究することになる）（「**選択的セロトニン再取り込み阻害薬**」を参照）．

ブロディのレセルピンモデルを使用して，当時ルンド大学にいた，スウェーデンの薬理学者アルヴィド・カールソン（Arvid Carlsson: 1923–）は，同僚のバーティル・ワルデック（Bertil Waldeck）とともに1958年に，**ドパミン**（「3-ハイドロオキシトリプタミン 3-hydroxytryptamine」）が神経伝達物質であることを発見した（2月28日の『サイエンス』の彼の論文を参照．彼は実際には，この論文を1957年に提出している）．1959年の『薬理学雑誌 *Pharmacological Review*』において，カールソンは，これがパーキンソン病で欠乏している可能性を推測している．

1961年，レセルピンは，副作用のために，精神科的適応症にむけて市場に出されることが中止された．しかしその後も，有用な可能性を秘めた精神医学的薬物としてのレセルピンへの関心は続いていて，1998年，アイルランド系の精神科医デイヴィッド・ヒーリー（David Healy: 1954–）は，『英国精神医学雑誌 *British Journal of Psychiatry*』に発表した「レセルピン発掘 Reserpine exhumed」という表題の論文で，レセルピンの抗うつ薬としての可能性を再検討すべきであると提案している．

* デイヴィーズは，モーズレー病院の精神医学研究所長であった**オーブリー・ルイス**の後任となり，1950年から1966年にかけて在職した．

** プライオリティを明らかにするために，1955年8月12日の『サイエンス』で，パーカスト・ショア，スタンリー・L・シルヴァー，そしてバーナード・ブロディは，「レセルピンのある種の作用は，セロトニンの遊離を媒介しているかもしれない」(p. 285) ということを示唆した．この論文の趣旨は，しかし「レセルピン，セロトニンそしてリゼルグ酸ジエチルアミド〔LSD〕の脳内における相互作用」についてであった．プレッチャーを筆頭執筆者とする8月26日の論文では，「直接的分析によって，レセルピンはセロトニンを放出する効果をもつ」ことを確証した（p. 374）．

レーマン，ハインツ・エドガー　LEHMANN, HEINZ EDGAR（1911–1999）
国際的な精神薬理学のパイオニアであるレーマンは，一般外科医のユダヤ人である父と非ユダヤ人の母のもとにベルリンで出生した．1935年にベルリン大学で医学博士を取得したのち，時代の趨勢を感取して，1937年にカナダへ移住した．モントリオールで彼は，自身がその後60年間患者を診つづけることになる大規模な精神病院であるヴェルダン・プロテスタント（Verdun Protestant）病院（のちのダグラスDouglas病院）のスタッフ医師となった．1948年，彼はモントリオールの**マッギル大学**における精神医学の講義を依頼され，教育に積極的に携わりつづけ，1970年に教授となった．彼自身の科学的好奇心とヨーロッパ言語の語学力が，レーマンの二つの業績を導き出した．

一つは**クロルプロマジン**である．1952年ないし1953年のある時期に，ローヌ＝プーラン社の販売担当者が，自社の新薬であるクロルプロマジンに関する販売促進用のフランス語の冊子をレーマンの研究室に置いていった．レーマンはパンフレットを自宅に持ち帰り，風呂に浸かりながら読み返し，その内容に関心を抱き，レジデントであったゴーマン・エドワード・ハンラハン（Gorman Edward Hanrahan: 1925–）とともに北米で最初となる薬剤の臨床試験の一つを指揮し，実際にそれは，最初に出版されたものであった．1954年の『米国医学会・神経学および精神医学アーカイヴズ *AMA Archives of Neurology and Psychiatry*』に掲載された．著者らはクロルプロマジンが，ありきたりの鎮静作用ではなく，「選択的に衝動を抑制する」ことを見出した．彼らはさらにこう記している．「この薬はほとんどすべてのさまざまな重症の興奮症状を抑制するという特有の有用性をもつ」．レーマンの業績により，クロルプロマジンの有用性が北米の精神医学界に浸透した．

彼の二つ目の業績は，抗うつ薬である**イミプラミン**を北米に紹介したことである．当然のようにドイツ語も堪能であったレーマンは，1957年に『スイス医学週報 *Schweizer Medizinische Wochenschrift*』中に，生気的うつ病の治療における**イミプラミン**（トフラニール）の効果についてのローランド・クーン（Roland Kuhn）の報告を目にした．彼はすぐさま，ガイギー社からの供給を要請し，彼と同じくベルリン大学出身のチャールズ・カーン（Charles Cahn: 1921–）とロジェ・ルイ・ド・ヴェルトゥイユ（Roger Louis de Verteuil: 1919–）とともに，ヴェルダン・プロテスタント病院において二重盲検試験を主導し，『カナダ精神医学会雑誌 *Canadian Psychiatric Association Journal*』の1958年10月号にその結果を掲載した．彼らは，イミプラミンが「確実な抗うつ作用をもつ」ことを発見した．

何年もの間，レーマンと彼の共同研究者たちは，多くの薬物試験を主導し，そして誕生してまもない科学であった精神薬理学の基礎を築くべく，心理テストバッテリーを発展させた．さらに興味深いことに，レーマンはベルリンで少年時代にフロイトを知り，精神分析の有用性を確信しつづけ，生涯を通じて深くヒューマニスティックな患者のケア（たとえば，クリスマスの日には病院を巡回し，すべての患者と握手した）を行なった．

レーマンのもと，とくに**国立精神衛生研究所**のECDEU〔早期臨床薬物評価ユニット：Early Clinical Drug Evaluation Unit〕プログラムによる，薬物に関する数多くの臨床研究が，ダグラス病院で行なわれた．彼のチームの研究者たちは，現代の精神薬理学の黎明期に重要な役割を担った．

レム（急速眼球運動）睡眠 REM（RAPID EYE MOVEMENT）SLEEP

レム睡眠は，さまざまな睡眠段階の中で最浅度の段階であり，急速な眼球運動が特徴である．その存在を発見したのは，ユージン・アゼリンスキー（Eugene Aserinsky: 1921-1998）であるが，彼は，ナサニエル・クライトマン（Nathaniel Kleitman: 1895-1999）の生理学研究室の卒後研究者であった．クライトマンはシカゴ大学の生理学教授であり，1925年，学部に加わったのち，世界で最初の睡眠研究室を開設し，一般的に「最初の睡眠学者」と見なされている．睡眠の生理学研究に従事しながら，アゼリンスキーは，小児の眼瞼が睡眠のある時間帯に頻繁に動くことを眼球電図で立証した．その後，彼とクライトマンは，脳波（EEG）で成人の脳活動を研究した．被験者をレム睡眠期とノンレム睡眠期に覚醒させるという方法によって，彼らは，夢はしばしばレム期に生じていることを突きとめ，その結果を1953年，『サイエンス *Science*』誌に発表した．著者らは，「レム」と呼ぶよりも，「急速断続的眼球運動 rapid, jerky eye movements」もしくは「眼球運動期 eye motility periods」と呼んでいた．アゼリンスキーの最初の発見に関して，クライトマンの頭に浮かんだことは，彼は驚くべき発見をしたか，またはアゼリンスキーが大学の地下で使用した古い脳波の機械が壊れたかのどちらかだということであった（アゼリンスキーがシカゴを離れたのは，彼がクライトマンを共著者に入れることを嫌ったからであると言われている）．

ウィリアム・チャールズ・デメント（William Charles Dement: 1928-）もクライトマンの研究生の一人で，アゼリンスキーの研究助手として働いていたが，短時間記録ではなく，終夜連続的に被験者の睡眠を記録しはじめていた．1955年，彼は，『神経および精神疾患雑誌 *Journal of Nervous and Mental Disease*』に掲載された論文で，統合失調症者と対照群との間に，夢の回想や「急速眼球運動 rapid eye movement」に差異があることを発表した．1957年，その年は，彼が博士号（Ph. D.）を取得（1955年に医学博士号 M. D. を取得していた）した年だったが，彼とクライトマンは，正常人の睡眠サイクルを『脳波と臨床神経生理学 *Electroencephalography and Clinical Neurophysiology*』に発表し，そこで睡眠を4段階に分類し，急速眼球運動は最も深度が浅い第一の段階で起きることを明らかにした．

レム睡眠の問題は，当然のごとく神経生理学の巨大な関心事となった．なぜならば，それは脳を解明するうえで新しい道を開くものであったからである．1950 年代の臨床精神医学においては，主に，無意識へと至る希望の道としての睡眠と夢に関心があった．レム睡眠はのちに新たな関心を引くこととなったが，それは，向精神薬がしばしば睡眠の深い段階と同様にレム睡眠を減少させるからであった．1969 年，シカゴ大学の心理学教授アラン・レクトシャッフェン（Allan Rechtschaffen: 1927-）は，デメントと共著で，A・ケイルズ（A. Kales）の『睡眠：生理と病理 *Sleep: Physiology and Pathology*』に所収された論文において，**ナルコレプシー**のある種のタイプでは，睡眠エピソードはレム睡眠によって障害されることを提唱した．デメントはその頃はスタンフォード大学の精神医学教室の教授でその睡眠研究室の室長でもあった．

ロ

ロイコトミー　LEUKOTOMY　→「ロボトミー（**白質切截術**）」を参照

ロビンス，イーライ　ROBINS, ELI（1921-1994）　合衆国における厳格な診断的思考の先駆者であるロビンスは，テキサス州ローゼンバーグ（Rosenberg）でロシア移民の子として生まれた．彼は1943年にハーヴァード大学を卒業し，**マクリーン病院**とマサチューセッツ総合病院で精神医学と神経学のトレーニングを受け，その後，過激に精神分析学を批判する，ハーヴァード大学の精神科医から神経科医に転進したマンデル・コーエン（Mandel Cohen: 1907-2000）の影響を受けた．ロビンスは最初，セントルイスのワシントン大学の職を考えていたが，それはそこにいる薬理学者オリヴァー・ローリー（Oliver Lowry: 1910-1996）と一緒に仕事がしたいと思ったからであった．

ロビンスの主な関心は，精神医学を厳密な科学的な学問分野として確立することにあり，それは，遺伝学から薬理学にいたる基礎科学に属する研究によって支えられるものであった．1950年代後期にワシントン大学の医学生であった頃，彼の故人略伝を書いたフィリップ・マジェラス（Philip Majerus）によれば，「その当時，私は正直言って，精神医学に関するイーライの発想がどれほど革命的なものか，理解できなかった．精神科疾患は器質的基盤をもっていて，それは発見可能であり，診断は伝統的な方法でなされるべきである，という彼の主張は，…明白で論理的なものであるように思えたのである」（『臨床精神医学年報 *Annals of Clinical Psychiatry*』1995, p. 6）．1972年，ロビンスは，精神医学の領域で最も引用されることになる論文の共著者になった．『総合精神医学アーカイヴズ *Archives of General Psychiatry*』に掲載された「精神医学的研究のための診断基準 Diagnostic Criteria for Use in Psychiatric Research」論文——筆頭執筆者は当時は学科のレジデントであったジョン・ファイナー（John Feighner: 1937-）で，これは若手の臨床医に筆頭執筆者のクレジットを与える寛大な方針によるものであった——は，「**セントルイス**〔**学派**〕診断基準」あるいは「**ファイナー診断基準**」として知られるようになった．精神医学的診断のための客観的ガイドラインを確立したこの1972年の論文は，***DSM-III***への道を開くことを手助けするものとなった．

ロビンスは自殺研究における古典の一つである『最後の月日 *The Final Months*』

（1981）を書き，カール・レオンハルト（Karl Leonhard）の『内因性精神病の分類 *The Classification of Endogenous Psychoses*』第5版（1979）の英訳版の編集者となった（「**ウェルニッケ - クライスト - レオンハルト学派**」を参照）．

ロボトミー（白質切截術）　LOBOTOMY（1935年以後）　ロイコトミーとも称される．スイスの精神科医で精神病院の院長であったゴットリープ・ブルクハルト（Gottlieb Burckhardt: 1836-1907）は，精神科の適応症患者の脳を手術する初期の実験的かつきわめて不出来な試みを行なっていた（「**精神外科**」を参照）が，現代精神外科の歴史はポルトガルにはじまる．リスボンの神経学教授エガス・モニス（Egas Moniz: 1874-1955）は，偉大なフランスの神経学者たちとともに研究し，1927年に『神経学雑誌 *Revue neurologique*』誌上で脳血管造影撮影法について記述した（「**神経画像（ニューロイメージング）**」を参照）．1935年，彼はロンドンにおける国際神経学会で，脳の前頭葉に関する丸一日のシンポジウムを高聴した．そこではイェール大学の心理学者カーライル・ジェイコブソン（Carlyle Jacobsen: 1902-1974）と生理学者のジョン・フルトン（John Fulton: 1899-1960）が，前頭葉の多くを切除されて従順になったチンパンジーの行動について説明した．これに感銘を受け，1935年11月から1936年2月の間に，モニスはリスボンの脳外科医アウメイダ・リマ（Almeida Lima）に，モニスの神経科に移送された20人の（リスボンにある）精神病院患者の前頭葉前部の部分切除を依頼した．1936年3月，彼はパリ神経学会の論文（後年，パリで書籍として出版）『ある種の精神病の外科的治療における手術手技 *Tentatives opératoires dans le traitement chirurgical de certaines psychoses*』を発表し，7人の患者は「治癒」し，別の7人は改善し，他の患者は変化がなかったと主張した．これは頭蓋骨の上部から前頭葉にアプローチする「前頭葉白質切截術 frontal leukotomy」のはじまりであった．

しかし，ヨーロッパが戦争に巻き込まれるにしたがい，ロボトミーは米国主導となった．ウォルター・フリーマン（Walter Freeman: 1895-1972）は，ワシントンにある**聖エリザベス病院**の元神経病理学者であり，ジョージ・ワシントン大学の神経病理学，脳外科，および神経学の教授となったが，彼も，そのロンドンの学会に参加し，この手技の無批判な信奉者となった．脳外科医のジェイムズ・ワッツ（James Watts: 1904-1994）とともに，フリーマンは米国で最初の「ロボトミー lobotomy」（彼らはこう呼んだが）をジョージ・ワシントン大学で執り行なった．1946年，彼らは，眼窩天蓋より脳にアプローチする「経眼窩式」ロボトミーを導入した．フリーマンは，1939年の『コロンビア地区医学年報 *Medical Annals of the District of Columbia*』で研究結果をはじめて報告した．1942年には，彼らは『神経系疾患 *Diseases of the Nervous System*』中の論文において74例の「前頭葉ロボトミー」施行の結果について報告した．彼らの著書『精神外科：前頭葉ロボトミー術後の精神障害者の知能，情動および社会的行動 *Psychosurgery: Intelligence, Emotion and Social Behavior*

Following Prefrontal Lobotomy in Mental Disorders』は，その年に刊行された．後年，フリーマンは精神病院や退役軍人管理局病院を訪問し，手技を実演のうえ，賛同者を探すなど，ロボトミーの普及に努めた．

1940 年代後半までに，ロボトミーは米国で広汎に施行されるようになった．1949 年の一年間だけでも，9000 例を超える手術が行なわれた．ロボトミーの歴史を念入りに記述した精神医学史家のジャック・プレスマン（Jack Pressman）によれば，「多くの精神科医たちはロボトミーが，他のどのような治療法も匹敵しえない人格変化をもたらす治療法であることを見出していた」（『最終手段 *Last Resort*』p. 10）．1954 年の**クロルプロマジン**の発売に伴い，ロボトミーの件数は急激に減少し，同手技は事実上行なわれなくなった．しかし，モニスはそれ以前の 1949 年にロボトミーの功績によりノーベル賞を受賞した．

ロールシャッハ・テスト　RORSCHACH TEST　ヘルマン・ロールシャッハ（Hermann Rorschach: 1884-1922）は，スイスのシャッフハウゼン（Schaffhausen）で育ち，チューリヒの**オイゲン・ブロイラー**のもとで医学を学んだ．学生の頃，芸術家のコンラート・ゲーリング（Konrad Gehring）と親交があり，成功を修める学生はそうではない学生に比べて，より豊かなファンタジーに満ちた人生を送っているのかいないのかを決定づける発想を抱いた．このために，彼は，いくつかの曖昧なインクブロット（しみ）を用意し，同僚の学生たちにテストした．1909 年，卒業後，いくつかのスイスの精神病院のスタッフ医師となったが，最終的に，アッペンツェル（Appenzell）州にあるヘリザウ（Herisau）精神病院に勤務した．これらの施設での 14 年にわたる実験ののち，300 人の精神病患者と 100 人の健常者の対照群を対象にして，1921 年，出版社によって 10 枚のインクブロットに制限されたが，彼の有名な投影テストが出版された．『精神診断学：知覚における診断的実験の方法と結果（任意の形態の解釈）*Psychodiagnostik: Methodik und Ergebnisse eines wahrnehmungsdiagnostischen Experiments (Deutenlassen von Zufallsformen)*』である．ロールシャッハはまた精神分析家でもあり，**ブルクヘルツリ**でブロイラーのもとで精神分析に数年間熱中していた，そしてのちに，スイスの精神分析協会の設立時の副会長となった．

ロールシャッハのインクブロットテスト（Formdeutversuch）は，アメリカの精神医学や心理学領域において最も使用頻度の高いテストとなった．〔10 枚のカードのうち〕5 枚は，黒と白で，他の 5 枚には〔白黒以外の〕色が含まれていた．このテストは，精神分析の基準を基礎にした精神疾患の診断には有用であると信じられていた．患者は，しみに対して彼らの欲求を投影し，彼らの内的精神力動を明らかにする（患者が，たとえば，第一の形態に「コウモリ」を見た場合――そしてしみに，コウモリの肛門を認めた場合――しばしばその患者は「妄想的」と考えられる）．このテストは，スコア化することが可能で，たとえば，「P」項目の反応の点数は，患者がなお現実と接触を保っている程度を示している．ミネソタ多面人格検査（Minnesota Multiphasic

Personality Inventory: MMPI）（1940年に初版が出ているが1951年の第2版のみが普及している）のような人格を測定するためのより客観的なテストが現れるにつれて，ロールシャッハ・テストは，いくらか流行からはずれるようになった．また1980年に，統合失調症のような診断をつけるための「操作的診断基準」をもつ***DSM-III***が到来してからも，次第に影が薄くなった．

ロンブローゾ，エゼッキア＝マルコ（「チェーザレ」）　LOMBROSO, EZECCHIA-MARCO (“CESARE”)（1835-1909）　犯罪人類学の創始者であるロンブローゾは，ヴェローナ（Verona）で高貴なユダヤ人の家庭に生まれた．彼は1858年にパヴィア（Pavia）大学を卒業し医学博士となり，ピエモンテ部隊の軍医として従軍した（そこで彼は，兵士の身体特徴と行動を関連づけはじめた）．その後，1867年にパヴィア大学の精神科准教授となり，1871年にペーザロ（Pesaro）にある州立精神病院の院長となった．1876年，ロンブローゾはトリノ大学で法医学の教授となり，以降同大学に留まった．1896年，彼はそこで精神医学の教授となり，そして1905年には犯罪人類学の講座を引き受けた．彼は精神と身体の障害の関連を研究するイタリア身体論派と考えられている．

ロンブローゾはその期間，多くの異なるテーマに専心したが，彼の一生の仕事の中心をなすのは，**精神遺伝学**と精神医学的人類学であった．1864年に彼の著書『天才と狂気 *Genio e follia*』が刊行され，1876年に『犯罪人論 *L'Uomo delinquente*』，1893年に『女性犯罪者，売春婦，および一般女性 *La donna delinquente, la prostituta e la donna normale*』，そして1898年に『天才と変質 *Genio e degenerazione*』が刊行された．彼は犯罪に関する決定論的な見解をもち，頭蓋骨の形状のような形質人類学上の「スティグマ（変質徴候）」が実際に運命に影響を与えると信じていた．彼は熱心な変質論者であり，犯罪者は系統発生の連鎖において一ないし二世代，〔進化から〕取り残されていると考えていた．彼の基本的な結論は，犯罪者は非犯罪者と比して身体的および精神的異常を示す割合が非常に大きい，というものであった．ロンブローゾは，ジャック＝ジョゼフ・モロー（Jacques-Joseph Moreau: 1804-1884）（「モロー・ド・トゥール Moreau de Tours」と呼ばれる）や，1835年に「モラル狂気 moral insanity」という用語を鋳造した**ジェイムズ・C・プリチャード**等の精神科医の同志らとともに，犯罪学における実証主義派の創設者の一人と見なされている．精神障害の犯罪者のための特別保護施設が設立されたのは，多くはロンブローゾの功績による．要するに，ロンブローゾは「悪を病気としてみる」医学の伝統の嚆矢となった（「**素行障害**」「**犯罪性と精神医学**」も参照）．

ワ

ワイスマン，マーナ WEISSMAN, MYRNA（1935-）　精神医学的疫学という分野の草分け的研究者であるワイスマンは，ボストンで，小規模の実業家であるサミュエル・ミルグラム（Samuel Milgram）と，その妻で主婦のジャネット（Jeanette Milgram）の家庭に生まれた．1958 年にペンシルヴァニア大学でソーシャルワークの修士課程を取得し，国立衛生研究所の臨床センターでソーシャルワーカーとして出発したが，コネチカット州ニューヘヴン（New Haven）に移って，1967 年にはイェール大学臨床精神薬理学研究ユニットで，**ジェラルド・クラーマン**が率いる「ニューヘヴン＝ボストンうつ病研究共同プロジェクト New Haven-Boston Collaborative Depression Research Project」に携わった（「**精神療法：対人関係療法**」を参照）．1974 年にイェール大学から疫学と慢性疾患で博士号（Ph. D.）を取得し，その後 1975 年から 1987 年まで，精神医学と疫学の教授としてイェール大学に奉職した．1987 年，コロンビア大学精神医学科の疫学教授になり，ニューヨーク州立精神医学研究所の臨床遺伝疫学部門のチーフになった．

イェール大学では，彼女は，1975-1976 年に行なわれたコネチカット州ニューヘヴンにおけるうつ病の疫学についての研究の主任研究員であり，その結果は 1981 年の『総合精神医学アーカイヴズ *Archives of General Psychiatry*』誌に掲載された．彼女はパニック障害における希死念慮の疫学研究を主導し，1989 年の『ニューイングランド医学雑誌 *New England Journal of Medicine*』に掲載された．1990 年代に入ると，ワイスマンは大うつ病と双極性障害の疫学の大規模な国際的研究の主任研究者となり，それらの成果のいくつかは 1996 年に『米国医学会雑誌 *Journal of the American Medical Association*』に掲載された．同時に，晩年の夫である**ジェラルド・L・クラーマン**らとともに，彼女は『対人関係療法総合ガイド〔邦題〕*Comprehensive Guide to Interpersonal Psychotherapy*』を著し，それは 1984 年に刊行された．言及しなくてはいけない他の著作には，イギリスの精神科医ユージーン・ペイケル（Eugen Paykel: 1934-）との共著『女性の抑うつ：社会関係の研究 *The Depressed Woman: A Study of Social Relationship*』（1974）がある．

ワグナー・フォン・ヤウレッグ，ユリウス WAGNER VON JAUREGG, JULIUS（1857-1940）　**神経梅毒**へのマラリア発熱療法の創始者であるワグナーは，北オーストリアの小さな町で地方の官僚の家に生まれた（彼の父親アドルフ・ヨハン・ワグナー Adolf Johann Wagner は，1883 年に自分が爵位を授かった後に，「フォン・ヤウレッグ」を付け加えた）．しかしながら，通常は単にワグナー゠ヤウレッグ，ないしはワグナーという名前で呼ばれる．1880 年に，ワグナーはウィーン大学の医学部を卒業して，短い期間内科でトレーニングを受けたのち，ほとんど精神医学に関心がなかったにもかかわらず，ウィーン精神病院の精神医学クリニックでライデスドルフ（Leidesdorf）のもとレジデント（Assistent）になった（「**ウィーン**」を参照）．1885 年に精神医学と神経疾患で教授資格を取得し，1889 年には**リヒャルト・フォン・クラフト゠エービング**の後任者としてグラーツ（Graz）大学の精神医学講座に招聘され，そして 1893 年にはウィーンの精神医学講座の一つを担うことになった．1902年，クラフト゠エービングの死後，ワグナーは総合病院にある精神医学講座（そこには精神病院と病院の二つの講座が 1911 年になって統合されるまであった）を引き継いだ．ワグナーはウィーン大学の精神医学教授職に留まり，1928 年名誉教授になった．

科学的見地から見るとき，ワグナーは，当時の**精神遅滞**の共通の原因であった，地方病性クレチン症（endemic cretinism）の治療のための甲状腺製剤を推奨することを復活させた最も初期の研究者の一人として記憶されている．これは彼の科学者としての履歴のはじめから，ずっと関心を払いつづけたテーマであった，というのもグラーツ周辺の山岳地帯の住民は慢性的にヨウ素が欠如した食事を摂っていたからである．世界的により大きなインパクトを与えたのは，1918 年から 1919 年にかけて『精神医学゠神経学週報 *Psychiatrisch-Neurologische Wochenschrift*』に掲載された一連の論文の中で，ワグナーが，1917 年に彼がはじめた神経梅毒（「進行麻痺」）のマラリア発熱療法を記載したことである（彼は 1887 年以降，さまざまな種類の精神病への発熱療法を実験的に試みていた）．その結果，神経梅毒は主要な精神医学的症状を引き起こす脳の疾患として最初に治療しうるものになり，この発熱療法は精神医学における身体療法のはじまりとなった（「**インスリン昏睡療法**」「**けいれん療法：化学的**」「**深睡眠療法とバルビツール剤**」「**電気けいれん療法**」を参照）．ワグナーはこの研究で 1927 年にノーベル賞を受賞した．彼は一生涯精神分析学に敵意をもちつづけ，次第に数を増す精神分析学の熟達者を彼のクリニックから追い払った．ワグナーは，1938 年にオーストリアがヒトラーのドイツに併合されたのち，ナチスに入党することを自ら容認することで，その歴史的名声を損なうことになった．

文献学的エッセイ

以下のエッセイは，精神医学の歴史の研究を行なうさいの主要な資料のいくつかについて言及するものである．

座右に据えるべき標準的な研究書がいくつかある．疾患の歴史の研究で必須の文献は，ジャーマン・E・ベリオス（German E. Berrios）のすばらしい著作『精神症状の歴史：19世紀以降の記述精神病理学 *The History of Mental Symptoms: Descriptive Psychopathology since the Nineteenth Century*』（Cambridge, UK: Cambridge University Press, 1996）である．精神薬理学の道案内に必要なのはルンドベック研究所発行の『向精神薬2002/2003 *Psychotropics 2002/2003*』（Denmark: Lundbeck Institute, 2003）．全般的な参考書としては，ジョン・G・ハウエルズとM・リヴィア・オズボーン（John G. Howells and M. Livia Osborn）の『異常心理学史文献必携 *A Reference Companion to the History of Abnormal Psychology*』全2巻（Westport, CT: Greenwood, 1984）がある．学問的概説として有用なものとしては，ジャーマン・ベリオスとロイ・ポーター（German Berrios and Roy Porter）編の『臨床精神医学の歴史：精神医学的障害の起源と歴史 *A History of Clinical Psychiatry: The Origin and History of Psychiatric Disorders*』（London, Athlone, 1995）がある．グローバルな鳥瞰図的概説ならば，ジョン・ハウエルズ（John Howells）編『精神医学の世界史 *World History of Psychiatry*』（New York: Brunner/Mazel, 1975）にあたるのもよいだろう．20世紀の精神医学の歴史については，ヒュー・フリーマン（Hugh Freeman）編『精神医学の世紀 *A Century of Psychiatry*』全2巻（London: Mosby-Wolfe, 1999）．すべての近代精神医学の歴史の学問的概説としては，エドワード・ショーター（Edward Shorter）『精神医学の歴史：隔離の時代から薬物治療の時代まで〔邦題〕*A History of Psychiatry from the Era of the Asylum to the Age of Prozac*』（New York: John Wiley & Sons, 1997）を参照されたい．精神分析学を大きく強調した偏りのある参考文献は，ベンジャミン・B・ウォルマン（Benjamin B. Wolman）編の『精神医学・心理学・精神分析学・神経学の国際百科事典 *International Encyclopedia of Psychiatry, Psychology, Psychoanalysis & Neurology*』全12巻（New York: Van Nostrand, ca. 1977）がある．

それ以外の国際的主題についての文献は以下．精神薬理学の歴史について，基本的な物語としては，ウォルター・スニーダー（Walter Sneader）の『薬の発見：現代医薬品の発展 *Drug Discovery: The Evolution of Modern Medicines*』（Chichester, UK:

John Wiley & Sons, 1985）を参照．この領域の1950年までの発展の専門的な解説としては，マティアス・M・ヴェーバー（Matthias M. Weber）の『自然科学的医学の時代における精神薬理学の発展：精神医学的治療体系の観念史 *Die Entwicklung der Psychopharmakologie im Zeitalter der naturwissenschaftlichen Medizin: Ideengeschichte eines psychiatrischen Therapiesystems*』（Munich: Urban & Vogel, 1999），精神薬理学の社会史については，必須のものとしてデイヴィッド・ヒーリー（David Healy）の『抗うつ薬の時代〔邦題〕*The Antidepressant Era*』（Cambridge, MA: Harvard University Press, 1997），同じくヒーリー『精神薬理学の創造 *The Creation of Psychopharmacology*』（Cambridge, MA: Harvard University Press, 2002）．この領域の重要な史料的著作としてはヒーリーの3巻のインタヴュー集である『精神薬理学者 *The Psychopharmacologists*』（London, 1996–2000; 1–2巻 Chapman and Hall；3巻 Arnold）．主導的な精神薬理学者の生涯を短く自伝的に解説したものとしては，トマス・バン，デイヴィッド・ヒーリー，エドワード・ショーター（Thomas Ban, David Healy, and Edward Shorter）編の『精神薬理学の興隆 *The Rise of Psychopharmacology*』（Budapest: Animula, 1998），『精神薬理学の凱旋 *The Triumph of Psychopharmacology*』（2000），そして『1980年代の精神薬理学から神経精神薬理学へ *From Psychopharmacology to Neuropsychopharmacology in the 1980s*』（2002）．精神薬理学の歴史についての全般的な文献的著作としては，さらなる自伝も同時に含むが，同じくバン，ヒーリー，ショーター編の『20世紀精神薬理学への省察 *Reflections on Twentieth-Century Psychopharmacology*』（Budapest: Animula, 2004）がある．

精神保健（メンタルヘルス）ケアの国家的システムの統合的比較については，K・パンディ（K. Pandy）の『ヨーロッパの精神障害者福祉：比較研究 *Die Irrenfürsorge in Europa: Eine vergleichende Studie*』（Berlin: Reimer, 1908）；世界保健機関（World Health Organization）による『アトラス：精神保健資源の国別プロファイル2001年版 *Atlas: Country Profiles of Mental Health Resources*』（Geneva: WHO, 2001）．ヨーロッパの精神医学へのすぐれた各国比較の視点は，1938年からの同時代的記録であるキャサリン・エンジェル（Katherine Angel）他編『第二次世界大戦前夜のヨーロッパ精神医学：1930年代のオーブリー・ルイス，モーズレー病院，ロックフェラー財団 *European Psychiatry on the Eve of War: Aubrey Lewis, the Maudsley Hospital, and the Rockefeller Foundation in the 1930s*』（London: Wellcome Trust Centre for the History of Medicine at UCL, 2003）によって示されている．

ドイツおよびドイツ語圏のヨーロッパ

ドイツ人は自国の精神医学の歴史を記すことをほとんどしないが，その資料はおそろしく豊富である．伝記としては，テオドール・キルヒホフ（Theodor Kirchhoff）の

『ドイツの精神科医：その生涯と仕事の描写 *Deutsche Irrenärzte: Einzelbilder Ihres Lebens und Wirkens*』全2巻（Berlin: Springer, 1921-1924）が出発点である．必須の著作はアルマ・クロイター（Alma Kreuter）によるドイツ人のほとんどすべての学術的精神科医の著作を網羅した壮大な歴史的書誌学である『ドイツ語圏の神経学者と精神科医：20世紀中盤までの先駆者の伝記的‐書誌学的辞典 *Deutschsprachige Neurologen und Psychiater: ein biographisch-bibliographisches Lexikon von den Vorläufern bis zur Mitte des 20. Jahrhunderts*』全3巻（Munich: Saur, 1996）がある．さらに近年の伝記的な解説については，クルト・コッレ（Kurt Kolle）編の『偉大な神経医 *Grosse Nervenärzte*』全3巻（Stuttgart: Thieme, 1963-）．このシリーズは新たに改訂されて，ハンス・シュリアックとハンス・ヒッピウス（Hans Schliack and Hanns Hippius）編の『神経医：伝記 *Nervenärzte: Biographien*』になっている．学術的精神医学を簡潔に概観したもので，すべてのドイツ語圏の大学に配慮したものは，ハンス＝ハインツ・オイルナー（Hans-Heinz Eulner）の『ドイツ語圏諸大学における医学専門領域の発達 *Die Entwicklung der medizinischen Spezialfächer an den Universitäten des deutschen Sprachgebietes*』（Stuttgart: Thieme, 1998）pp. 670-680に見ることができる．ハインツ＝ペーター・シュミーデバッハ（Heinz-Peter Schmiedebach）の『精神医学と心理学の衝突：ベルリン医学＝心理学協会（1867-1899）における対立 *Psychiatrie und Psychologie im Widerstreit: Die Auseinandersetzung in der Berliner medicinisch-psychologischen Gesellschaft (1867-1899)*』（Husum: Matthiesen, 1986）には，その会員についての有用な伝記的情報が含まれている．第二次世界大戦以降のドイツ語圏の国々における精神科医の情報については，『国際人名辞典赤シリーズ：医学人名辞典第5版 *Who's Who International Red Series, Who's Who in Medicine*, 5th ed.』（Zürich: Who's Who Verlag, 1981）を参照．

ナチス時代についての文献は並はずれた数があるが（以下の文献で挙げられている），ドイツ精神医学の国家としての歴史で有用なものはほとんどない．しかしながら，たとえば以下を参照．ミヒャエル・シュミット＝デーゲンハルト（Michael Schmidt-Degenhard）『メランコリーと抑うつ *Melancholie und Depression*』（Stuttgart: Kohlhammer, 1983），ヴェルナー・ライプブラントとアンネマリー・ヴェットレー（Werner Leibbrand and Annemarie Wettley）の『狂気：西洋精神病理学の歴史 *Der Wahnsinn: Geschichte der abendländischen Psychopathologie*』（Freiburg: Alber, 1961）．その学問的徹底性と記録を基にした研究としてとりわけ推奨されるものとして，エリック・J・エングストロム（Eric J. Engstrom）『帝国ドイツにおける臨床精神医学：精神科臨床の歴史 *Clinical Psychiatry in Imperial Germany: A History of Psychiatric Practice*』（Ithaca, NY: Cornell University Press, 2004）．

スイスの精神医学の歴史については，トマス・ヘーネル（Thomas Haenel）『精神医学の歴史に向けて：一般ならびにバーゼルの精神医学史への思索 *Zur Geschichte der Psychiatrie: Gedanken zur allgemeinen und Basler Psychiatriegeschichte*』（Basel:

Birkhäuser, 1982）とクリスティアン・ミュラー（Christian Müller）『瘋狂院から精神病者センターへ *Vom Tollhaus zum Psychozentrum*』（Hürtgenwald: Pressler, 1993）を参照．マークス・シェール（Markus Schär）による，チューリヒにおける自殺の歴史についてのすばらしい著作についても言及しなくてはならない，それは『臣民たちの深い苦悩：古きチューリヒにおける自殺・メランコリー・宗教，1500–1800 年 *Seelennote der Untertanen: Selbstmord, Melancholie und Religion im Alten Zürich, 1500–1800*』（Zürich: Chronos, 1985）である．

オーストリアにおける精神医学の歴史では，おもに精神分析学に焦点が当てられている．この巨大な文献への導入としては，ピーター・ゲイ（Peter Gay）の『フロイト *Freud: A Life for Our Time*』（New York: Norton, 1988）〔邦題同名全 2 巻〕を参照されたい．二冊のとくにすぐれた集団の伝記としては，エルケ・ミュールライトナー（Elke Mühlleitner）による『精神分析学伝記事典 *Biographisches Lexikon der Psychoanalyse*』（Tübingen: Diskord, 1992），これはとりわけウィーン精神分析協会のメンバーに限定して扱ったものである．もう一冊はウーヴェ・ヘンリク・ペータース（Uwe Henrik Peters）の『流謫の精神医学：力動精神医学のドイツからの移住 1933–1939 年 *Psychiatrie im Exil: die Emigration der dynamischen Psychiatrie aus Deutschland, 1933–1939*』（Düsseldorf: Kupka, 1992）であり，それはタイトルにもかかわらず移住したオーストリア人についても考察を加えている．ウィーン大学の精神医学の歴史についての古典的，学問的解説として，エルナ・レスキー（Erna Lesky）の『19 世紀ウィーン医学学派 *Die Wiener Medizinische Schule im 19. Jahrhundert*』（Graz: Böhlau, 1978）の該当する部分を参照のこと．

精神医学の事典としては，有用なものとしてクリスティアン・ミュラー（Christian Müller）編による『精神医学事典 *Lexikon der Psychiatrie*』（Berlin: Springer, 1973）がある．

フランス

フランスの精神医学の歴史を研究するための伝記的資料は，ドイツを研究するものよりずっと限られている．基本的文献は，ピエール・モレル（Pierre Morel）による『精神医学の伝記的事典 *Dictionnaire biographique de la psychiatrie*』（Paris: Les Empêcheurs de penser en rond, 1996）．フランス精神医学において著名な人物の伝記としては，ルネ・スムレーニュ（René Semelaigne）の『ピネル以前と以降のフランス精神医学の開拓者たち *Les pionniers de la psychiatrie française avant et après Pinel*』全 2 巻（Paris: Baillière, 1930–1932）．フランス精神医学史の基礎的資料としては——ヨーロッパのそれ以外の国との比較がなされている——ポール・セリュー（Paul Sérieux）の『フランス，ドイツ，イタリア，スイスにおける精神疾患患者の援助 *L'Assitance des aliénés en France, en Allemagne, en Italie et en Suisse*』（Paris:

Imprimerie municipale, 1903）がある．

（主要には）フランス精神医学の歴史を概観するためには，ピエール・ピショー（Pierre Pichot）の『精神医学の世紀〔邦題：精神医学の二十世紀〕*Un siècle de psychiatrie*』（Paris: Dacosta, 1983），ならびにジャック・ポステルとクロード・ケテル（Jacques Postel and Claude Quetel）編集による，『精神医学の新しい歴史 *Nouvelle histoire de la psychiatrie*』改訂版（Paris: Dunod, 2002）．

フランス精神薬理産業の例外的に詳細な歴史としては，アレクサンドル・ブロンドー（Alexandre Blondeau）の『フランスの薬理学実験室と医薬の歴史 *Histoire des laboratories pharmaceutiques en France et de leurs médicaments*』全3巻（Paris: Cherche Midi, 1992-1998）．

3冊の有用なフランス精神医学の事典がある．一つはジャン・テュイリエ（Jean Thuillier）の『狂気：歴史と事典 *La Folie: histoire et dictionnaire*』（Paris: Laffont, 1996）であり，これはテュイリエ自身の精神医学史への思索を含み，一部は歴史事典になっている．ジャック・ポステル（Jacques Postel）『精神医学，臨床精神病理学事典 *Dictionnaire de psychiatrie et de psychopathologie clinique*』（Paris: Larousse, 1993），そしてアントワーヌ・ポロ（Antoine Porot）『精神医学便覧A～Z *Manuel alphabétique de psychiatrie*』第7版（Paris: Presses unversitaires de France, 1996）がある．

フランス精神医学史への特別な研究として，以下のものを挙げておきたい．ドラ・B・ワイナー（Dora B. Weiner）の『理解とケア：フィリップ・ピネル（1745-1826年）精神の医師 *Comprendre et soigner: Philippe Pinel (1745-1826): La médecine de l'esprit*』（Paris: Fayard, 1999），マルセル・ゴーシェとグラディス・スウェイン（Marcel Gauchet and Gladys Swain）の『人間精神の実践：収容所施設と民主的革命 *La pratique de l'esprit human: L'institution asilaire et la révolution démocratique*』（Paris: Gallimard, 1980），ジャン・ゴルドスタイン（Jan Goldstein）による『慰めと分類：19世紀におけるフランスの精神医学 *Console and Classify: The French Psychiatry Profession in the Nineteenth Century*』（New York: Cambridge University Press, 1987），ルース・ハリス（Ruth Harris）『殺人と狂気：世紀末の医学・法・社会〔邦題〕*Murders and Madness: Medicine, Law, and Society in the fin de siècle*』（Oxford: Clarendon, 1989），そしてエリザベス・ルディネスコ（Elisabeth Roudinesco）による『フランスにおける精神分析の歴史 *Histoire de la psychanalyse en France*』全2巻（Paris: Seuil, 1986）である．

英　国

ドイツが非常に豊かに所有している精神医学の基本的な人名簿は英国に欠ける部分であるが，それは数多くのすぐれた専門的な分析によって埋め合わせがなされている．

人物の詳細を見出すという点では，唯一のアクセス可能な参照著作は『マンク名鑑：ロンドン王立医師協会会員人名録 *"Munk's Roll": Lives of the Fellows of the Royal College of Physicians of London*』である．その第4巻は1826年から1925年の間に逝去した人々を扱っており，第5巻はそれに続く1965年まで，第6巻は1975年まで，継続の巻はさらに最近の年を扱っている．有名になった精神科医については『英国伝記事典 *Dictionary of National Biography*』が有用な供給源であるが，ほとんど利用されていない．

英国の医学史家は，精神医学の歴史を他のどの国よりもよく研究している．その概論としては，バイナムら（W. F. Bynum et al.）が編集した『狂気の解剖学 *The Anatomy of Madness*』全3巻（London: Tavistock, 1985-1988）を参照のこと．王立精神科医協会（Royal College of Psychiatrists）を知るためには，ジャーマン・E・ベリオスとヒュー・フリーマン（German E. Berrios and Hugh Freeman）が編集した2巻本『英国精神医学の150年 *150 Years of British Psychiatry*』（London: Gaskell, 1991-1996）を読まれたい．インタヴューをしたものとしては，グレッグ・ウィルキンソン（Greg Wilkinson）編の『精神医学を語る *Talking About Psychiatry*』（London: Gaskell, 1933）と，マイケル・シェパード（Michael Shepherd）編の『世界の精神科医は語る〔邦題〕*Psychiatrists on Psychiatry*』（Cambridge, UK: Cambridge University Press, 1982）があり，後者はより国際的な色彩の強いものである．優生学については，ポーリン・M・H・マズムダー（Pauline M. H. Mazumdar）の『優生学・人類遺伝学・人類欠陥学：優生学社会，英国におけるその源泉と批判 *Eugenics, Human Genetics and Human Failings: The Eugenics Society, its Sources and Critics in Britain*』（London, Routledge, 1992）がある．

アメリカ合衆国

精神科医の経歴は以下の書籍で見出すことができるだろう．米国精神医学会編の『米国精神医学会〔正および普通〕会員の人物名鑑 *Biographical Directory of the Fellows & Members of the American Psychiatric Association*』（New York: Bowker, 1963. これに引き続くものとしてはさまざまな版が，さまざまな出版社から，1989年まで刊行されている），『アメリカの科学者人名録 *American Men & Women of Science*』（New Providence, NJ: Bowker），これにもさまざまな版がある，そしてマーティン・カウフマンほか（Martin Kaufman et al.）編『米国医学伝記事典 *Dictionary of American Medical Biography*』全2巻（Westport, CT: Greenwood, 1984）．基本的な文献として精神病院の州ごとの概観を記したもので，それらの広範な歴史についての資料を含むものとして，ヘンリー・M・ハード（Henry M. Hurd）著『合衆国とカナダにおける精神病者の施設的ケア *The Institutional Care of the Insane in the United States and Canada*』全4巻（Baltimore: Johns Hopkins Press,

1916-1917）がある．アメリカ精神医学の最も重要な歴史家は，ジェラルド・グロブ（Gerald Grob）である．なかでも最もお薦めのものは以下のものである．『精神疾患とアメリカ社会　1875-1940年 *Mental Illness and American Society, 1875-1940*』（Princeton, NJ: Princeton University Press, 1983），『精神病院からコミュニティへ：近代アメリカにおける精神保健政策 *From Asylum to Community: Mental Health Policy in Modern America*』（Princeton, NJ: Princeton University Press, 1991），『われわれの中の精神病者：アメリカの精神病者のケアの歴史 *The Mad Among Us: A History of the Care of America's Mentally Ill*』（New York: Free Press, 1994）．

精神分析学に大きく傾いたアングロ - サクソン系世界のための精神医学事典としては，ロバート・ジーン・キャンベル（Robert Jean Campbell）の『精神医学事典 *Psychiatric Dictionary*』第7版（New York: Oxford, 1996）がある．

米国精神医学会は，アメリカ合衆国におけるその学問分野の歴史を記録することをさまざまな著作で試みている．『アメリカ精神医学の百年 *One Hundred Years of American Psychiatry*』（New York: Columbia University Press, 1944），ウォルター・E・バートン（Walter E. Burton）『米国精神医学会の歴史と影響 *History and Influence of the American Psychiatric Association*』（Washington, DC: APA Press, 1987），ロイ・メニンガーとジョン・ネーミア（Roy W. Menninger and John C. Nemiah）編『第二次大戦後のアメリカ精神医学 1944-1994年 *American Psychiatry after World War II (1944-1994)*』（Washington, DC: APA Press, 2000）がある．

文 献

精神疾患の歴史について

Bell, Rudolph M. (1985). *Holy Anorexia.* Chicago: University of Chicago Press.

Brumberg, Joan Jacobs. (1988). *Fasting Girls: The Emergence of Anorexia Nervosa as a Modern Disease.* Cambridge, MA: Harvard University Press.

Dean, Eric T., Jr. (1997). *Shook Over Hell: Post-Traumatic Stress, Vietnam, and the Civil War.* Cambridge, MA: Harvard University Press.

Fischer-Homberger, Esther. (1970). *Hypochondrie: Melancholie bis Neurose, Krankheiten und Zustandsbilder.* Berne: Huber.

Fischer-Homberger, Esther. (1975). *Die traumatische Neurose: Vom somatischen zum sozialen Leiden.* Berne: Huber.

Gilman, Sander L. (1985). *Difference and Pathology: Stereotypes of Sexuality, Race, and Madness.* Ithaca, NY: Cornell University Press.

Gilman, Sander L., et al. (1993). *Hysteria Beyond Freud.* Berkeley: University of California Press.

Gosling, F. G. (1987). *Before Freud: Neurasthenia and the American Medical Community, 1870–1910.* Urbana, IL: University of Illinois Press.

Habermas, Tilmann. (1994). *Zur Geschichte der Magersucht: Eine medizinpsychologische Rekonstruktion.* Frankfurt/M: Fischer Taschenbuch.

Hacking, Ian. (1995). *Rewriting the Soul: Multiple Personality and the Sciences of Memory.* Princeton: Princeton University Press.〔イアン・ハッキング『記憶を書きかえる：多重人格と心のメカニズム』北沢格訳，早川書房，1998 年〕

Jamison, Kay Redfield. (1993). *Touched with Fire: Manic-Depressive Illness and the Artistic Temperament.* New York: Free Press.

Kushner, Howard I. (1989). *Self-Destruction in the Promised Land: A Psychocultural Biology of American Suicide.* New Brunswick, NJ: Rutgers University Press.

Kushner, Howard I. (1999). *A Cursing Brain? The Histories of Tourette Syndrome.* Cambridge, MA: Harvard University Press.

Lipowski, Z. J. (1980). *Delirium: Acute Brain Failure in Man.* Springfield: Charles C. Thomas. せん妄の歴史の節を参照．

López Piñero, José M. (1983). *Historical Origins of the Concept of Neurosis.* Cambridge, UK:

Cambridge University Press.

Lucire, Yolande. (2003). *Constructing RSI: Belief and Desire.* Sydney: University of New South Wales Press. 反復運動過多損傷（Repetitive Strain Injury）の歴史の節を参照．

MacDonald, Michael. (1981). *Mystical Bedlam: Madness, Anxiety, and Healing in Seventeenth-Century England.* Cambridge, UK: Cambridge University Press.

MacDonald, Michael, & Murphy, Terence R. (1990). *Sleepless Souls: Suicide in Early Modern England.* Oxford, UK: Clarendon Press.

Micale, Mark S. (1995). *Approaching Hysteria: Disease and Its Interpretations.* Princeton: Princeton University Press.

Micale Mark S., & Lerner, Paul (Eds.), (2001). *Traumatic Pasts: History, Psychiatry, and Trauma in the Modern Age, 1870–1930.* Cambridge, UK: Cambridge University Press.

Oppenheim, Janet. (1991). *"Shattered Nerves": Doctors, Patients, and Depression in Victorian England.* New York: Oxford University Press.

Radkau, Joachim. (1998). *Das Zeitalter der Nervosität: Deutschland zwischen Bismarck und Hitler.* Munich: Hanser.

Shephard, Ben. (2000). *A War of Nerves: Soldiers and Psychiatrists in the Twentieth Century.* Cambridge, MA: Harvard University Press.

Shorter, Edward. (1992). *From Paralysis to Fatigue: A History of Psychosomatic Illness in the Modern Era.* New York: Free Press.

Shorter, Edward. (1994). *From the Mind into the Body: the Cultural Origins of Psychosomatic Symptoms.* New York: Free Press.

Showalter, Elaine. (1985). *The Female Malady: Women, Madness, and English Culture, 1830–1980.* New York: Pantheon.〔エレイン・ショーウォーター『心を病む女たち：狂気と英国文化』山田晴子・薗田美和子訳，朝日出版社，1990 年〕

Showalter, Elaine. (1997). *Hystories: Hysterical Epidemics and Modern Culture.* New York: Columbia University Press.

Temkin, Owsei. (1971). *The Falling Sickness: A History of Epilepsy from the Greeks to the Beginnings of Modern Neurology,* rev. ed. Baltimore: Johns Hopkins University Press.〔オゥセイ・テムキン『てんかん病医史抄：古代より現代神経学の夜明けまで』和田豊治訳，医学書院，2001 年〕

Torrey, E. Fuller. (1980). *Schizophrenia and Civilization.* New York: Aronson.

Torrey, E. Fuller, & Miller, Judy. (2001). *The Invisible Plague: The Rise of Mental Illness from 1750 to the Present.* New Brunswick, NJ: Rutgers University Press.

Trimble, Michael R. (1981). *Post-Traumatic Neurosis: From Railway Spine to Whiplash.* Chichester, UK: Wiley.

Vandereycken, Walter, & van Deth, Ron. (1994). *From Fasting Saints to Anorexic Girls: The History of Self-Starvation.* New York: New York University Press.

Warren, Carol A. B. (1987). *Madwives: Schizophrenic Women in the 1950s.* New Brunswick, NJ: Rutgers University Press.

Wessely, Simon, Hotopf, Matthew, & Sharpe, Michael. (1998). *Chronic Fatigue and Its*

Syndromes. Oxford, UK: Oxford University Press. 障害の歴史の章を参照 .
Young, Allan. (1995). *The Harmony of Illusions: Inventing Post-Traumatic Stress Disorder.* Princeton: Princeton University Press.〔アラン・ヤング『PTSDの医療人類学』中井久夫他訳，みすず書房，2001年〕

精神科医：自伝および伝記

Baruk, Henri. (1976). *Des hommes comme nous: Mémoires d'un neuropsychiatre.* Paris: Laffont.
Black, Shirley B. (1995). *An 18th Century Mad-Doctor: William Perfect of West Malling,* Sevenoaks, UK: Darenth Valley Publications.
Bromberg, Walter. (1982). *Psychiatry Between the Wars, 1918-1945: A Recollection.* Westport, CT: Greenwood.
Robeson Burr, Anna. (1929). *Weir Mitchell: His Life and Letters.* New York: Duffield.
Clervoy, Patrick. (1997). *Henri Ey, 1900-1977. Cinquante ans de psychiatrie en France.* Paris: Institut Synthélabo.
Collie, Michael. (1988). *Henry Maudsley: Victorian Psychiatrist: A Bibliographical Study.* Winchester, UK: St. Paul's Biographies.
Ellenberger, Henri E. (1970). *The Discovery of the Unconscious: The History and Evolution of Dynamic Psychiatry.* New York: Basic Books. ピエール・ジャネ，ジークムント・フロイト，アルフレート・アドラー，カール・グスタフ・ユングの伝記.〔アンリ・エレンベルガー『無意識の発見』上下，木村敏・中井久夫監訳，弘文堂，1980年〕
Finger, Stanley. (2000). *Minds Behind the Brain: A History of the Pioneers and Their Discoveries.* New York: Oxford University Press. 伝記として語られた神経科学の歴史.
Forel, Auguste. (1968). *Briefe, Correspondance, 1864-1927.* Berne: Huber.
Friedman, Lawrence J. (1990). *Menninger: The Family and the Clinic.* Lawrence, KS: University Press of Kansas.
Frigessi, Delia, Giacanelli, Ferruccio, & Mangoni, Luisa. (Eds.) (1995). *Cesare Lombroso: Delitto, Genio, Follia: Scritti scelti.* Turin: Bollati.
Gay, Peter. (1988). *Freud: A Life for Our Time.* New York: Norton.〔ピーター・ゲイ『フロイト』全2巻，鈴木晶訳，みすず書房，1997，2004年〕
Gilman, Sander L. (1993). *The Case of Sigmund Freud: Medicine and Identity at the Fin de Siècle.* Baltimore: Johns Hopkins University Press.
Goetz, Christopher G., Bonduelle, Michel, & Gelfand, Toby. (1995). *Charcot: Constructing Neurology.* New York: Oxford University Press.
Hirschmüller, Albrecht. (1978). *Physiologie und Psychoanalyse in Leben und Werk Josef Breuers.* Berne: Huber.
Hirschmüller, Albrecht. (1991). *Freuds Begegnung mit der Psychiatrie: Von der Hirn- mythologie zur Neurosenlehre.* Tübingen: Diskord.
Hoche, Alfred E. (1936). *Jahresringe: Innenansicht eines Menschenlebens.* Munich: Lehmann.

Kraepelin, Emil. (1983). *Lebenserinnerungen.* Berlin: Springer.
Lanczik, Mario. (1988). *Der Breslauer Psychiater Carl Wernicke.* Sigmaringen: Thorbecke.
Lomax, Montagu. (1921). *The Experiences of an Asylum Doctor.* London: Allen and Unwin.
Müller, Max. (1982). *Erinnerungen: Erlebte Psychiatriegeschichte, 1920–1960.* Berlin: Springer.
Neumärker, K.-J. (1990). *Karl Bonhoeffer: Leben und Werk eines deutschen Psychiaters.* Berlin: Springer.
Oosterhuis, Harry. (2000). *Stepchildren of Nature: Krafft-Ebing, Psychiatry, and the Making of Sexual Identity.* Chicago: University of Chicago Press.
Palem, Robert M. (1997). *Henri Ey: Psychiatre et philosophe.* Paris: Éditions Rive Droite.
Parker, Beulah. (1987). *The Evolution of a Psychiatrist: Memoirs of a Woman Doctor.* New Haven: Yale University Press.
Pigeaud, Jackie. (2001). *Aux portes de la psychiatrie: Pinel, l'ancien et le moderne.* Paris: Aubier.
Pongratz, Ludwig J. (Ed.) (1977). *Psychiatrie in Selbstdarstellungen.* Berne: Huber. Walter von Baeyer, Lothar B. Kalinowsky, Jakob Klaesi, Roland Kuhn, Karl Leonhard, Jakob Wyrsch, 等々の自伝.
Roazen, Paul. (1984). *Freud and His Followers.* New York: New York University Press. 〔ポール・ローゼン『フロイトと後継者たち』上下, 岸田秀他訳, 誠信書房, 1987, 1988 年〕
Rollin, Henry R. (1990). *Festina Lente: A Psychiatric Odyssey.* London: British Medical Journal.
Satzinger, Helga. (1998). *Die Geschichte der genetisch orientierten Hirnforschung von Cécile und Oskar Vogt in der Zeit von 1895 bis ca. 1927.* Stuttgart: Deutscher Apotheker Verlag.
Schimmelpenning, Gustav W. (1990). *Alfred Erich Hoche.* Göttingen: Vandenhoeck & Ruprecht.
Sulloway, Frank J. (1979). *Freud: Biologist of the Mind: Beyond the Psychoanalytic Legend.* New York: Basic Books.
Thuillier, Jean. (1999). *Ten Years That Changed the Face of Mental Illness.* London: Dunitz. Autobiography.
Weber, Matthias M. (1993). *Ernst Rüdin: Eine kritische Biographie.* Berlin: Springer.
White, William A. (1933). *Forty Years of Psychiatry.* New York: Nervous and Mental Disease Publishing Company.
Whitrow, Magda. (1993). *Julius Wagner-Jauregg (1857–1940).* London: Smith-Gordon.

病院／施設の歴史

Andrews, Jonathan, Briggs, Asa, Porter, Roy, Tucker, Penny, & Waddington, Keir. (1997). *The History of Bethlem.* London: Routledge.
Crammer, John. (1990). *Asylum Histoty: Buckinghamshire County Pauper Lunatic Asylum–St. John's.* London: Gaskell.
Digby, Anne. (1985). *Madness, Morality and Medicine: A Study of the York Retreat, 1796–1914.* Cambridge, UK: Cambridge University Press.

文　献

Dowdall, George W.（1996）. *The Eclipse of the State Mental Hospital: Policy, Stigma, and Organization.* Albany: State University of New York Press.

Fallon, Brian A., & Gorman, Jack M. (Eds.).（1998）. *The New York State Psychiatric Institute: American Psychiatry at the Centennial.* New York: NYSPI.

Fox, Richard W.（1978）. *So Far Disordered in Mind: Insanity in California, 1870–1930.* Berkeley: University of California Press.

Goldberg, Ann.（1999）. *Sex, Religion, and the Making of Modern Madness: The Eberbach Asylum and German Society, 1815–1849.* New York: Oxford University Press.

Harrison, Tom.（2000）. *Bion, Rickman, Foulkes and the Northfield Experiments: Advancing on a Different Front.* London: Kingsley.

Hunter, Richard, & Macalpine, Ida.（1974）. *Psychiatry for the Poor: 1851 Colney Hatch Asylum-Friern Hospital 1973: A Medical and Social History.* London: Dawson.

Jones, Kathleen.（1993）. *Asylums and After: A Revised Histoiy of the Mental Health Services: From the Early 18th Century to the 1990s.* London: Athlone.

Keating, Peter.（1993）. *La science du mal: L'institution de la psychiatrie au Québec, 1800–1914.* Montreal: Boréal.

Kolb, Lawrence C., & Roizin, Leon.（1993）. *The First Psychiatric Institute.* Washington, DC: American Psychiatric Press. New York State Psychiatric Institute.

Lippi, Donatella.（1996）. *San Salvi: Storia di un Manicomio.* Florence: Olschki.

Lunbeck, Elizabeth.（1994）. *The Psychiatric Persuasion: Knowledge, Gender, and Power in Modern America.* Princeton: Princeton University Press. 第一次世界大戦前後のボストン精神病院（Boston Psychopathic Hospital）について記されている.

MacKenzie, Charlotte.（1992）. *Psychiatry for the Rich: A History of Ticehurst Private Asylum, 1792–1917.* London: Routledge.

McCandless, Peter.（1996）. *Moonlight, Magnolias, and Madness: Insanity in South Carolina from the Colonial Period to the Progressive Era.* Chapel Hill: University of North Carolina Press.

McGovern, Constance M.（1985）. *Masters of Madness: Social Origins of the American Psychiatric Profession.* Hanover, NH: New England University Press.

Noll, Steven.（1995）. *Feeble-Minded in Our Midst: Institutions for the Mentally Retarded in the South, 1900–1940.* Chapel Hill: University of North Carolina Press.

Pantozzi, Giuseppe.（1989）. *Gli spazi della follia: Storia della psichiatria nel Tirolo e nel Trentino, 1830–1942.* Trent, Italy: Centro Studi "M.H. Erickson."

Parry-Jones, William.（1972）. *The Trade in Lunacy: A Study of Private Madhouses in England in the Eighteenth and Nineteenth Centuries.* London: Routledge.

Reaume, Geoffrey.（2000）. *Remembrance of Patients Past: Patient Life at the Toronto Hospital for the Insane, 1870–1940.* Toronto: Oxford University Press.

Rothman, David J.（1980）. *Conscience and Convenience: The Asylum and its Alternatives in Progressive America.* Boston: Little, Brown.

Rothman, David J.（1990）. *The Discovery of the Asylum: Social Order and Disorder in the New Republic,* rev. ed. Boston: Little, Brown.

Shortt, S. E. D. (1986). *Victorian Lunacy: Richard M. Bucke and the Practice of Late Nineteenth-Century Psychiatry.* Cambridge, UK: Cambridge University Press.
Simmons, Harvey G. (1982). *From Asylum to Welfare.* Toronto: National Institute on Mental Retardation. Institutions for the Mentally Retarded in Ontario.
Stohl, Alfred. (2000). *Der Narrenturm oder die dunkle Seite der Wissenschaft.* Vienna: Böhlau.
Sutton, S. B. (1986). *Crossroads in Psychiatry: A History of the McLean Hospital.* Washington, DC: American Psychiatric Press.
Tomes, Nancy. (1984). *A Generous Confidence: Thomas Story Kirkbride and the Art of Asylum-keeping, 1840–1883.* Cambridge, UK: Cambridge University Press.
Turner, Trevor H. (1992). *A Diagnostic Analysis of the Casebooks of Ticehurst House Asylum, 1845–1890.* Cambridge, UK: Cambridge University Press.
Warsh, Cheryl Krasnick. (1989). *Moments of Unreason: The Practice of Canadian Psychiatry and the Homewood Retreat, 1883–1923.* Montreal: McGill-Queen's University Press.

精神医学と社会

Bayer, Ronald. (1987). *Homosexuality and American Psychiatry: The Politics of Diagnosis.* Princeton: Princeton University Press.
Dörner, Klaus. (1969). *Bürger und Irre.* Frankfurt/M: Europäische Verlagsanstalt.
Guarnieri, Patrizia. (1993). *A Case of Child Murder: Law and Science in Nineteenth-Century Tuscany.* Cambridge, UK: Polity Press.
Horwitz, Allan V. (2002). *Creating Mental Illness.* Chicago: University of Chicago Press.
Kirk, Stuart A., & Kutchins, Herb. (1992). *The Selling of DSM: The Rhetoric of Science in Psychiatry.* New York: Aldine.
Lewis, Milton. (1988). *Managing Madness: Psychiatry and Society in Australia, 1788–1900.* Canberra: Australian Government Publishing Service.
Micale, Mark S. & Porter, Roy (Eds.). (1994). *Discovering the History of Psychiatry.* New York: Oxford University Press.
Porter, Roy. (1987). *Mind-Forg'd Manacles: A History of Madness in England from the Restoration to the Regency.* Cambridge, MA: Harvard University Press.
Radkau, Joachim. (1998). *Das Zeitalter der Nervosität: Deutschland zwischen Bismarck und Hitler.* Munich: Hanser.
Roelcke, Volker. (1999). *Krankheit und Kulturkritik: Psychiatrische Gesellschaftsdeutungen im bürgerlichen Zeitalter (1790–1914).* Frankfurt/M: Campus.
Rosario, Vernon A. (Ed.) (1997). *Science and Homosexualities.* New York: Routledge.
Shorter, Edward. (2000). *The Kennedy Family and the Story of Mental Retardation.* Philadelphia: Temple University Press.
Trent, James W., Jr. (1994). *Inventing the Feeble Mind: The History of Mental Retardation in the United States.* Berkeley: University of California Press.

精神医学における治療の歴史

Ayd, Frank J., & Blackwell, Barry. (Eds.) (1984). *Discoveries in Biological Psychiatry.* Baltimore: Ayd Medical Communications.

Braslow, Joel. (1997). *Mental Ills and Bodily Cures: Psychiatric Treatment in the First Half of the Twentieth Century.* Berkeley: University of California Press.

Healy, David. (1997). *The Antidepressant Era.* Cambridge, MA: Harvard University Press.〔デイヴィッド・ヒーリー『抗うつ薬の時代：うつ病治療の光と影』林健郎・田島治訳，星和書店，2004 年〕

Healy, David. (2002). *The Creation of Psychopharmacology.* Cambridge, MA: Harvard University Press.

Healy, David. (2004). *Let Them Eat Prozac.* New York: New York University Press.〔デイヴィッド・ヒーリー『抗うつ薬の功罪：SSRI 論争と訴訟』田島治監修，谷垣暁美訳，みすず書房，2005 年〕

Pressman, Jack D. (1998). *Last Resort: Psychosurgery and the Limits of Medicine.* Cambridge, UK: Cambridge University Press.

Smith, Mickey C. (1985). *Small Comfort: A History of the Minor Tranquilizers.* New York: Praeger.

Valenstein, Elliot S. (1986). *Great and Desperate Cures: The Rise and Decline of Psychosurgery and Other Radical Treatments for Mental Illness.* New York: Basic Books.

精神医学，遺伝学，第三帝国，ホロコースト

Aly, Götz (Ed.) (1989). *Aktion T4, 1939–1945: Die 'Euthanasie'-Zentrale in der Tiergartenstrasse 4.* Berlin: Hentrich.

Aly, Götz. (1995). *"Endlösung": Völkerverschiebung und der Mord an den europäischen Juden.* Frankfurt/M.: Fischer.

Bock, Gisela. (1986). *Zwangssterilisation im Nationalsozialismus: Studien zur Rassenpolitik und Frauenpolitik.* Opladen: Westdeutscher Verlag.

Broberg, Gunnar, & Roll-Hansen, Nils (Eds.) (1996). *Eugenics and the Welfare State.* East Lansing: Michigan State University Press.

Burleigh, Michael. (1994). *Death and Deliverance: "Euthanasia" in Germany, c. 1900–1945.* Cambridge, UK: Cambridge University Press.

Cocks, Geoffrey. (1985). *Psychotherapy in the Third Reich: The Göring Institute.* New York: Oxford University Press.

Dowbiggin, Ian. (1991). *Inheriting Madness: Professionalization and Psychiatric Knowledge in Nineteenth-Century France.* Berkeley: University of California Press.

Dowbiggin, Ian. (1997). *Keeping America Sane: Psychiatry and Eugenics in the United States and Canada, 1880–1940.* Ithaca: Cornell University Press.

Faulstich, Heinz. (1993). *Von der Irrenfürsorge zur "Euthanasie": Geschichte der badischen Psychiatrie bis 1945*. Freiburg i. B.: Lambertus.

Faulstich, Heinz. (1998). *Hungersterben in der Psychiatrie, 1914–1949: Mit einer Topographie der NS-Psychiatrie*. Freiburg i. B.: Lambertus.

Finzen, Asmus. (1996). *Massenmord ohne Schuldgefühl: Die Tötung psychisch Kranker und geistig Behinderter auf dem Dienstweg*. Bonn: das Narrenschiff im PsychiatrieVerlag.

Glass, James M. (1997). *"Life Unworthy of Life": Racial Phobia and Mass Murder in Hitler's Germany*. New York: Basic Books.

Harwood, Jonathan. (1993). *Styles of Scientific Thought: The German Genetics Community, 1900–1933*. Chicago: University of Chicago Press.

Kevles, Daniel J. (1985). *In the Name of Eugenics: Genetics and the Uses of Human Heredity*. Berkeley: University of California Press.

Kühl, Stefan. (1994). *The Nazi Connection: Eugenics, American Racism, and German National Socialism*. New York: Oxford University Press.

Larson, Edward J. (1995). *Sex, Race, and Science: Eugenics in the Deep South*. Baltimore: Johns Hopkins University Press.

Lockot, Regine. (1985). *Erinnern und Durcharbeiten: Zur Geschichte der Psychoanalyse und Psychotherapie im Nationalsozialismus*. Frankfurt/M: Fischer Taschenbuch.

Lockot, Regine. (1994). *Die Reinigung der Psychoanalyse: Die Deutsche Psychoanalytische Gesellschaft im Spiegel von Dokumenten und Zeitzeugen (1933–1951)*. Tübingen: Diskord.

Macrakis, Kristie. (1993). *Surviving the Swastika: Scientific Research in Nazi Germany*. New York: Oxford University Press.

Mazumdar, Pauline M. H. (1992). *Eugenics, Human Genetics and Human Failings: The Genetic Society, its Sources and its Critics in Britain*. London: Routledge.

McLaren, Angus. (1990). *Our Own Master Race: Eugenics in Canada: 1885–1945*. Toronto: McClelland & Stewart.

Pick, Daniel. (1989). *Faces of Degeneration: A European Disorder, c. 1848–c.1918*. New York: Cambridge University Press.

Proctor, Robert N. (1988). *Racial Hygiene: Medicine under the Nazis*. Cambridge, MA: Harvard University Press.

Reilly, Philip R. (1991). *The Surgical Solution: A History of Involuntary Sterilization in the United States*. Baltimore: Johns Hopkins University Press.

Schmuhl, Hans-Walter. (1992). *Rassenhygiene, Nationalsozialismus, Euthanasie: Von der Verhütung zur Vernichtung "lebensunwerten Lebens," 1890–1945*. Göttingen: Vandenhoeck & Ruprecht.

Weindling, Paul. (1989). *Health, Race and German Politics Between National Unification and Nazism, 1870–1945*. Cambridge, UK: Cambridge University Press.

Weingart, Peter. (1988). *Rasse, Blut und Gene: Geschichte der Eugenik und Rassenhygiene in Deutschland*. Frankfurt/M: Suhrkamp.

監訳者あとがき

本書の翻訳は，下地明友，熊﨑努，堀有伸，伊藤新，秋久長夫の各氏と，大前晋そして江口重幸が分担で行い，最終的には大前と江口が全巻を通して訳語を検討・統一することになった．もともとは精神医学史から無尽蔵ともいえる知的刺激を授かってきた大前と江口を中心に，その勤務する虎の門病院精神科と東京武蔵野病院のグループにわかれて分担して作業を進める予定で開始されたが，最終的にこの陣容になった．

翻訳に際して細心の注意を払ったとはいえ，誤記や誤解はまだたくさん残っているものと思われる．お気づきの点がありましたら監訳者の一人，江口重幸宛て（〒173-0037 東京都板橋区小茂根 4-11-11 東京武蔵野病院精神神経科；s-eguchi@tmh.or.jp）にお知らせいただけたらありがたい．

翻訳過程ではさまざまな方から援助をいただいた．最終局面の大事な部分で，ヤニス・ガイタニディスさんから適切な助言をいただいたことを感謝の気持ちとともに記しておく．相互関連を示す検索機能が重要な役割を果たす『事典』なので，膨大な索引等の困難な作業の連続であったが，これを何とかクリアできたのも，みすず書房編集部の守田省吾さんの尽力によるものである．こころよりお礼を申し上げます．

2016 年 6 月
訳者を代表して　江口重幸

索　引

ボールド体のページは主要な項目の場所をしめす

ウ

索　引

キ

ク

ケ

コ

サ

シ

索　引

ス

索　引

セ

ソ

タ

チ

ツ

テ

索　引

索　引

ヒ

索　引

へ

ホ

メ

モ

ヤ

ユ

ヨ

ラ

リ

ル

レ

ロ

ワ

著者略歴

エドワード・ショーター（Edward Shorter）

トロント大学医学部の医学史教授（Jason A. Hannah Professor of the History of Medicine）．1941年イリノイ州エヴァンストン（Evanston）に生まれる．現代社会史を専攻し1967年からトロント大学の歴史学科に加わる．10年後同大学教授，現在同大学医学部精神科教授も務める．初期は家族や身体の歴史をテーマの著書を刊行．その後医学部で基礎医学を学び，本格的に医学史や精神医学史研究を射程に据える．1990年代には精神医学史研究の第一人者となり，今日に至るまで数多くの関連著作を刊行している．その一部を以下に記す．*From Paralysis to Fatigue: A History of Psychosomatic Illness in the Modern Era.* The Free Press, 1992（『麻痺から疲労へ：近代における心身疾患の歴史』）；*A History of Psychiatry: From the Era of the Asylum to the Age of Prozac.* John Wiley & Sons, 1997（『精神医学の歴史：隔離の時代から薬物治療の時代まで』木村定訳，青土社，1999年）；*Before Prozac: The Troubled History of Mood Disorder in Psychiatry.* Oxford University Press, 2009（『プロザック以前：精神医学における気分障害の厄介な歴史』）；*How Everyone Became Depressed: The Rise and Fall of the Nervous Breakdown.* Oxford University Press, 2013（『どのようにして誰もがうつ病になったのか：神経的衰弱の盛衰』）．

監訳者略歴

江口重幸〈えぐち・しげゆき〉 東京都出身．1977年東京大学医学部医学科卒業．長浜赤十字病院，都立豊島病院を経て，1994年より精神医学研究所付属東京武蔵野病院に勤務する．専攻は臨床精神医学，文化精神医学，医療人類学，力動精神医学史．

大前　晋〈おおまえ・すすむ〉兵庫県西宮市出身．1995年東京大学医学部医学科卒業．東京大学医学部付属病院分院神経科へ入局，以後精神医学研究所付属東京武蔵野病院，東京大学医学部付属病院，国家公務員共済組合連合会虎の門病院分院から本院を経て，2011年より同病院本院精神科部長を勤める．専攻は精神病理学，精神医学史．

訳者略歴

下地明友〈しもじ・あきとも〉 沖縄宮古島出身．1973年熊本大学医学部卒業．同大学神経精神医学講座を経て，2005年より熊本学園大学大学院社会福祉学研究科福祉環境学専攻教授．専攻は，臨床精神医学，神経病理学，医療人類学，水俣学．

熊﨑　努〈くまざき・つとむ〉 1972年生まれ．1997年東京大学医学部医学科卒業．現在，虎の門病院分院精神科医長．専攻は精神病理学，精神医学の哲学．

堀　有伸〈ほり・ありのぶ〉 1997年東京大学医学部卒業．専攻は精神医学．東日本大震災後に福島県南相馬市に移住．2016年に同市内にほりメンタルクリニックを開業．

伊藤　新〈いとう・しん〉東京都に生まれ，静岡県で育つ．2001年東京大学医学部卒業．都立松沢病院，東京武蔵野病院を経て薫風会山田病院に勤務．主として精神科救急医療に従事する．

秋久長夫〈あきひさ・たけお〉 2003年香川医科大学卒業後，東京大学精神神経科に入局．虎の門病院，晴和病院などを経て，現在，関東中央病院メンタルヘルス科医長．

エドワード・ショーター
精神医学歴史事典
江口重幸・大前晋
監訳
下地明友・熊﨑努・堀有伸
伊藤新・秋久長夫
共訳

2016年 7月15日　印刷
2016年 7月25日　発行

発行所　株式会社 みすず書房
〒113-0033 東京都文京区本郷5丁目32-21
電話 03-3814-0131(営業) 03-3815-9181(編集)
http://www.msz.co.jp

本文組版 キャップス
本文印刷所 理想社
扉・カバー印刷所 リヒトプランニング
製本所 誠製本
装丁 安藤剛史

ISBN 978-4-622-07868-5
[せいしんいがくれきしじてん]